病理形態学で疾病を読む

Rethinking Human Pathology

井上 泰
東京厚生年金病院病理科部長

医学書院

病理形態学で疾病を読む ― Rethinking Human Pathology

発　行　2009年2月15日　第1版第1刷©

著　者　井上 泰（いのうえ　とおる）

発行者　株式会社　医学書院
　　　　代表取締役　金原　優
　　　　〒113-8719　東京都文京区本郷 1-28-23
　　　　電話　03-3817-5600（社内案内）

印刷・製本　横山印刷

本書の複製権・翻訳権・上映権・譲渡権・公衆送信権（送信可能化権を含む）は㈱医学書院が保有します．

ISBN978-4-260-00741-2　Y8400

JCLS　〈㈳日本著作出版権管理システム委託出版物〉
本書の無断複写は著作権法上での例外を除き，禁じられています．複写される場合は，そのつど事前に㈳日本著作出版権管理システム（電話 03-3817-5670，FAX 03-3815-8199）の許諾を得てください．

はじめに

　医療行為は，思いもよらず具体的な病気に見舞われた一個人との出合いから始まる．これは，おそらく間違いのないことだろう．その診断と治療を直接担う医師にとってとりわけこの事実は明瞭であり，しかも，この厳しい現実から放射される多義にわたる訴えと共感，そして怒りから，その担当医師は我が身をそらすことはおそらく出来ないだろう．だから医師を生業とする事は端から重く辛いものであり，そのような宿命を背負っている．と，筆者は思っている．このように医師の存在を定義するとき，医師は何を以って自らの幸せを考えるのかという，いわば，人間としての当然の要求と目的，強いていえば自らの矜持の有り様を模索せずにはおれまい．銭には変えられぬその矜持を持ちたい．そのような思いが，この書物を書き刻む筆者の根底にある．

　8年3か月の内科臨床にピリオドを打ち，人体病理学を基礎から学ぶために東京大学医学部病理学教室の門を叩いたのは1985年(昭和60年)である．何故，その門を叩いたのか．それは，当時，胎児から100歳老人までの解剖が可能で，しかも，その手技と解析がしっかりと学べる場所は，東京大学医学部病理学教室をおいてなかったからだ．その後，6年間，その期待と認識は間違っていなかった．浦野順文教授をはじめとする多くの先輩が，まさにスーパーバイズにふさわしい暗黙の厳しい学習環境を醸し出しており，その緊張の中で，濃厚な人体病理学の学習を重ねることができたのである．しかも，この6年という時間は，昭和から平成へと歴史が激しくうねった時期と重なっているわけで，自らが求めた人体病理学の基盤にたつ臨床医学への方向に，その学びのエネルギーを与えてくれたかにみえる．

　1991年(平成3年)，東京厚生年金病院に入職．爾来，しこしこと，臨床病理検討会(CPC)を重ね，2008年9月で135回となる．都心の，そのまたど真ん中にある病院でありながら，そこには，不思議に治療と無縁な多彩を極める症例の数々がある．まさに，それは，老いも若きも渾然一体となった人々の群れとして我々の前に現れるのであり，本音の勝負を担当医師に求めて来る．そのかけがえのない症例群の中から精選した160を越す事例をCPCで扱ったことになる．

　第1回CPCは1991年5月．その俎上に乗せたのは，自ら解剖した妊娠29週多発奇形の1,490g死産女児．先天性嚢胞腎，後頭部髄膜脳瘤，前脳胞形成不全，菱脳形成不全，先天性肝線維症，多指症をみた常染色体劣性遺伝疾患，典型的なMeckel-Grüber症候群であった．産婦人科と小児科の参加は当然ながら，多発性嚢胞腎のプロトタイプとしての先天性嚢胞腎，肝線維症のプロトタイプとしての先天性肝線維症は内科・外科・泌尿器科医に，解剖時，軟線撮影した多指症は整形外科・形成外科医に，脳奇形は脳外科医に，さらに，妊娠早期の超音波診断が可能なことから，超音波検査士および放射線技師に，と，声をかけ，様々な診療科の多

くの医師とコメディカルの参加のもと，熱心な議論が展開されたあの日．その光景が，今でも，鮮やかに蘇ってくる．

しかし，この事例は，それで終わったわけではなかった．2年8か月後，3回目の妊娠．そして，それは，Meckel-Grüber症候群であった．妊娠16週死産．女児．先天性肝線維症を欠く以外，先回の死産女児と全く同じ病理解剖所見が確認されたのである．Meckel-Grüber症候群は再発率が25％といわれている．連続して同様の死産を経験した母親，その75％の確率にかけたこの母親の生き方を目の当たりにして，複雑な思いに駆られないわけにはいかなかった．そのこともまた，おそらく，筆者のこの症例の記憶を明瞭なものにしているのだろう．

とまれ，その後，CPCは，主に，病理科と放射線科の合同開催という変則的な形態をとったのだが，それは，人体の全てを対象にしている科は病理科と放射線科であるという筆者の思いによる．それを，90分間という制限した時間の中で研修医を巻き込み，いわば，臨床と画像と病理組織のシャワーを浴びせるという手法で展開したのだった．精神科を含む全ての臨床科の症例が対象となった．臨床が診断に苦慮している症例はいつでもリアルタイムにその対象となった．だから，わずか一片の生検材料もその対象となった．病理科もまた，生きた人間に対処している臨床科と同じように，乾きものではなく，生ものの世界に参加したかったからである．

この東京厚生年金病院CPC症例を基礎に置き展開したのが本書である．臨床と人体病理を一連のものとして捉えたいがために，意図的に，肉眼解剖とルーペ像をふんだんに用いた．それは，CTやMRIといった飛躍的な解像度の進歩をとげつつある画像診断では決してその実像に迫ることのできない，バーチャルではない，色と臭いと手触りのある生の人体病理形態からの疾病理解をあくまでも追及したい筆者の意思である．だから，それは，はからずも病気を背負ってしまった人間，その疾病の具体的な内容に，病理形態というどうしようもない決定的なエビデンスを携えて迫ろうとするものとなる．

一個の遺伝子の異常，一個の異常細胞の解釈ではなく，トータルとしての人間の疾病を捉えたいという，強い思いがある．だが，しかし，手に入れた病理形態が，即刻，診断に直結するとは限らず，病理形態がその症例の診断において主役を演じるのは，腫瘍診断を除けば，むしろはなだ少ないことをしっかり認識しておかねばならない．病理形態というエビデンスは，臨床像との多角的で総合的な判断の中においてのみ意味をなすのである．ましてや，一つの症例の病理形態から全てを俯瞰するなど，所詮，無理な話である．

近代医学がそれなりの形をなして経過した時間を100年とするなら，その間に山と積まれた夥しい研究論文の数々．その中から，最も，その症例にとって重要な論文を抽出することは，大変難しいことはわかっている．それでも，しかし，あえて，筆者の目を通し，必要と直感的に感じた多くの論文を引用させて頂いた．そして，筆者の出会った具体的な事例の経験と想像力をその引用した論文と混ぜ合わせ，考察やAddendumを展開した．様々なご批判が在ることは，当然．多くの，御叱責，そして，御教示が頂けますことを．

CPCの開催維持に関して，多くの東京厚生年金病院のスタッフにお世話になったことを記しておかねばならない．とりわけ，放射線科部長伊藤晴久先生，同医長市場文功先生，皮膚科部長南光弘子先生，同医長池田美智子先生，そして，生理検査室石崎一穂臨床検査技師，わが病理科の臨床検査技師である菅沼麗桜，川口洋子，笹瀬隆司，菊池浩二，田邉一成の諸君に深く感謝したい．

　そして，医学書院編集部青戸竜也氏はエディターとして，筆者のペースを乱すことなく的確で完璧に近い支援をいただいた．本当にありがとう．

　最後に，筆者の背中を時には押し，しかし，いつも背中を支え続けてくれた妻と子供達への深い感謝の思いを，ここに刻むことをお許し願いたい．

2009年1月

東京厚生年金病院　病理科にて
井上　泰

目次

Chapter 1
Case 1　とりあえず"出べそ癌"と名づけておこう
74歳，男性．この不思議な形の癌は何を意味するのだろう …………… 2

Chapter 2
Case 2　原発不明癌　この癌細胞はどこからきたのか？
癌家系の73歳，男性．左上腕骨の病的骨折から始まった …………… 8
- MEMO　切開生検（incisional biopsy）　9

Chapter 3
Case 3　不明熱，腰痛，歩行困難，進行する腎機能障害
86歳，男性．この多彩な臨床をどのように解釈するか ……………… 15

Chapter 4
Case 4　大量腹水と発熱，意識障害が出現した
60歳，女性．アルコール性肝硬変と診断されていたのだが… ……… 26
- NOTE 1　肝静脈閉塞症（hepatic veno-occlusive disease について）　37
- NOTE 2　"肝臓以外なんら問題はない"人体でありました　37
- MEMO　HPF　38

Chapter 5
Case 5　2歳6か月の男児が色素性蕁麻疹の臨床診断で来院した
その本体は何か？ ……………………………………………………… 39

Chapter 6
Case 6　薬物でコントロールできない頑固な慢性水様性下痢
83歳，女性．大腸内視鏡は正常である．器質的な原因はあるのか？ ……… 45
- NOTE 1　いまだ臨床医の認知度の低いコラーゲン大腸炎　51
- NOTE 2　胃にもあるのでは !?　51

Chapter 7
Case 7　こんなところに腫瘍が…（その1）
39歳，黒い臍の女性 …………………………………………………… 53
- MEMO　生まれ変わった臍　58
- NOTE　血気胸と胸腔内子宮内膜症…もう1つの病因論　63

Chapter 8
Addendum 1　（Chapter 7 に関連して）血管内に確認された子宮内膜組織 …………… 66

Chapter 9		
Addendum 2	（Chapter 7 に関連して）**Epilogue of the Endometriosis**	
	なにげに見ていては何も見えない ··· 68	

Chapter 10		
Case 8	**血痰，喀血，そして突然死**	
	高血圧の 89 歳男性に何が起こったのか？ ······························· 71	
	MEMO　tear, entry, reentry　74	
	NOTE 1　atherosclerosis の大動脈外膜面を直接みる…そこで何が起こっているのか？　86	
	NOTE 2　大動脈解離の臨床と病因について…基礎研究が進んでいる　87	

Chapter 11		
Case 9	**こんなところに腫瘍が…（その 2）**	
	45 歳，女性の外陰部腫瘍 ·· 88	

Chapter 12		
Case 10	**ゆるやかに進行する呼吸困難**	
	4 年後，この 36 歳の女性は心不全で死亡する ························· 92	

Chapter 13		
Addendum 1	（Chapter 12 に関連して）**effusive-constrictive pericarditis という病態** ··· 112	

Chapter 14		
Case 11	**1 回だけの血痰．そして変動する肺野異常影**	
	74 歳，女性．PET は悪性だと主張する ·································· 119	

Chapter 15		
Addendum 1	（Chapter 14 に関連して）**ANCA という検査マーカー**	
	巨大ジグソーパズルの一片 ··· 131	

Chapter 16		
Addendum 2	（Chapter 14 に関連して）**彷徨う ANCA**	
	たどり着いたところは補体だった ··· 136	

Chapter 17		
Case 12	**慢性副鼻腔炎術後，蕁麻疹・腹痛・紫斑・関節痛そして血尿・蛋白尿**	
	19 歳，男性．この多彩な臨床像の原因は何か ························· 148	

Chapter 18		
Addendum 1	（Chapter 17 に関連して）**IgA の呪縛**	
	Henoch-Schönlein 紫斑病と IgA 腎症 ·································· 162	
	MEMO　172	

Chapter 19
Addendum 2　(Chapter 17 に関連して) Henoch–Schönlein 紫斑病の腎臓障害を具体的に知る ················· 173

Chapter 20
Case 13　疼痛を伴った肢端紫藍症で始まり，壊疽へ，そして指趾切断
84 歳，女性．壊死はなぜ起こったのか？ ················· 177

Chapter 21
Case 14　HCV 陽性肝硬変肝に出現した結節
74 歳，男性．針生検の結果は腺癌であった ················· 183

Chapter 22
Addendum 1　(Chapter 21 に関連して) 純粋形態学的にみるとこの肝細胞癌はフィブロラメラ肝細胞癌に似ている ················· 190

Chapter 23
Case 15　入院時，彼は『すでに身体は死んでおり，脳だけで生きていた』
急性呼吸不全でなくなった摂食障害の 37 歳，男性 ················· 194

Chapter 24
Addendum 1　(Chapter 23 に関連して) われわれは，K さんを救うことはできただろうか？ ················· 215

Chapter 25
Case 16　下部食道の粘膜生検で腺癌が出た
58 歳，男性．この食道腺癌をどう解釈するか ················· 216

Chapter 26
Addendum 1　(Chapter 25 に関連して) 昔の姿をみる
胎児期の食道粘膜上皮 ················· 225

Chapter 27
Addendum 2　(Chapter 25 に関連して) これは使えるかもしれない
Barrett CK7/20 pattern ················· 227

Chapter 28
Case 17　中学生男子が，鼻血が止まらないと受診した
15 歳，男性．この鼻血の原因は何だろう ················· 229

Chapter 29
Case 18　左腰部疝痛発作起こる．1 回目は耐えたが，2 回目は無理だ
57 歳，女性．これは腎結石発作なのか？ ················· 233

Chapter 30
Addendum 1　(Chapter 29 に関連して) 血管筋脂肪腫は本当に腫瘍なのか？
外見はその本質の姿ではない…個体発生を垣間みる ……………… 240

Chapter 31
Addendum 2　(Chapter 29 に関連して) 結節硬化症とはどのような病気なのか … 249

Chapter 32
Case 19　上部消化管造影検査で，胃の壁外性圧排像を指摘された
56 歳，男性．何が胃を外から押しているのか？ ……………………… 259

Chapter 33
Case 20　伯父に肝細胞癌の家族歴をもつ 29 歳男性
γ-GT 高値を以前から指摘されていたが，今回，腹部 CT 検査で肝臓に 9 cm の巨大腫瘍が見つかった ……………… 267

Chapter 34
Addendum 1　(Chapter 33 に関連して) 限局性結節性過形成と線維層板型肝細胞癌と海綿状血管腫をつなぐ糸
中心性星状瘢痕ともう 2 つの病理発生論…粋と野暮 ……………… 277

Chapter 35
Case 21　それは軽い息苦しさから始まった
いろいろ検査するが原因不明のまま，失神発作．そして，急速に呼吸困難が進行し突然死した 51 歳，男性 ……………… 282

Chapter 36
Case 22　人間は，ここまで耐えられるのか？
母指が消えていく 50 歳，男性 ……………………………………… 298
　　NOTE　母指切断後，K さんは 5 か月で亡くなりました　313

Chapter 37
Addendum 1　(Chapter 36 に関連して) メラノーマ血行性転移の実相
画像診断ではおよぶまい ……………………………………………… 314

Chapter 38
Addendum 2　(Chapter 36 に関連して) メラノーマ垂直浸潤の病理組織学モデルと分子生物学モデル
Clark と Miller 渾身の論文を読む ……………………………… 316

本書掲載の図・表タイトル一覧 …………………………………………… 331
索引 …………………………………………………………………………… 339

本書を読む方のために

　本書は 38 の Chapter からなり，各 Chapter は「Case」と「Addendum」の 2 つに分類できる．「Case」では症例を診断過程に沿って解説し，また必要に応じて「Addendum」で更に病態理解や思考の幅を広げるように構成した．

　掲載症例を選択するにあたり，①教育的な面で有用と考えられる症例，②稀な疾患の症例を比較的多く収載するようにしてみた．

　教育的に有用な症例はいうまでもないが，稀な疾患の鑑別診断には学ぶべきことが多い．確定診断に辿り着くまでに，多くの疾患を疑い，多くの疾患を除外していくことになるからである．この判断の連続により論理性とそれを基にした直感・発想力が鍛えられることになる．診断力の向上に役立つ症例はなにか，と自問自答しながら症例を選び，かつそれを補足する効果的な「Addendum」を如何に書き上げるかということを意識しながら執筆を進めた結果，本書のような目次構成となった．

　取り上げた Case は 22 症例．少数である．しかし，内科・外科は無論のこと，様々な診療科に関係する"多彩な症例群"として構成されていることに注目願いたい．

■ Case の構成

　Case には 2 つの大見出しがある．「診断に至る思考プロセス」と「病理形態学からの結論」である．この 2 つは対を成している．

　「診断に至る思考プロセス」では臨床の現場で得られる情報，それを基にした仮の診断の積み重ねを記した．

　「病理形態学からの結論」では，もちろん結論を示したが，それを裏付けるための考察を丁寧に施し，単に「答え」を示すことを目的とするのではなく，診断の考え方を如何に深めていくか，他の症例にも応用できる疾病のしなやかな捉え方・考え方を示すように心掛けた．

■ Key の位置づけ

　それぞれの Case の「診断に至る思考プロセス」を読み進めるにあたって，診断をつけていく過程の節目に「Key」という欄を適宜設け，読者が文章中から拾い出すべき情報やその時に担当医が実行した医療行為・判断をまとめている．数多ある臨床情報の中から何を拾い出すべきか，実際の臨床においても繰り返し行われている思考と判断を紙上で疑似体験していただきたい．

　また拾い出した情報のすべてが確定診断に直結するわけではない．あくまでもその時点において拾い出すべき情報を抽出している．時点が進み他の情報が更に加わったとき，一旦拾い出した情報の中から不要な情報は除いていかなければならない．これは鑑別診断を進める場合の自然な行動である．本書を読み進める（症例診断を進める）際に，「Key」が着眼と取捨選択のガイドとなることを願っている．

■ 肉眼解剖所見とルーペ像

　形態学の基本は肉眼解剖にあることは，今日，画像診断が飛躍的に進歩したとはいえ，"実を理解する"という視点に立てば，昔も今もなんら変わりはない．本書はとりわけその基本に立ち，意図的に肉眼所見とルーペ像をふんだんに用いてある．より微細な組織の世界とよりおおまかな臨床の世界をトータルに理解するための，いわば"橋"として活用いただきたい．

・・・

　実際の臨床で各人が等しくまた効率よく教育的な症例に出会うことはあり得ない．その意味でケースブックによる臨床の疑似体験には意味がある．できるだけ多くの読者に良質な症例検討を提供したいという意図を本書に込めた次第である．

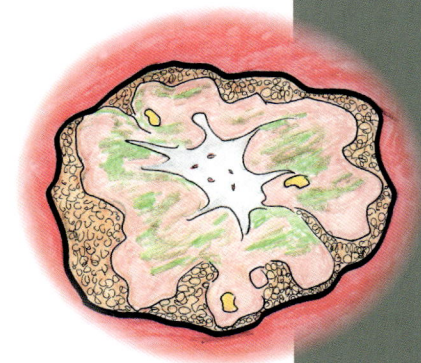

　では，まいりましょうか．悦ばしき知恵（Le Gai Savoir）の世界へ．

Chapter 1 Case 1

とりあえず"出べそ癌"と名づけておこう
74歳，男性．この不思議な形の癌は何を意味するのだろう

診断に至る思考プロセス

history

時折，下血があった．"痔だろう"と，とりたてて気にはしていなかったのだが，鮮やかな血液の付着した便が持続する．時折，粘液も付着している．さすがに不安がよぎり，消化器内科を受診した．

Key
①下血，鮮血便，粘血便

大腸内視鏡施行

型のごとく大腸内視鏡が施行された．すると，痔はなかったのだが，まさに痔の好発する肛門管(anal canal あるいは proctus)の歯状線(dentate line)直上に，なんとも変わった形の腫瘍が見つかったのだった．粘膜生検の結果は，中等度分化型腺癌である．

とにかく，直腸切断術(amputation)の材料をみていただこう．肛門管下端の癌だから，残念ながら肛門括約筋は温存できず，切除された肛門皮膚が生々しい．歯状線直上，まさに肛門窩に一致して，なんともユニークな形．正常粘膜を押し分けるように姿を現した，赤い突起物．これはもう"出べそ"に似ているとしかいいようがない(図1)．

Key
①肛門管の歯状線直上の腫瘍，②粘膜生検で中等度分化腺癌

病理組織の検討

■ ルーペ像

割面のルーペ像を示そう(図2)．"出べそ"にみえた8mm程度の部分は氷山の一角で，その下に粘液に富んだ結節の集合として浸潤している．主に粘膜下に広がる全体としては25×18mmの結構大きな腫瘍である．浸潤は平滑筋からなる内肛門括約筋のレベルでとどまっている．

Key
①粘膜下に広がる大きな腫瘍

■ 組織像

組織学的には，粘液産生の強い腺癌で，粘液癌(mucinous adenocarcinoma)である(図3)．いわゆる，あってはならない場所に腺癌細胞が分泌した粘液が溜まり形成された粘液レイク(mucous lake)からなる粘液結節の癒合がその癌病理組織を構築している．その粘液の中に，小ぶりな核をもつ腺癌細胞が浮いている．

Key
①組織学的には粘液癌

■ 発生場所

そして，その発生場所は，ちょうど，薄い非角化重層扁平上皮(移行帯上皮：transitional epithe-

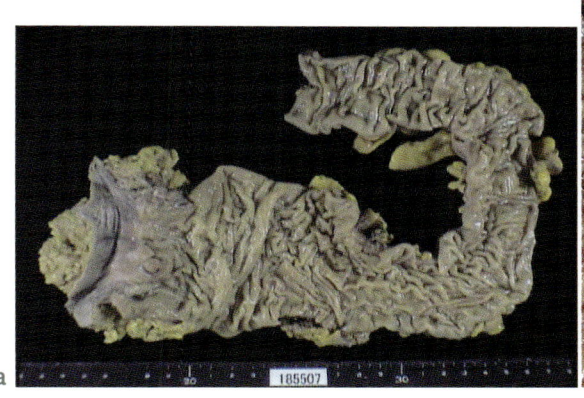
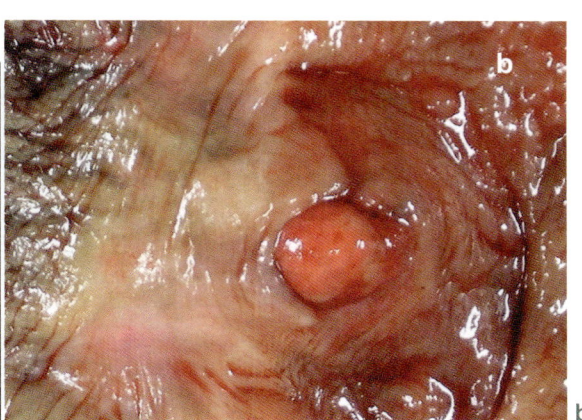

図1　手術材料標本肉眼所見
a：ホルマリン固定標本，b：生材料の接写．これはもう"出べそ"癌としか言いようがない．

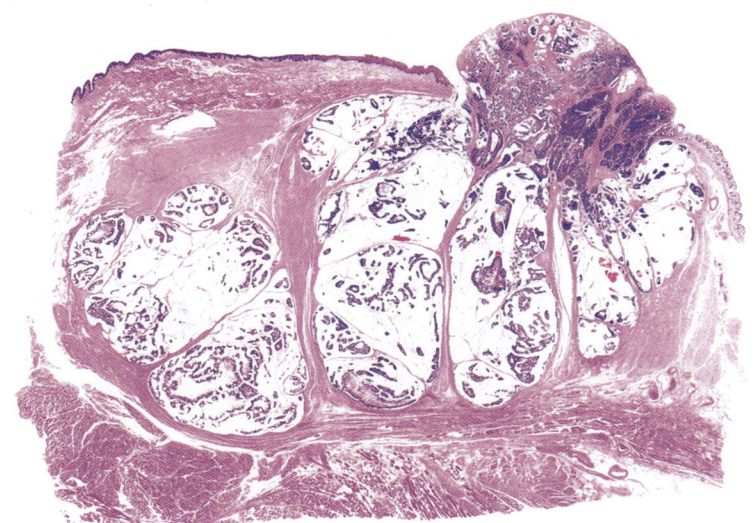

図2　腫瘍ルーペ像（HE染色）
粘膜面に見えていた"出べそ"部分は，ほんの氷山の一角であった．上皮下に広範に広がる粘液結節が明らかだ．

lium あるいは cloacogenic membrane ともいう）が少し厚い重層扁平上皮（肛門上皮：anoderm）に移行する場所，つまり歯状線に一致している．この場所は，肛門腺（anal gland）がまさに開口する場所．だから，この癌は肛門腺の上皮から発生したと考えていい．

□ Key
①発生場所は肛門腺の上皮

■ 赤い"出べそ"が語ること

腫瘍の主座が粘膜下にあり，赤い"出べそ"にみえた腫瘍表面は既存の粘膜上皮の被覆はなく，いわば，剥き身で癌組織が顔を出している．この形態から，粘膜下に存在する肛門腺の導管（anal duct）上皮が癌化し，増殖するにつれ，物理的障害物のない導管を堂々と通って肛門管の粘膜表面に顔を出したと想像することは難しくない．そして，同時に，導管の外に直接浸潤した癌細胞は粘

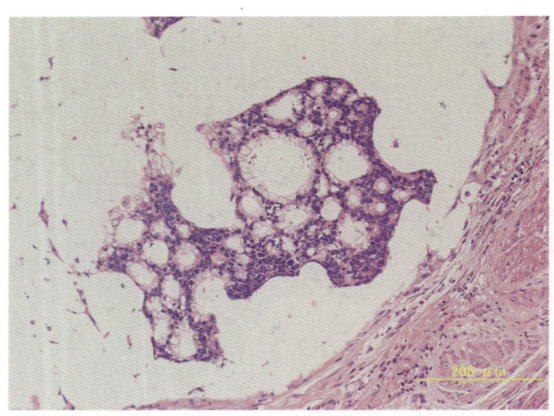

図3　組織像（粘膜下浸潤部分）
粘液癌である．あってはならない場所に粘液が溜まり粘液レイクを形成する．その粘液の中に，小ぶりな核をもつ腺癌細胞が浮いている．

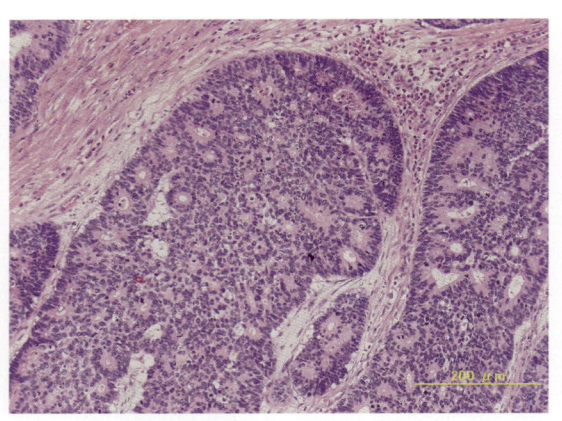

図4　組織像（内腔に突出する"出べそ"部分）
粘液は管腔に排泄され，粘液の貯留をみない．

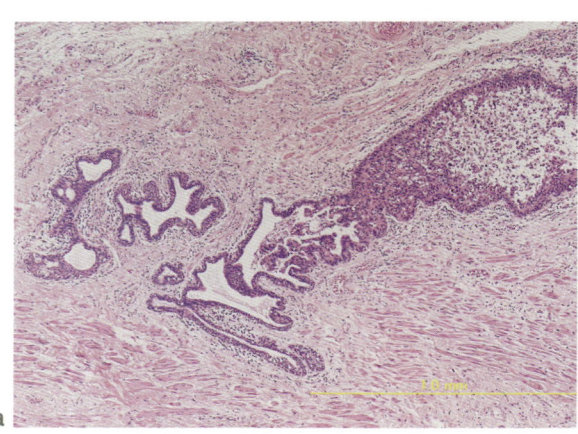
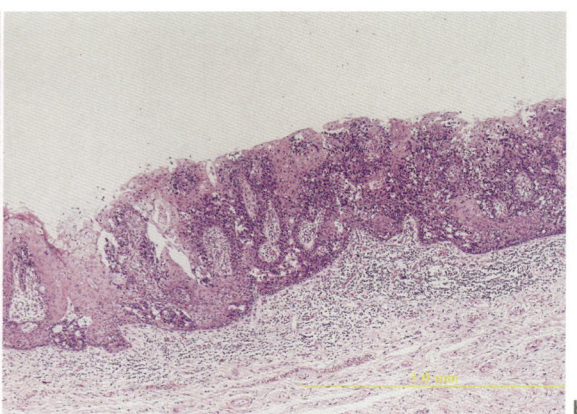

図5　肛門腺由来を示す組織象
腺癌細胞が，肛門腺の導管上皮（a）から肛門管の移行帯と角化重層扁平上皮内（b）へと上皮内進展している．

液を周辺の間質に撒き散らしながら旺盛に増殖する．行き場を失ったその粘液は粘液レイクとして在るしか振る舞いようがないわけだ．肛門管に直接顔を出している赤い"出べそ"部分をみれば，粘液の貯留がほとんど目立たない．それはそうだろう．この場所なら，産生された粘液は，粘液レイクをつくる必要もなく，肛門腺が産生分泌する粘液と同じように，肛門管腔に排泄されたに違いないのだから．このあたりの事情は，ルーペ像を見直せば了解できるだろう．また，肛門管に顔を出す"出べそ"部分と深く深部に浸潤し粘液レイクをつくり粘液結節をなしている部分の腺癌細胞を見比べれば，"前者が勢いよく，後者は粘液の中で窮屈そうに"みえるといえば，いいすぎだろうか（図4）．

つまり，この赤い"出べそ"癌という形態そのものが，肛門腺から発生したことを如実に示す形態なのである．

そして，もう1つ肛門腺由来を支持する組織所見がこの肛門管癌にはある．それは，小ぶりの核を示す腺癌細胞が，肛門腺の導管上皮から肛門管の移行帯と角化重層扁平上皮内へと上皮内進展（intraepithelial spread）している所見である（図5）．

肛門管に発生する腺癌あるいは粘液癌は，①直腸型（rectal type），②肛門腺由来（anal gland origin），③痔瘻に合併（associated with anal fistula）するもの，この3つに分類されるのだが，本症例は典型的な肛門腺由来ということになる．

> #### 病理形態学からの結論
>
> ### 肛門管癌（粘液癌）…肛門腺由来
> anal canal carcinoma : mucinous adenocarcinoma, arising from the anal gland
>
> ▶ 関連科：消化器内科・外科・病理科

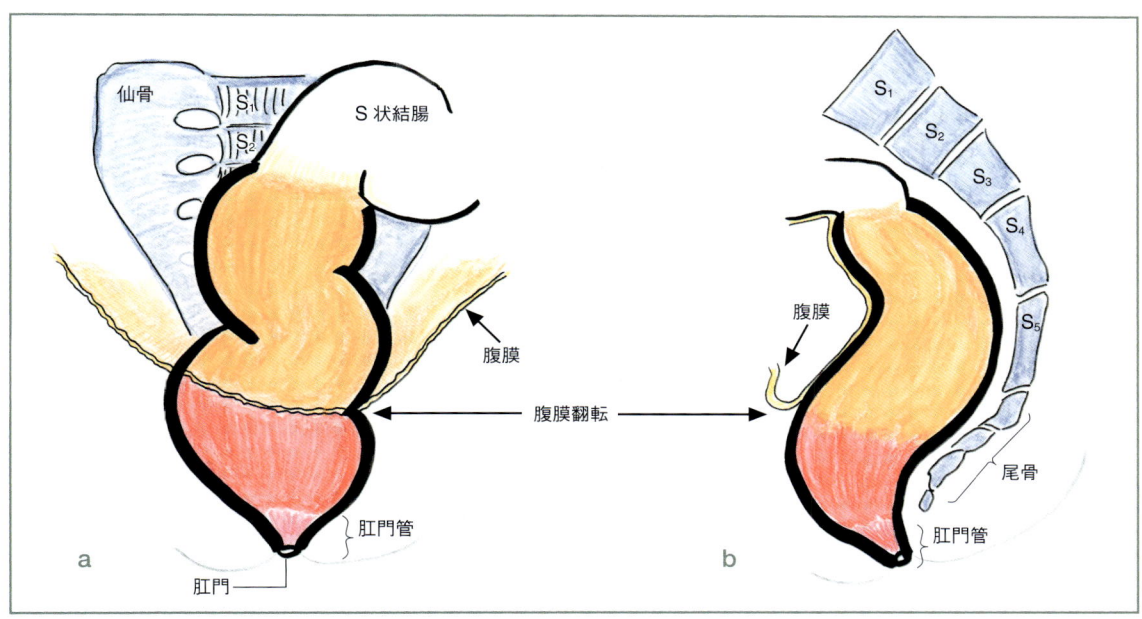

図6　しなやかで愛嬌のある直腸
a：正面像，b：側面像
第3仙骨（S3）上縁から始まる結腸より太い直腸は，その全長は13cm程度だが，正面からみると，まず右に軽くくねり，次いで左へ，そして右へとしなやかできれいな曲線を描き，急速に絞り込まれた肛門管に終わる．側面からみれば，軽い前屈に始まり，大きく後屈し，再度前屈し肛門管で終わる．まるで，熟練の女性ダンサーをみるようではないか．
そして，腹膜翻転を境に，結腸同様腹膜に覆われた直腸（RS，Ra：黄土色の部分）と，いわば剥き身で骨盤底部組織を貫く直腸（Rb：エンジ色の部分）があることは，臨床的に重要な解剖である．

考察—肛門管という場所

口腔に始まる消化管の下部を構成するのは直腸と肛門管であることは間違いない．しかし，視点を変えて，ここは「排便」という運動を一手に担う独特な場所であるとみれば，たちどころに，その印象は"実"をもった場所に変貌する．S状結腸より内腔がはるかに広い直腸は膨大部（ampulla）というふくらみを下2/3にもち，仙骨・尾骨で形成される凹みに沿って後屈した形をとり，かつ，左右に愛嬌のある"くねり"をみせる．直腸の実態を知らず直腸を語れば，それは，ストンとした"阿呆"な円筒のイメージしかわからないだろう．しかし，直腸のこの実際の姿は逞しく，美しくさえある（図6）．しかし，その全長はわずか13cm程度だ．そして，内腔が急速に狭くなる肛

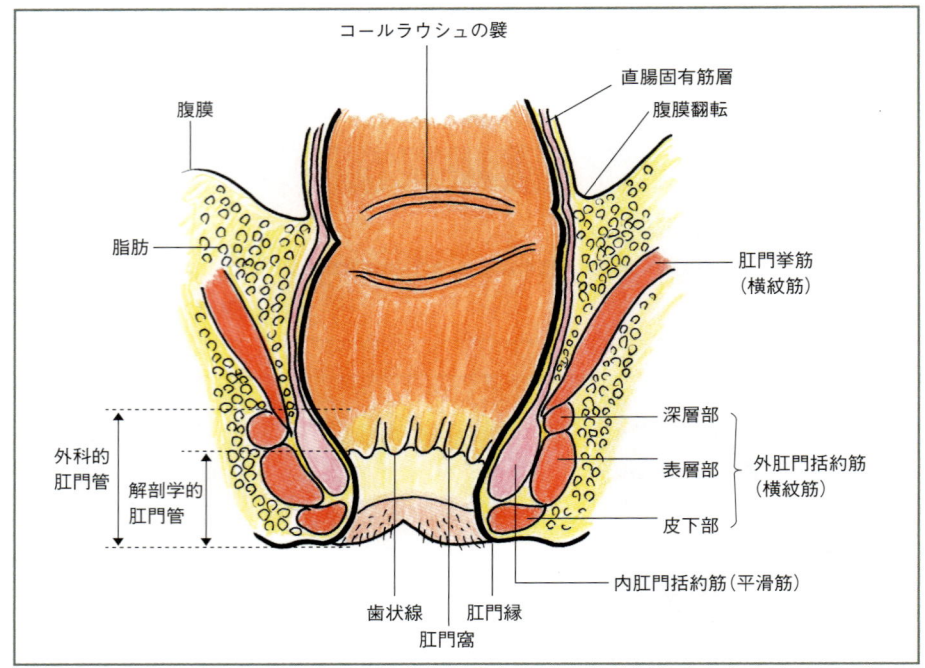

図7　肛門管の解剖
わずか3cmの肛門管の粘膜をみれば，上皮構造が急速に変化することを反映して色調が急変するのだが，その粘膜を取り除けば，幾重にも重厚に重なる筋肉が姿を現す．内臓の中で，これほど筋肉が集結した場所はない．
（井上　泰：ナース・研修医・コメディカルのためのなぜ？がなるほど！病態生理絵解きゼミナール．p97，メディカ出版，2008）

門管が続き，肛門に終わる．いわば円錐状をなすこの肛門管の長さはわずか3cmにすぎない．
　この静かに構える肛門管とはなんぞや．図7に肛門管の全貌を描いておこう．

肛門と肛門管

　肛門は「大便が押し出される穴」の意味しかない．つまり，肛門には解剖学的な詳細な定義というものがないのだ．しかし，肛門管は違う．しっかりとした2つの定義がある．1つは，"外科的"肛門管であり，「肛門挙筋が深層外肛門括約筋に付着しているところから，肛門皮膚縁まで」，もう1つは，"解剖学的"肛門管で，「移行帯上皮（歯状線）から肛門皮膚縁まで」である．この肛門管こそが，肛門括約筋と肛門挙筋が集中する特別な場所であり，「便失禁」を防ぎ，公衆の面前で恥ずかしい思いをせずに暮らしていける生活をわれわれに保障してくれているのだ．

直腸と肛門管

　直腸の粘膜面は，大腸（結腸）にみられる規則正しいハウストラ(haustra)の出現はなく，のっぺりとしており，まことに殺風景である．そして，申し訳程度にわずか3本の横襞が眼に飛び込んでくるのだが，その真ん中の襞は最も太く，コールラウシュ弁(Kohlrausch's valve)と呼び，直腸膨大部の入り口に位置する．便はこの襞を越えることにより，膨大部に集まり，直腸内圧の上昇が始まるのだ．つまり，排便反射の開始を担う，甚だ重要な横襞ということになる．
　だが，肛門管は違う．内面を覆う粘膜上皮は，直腸と同じ1層の円柱上皮に始まり，角化のない薄い扁平上皮（移行帯上皮）が続き，少し角化をみるやや厚い扁平上皮（肛門上皮と呼ぶ），そして，

皮膚付属器（汗腺・皮脂腺・毛包）を伴う角化重層扁平上皮へと，わずか3cmの道程でありながら，めまぐるしく変化していく．この変化は肛門管粘膜の色調に変化を与える．つまり，赤い粘膜が白っぽい粘膜へ，そして，黒味を帯びた堅牢な肛門皮膚へと変化するのである．

この肛門管の粘膜上皮を取り除いてみれば，多数の静脈がネットワークしており，まさに，痔核の発生場所として申し分のない構造が現れる．そして，その静脈網の下には，いまだ見たこともない異邦人街，"筋肉の集まる町"があるのだ．

筋肉の集まる町

この内区（俗名：のっぺり区）と外区（俗名：縞区）に厳しく区画される"KINNIKUMACHI：筋肉町"を少し詳しく描写してみようか．平滑筋である内肛門括約筋は，直腸の外縦筋の延長であり，6mmの厚みをもち，肛門管の上3/4を取り囲んでいる．この内肛門括約筋を外側から取り囲む筋群が横紋筋の外肛門括約筋であり，深部・表層・皮下の3つのパートからなる．深部は内肛門括約筋上部を輪状に取り囲み，表層部は内肛門括約筋下部を輪状に包み込む．皮下部は肛門管下端をこれまた輪状に取り囲む1.5cm幅の扁平な帯状の横紋筋であり，その収縮によって肛門から放射状に伸びる襞が形成されるのである．そして，肛門挙筋が肛門管上端で深層外肛門括約筋にしっかりと付着し，肛門管をまさに持ち上げている（挙上している）のだ．これほど，筋肉，筋肉，筋肉の場所は肛門管以外に存在しない．

わずかこれだけの肛門管の解剖を頭のなかに入れて，本症例の"出べそ"癌を振り返ってみれば，その癌の周辺への浸潤によってどのような事態が立ち現れてくるのか想像することができるだろう．そして，癌発生場所の解剖を知らずして，その癌の形態を理解することはできないと，この症例は教える．

■ 文献

1) Standring S(eds): Gray's Anatomy, 39th ed. Elsevier Churchill Livingstone, 2005
2) 大腸癌研究会編：大腸癌取扱い規約（第6版）．金原出版，1998
3) 井上 泰：ナース・研修医・コメディカルのためのなぜ？がなるほど！病態生理絵解きゼミナール．p97，メディカ出版，2008

Chapter 2　Case 2

原発不明癌
この癌細胞はどこからきたのか？

癌家系の73歳，男性．左上腕骨の病的骨折から始まった

診断に至る思考プロセス

history

　これから提示する症例は，父が喉頭癌と悪性黒色腫，母は膵臓癌で死亡．4人の姉はみな乳癌で，生存はそのうち1人のみ．妹は直腸癌で死亡．兄は大腸癌ながら幸いにも生存している．このような厳しい癌の家族歴をもつ73歳の男性である．そのような彼がノートパソコンを持ち運んでいるときに，いとも簡単に左上腕骨を骨折した．いわゆる，病的骨折である．

□ Key
①癌家系，②病的骨折

身体診察からの検索

　骨シンチグラフィーでみると，今回病的骨折の原因となった左上腕骨骨幹部以外に，肋骨，椎体骨，骨盤骨に多発性の病変が確認された．病的骨折手術の際に骨病変部の組織は採取されていなかった．多発性に骨を襲った原発巣の検索が開始された．左腋窩部に2cm大の腫瘤を触知したのが唯一の身体所見であった．これはおそらく悪性腫瘍の腋窩リンパ節への転移巣あるいは悪性リンパ腫と考え，組織生検の方針となった．

□ Key
①多発性に骨を襲った原発巣検索開始，②左腋窩部2cm大の腫瘤触知，③悪性腫瘍の腋窩リンパ節転移巣と判断，④悪性リンパ腫を疑い，組織生検の方針

組織生検の実施

　まず，悪性リンパ腫の場合だと，リンパ腫細胞核内DNAを用いた遺伝子再構成（rearrangement）を調べる場合があり，新鮮凍結材料が必要となるので，当初腫瘍の一部を切開生検（incisional biopsy，MEMO参照）し，術中迅速診断を施行した．図1はそのルーペ像である（1.2cm大）．このルーペ像をみる限りリンパ節の構造はみられず線維性組織である．ところが，組織をみると線維性間質を背景に，索状・胞巣状・シート状に増殖する癌腫（carcinoma）の広範な浸潤がみられる．まず，悪性リンパ腫は否定された．そこで，今後の詳細な検討のため腋窩皮膚を含め腫瘍全体を摘出した．図2がそのルーペ像である（2.5×1.5×0.5cm）．図にみられる真皮から皮下組織にかけての欠損部は，最初リンパ節として切開生検した部分である．腫瘍は真皮下層から皮下脂肪組織の深さにあり，ほぼ2cm大であることがわかる．図3がその腫瘍組織像である．癌細胞は核異型度が弱く，胞体は淡くエオジンに染まる．微小腺管が散見され低分化型腺癌である．この細胞性状と増殖様式は，前立腺癌あるいは乳癌を想起させる．

　組織的にはリンパ節転移ではなく皮膚病変であり，癌の腋窩皮膚転移と判断した．リンパ節転移ならまず第一に乳癌の腋窩リンパ節転移を考えたところである．

　男性であり全身の骨転移があることから，まず，前立腺癌の転移ではないかと考えた．

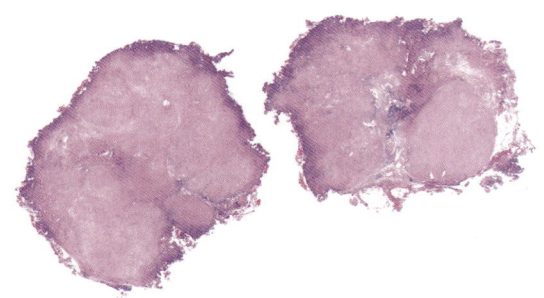

図1 迅速診断のための切開生検組織材料(ルーペ像)
リンパ節ではなく，線維性組織にみえるが…．

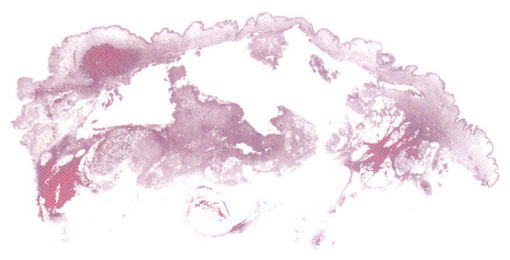

図2 腫瘍摘出材料(ルーペ像)
迅速診断の切開生検の跡が明らかだ．

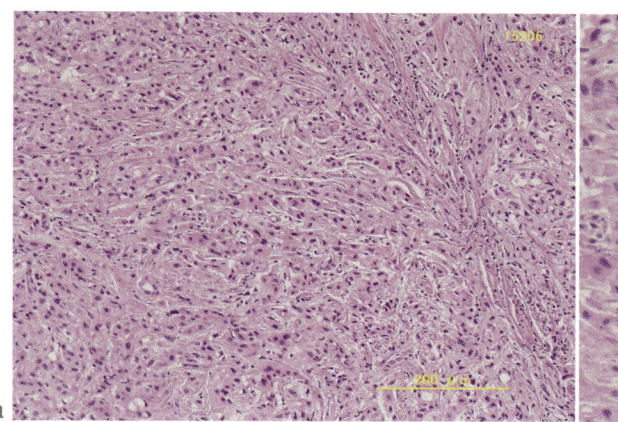
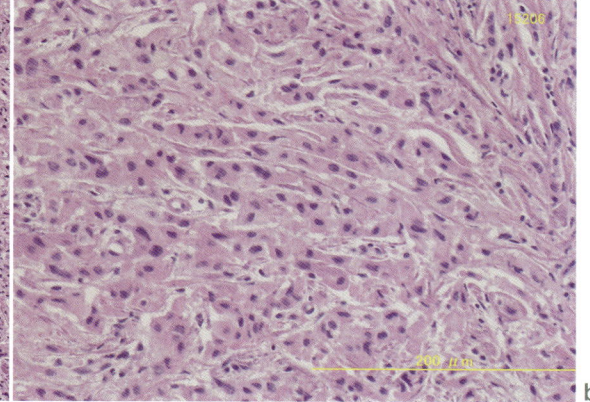

図3 組織像
弱拡大(a)と強拡大(b)．索状配列を示し，癌腫が広範に浸潤している．

Key

①組織は線維性間質を背景に，索状・胞巣状・シート状に増殖する癌腫の広範な浸潤．②悪性リンパ腫の否定．③今後の検討用に腋窩皮膚を含め腫瘍全体を摘出．④癌細胞は核異型度が弱く，胞体は淡くエオジンに染まる．微小腺管が散見される低分化型腺癌．⑤前立腺癌，乳癌を想起

MEMO 切開生検(incisional biopsy)

病理組織検索の対象となる組織は，胃や大腸の粘膜組織を内視鏡下に採取する粘膜生検(mucosal biopsy)で得られる組織(1mmを大きく超えない)，充実性臓器である肝臓や腎臓や前立腺に代表される針生検(needle biopsy)で得る場合，病巣(とりわけ腫瘍性病変)の一部をメスで切除して組織を得る切開生検(incisional biopsy)，病巣のすべてを摘出する切除生検(excisional biopsy)の4つの段階がある．当然，最も量的に多い切除生検材料が病理医にとってはありがたいのだが，患者の苦痛はそれだけ大きくなる．質の高い診断を得るためには，どうしても苦痛を伴うわけで，これは病理組織診断の宿命である．

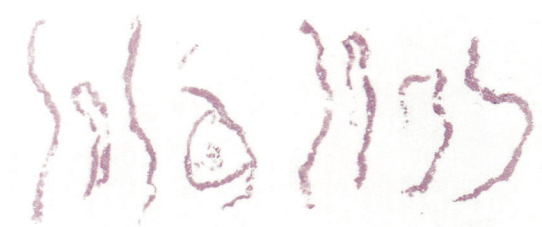

図4　前立腺針生検(8針)
ヘマトキシリンに濃染する癌領域はないようだ．

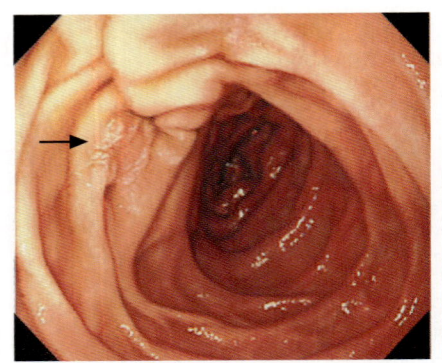

図5　十二指腸内視鏡所見
下行脚に陥没性病変がみられる(→)．

臨床検査・画像検査による情報収集

　腫瘍マーカーのPSA(prostate specific antigen)も13.69(基準値4.00未満)と高値を示している．前立腺超音波検査では腫瘍を疑わせる所見はなかったが前立腺針生検(8針)が施行された．図4がそのルーペ像である．腺過形成(glandular hyperplasia)の所見で前立腺癌の存在は否定された．また，腋窩皮膚材料でPSAの免疫染色を施行したが陰性であった．
　次いで，乳癌の検索に移った．というのは，腋窩の腫瘍が腋窩リンパ節転移で既存のリンパ節構造を破壊置換してしまっている場合を考えてのことである．しかし，乳腺に触診上腫瘤は触れず，画像診断でも確認できなかった．男性乳癌は否定的と判断．
　では，どこに原発巣があるのか？　とりあえず消化管の検索に移った．すると，上部消化管内視

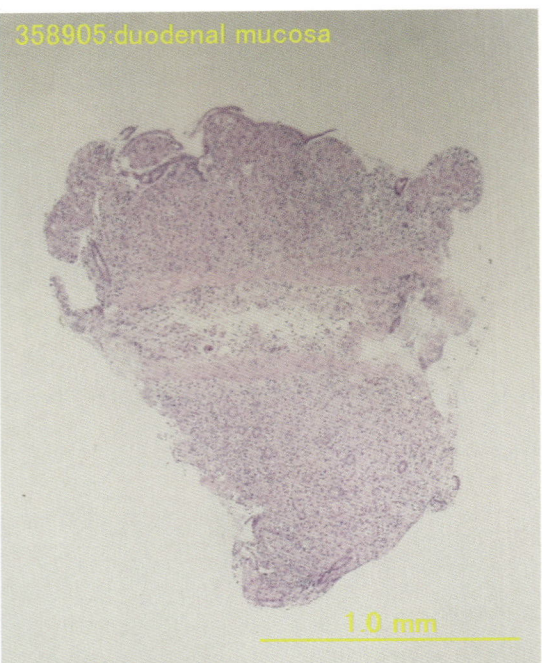

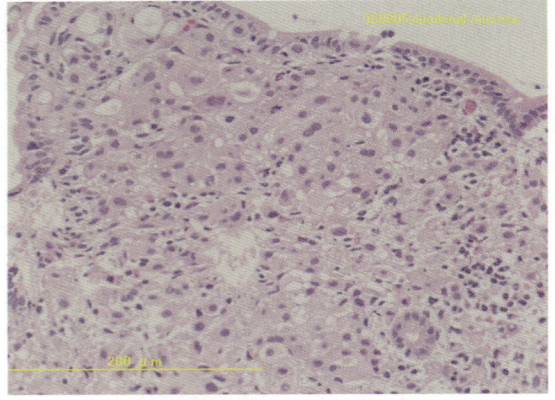

図6　十二指腸粘膜陥没病変生検組織像
弱拡大(a)と強拡大(b)をみると十二指腸粘膜下病変であり，転移性病変を示唆する．しかも，この浸潤する癌腫は腋窩腫瘍にみられた癌細胞と似ている．

鏡で十二指腸下行脚に約5mmのびらんを伴う病変が発見された．乳頭部とは離れており，純粋な十二指腸粘膜である．一見，胃癌のⅡc+Ⅱa病変に似ている(図5)．図6はその粘膜生検の弱拡大と強拡大の組織像である．十二指腸粘膜上皮下に癌細胞の浸潤がみられ，十二指腸粘膜病変はない．つまり，これは転移性の粘膜下腫瘍である．十二指腸癌はきわめてまれなので，膵臓癌からの転移を疑った．その存在確認を目的にCTと

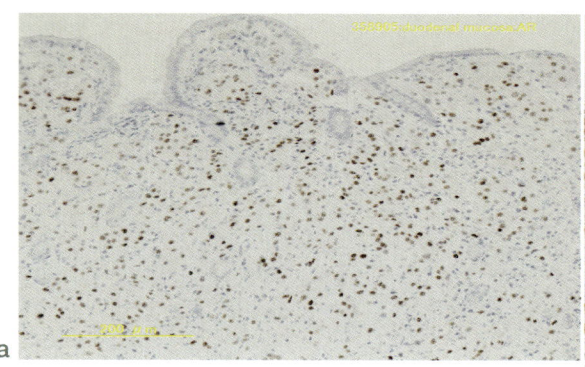
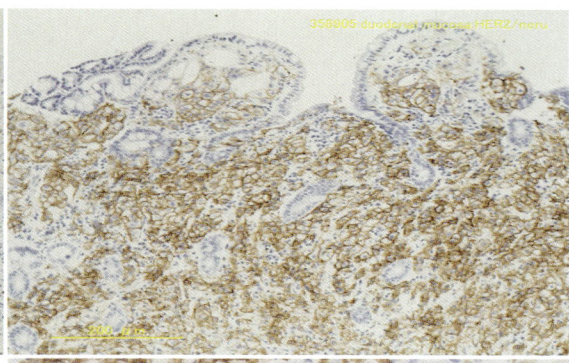
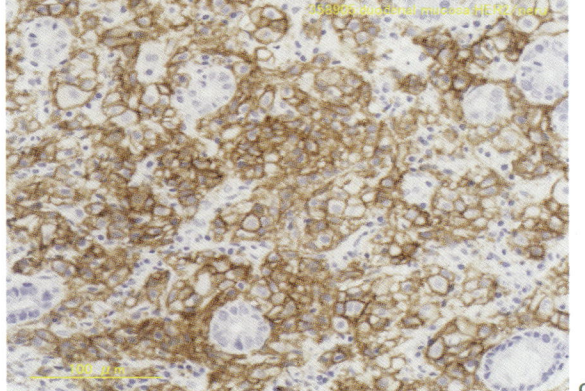

図7 アンドロゲン受容体と HER2/neu 蛋白質の免疫組織染色
ホルモン感受性癌を疑いホルモン受容体と HER2 を調べたところ…．アンドロゲン受容体は核に強陽性(a)，HER2 蛋白質は癌細胞膜に強陽性(b, c)が確認された．

MRI を施行したが膵臓腫瘍は認めなかった．そこで，十二指腸の癌組織像をじっくり見直してみた．すると，この十二指腸に浸潤する癌細胞は腋窩皮膚病変にみられたのと同質の癌細胞である．

CEA や CA19-9 などの一般的な腫瘍マーカーは基準値を示している．血液生化学検査でも異常所見がみられない．ただ彼は昨年，多発性大腸ポリープで内視鏡的切除を行っている．切除されたポリープは 16 個(1 cm 以下)で，管状腺腫であったが癌は認めなかった．しかし，念のため下部消化管内視鏡を再び施行したが大腸癌はみられなかった．

□ Key
①PSA 高値．前立腺生検により腺過形成(glandular hyperplasia)の所見．②前立腺癌は否定．③男性乳癌は否定．④十二指腸下行脚に約 5 mm のびらんを伴う病変．十二指腸粘膜上皮下に癌細胞の浸潤，⑤転移性の十二指腸粘膜下腫瘍，膵臓癌は否定．十二指腸に浸潤する癌細胞は腋窩皮膚病変にみられたのと同質の癌細胞

得られた情報の再整理

■ 多発性の骨転移と腋窩皮膚と十二指腸壁への単発の転移．さて，原発をどう考えるのか？ 次に何を試みればいいのか？

患者の全身状態は徐々に悪化している．これまでの検索で，前立腺癌も乳癌も否定的であったが，癌細胞の形態所見からはそれでもなお，これらホルモン感受性癌の可能性を捨て切れなかった．そこで，PSA はすでに陰性が確認されていたので，エストロゲン受容体，アンドロゲン受容体，プロゲステロン受容体，HER2(human epidermal growth factor receptor, type 2)の免疫染色を施行してみた．すると，次のようなことが明らかになった．

腋窩病変と十二指腸病変はともに，エストロゲン受容体，アンドロゲン受容体は明らかな陽性所

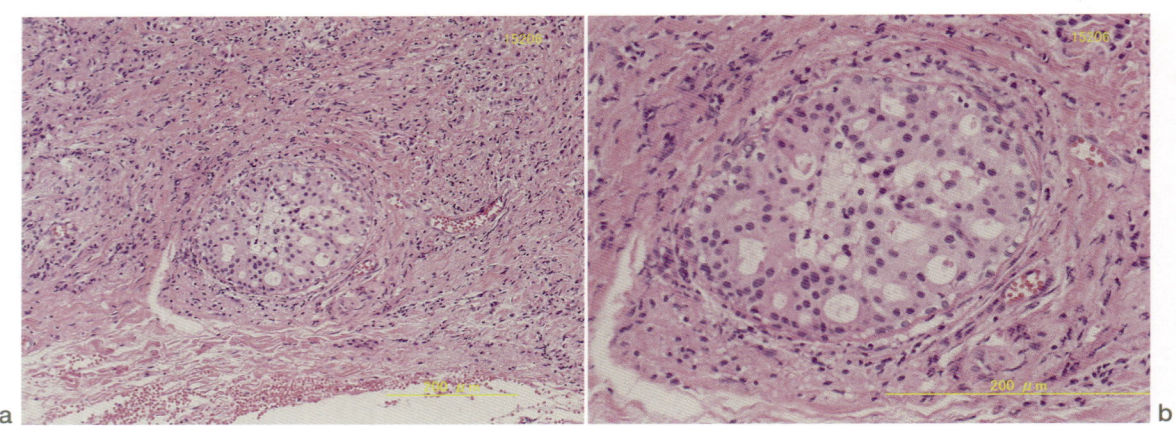

図 8　腋窩腫瘍組織を再検すると…
癌の乳腺導管内要素と思しき所見あり．

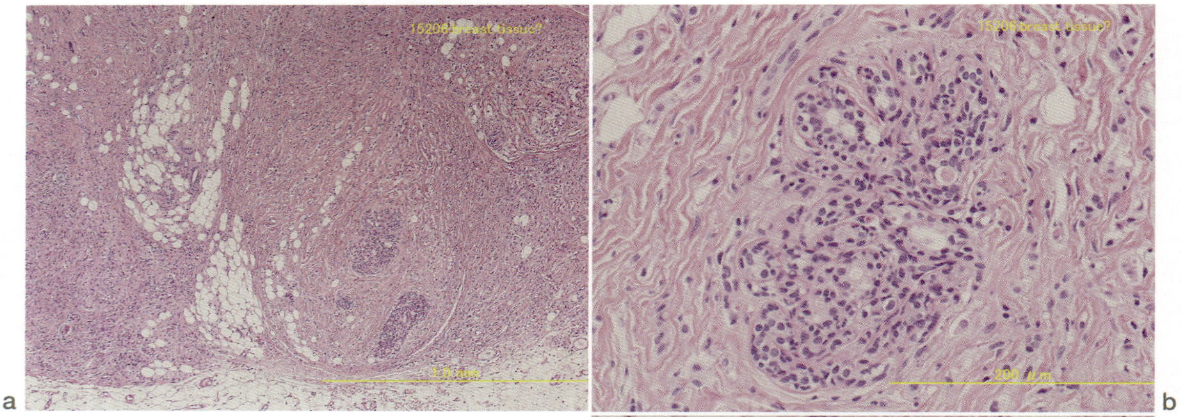

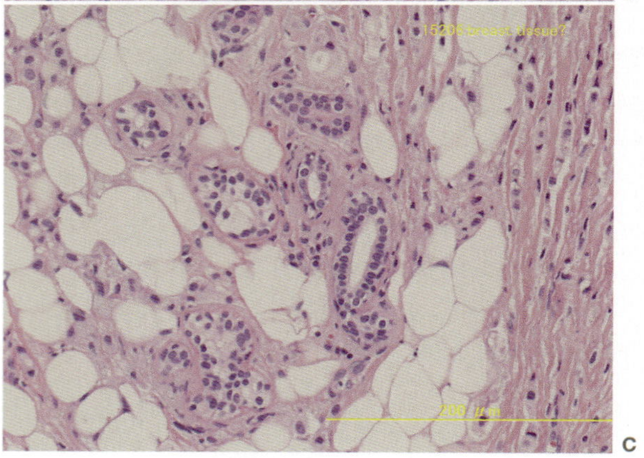

図 9　腋窩腫瘍内に乳腺組織がある
図 8 の近傍に"乳腺組織"がある(a)．導管細胞の 2 層構造も確認される(b, c)．

見(ホルモン受容体は核が染色される)を示し，さらに，HER2 蛋白質が癌細胞膜に明瞭に染まったのである(HER2 は細胞膜に局在する膜貫通蛋白質である)．しかも，ほとんどの癌細胞に強陽性で染色強度スコアは最高の 3+ であった(図 7)．つまり，この癌細胞は乳癌細胞である可能性がきわめて高いことを示している．

■ ではどのように解釈すべきなのか？

　もう一度，腋窩皮膚材料を見直してみる．すると，ほとんどが間質に浸潤しているが，一部，癌細胞が導管の中を埋める組織像に出会った（図8）．

　乳癌（浸潤性乳管癌）の導管内要素（intraductal component）としてよくみられる篩状パターン（cribriform pattern）に似ているのである．さらに，周辺をよくみていくと脂肪組織が散在する中に乳管組織に似た構造がみられる（図9）．

　導管は2層構造を示し，乳腺組織として矛盾しない．もちろん，皮膚付属器の汗腺やアポクリン腺でも同様の構造はとる．しかし，図9にみるようにこの組織の存在場所は真皮深層から皮下脂肪組織に位置するもので，皮膚付属腺の存在場所としては少し深すぎる．しかも，汗腺やアポクリン腺に由来する癌腫はこのような癌細胞の形態をとることはめずらしい．腋窩腫瘍を摘出した外科医は「皮膚というより皮下組織の腫瘍の印象であった」と語り，CT像でも皮下腫瘍と解釈できる．総合的に判断すると，この腫瘍は癌の皮膚転移ではなく悪性の皮下腫瘍である．この悪性皮下腫瘍を転移病巣と考えるのではなく，原発巣と考えることで，これまでの思考上の矛盾を解決できることになる．つまり，腋窩皮下腫瘍は腋窩の副乳から発生した原発性男性乳癌と考えればいいことになる．事実，この腫瘍は異所性の乳腺組織である副乳の出現する，いわゆる乳線（milk line）上に存在している．

病理形態学からの結論

左腋窩副乳原発の男性乳癌が全身骨と十二指腸に転移したものと考える
male breast cancer arising in accessory breast of the left axilla

▶ 関連科：内科・外科・整形外科・病理科

考察

　臨床像が悪性腫瘍の転移病巣に基づくことはめずらしいことではない．原発性肺癌（腺癌）が脳転移による中枢神経症状で顕在化することがあるのは有名な例だが，胃癌が癌性腹膜炎で見つかったり，大腸直腸癌の多発性肝転移による腹部膨満や黄疸，また肝細胞癌の腹腔内出血などもそのような例に入るだろう．しかし，これらの場合，その原発巣の特定はそれほど困難なことではない．問題となるのは，全身検索を詳細に行ってもその原発巣が特定できない場合である．"原発不明癌（primary unknown cancer）"と表現されるが，その多くは腺癌である．高度な胸水貯留で呼吸困難を来し，胸水穿刺細胞診で癌細胞（ほとんどが腺癌系）が見つかり，肺癌を中心とする原発巣探しを繰り返すが確認できない場合は，その代表だろう．

　また，単発のリンパ節が腫大し，その本体が悪性腫瘍の転移なら原発巣の検索が当然行われるだろう．この場合も簡単に判明することが多いものの，特定できずに時間が経過してしまうなら原発不明癌のカテゴリーに当然入ってくる．

　今回の症例はそのような原発不明癌に入るもので，臨床像は多発性骨転移による病的骨折であった．前立腺癌や乳癌が骨転移を起こしやすいことからも，この両者の存在を念頭に置いた検索を繰り返すが，確認することはできなかった．骨以外に癌細胞が確認されたのは十二指腸粘膜と左腋窩皮下腫瘍で，両者とも同質の低分化腺癌であった．多発性骨病変と同様に転移巣と考えたのは自然のなりゆきだった．しかし，これでは原発巣に到達できない．

　ホルモン受容体とHER2蛋白質の免疫染色をやろうと思い立った理由は何だったのだろう？HE標本でみた癌細胞の組織形態のなかにホルモ

ン感受性癌の可能性を捨てきれない印象があったとしかいいようがないが，この印象は言葉では表現しにくいものである．その結果，エストロゲン受容体，アンドロゲン受容体，HER2 蛋白質が陽性で PSA が陰性の癌細胞であることが判明したのだが，とりわけ HER2 蛋白質の発現は高度であった．つまり，乳癌が存在している可能性が高いという結論に達したのである．しかし，男性であり乳腺に腫瘍を確認できない．

この状況を乗り越えるためには視点をまったく変えたもう 1 つの想像力が必要だった．"腋窩は milk line が通っている有名な場所"であることに気づいたのである．転移病変にちがいないという拘泥を，"ひょい"と捨てたのだ．その途端，左腋窩皮下腫瘍が原発病変として鮮やかに眼前に立ち現れたのだ．

とまれ，この診断過程の結果は治療に直結することになる．この癌細胞は HER2 が強陽性であり，癌細胞膜に高濃度に存在している HER2 蛋白質に結合する抗 HER2 ヒト化モノクローナル抗体による乳癌治療薬(抗悪性腫瘍薬)であるトラスツズマブ(trastuzumab)，商品名はハーセプチン®(Herceptin)を積極的に使用できるからである．さらに，アンドロゲン受容体とエストロゲン受容体の発現があるのでホルモン療法とあわせた治療戦略を立てることもできるだろう．

■ 文献

1) Giordano SH, Buzdar AU, Hortobagyi GN : Breast cancer in man. Rev Ann Intern Med 2002 ; 137 : 678-687
2) Lopez-Otin C, Diamondis EP : Breast and prostate cancer ; an analysis of common epidermiological, genetic, and biological features. Endocr Rev 1998 ; 19 (4) : 365-396
3) Bryan RM, Mercer RJ, Bennett RC, et al : Androgen receptor in breast cancer. Cancer 1984 ; 54 : 2436-2440
4) Alanen KA, Kuopio T, Collan YU, et al : Immunohistochemical labelling for prostate specific antigen in breast carcinomas. Breast Cancer Res Treat 1999 ; 56(2) : 169-176
5) Kidwai N, Gong Y, Sun X, et al : Expression of androgen receptor and prostate-specific antigen in male breast carcinoma. Breast Cancer Res 2004 ; 6 : R18-R23
6) Slamon DJ, Leyland-Jones B, Shok S, et al : Use of chemotherapy plus a monoclonal antibody against HER2 for metastatic breast cancer that overexpresses HER2. N Engl J Med 2001 ; 344 : 783-792

Chapter 3　Case 3

不明熱，腰痛，歩行困難，進行する腎機能障害

86歳，男性．この多彩な臨床をどのように解釈するか

診断に至る思考プロセス

history

　公務員であった彼は61歳のとき狭心症と診断され，66歳で脳梗塞を患い，さらに前立腺癌で手術を受けている．もう20年以上も前のことである．兄は白血病で死亡．

　そんな彼に発熱が出現し，腰痛と歩行困難が襲ったのは1か月前のことである．近くの病院に入院し検査したがCRPが9.6mg/dlと上昇を示す以外，異常所見はみられなかった．腰痛の精査を整形外科に依頼したが整形外科的な異常は確認されなかった．一応，感染症を疑い抗菌薬の点滴が施行されたが38℃前後の発熱は改善しなかった．そして，3週間後，精査を目的に当院に入院となった．

□ Key
①既往歴に狭心症，脳梗塞，前立腺癌手術経験，②兄は白血病，③高齢者，④発熱，腰痛，歩行困難

臨床情報を収集しながら病態解析を繰り返し試みる

　入院時，体温は37.9℃，血圧142/71mmHg，脈拍は整で104/分，room airでS$_{pO_2}$ 96%であり，喘鳴が認められた．また，下肢に浮腫あり．

　血算の結果は，WBC 3,380/μl，RBC 388×10^4/μl，Hb 11.2g/dl，Plt 10.4×10^4/μlで貧血，白血球増加なし．尿検査では蛋白（＋）だったが，尿糖，潜血，ビリルビンは認めず比重も正常．尿沈渣でも白血球は1〜4/HPFで尿路感染症を積極的に支持するものではなかった〔HPF：強拡大（high power field），400倍〕．

　血液生化学検査では，TP 5.1g/dl，アルブミン3.0g/dlと栄養状態の悪化がみられる．BUN 42.8mg/dl，Cr 1.57mg/dlと腎機能の低下を認め，尿酸値も9.7mg/dlと上昇．

　また，CRPは13.11mg/dlと依然，高値が持続している．

　以上の結果からCRPの上昇はあるが感染症の可能性は低く，血管炎や膠原病の可能性を考えた．しかし，リウマチ因子，抗核抗体，抗ds-DNA抗体は陰性で，P-ANCA，C-ANCAともに陰性．次いで，LDが4.62IU/lと少し上昇していたので内臓悪性腫瘍の検討に移った．20年前とはいえ前立腺癌の手術歴があるので，前立腺癌の全身転移の可能性を考えPSAを測定したが正常．また，画像診断でも局所再発や臓器転移を疑わせる所見はなかった．CEA 3.4ng/ml，CA19-9 12.2U/mlと正常だが，ただ，可溶性IL-2Rが8,910U/mlと上昇を示し，俄然悪性リンパ腫の存在の可能性が出てきた．しかし，表在性リンパ節は触知せず，CTでも深部リンパ節の腫大を支持する所見は確認できなかった．

□ Key
①下肢浮腫，喘鳴，②栄養状態の悪化，③腎機能低下，尿酸値上昇，④CRP高値，⑤臨床情報から感染症否定，⑥血管炎，膠原病検討，⑦内臓性腫瘍検討，⑧可溶性IL-2R上昇，⑨悪性リンパ腫検討

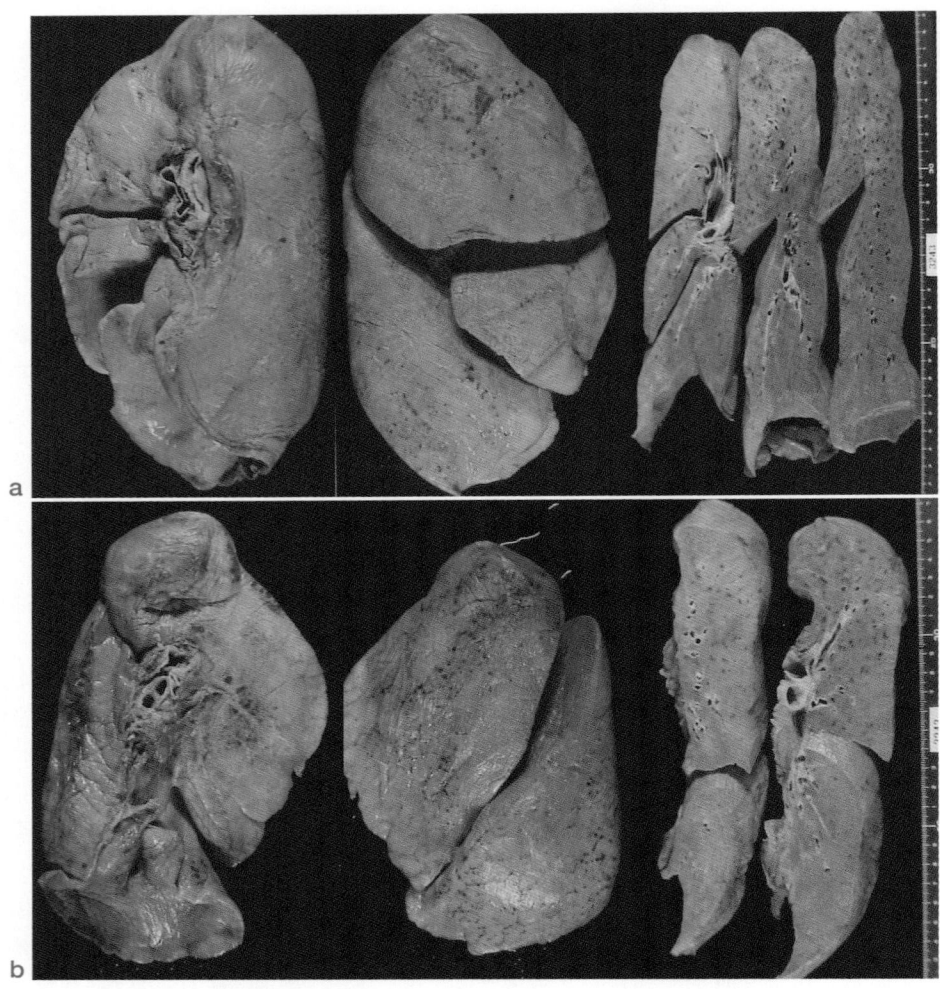

図1　肺の外表と割面所見
死後20時間なので臓器の色調が不良である.

不幸な転帰，そして病因の究明が始まる

　決定的な診断ができないまま38〜40℃の高熱が続き，腎機能はCr 2.69 mg/dℓと悪化．血圧が低下し始め，入院後，わずか1週間で死の転帰をとった．臨床経過は1か月である．
　病理解剖の承諾が得られた．病理解剖によってこの不明熱の原因を突き止めることができるのだろうか…．

主要臓器の肉眼解剖

　まず，主要臓器の肉眼解剖からみていくことにしよう．

■ 肺

　図1は肺の肉眼所見である．上段は右肺で下段は左肺で内側面，外側面，割面と並べてある．右端の割面は肺を前額断したもので，臨床の現場で撮る胸部X線写真で映る面に一致している．重量は左570g，右460gで正常の2倍以上あり，重くなっている．この重くなっている原因は後述

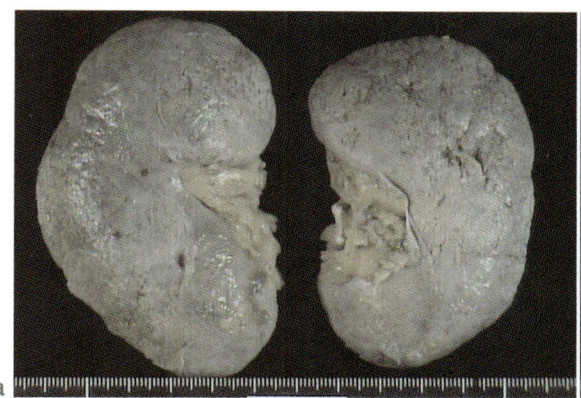
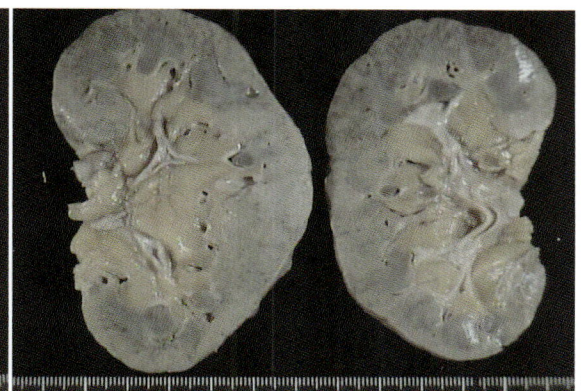

図2 腎臓の肉眼所見
蒼白で血量が乏しい.

することとして，まずこの肺は炭粉沈着(anthoracosis)のきわめて少ないきれいな肺である．喫煙歴はなく，きれいな空気のもとで生活していたことが想起される．また，胸膜の線維性癒着はなく過去に結核などによる胸膜炎を起こしていないことがわかる．左上下2葉，右上中下の3葉で分葉異常もない．割面では出血や肺炎所見はなく，軽く指でこすり上げると水分が多くあまり気泡が出てこない．つまり，うっ血と水腫が存在していることが想像され，このことが肺重量を増加させたのだろう．ただし，肺水腫やうっ血の原因はこの段階ではわからない．

□ Key
①肺重量増加はうっ血と水腫の存在による

■ 腎臓

図2は腎臓である．向かって右が左腎．図2aは腎臓の線維性被膜を剥がしてあり，腎臓実質がいわば剥き身の状態で観察される．ところどころに傷がみられるが，これは線維性被膜を剥ぐときに抵抗があった部分で，線維性の癒着があったことを示している．おそらく動脈硬化による虚血が原因だろう．しかし，楔状あるいは斑状の陥没はみられないので，腎梗塞や慢性腎盂腎炎を繰り返した形跡はないということになる．図2bの割面では腎門部の脂肪は増えていないので，腎実質が減少していないことを示している．また，一部開

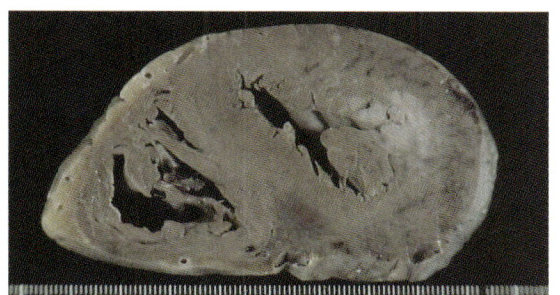

図3 心臓の肉眼所見
右心室の拡張と左心室前側壁に線維化(陳旧性心筋梗塞)あり．(心臓の横断面を尾側からみたもの)

いてある腎盂と尿管は拡張なく，水腎症は存在していなかったことがわかる．皮質と髄質の境界はほぼ追えるが少し不明瞭．肉眼的に腫れぼったい印象がある．重量が左130g，右180gとやや増加していることを考えると腎臓は腫大していることになる．しかし，この腫大の原因をこの肉眼所見からはうかがい知ることはできない．

□ Key
①腎実質の線維性癒着により動脈硬化性の虚血を推測，②腎腫大

■ 心臓

図3は心臓の割面である．死後時間が長い(約20時間)ため，色調が悪く固定も不良で見づらいが，右心室内腔はやや拡張している．左心は軽度

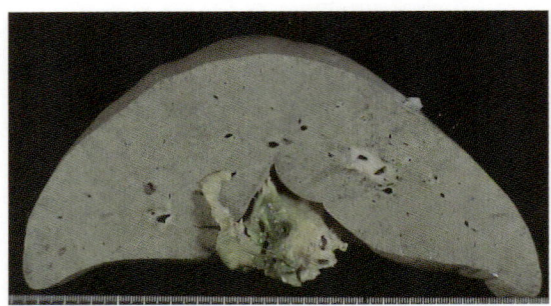

図4　肝臓の肉眼所見
腎臓同様蒼白である．

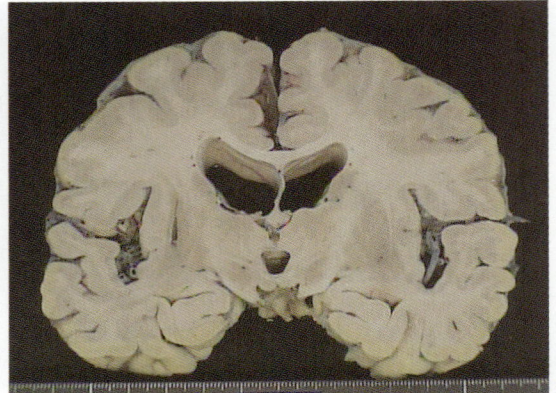

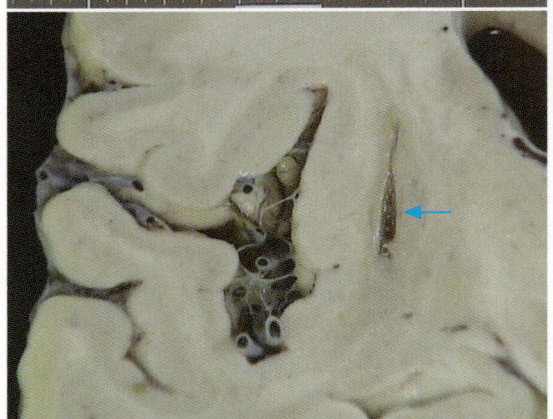

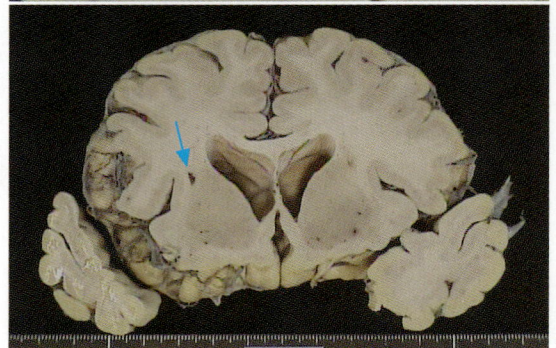

図5　脳の割面
陳旧性脳梗塞が散在．

から中等度の求心性肥大があり，左心室前側壁の心内膜下に2×1cmの白色調部分がみられる．これは線維化した部分で，かつて心筋梗塞を起こした証である（陳旧性心筋梗塞）．25年前に狭心症を起こしたと彼は語っていたようだが，心筋梗塞だった可能性がある．しかし，心筋の厚みはこの部分で減少していないので，左心室のポンプ機能はそれほど障害を受けずにその後の暮らしに大きな障害はなかったと考えられる．冠状動脈は左前下行枝に70％狭窄，右冠状動脈は太く40％狭窄がみられる．回旋枝は細いが内腔はきれいに開存しており狭窄所見はない．この程度の冠状動脈硬化症なら血行動態にさしたる異常を認めなかったはずである．

■ Key
①陳旧性心筋梗塞を確認

■ 肝臓

次は肝臓である．図4は肝臓の前額断（frontal section）．病理解剖で摘出された肝臓の割面は，通常この前額断でなされる．したがって，この断面は横断（cross section）でなされる通常のCT断面と直交したものとなり，CT画像と直接対応させることはできない．特別に変化を感じさせない肝静脈と門脈系の断面がみられる．背景の実質は少しうっ血がありそうだがその程度はこの肉眼所見から語ることはいささか無理がある．後に示すルーペ像や組織像で明らかにできるだろう．

■ 脳

次いで脳の観察である．彼は20年前に脳梗塞を起こしている．運動障害の詳細な評価は全身状態が悪かったためとれていないが，片麻痺や構音障害や失語症はなかった．摘出した脳重量は1,330g．特に萎縮が目立つわけでなく，年相応の重量と外表所見である．脳底部の動脈硬化性変化

は軽度である．

　図5aは神経病理で日常的に行うbrain cuttingの最も重要な断面である．脳の底面(腹側)に対をなして正中に存在する乳頭体(mamillary body：中脳と間脳の境界にある)を目安にしてカットした断面である．向かって左が左．つまり，断面を後方からみている．この断面では側脳室の中心部分と第三脳室がみられ，脳血管障害の責任病変が好発する内包(internal capsule)・被殻(putamen)・淡蒼球(globus pallidus)，視床の一部や視床下部，海馬，マイネルト核などがこの1つの断面で観察できる．重要な断面といった理由はそこにある．図の左被殻に1.5×5mmの腔がみられる．典型的な陳旧性の梗塞巣である．図5bにその拡大を示す(→)．周囲の反応はほとんどなく，かなり古い病巣であることがわかる．図5cはより前方での断面だが，左尾状核が深部白質と接するところにも5mm大の同様の古い梗塞巣がみられる(→)．これらの写真でははっきりしないが微小な梗塞(ラクナ梗塞)が散在している．陳旧性の多発性脳梗塞の肉眼所見である．20年前の脳梗塞の責任病巣と考えられる．しかし，その程度は比較的軽く，右半身の若干の不自由を残したかもしれないが，日常性はほぼ自立していたはずだ．出血性病変は認めなかった．

□ Key
①陳旧性多発性脳梗塞を確認

肉眼解剖で得られた情報を整理すると

　20年前の前立腺癌の術後状態を確認したが，局所再発や遠隔転移の肉眼所見は認めなかった．
　以上の肉眼解剖の所見をまとめると以下のようになる．
　①陳旧性心筋梗塞(左前側壁心内膜下)
　②陳旧性多発性脳梗塞
　③前立腺癌の局所再発および遠隔転移なし
　④肺のうっ血と水腫
　つまり，肉眼所見からは，不明熱，進行する腎障害で死に至った原因を特定することはできない．

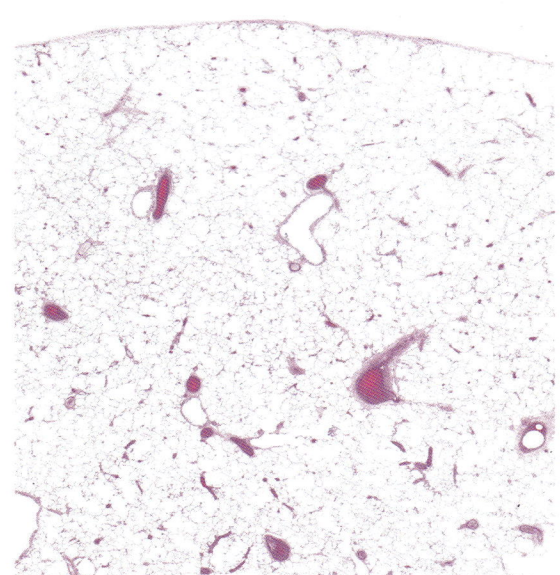

図6　肺(ルーペ像：HE染色)
うっ血があるがきれいな肺である．

ルーペ像からの病態解析

　では，続いてルーペ像をみてみよう．

■ 肺

　図6は肺のルーペ像(HE染色)である．肺胞の含気はよく保たれている．しかし，肺動脈は拡張し血液のうっ血がみられる．肺が重くなっていたのはこの肺うっ血が原因である．しかし，それだけのことである．

■ 腎臓

　図7は腎機能の進行性低下が認められた腎臓のルーペ像(HE染色)である．皮質と腎杯に広がる髄質，髄質間に伸びる皮質がきれいにみえる．腎門部の腎動脈，腎実質内の葉間動脈の断面も鮮やかで動脈硬化性変化はない．ルーペ像問題なしの所見である．

■ 肝臓

　肝臓のルーペ像(アザン染色)をみてみよう(図

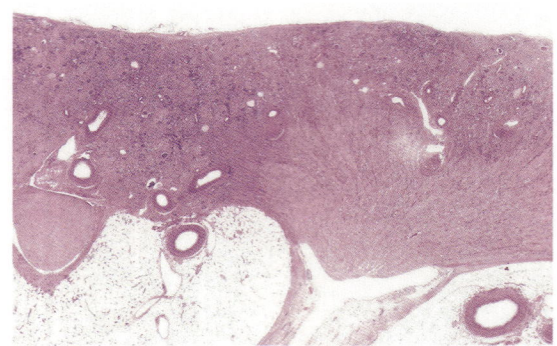

図7　腎臓（ルーペ像：HE 染色）
動脈硬化性変化に乏しい．

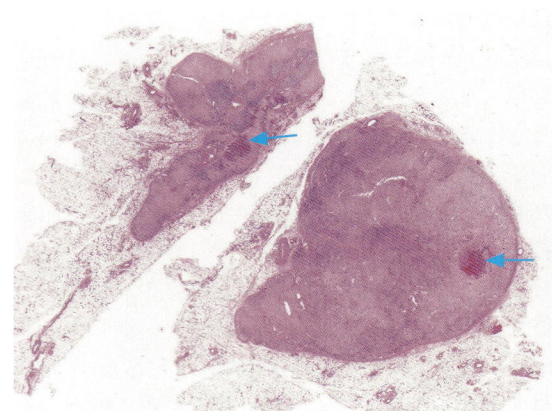

図9　副腎（ルーペ像：HE 染色）
左が左副腎で右が右副腎である．両側とも皮質領域に小さな出血（→）があるが，意味のある出血なのだろうか？

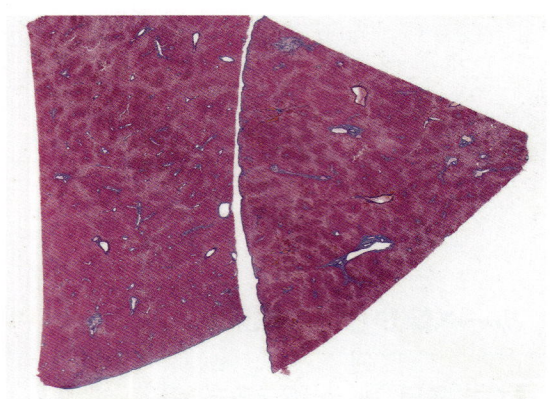

図8　肝臓（ルーペ像：アザン染色）
左が右葉，右は左葉．線維化はまったくなく，肝静脈，門脈に拡張もない．

8）．アザン染色は膠原線維を染め出す特殊染色である．青く染まっているところが線維組織（膠原線維）である．つまり，線維性組織の存在しているグリソン鞘（門脈域）と比較的太い肝静脈周囲が明瞭に観察できる．図8にみられる線維組織の存在様式はまったく正常で，いわゆる，肝線維症や肝硬変のような慢性肝疾患の存在はない．背景にみえるエンジ色の領域は肝臓の実質，つまり肝細胞の存在する領域である．よくみると斑にみえ，濃いところと淡いところがある．濃いところは中心静脈（肝静脈）の領域で，ここに血液がうっ滞しているためである．中心静脈を中心にして血液が淀んでいる．中心静脈周囲のうっ血（perivenular congestion）あるいは小葉中心性うっ血（centrilobular congestion）の所見である．この所見は下大静脈を経由して肝静脈の血液が右心房に還りにくくなっていることを示している．右心系の内圧が上昇していること（右心不全や肺動脈圧上昇）を示唆する形態学的所見である．さらに高度になると出血や肝細胞の壊死が起こってくる．下肢の浮腫の原因は，この肝臓のうっ血による末梢静脈の静水圧（hydrostatic pressure）の上昇によることがわかる．もちろん，栄養状態の悪化による低蛋白血症も関与していたと考えられるが…．

■ 副腎

　ルーペ像の最後は副腎である（図9）．左が左副腎で右が右副腎．重量はそれぞれ7.3gと11g．右が左に比べ大きくみえるが標本作製の切れ方の差である．青くみえるところが髄質．特に大きな所見はないが，両側とも小さな出血巣が皮質にみられる．この出血が災いしたと考えられる臨床像はなかったが，もし，広範な出血だと副腎機能不全が起こっていただろう．

□ Key
①両側に小さな出血巣

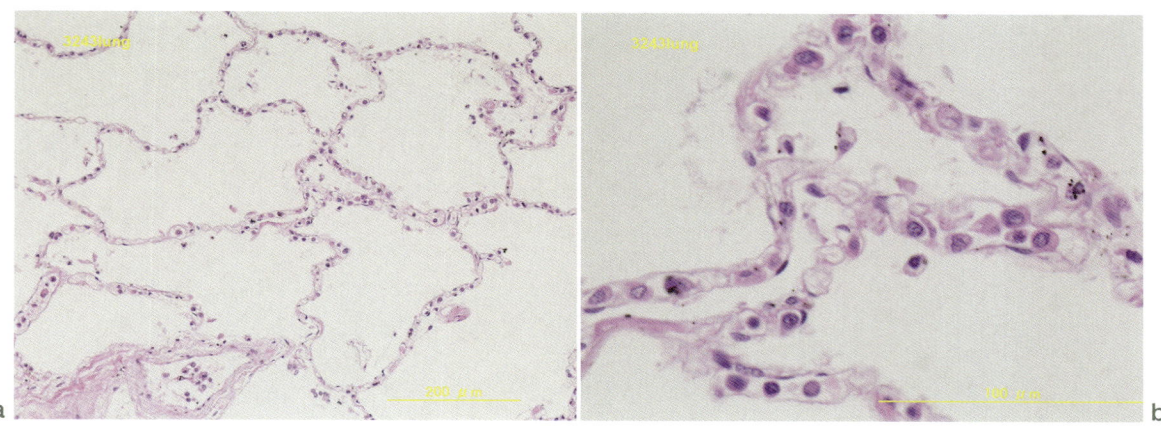

図10 肺の組織像
弱拡大(a)の組織をみると肺胞胞隔が通常より目立つ．強拡大(b)でみると，その原因は肺胞毛細血管内の異形細胞の存在によることがわかる．

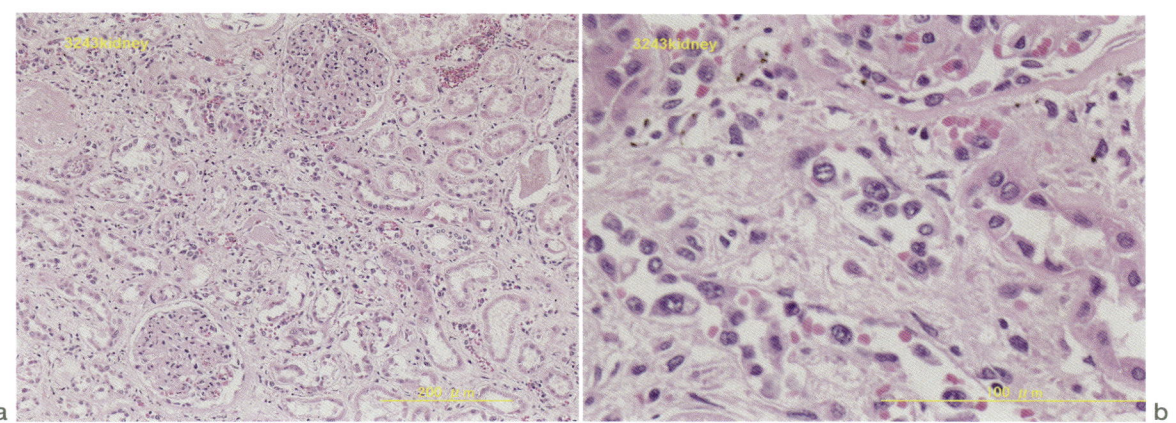

図11 腎臓の組織像
弱拡大(a)をみると何か違和感がある．強拡大(b)をみると，その原因は糸球体および尿細管周囲毛細血管の中に夥しい異形細胞が存在することだとわかる．

ルーペ像で得られた情報を整理すると

以上のルーペ像をまとめると，肉眼解剖の所見を超えるものではない．ただ，副腎皮質の微小出血がはっきり確認された．

組織観察からの疾病解析

■ 肺

それでは，組織の観察に移ることにしよう．
図10a は弱拡大の肺組織である．肺胞と肺動脈の末梢がみえる．肺胞内に浮腫液は認めない．肺胞胞隔(alveolar septum)は厚くはないが，何か異様である．胞隔の毛細血管領域の細胞がおかしいのだ．

強拡大でみると(図10b)，N/C比の高い異型細胞が胞隔毛細血管の中に充満している．弱拡大で感じた"異様さ"の原因はこの異型細胞の存在である．

□ Key

①肺胞毛細血管内の異型細胞

22　Chapter 3

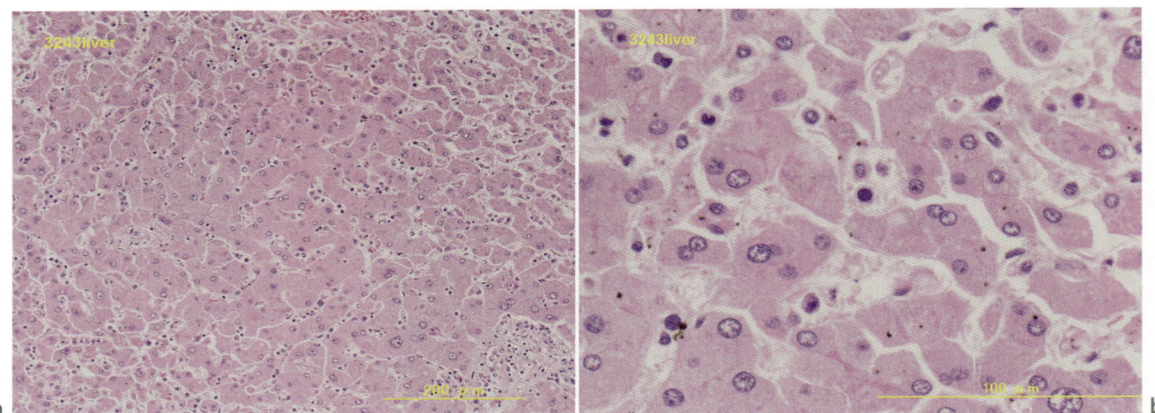

図12　肝臓の組織像
弱拡大(a)をみると，肺や腎臓と同じように何か違和感がある．違和感の場所は類洞だ．強拡大(b)をみると，その類洞に同様の異形細胞がいる．

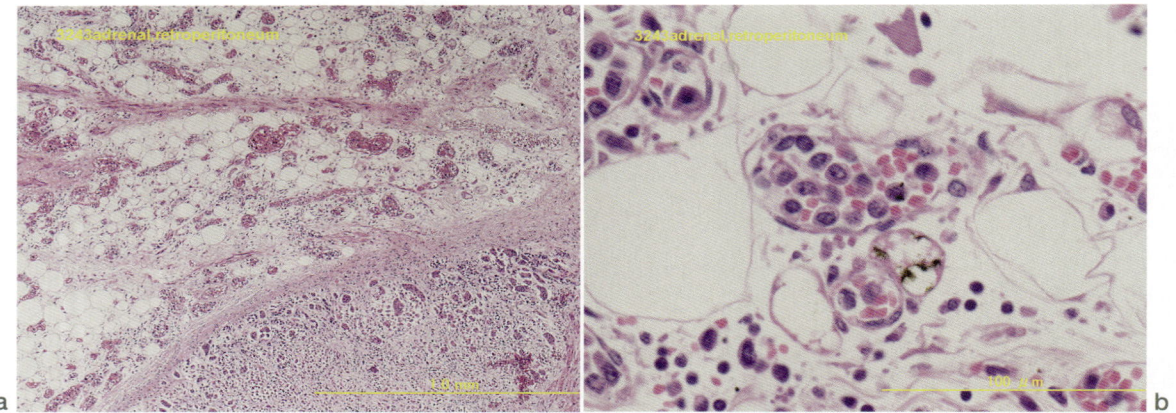

図13　副腎の組織像(中拡大)と副腎周囲後腹膜脂肪組織中の毛細血管と細静脈
まったく事情は同じだ．異型細胞が小血管内腔に充満している．

■ 腎臓

続いて腎臓をのぞいてみると(図11)，尿細管周囲毛細血管(peritubular capillary)を中心とする小血管の中にも同じ異型細胞がたくさんいる．

□ Key
①尿細管周囲毛細血管内の異型細胞

■ 肝臓

肝臓の類洞(sinusoid)の中にも異型細胞がいる．しかし，太い動脈や静脈の中にはいない(図12)．

□ Key
①肝類洞内の異型細胞

■ 副腎(副腎皮質と後腹膜)

図13は副腎皮質の一部とその周囲の後腹膜の脂肪組織である．副腎の類洞(皮質，髄質ともに)の中にはもちろんのこと，副腎や腎臓周囲の後腹膜脂肪組織の中の毛細血管や細静脈の中に夥しい同じ異型細胞がみられる．ルーペ像でみられた副腎皮質の出血はこの異型細胞が類洞の流れを堰止めた結果〔腫瘍塞栓(tumor embolus)による出血性梗塞(hemorrhagic infarction)〕であった．

□ Key
①異型細胞による血性梗塞

組織像観察で得られた情報を整理すると

全身の臓器を観察した結果，以下の場所にこの異型細胞が確認された．
・後腹膜脂肪組織内の毛細血管と細動静脈
・腎臓の尿細管周囲毛細血管と少数ながら糸球体毛細血管内
・副腎皮質および髄質の類洞
・肺の肺胞毛細血管と細動静脈
・肝臓の類洞
・脊髄と脳の硬膜と軟膜の小血管と大脳実質の毛細血管
・下垂体の類洞
・心臓の心筋内毛細血管
・膵臓と甲状腺と顎下腺の間質小血管

後腹膜が最も異型細胞の分布密度が高いものの，その分布は中枢神経を含む全身の臓器と組織に及ぶ．しかも，異型細胞は毛細血管と細静脈の中に存在しており，血管外に出てはいないのである．

□ Key
①異型細胞は血管外に出ていない

再度，情報を整理してみる

■ この異型細胞をどのように考えればいいのだろう？

その形態は比較的大型の核をもつリンパ球様異型細胞である．細胞の接着性をまったく示さない

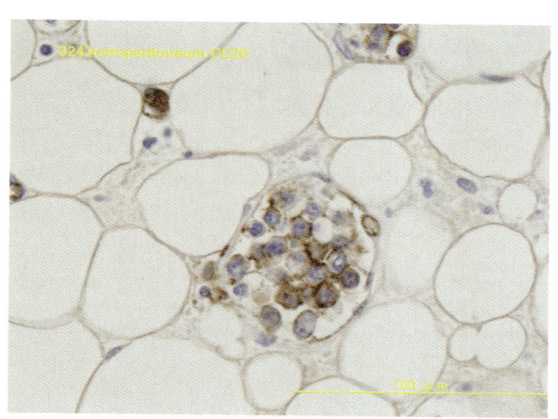

図14　毛細血管内の異型細胞の免疫染色
B-cell マーカー CD20 がしっかりと腫瘍細胞膜に陽性である．

ので carcinoma（癌腫）ではない．リンパ節や扁桃腺といった末梢性（二次性）リンパ組織の腫大は認めなかった．脾臓は150gで白脾髄はむしろ減弱している．組織的にみるときわめて少数の異型細胞をみるのみである．骨髄は低形成性で異型細胞はごく少数しか認めない．これらの所見からは一般的な悪性リンパ腫や白血病は否定せざるを得ないことになる．

■ 白血病ではないのか？

しかし，免疫染色を施行してみると，B細胞の細胞表面マーカーである CD20 と CD79α の見事な発現が確認されたのである（図14）．しかも，上皮系マーカーである KL-1 や EMA は陰性であり，さらに，血管内皮細胞のマーカーである第Ⅷ因子や CD34 も陰性である．したがって，これはB細胞リンパ腫と診断しなければならない．

白血病ではないのか？　という疑問が当然起こるだろう．しかし，骨髄に腫瘍細胞は存在せず，末梢血への出現がないので白血病の診断はできない．実は，このような悪性リンパ腫が存在するのである．

病理形態学からの結論

血管内大細胞 B 細胞リンパ腫
intravascular large B-cell lymphoma（新 WHO 分類）
angio-endotheliotropic lymphoma（Kiel 分類）
angiotropic large cell lymphoma（Lukes-Collins 分類）

▶ 関連科：内科・(整形外科)・病理科

考察

血管内大細胞 B 細胞リンパ腫とは

　節外性リンパ腫の特殊な形である血管内大細胞 B 細胞リンパ腫の症例である．従来，malignant angioendotheliomatosis とか malignant intravascular lymphomatosis, hemangioendotheliosis, angiotropic lymphoma など多くの名前で表現されその疾患の存在は知られていたが，血管内皮細胞の関連した病変だろうと考えられてきたものである．その後，diffuse large B-cell lymphoma の亜型でホーミング（homing）受容体 の欠損，あるいはしっかりした結合に関与するロック蛋白質（locking protein）である CD29（β_1 インテグリン）や緩やかで一時的な結合をするドック蛋白質（docking protein）である CD54（ICAM-1）の欠損した腫瘍細胞の増殖によるリンパ腫と考えられるようになり，現在，頻度は少ないものの新 WHO リンパ腫分類（REAL 分類も同じ）でも確固たる位置を占めている．

末梢血にリンパ腫細胞がみられない

　その腫瘍細胞の増殖様式は通常の悪性リンパ腫（ML）とまったく異なっている．つまり，脳を含むほぼ全身臓器の血管内にリンパ腫細胞が存在しており，血管指向性（angiotropic）の性格をもつ ML である．本症例でも，血管外への浸潤所見は確認されなかった．とりわけ後腹膜臓器の血管内分布が目立った．いわゆる末梢性リンパ器官であるリンパ節や脾臓や骨髄にはリンパ腫細胞はほとんど存在せず，体循環系の血管内（毛細血管と細静脈を中心とする微小循環系）を生息の場としている．血管壁を破壊して血管外に浸潤する所見を欠いており，むしろ，血管内皮細胞との接着性は乏しいようにみえる．面白いことに，血管の中に存在しているにもかかわらず，末梢血の検査（静脈血液のスメア標本）でこのリンパ腫細胞が見つかることはないのである．この点が白血病との大きな差の 1 つである．また，脳脊髄液中にこの腫瘍細胞が出現することはまずない．

腫瘍細胞の表現型

　腫瘍細胞の表現型としてはこの血管内大細胞 B 細胞リンパ腫に代表されるように B 細胞系と考えられている．事実，その多くは免疫グロブリン（重鎖）遺伝子再構成が確認され，B 細胞の単クローン性増殖が証明されている．しかし，最近，T 細胞やナチュラルキラー細胞の表現型を示すものや，T 細胞受容体遺伝子再構成が確認されるものも少数ながら存在することが報告されるようになっており，疾患群として一様とはいえないようだ．したがって，その腫瘍発生の詳細についての結論が出るにはまだ時間がかかるだろう．

多彩な臨床像

　血管内腫瘍細胞の存在による過粘稠度症候群（hyperviscosity syndrome）に基づく虚血がさまざまな臓器に，損傷の基盤を形成していくはずであり，その臨床像はきわめて多彩なものとなり得

る．認知症（dementia）を含めさまざまな中枢神経症状が出現することも知られている．本症例でも，腰痛や進行する腎機能障害はその臨床像と考えられる．現に後腹膜の微小循環や腎尿細管周囲毛細血管内には夥しいリンパ腫細胞が存在していた．しかし，陳旧性心筋梗塞と多発性脳梗塞は20年以上前のことであり，血管内リンパ腫が直接の原因と考えることは難しい．

死因は腫瘍死と考えていいが，直接的には肺毛細血管の循環障害による呼吸不全が最も考えられる．

発熱の原因はこの悪性腫瘍によるものである．事実，不明熱の原因としてこの血管内大細胞B細胞リンパ腫は忘れてはならないものであり，感染病巣の確認できない不明熱の鑑別診断として重要である．高齢者・不明熱・全身状態の悪化をみる症例は臨床で決してめずらしいものではない．おそらく敗血症だろうと診断し大量の抗生物質投与にもかかわらず死亡した場合，この血管内悪性リンパ腫を疑い病理解剖を求める意義は大きい．

生前診断は可能であったか

86歳という高齢．願わくば苦しまずに全うできるような医療的援助が望まれたであろう．悪性リンパ腫の治療がなされていれば発熱のコントロールが可能であったことを考えると正確な診断の重要性を再認識させられる事例でもある．

しかし，生前診断は難しい．皮膚徴候が出現していれば，その皮膚生検で組織診断が可能であろうが，皮膚所見（紅斑，紫斑また菌状息肉腫やサルコイドーシス様所見など）を欠く場合（本症例でもそうであった），組織診断による確定診断は困難だろう．骨髄生検はリンパ腫細胞が存在していても少数であり診断の精度は低い．本症例を例にとるなら，腎機能の経時的な悪化があったわけ

で，腎生検がなされていたなら診断がついた可能性はある．しかし，全身状態の急速な悪化はそれを許さなかった．唯一，可溶性IL-2Rの上昇が悪性リンパ腫を疑うデータであった．

最近，前立腺癌の腫瘍マーカーである血清中の前立腺酸性ホスファターゼ（prostatic acid phosphatase；PAP）が血管内の大細胞B細胞リンパ腫のマーカーになり得るという報告が虎の門病院病理部の松下らのグループから出ている．しかも，男性のみならず女性でもそのマーカーになるという．

とまれ，この特殊な悪性リンパ腫の予後は，例外的に慢性的な経過をとるものも報告されてはいるが，一般的にきわめて不良で，化学療法によるコントロールは困難を極める．

■ 文献

1) Sheibani K, Battifora H, Winberg CD, et al : Further evidence that "malignant angioendotheliomatosis" is an angiotropic large-cell lymphoma. N Engl J Med 1986 ; 314 : 945-948
2) Jalkanen S, Aho R, Kallajoki M, et al : Lymphocyte homing receptors and adhesion molecules in intravascular malignant lymphoma. Int J Cancer 1989 ; 44 : 772-782
3) Ponzoni M, Arrigoni G, Gould VE, et al : Lack of CD29 (beta 1 integrin) and CD54 (ICAM-1) adhesion molecules in intravascular lymphomatosis. Hum Pathol 2000 ; 31(2) : 200-206
4) Sepp N, Schuler G, Romani N, et al : "Intravascular lymphomatosis" (Angioendotheliomatosis) ; evidence for a T-cell Origin in Two Cases. Hum Pathol 1990 : 21 ; 1051-1058
5) Chang A, Zic JA, Boyd AS : Intravascular large cell lymphoma ; a patient with asymptomatic purpuric patches and chronic clinical course. J Am Acad Dermatol 1998 ; 39 : 318-321
6) Seki K, Miyakoshi S, Lee GH, Matsushita H, et al : Prostatic acid phosphatase is a possible tumor marker for intravascular large B-cell lymphoma. Am J Surg Pathol 2004 ; 28(10) : 1384-1388

Chapter 4　Case 4

大量腹水と発熱，意識障害が出現した
60歳，女性．アルコール性肝硬変と診断されていたのだが…

診断に至る思考プロセス

history

　60歳の彼女は一人暮らしである．10か月前から腹部膨満感を自覚し始めた．近医を受診し腹部エコーの検査を受けたところ，大量の腹水が確認され，これは肝硬変だといわれた．若い頃には大量の飲酒歴があったが，最近は1日缶ビール2〜3本という．近医はB型・C型肝炎ウイルスの抗体は陰性であることから，アルコール性肝硬変と診断し，治療と精密検査を目的に当院に紹介となった．
　入院後，まず腹水のコントロールを始めたのだが，彼女が強く退院を希望したため外来での内服治療の方針とした．ところが，退院まもなく38℃の発熱が出現し，翌日には意識障害へと進んでしまった．近所の友人が救急車を呼び再度入院となった．腹部膨満感を自覚しわずか2か月後のことである．

□ Key
①腹部膨満感，腹水，②若い頃の大量飲酒歴，③アルコール性肝硬変，④発熱，⑤意識障害

臨床情報の検索

■ 臨床像

　再入院時，体温は38.8℃，血圧102/35mmHg，脈拍は整で120/分，$S_{p}O_2$は経鼻カニューレ酸素4ℓ/分で$S_{p}O_2$ 91%であり，意識レベルはJapan Coma Scale（JCS）でⅡ-20，瞳孔の左右差はなく，対光反射は直接・間接とも正常．顔面と四肢の麻痺はないが羽ばたき振戦がみられた．眼球結膜には黄疸を認め，眼瞼結膜は貧血様である．甲状腺の腫大や腫瘍は認めない．頸部動脈の血管雑音はなく頸静脈の怒張もない．胸部聴診上も異常所見なし．腹部は高度に膨満（腹囲は臍上で91cm）しており明らかに波動を触れる．四肢に浮腫あり．つまり，羽ばたき振戦を伴った意識障害，発熱，頻脈，頻呼吸，高度腹水，黄疸と貧血，そして血圧はやや低い状態ということになる．当然，肝不全を考える臨床像である．吐血や黒色便は確認されていない．さて，検査データはどうだろう．

□ Key
①羽ばたき振戦を伴った意識障害，高度腹水，黄疸，貧血などの臨床像，②肝不全を疑う

■ 臨床検査

　血算の結果は，WBC 6,490/$\mu\ell$，RBC 157×10^4/$\mu\ell$，Hb 6.1g/dℓ，Ht 18.1%，Plt 13.4×10^4/$\mu\ell$で，高度な貧血を認める．白血球増加なく血小板も肝機能の低下が疑われるにしては10万以上とよく保たれている．MCV 115.4fℓ，MCH 38.6pg，MCHC 33.5%と小球性貧血ではないが，急に出現した意識障害の原因が仮に顕在化していない上部消化管出血だとすると，出血後時間が経過していなければこの値をそのまま信用することはできまい．
　尿検査では蛋白（＋＋），糖（−），ビリルビン（＋＋），ウロビリノゲン（＋−），潜血（＋＋），白血球（＋＋）であり，水溶性の直接ビリルビンの上昇が黄疸の原因であることがわかる．また，尿路

感染症の可能性がある．

血液生化学検査では，TP 7.5 g/dℓ，アルブミン 2.0 g/dℓと明らかに低アルブミン血症がみられる．総蛋白質は正常なので，グロブリンの上昇が想像される．BUN 12.7 mg/dℓ，Cr 0.71 mg/dℓで腎機能の低下は認めない．Na 134 mEq/ℓ，K 3.1 mEq/ℓ，Cl 96 mEq/ℓと電解質の乱れはない．肝機能は AST 92 U/ℓ，ALT 36 U/ℓ，ALP 350 U/ℓ，γ-GT 52 U/ℓ，総ビリルビン 5.5 mg/dℓ，直接ビリルビン 3.6 mg/dℓ，LAP 77 U/ℓ，ChE 35 U/ℓ，LD 402 U/ℓ，総コレステロール 96 mg/dℓ，TG 41 mg/dℓと機能低下がある．アンモニア値も 109 µg/dℓと上昇している．肝細胞癌のマーカーである AFP と PIVKA-Ⅱ は，それぞれ 5.6 ng/mℓ，14 mAU/mℓと基準値であった．また，CRP は 1.65 mg/dℓとそれほど上昇していないが，肝機能の低下による CRP 産生の低下があるのか？

凝固系のデータはどうだろう．PT 35％，APTT 60.9 秒（基準値 25〜40），D ダイマー 3.82 µg/mℓ（基準値 1.0 未満），FDP 28.44 µg/mℓ（基準値 4.0 未満），フィブリノゲン 86.0 mg/dℓ（基準値 200〜400），AT 27％（基準値 80〜120）とことごとく異常値を示し，DIC の存在が疑われる．

血液ガスでは経鼻カニューレ酸素 4 ℓ/分下で，pH 7.503，P_aO_2 66.9 Torr，P_aCO_2 31.9 Torr，HCO_3^- 24.8 mmol/ℓ，BE 1.9 mmol/ℓで CO_2 の貯留はないが低酸素血症が続いている．胸部 X 線では肺野に異常陰影なく大量腹水による横隔膜運動の障害によるものだろう．

最後に，腹水穿刺液の性状をみておこう．比重 1.006，リヴァルタ反応（−），総蛋白 0.8 g/dℓ，LD 48 IU/ℓ，アミラーゼ 12 IU/ℓ，糖 138 mg/dℓ，細胞数 100/µℓ，細菌培養（−）で透明な漏出液であった．また，細胞診は class Ⅰで悪性細胞は認めない．

以上の結果から，肝硬変による肝不全，肝性脳症と考え，画像診断での確認に移った．

□ Key

①血算：貧血，②尿検査：直接ビリルビン上昇，黄疸，③血液生化学：低アルブミン血症，肝機能低下，腫瘍マーカー正常，④凝固系：ことごとく異常値，⑤血液ガス：低酸素血症，⑥尿路感染症，DIC 疑い，肝癌否定，⑦肝硬変による肝不全，肝性脳症を疑い画像診断

■ 画像検査

腹部超音波では肝臓辺縁の鈍化と粗造で不均一な内部エコーパターンがあり，肝硬変として矛盾しない画像である．脾臓は spleen index が 26 と軽度な脾腫を認めた．腹部単純 CT ではさらに肝左葉の萎縮が確認された．出血傾向もあり意識障害があったので脳内病変の評価のため頭部 CT を施行したが，軽い脳萎縮傾向があったものの，出血，梗塞，腫瘍，膿瘍など占拠性病変は認めなかった．

□ Key

① US：肝臓辺縁鈍化と粗造，②腹部 CT：肝左葉の萎縮，③頭部 CT：軽い脳萎縮傾向

■ 臨床情報からみえてくる病態

臨床像・血液検査・画像診断で肝硬変が存在するであろうことはわかった．問題は急速に出現した発熱と意識障害である．感染症は尿路感染の可能性が高い．しかし，肝硬変による高度腹水の存在下で注意しなければならないのは特発性細菌性腹膜炎（spontaneous bacterial peritonitis；SBP）である．SBP は長期にわたる腹水貯留により腸管の浮腫が生じ，腸管壁の間質液の透過性亢進の結果，腸内細菌が腹水中に出現することによると考えられている．しかし，腹水の性状とその培養からは細菌感染を確認することはできなかった．

血液検査上のもう 1 つの問題点は高度な貧血の存在である．入院時，6.1 g/dℓだった Hb はその翌日には 5.3 g/dℓとさらに低下した．肉眼的な黒色便は確認されていないが，当然，上部消化管出血，とりわけ食道静脈瘤の破裂を念頭におく必要がある．上部消化管内視鏡が施行された．しかし，食道静脈瘤破裂も胃からの出血点も確認することはできなかった．

肝不全重症度 Child-Pugh 分類 C の状態で対症療法により緩解と増悪の変動を繰り返したが意識

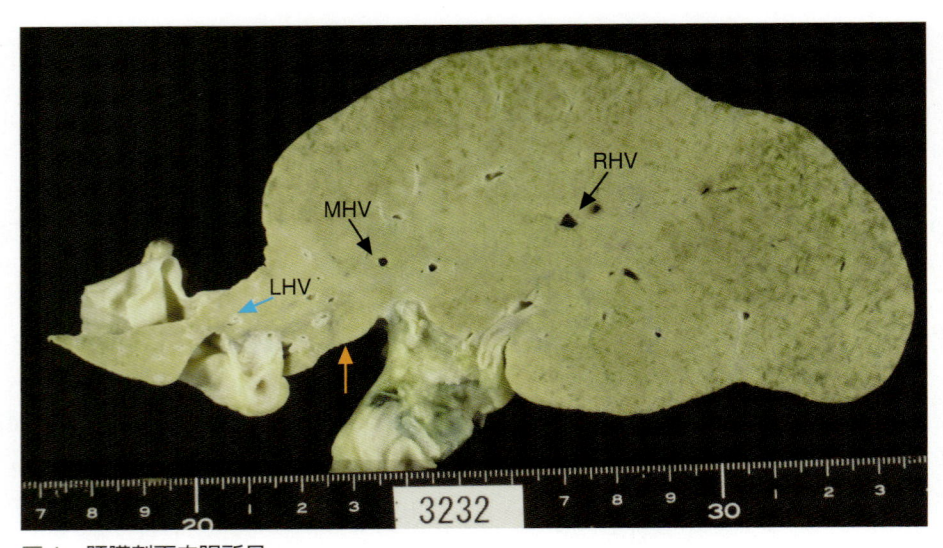

図1 肝臓割面肉眼所見
左葉がない!? 肝円索の臍静脈拡張（→），左肝静脈（LHV），中肝静脈（MHV），右肝静脈（RHV）．

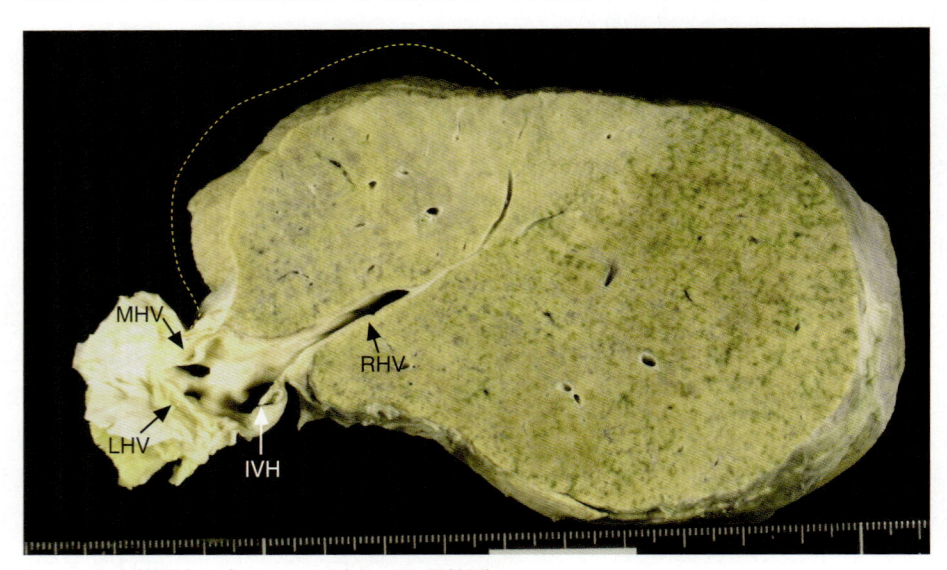

図2 下大静脈（IVC）とそこに流入する肝静脈
主要な静脈に閉塞は起こっていないようにみえる．消失しているのは左葉の外側区で，内側区（黄色破線）は萎縮性だが確認できる．

障害，発熱は持続し，低酸素血症の改善はなかった．

死亡前日に施行した腹水穿刺液は血性で混濁しており細胞数の上昇が確認された．この時点でSBPの発症は臨床的にほぼ間違いなかった．血圧のゆるやかな低下の後，永眠．

臨床経過は3か月である．その間，肉眼的な吐下血は認めなかった．死亡時の体重は43.9kg，身長147cmである．

□ Key

①肝硬変の存在，②発熱と意識障害，③貧血，④上部消化管出血（特に食道静脈瘤破裂）による貧血を疑い内視鏡検査，⑤低酸素血症，⑥SBP発症

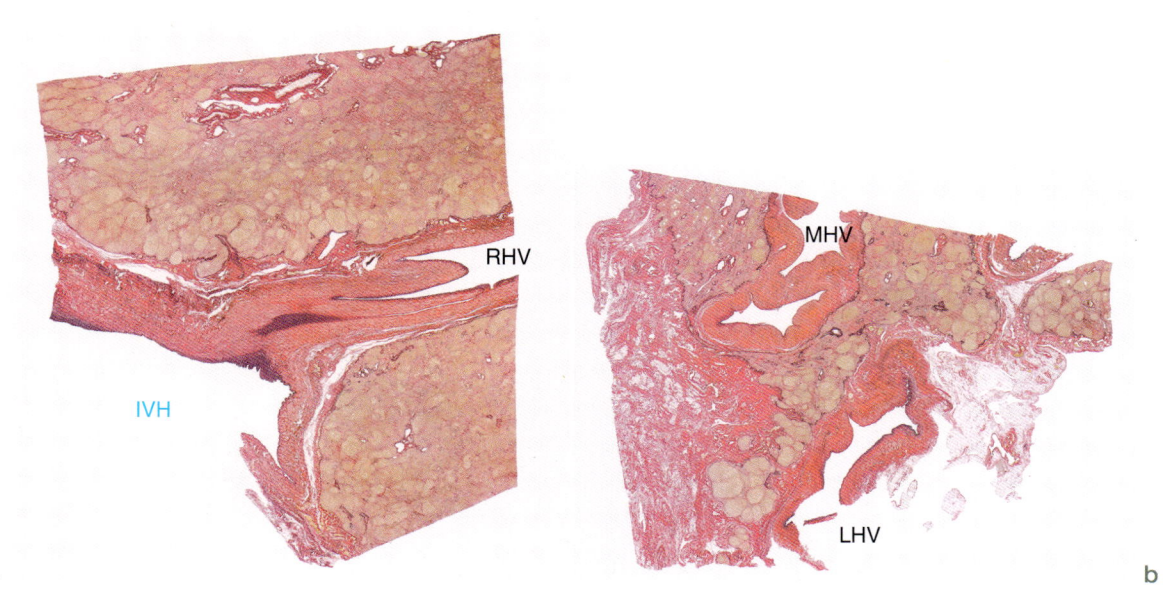

図3 下大静脈と三本の肝静脈主幹部のルーペ像（EVG染色）
4本の太い静脈の内膜面に血栓や膜様物による閉塞機転はみられない．

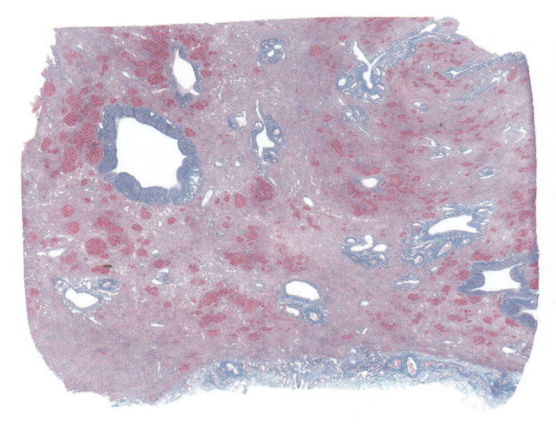

図4 萎縮した左葉（アザン染色）
a：ルーペ像，b：組織像
再生結節が広範な線維化（瘢痕）の中に浮いている．

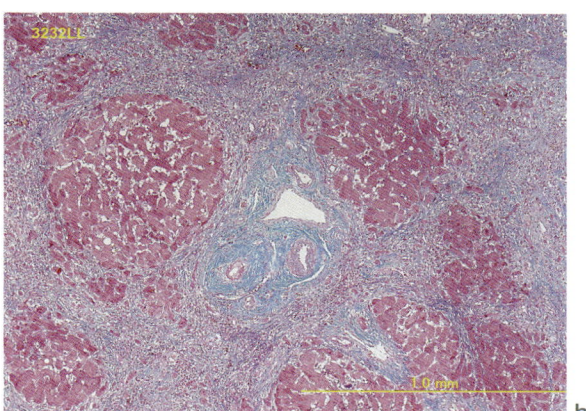

病理解剖による病態解析

病理解剖をみてみよう．その目的は，肝硬変はアルコール性でいいのか？ 発熱の原因となるような感染病巣はなかったのか？ 急速な貧血を起こすような消化管出血はあったのか？ 意識障害が持続したが脳はどうなのか？ コントロールできない腹水の原因として何か特別な原因があったのか？ などである．

■ 肝臓左葉

1．肉眼観察

まず，肝臓を観察しよう．

730gの萎縮した肝臓である．割面でみると（図1），まず黄疸がある．胆道系の拡張はない．し

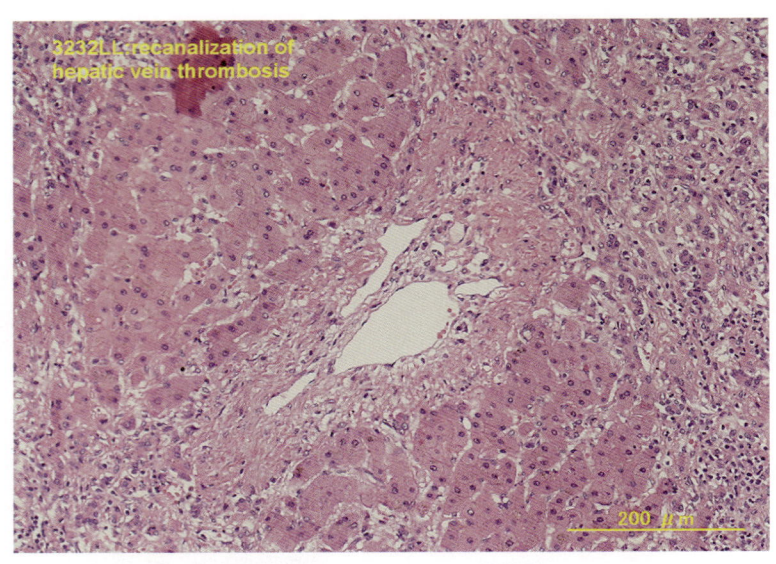

図5　肝臓左葉にみられる200μmレベルの肝静脈
これはグリソン鞘ではない．再疎通をみせる肝静脈血栓性閉塞．

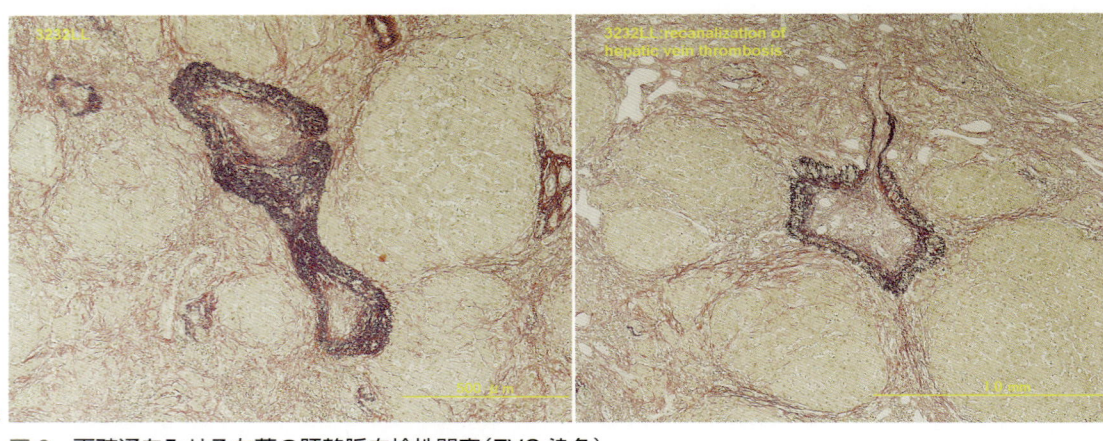

図6　再疎通をみせる左葉の肝静脈血栓性閉塞（EVG染色）
a：500μm，b：1mm

かし，最も際立った所見は，「左葉がない!?」である．肝静脈を確認してみると，右肝静脈，中肝静脈，左肝静脈ともに特定されるが，中肝静脈と左肝静脈で区画される肝臓左葉の内側区域と外側区域が高度に萎縮していることがわかる．つまり，割面上みられる肝臓の90％は肝臓右葉（前区域と後区域）ということになる．また，肝円索（ligamentum teres hepatis）に脈管腔がみられ，臍静脈の開存，すなわち門脈圧亢進による側副血行路（collateral circulation）の存在を示している．この肉眼所見から肝臓左葉の萎縮の原因を考える

と，萎縮左葉は瘢痕様でかつ微小な再生結節が散在していることから，先天的な萎縮ではなく後天的な萎縮を考えるべきであり，まず，中肝静脈と左肝静脈の下大静脈レベルの分岐部に閉塞機転はないか，つまり，血栓や狭窄や線維性隔膜の有無を確認することになる．図2，3のごとく閉塞機転はない．

2．組織観察

では，組織学的にその原因をとらえることができるだろうか．萎縮左葉のルーペ像（図4）をみると，比較的小さな再生結節が厚い線維性隔壁に囲

a　　　　　　　　　　　　　　　　　　　　　　　　　　　　　　　　b

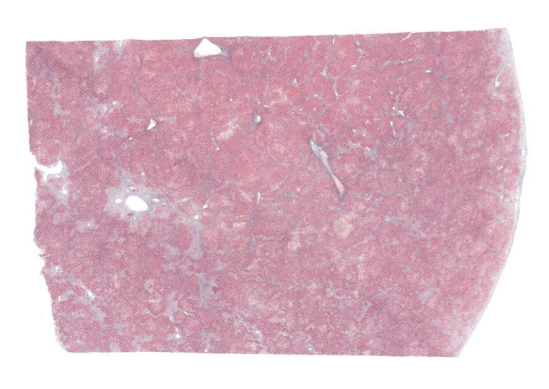

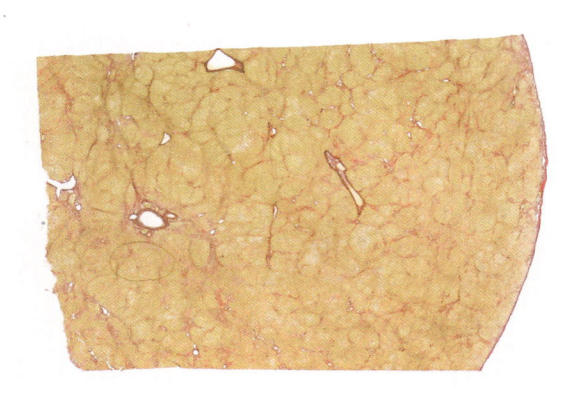

図7　肝臓右葉の最も線維化の少ない後区域のルーペ像
a：アザン染色，b：EVG染色．比較的軽い線維症の状態．

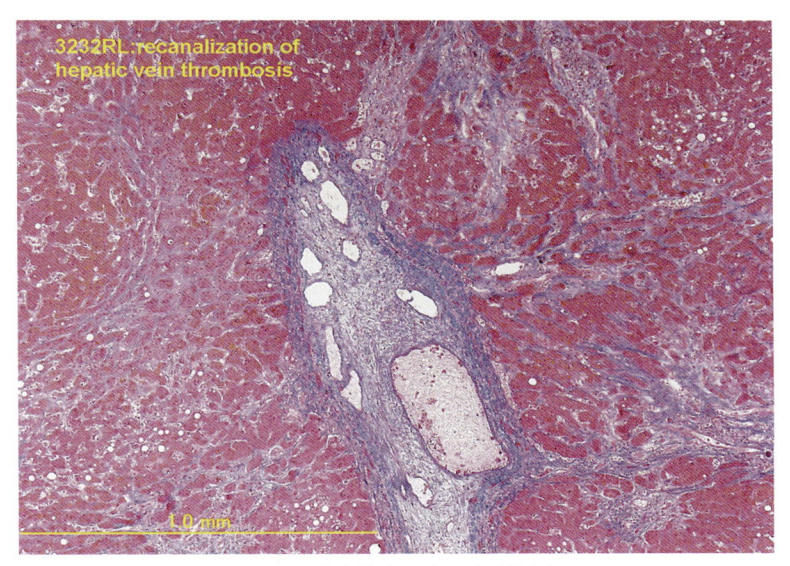

図8　軽度線維症の状態の肝臓右葉後区（アザン染色）
数は少ないが，萎縮した左葉同様に1mm以下の肝静脈の血栓性閉塞をみる．

まれてみられる．むしろ広範な線維化（瘢痕）の中に再生結節が散在していると表現したほうがいい．

つまり，萎縮左葉は完成した肝硬変の状態にあることがわかる．しかも，線維性隔壁には炎症細胞浸潤はなく非活動性の肝硬変である．

さらに観察を進めていくと，径1mm以下の肝静脈に血栓性閉塞が多数みられる．新鮮なフィブリン血栓はみられず，線維化で完全閉塞しているものと再疎通（recanalization）を示すものである（図5，6）．つまり，左葉萎縮の原因は肝静脈末梢の閉塞による循環障害ということになる．

3．肝臓左葉のまとめ

肝臓左葉の病理所見をまとめると，
①完成した肝硬変である．
②1mm以下（主に500μm前後）の細い肝静脈に血栓性閉塞が広範にみられる．
③高度萎縮の原因はうっ血性肝硬変である．

■ 肝臓右葉後区域

1．肉眼像，組織像

では，肝臓右葉の状態はどうか．肉眼的には前

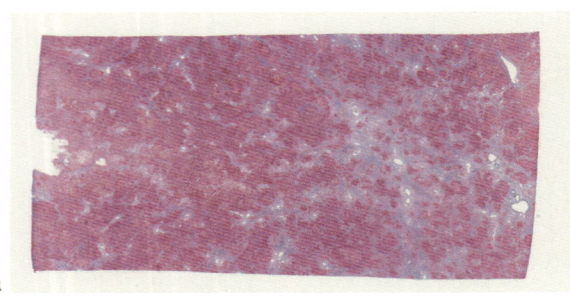

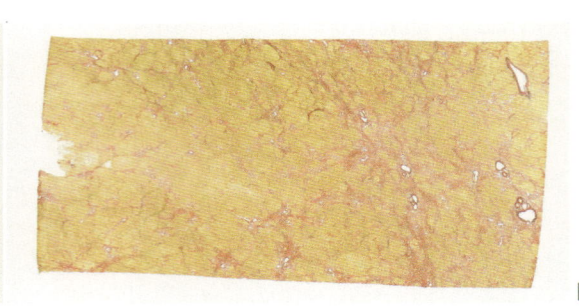

図9　肝臓右葉前区域のルーペ像
a：アザン染色, b：EVG 染色
左葉と右葉後区域のほぼ中間の線維症がみられる.

区域はやや萎縮傾向があり後区域より線維化は強い. 最も変化の少ない後区域のルーペ像（図7）をみよう.
　線維化はあるが肝硬変に至ってはいない. 組織学的に見ても線維化は淡く, しっかりとした線維性隔壁の形成はない. ところが肝静脈を観察していくと, 左葉よりはるかに少ないが, 同様に1mm以下の肝静脈の血栓性閉塞が確認されるのだ（図8）.

2. 肝臓右葉後区域のまとめ

肝臓右葉後区域の病理組織所見をまとめると,
①肝線維症の状態で肝硬変に至ってはいない.
②少ないが, 萎縮肝左葉に多数みられた1mm以下の肝静脈の血栓性閉塞がみられる.

■ 肝右葉前区域

では, 肝右葉前区域はどうか. ルーペ像をみよう（図9）.
　右葉後区域より強い線維化がみられるが, 肝硬変ではない. つまり, 左葉と右葉後区域のほぼ中間的な線維化の程度である. しかも, 1mm以下の細い肝静脈の血栓性閉塞が, 少ないが散見されるのである. また線維化は中心静脈領域と門脈域を架橋するV-P bridging fibrosis が中心であり, うっ血性心不全による心臓性肝硬変（cardiac cirrhosis）で典型的にみられる小葉構造の逆転（reversed lobulation）の所見は乏しい.

■ 肝右葉・左葉の観察からみえてきたこと

以上の観察から, 肝臓病変は末梢肝静脈血栓性閉塞による循環障害であり, その閉塞が, とりわけ左葉に高度に出現した状態ということになる. 閉塞の程度により, 肝線維症の状態から肝硬変までの幅広い形態変化を生んだと考えられる. 肝実質には軽度な肝細胞の脂肪変性と胆汁うっ滞がみられたが, Mallory体は認めなかった.
　一部は肝線維症, また一部は肝硬変という不均一な肝臓の実質性変化をみた肝臓だが, すでに述べたように臍静脈の開存がみられ, 肝臓の線維性被膜に多数の拡張血管とリンパ管を認め, 食道にも拡張した静脈（非破裂静脈瘤）を認めたことから, 門脈圧亢進が存在していたはずである. しかし, 脾臓は120gと, 脾腫といえるほどの腫大を認めなかった.

得られた情報を検証
もう一度考えてみる

腹水は6,000mlと大量で, やや混濁を認めた. 腸管漿膜面にはフィブリン析出と好中球の浸潤がみられ特発性細菌性腹膜炎（SBP）として矛盾しない. したがって, 肝硬変の合併症がほぼそろっていることになる.

■ この血液はどこから来たのか？

さて, 貧血の急速な進展の原因は何か. 膨満していた胃を大彎で開くと1,000mlの血液が充満していた. ところが, 食道静脈瘤の破裂は確認できず, また胃粘膜はきれいで潰瘍はおろかびらんすらない. Dieulafoy潰瘍かもしれないと, 詳細に

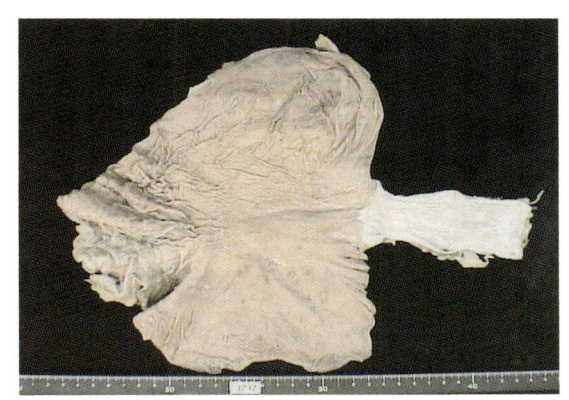

図10 食道と胃の肉眼所見
明らかな静脈瘤の破裂や潰瘍病変をみないきれいな胃と食道．

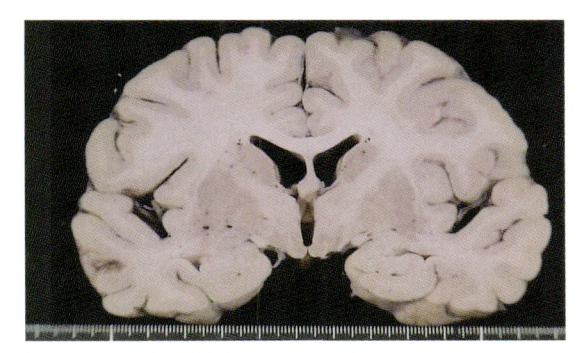

図11 脳の乳頭体を通る前額断

観察したがその所見もない（図10）．
　もちろん，上部食道や咽頭を観察するが出血の形跡を確認できない．この血液は一体どこから来たのか？　さらに消化管を開いていくと，回腸末端に約500mLの，胃内にあったものと同じヘマトクリットをもつと考えられる血液が確認された．消化管出血は非連続的に2回あったことになる．このように，消化管内に明らかな黒色の血液（タール便）がみられるにもかかわらず，その出血源が確認できないという現実に遭遇することは病理解剖を施行する病理医の経験としてめずらしいことではない．しかし，「一体，どこなんだ出血源は!?」という苛立ちと歯がゆさは否めない．このことはひとまずおこう．

□ Key
①胃内に1,000mLの血液，回腸末端に500mLの血液．非連続的な2回の消化管出血

■ 脳にかかわる情報

　意識障害はこれまでの考察から，肝硬変による肝不全の肝性昏睡と考えてよいだろう．しかし，大量の飲酒歴があることから，Wernicke脳症の有無を確認した．図11は剖検脳の乳頭体を通る前額断である．脳は1,080g．静脈洞に血栓はなく，軟膜に混濁なし．ヘルニアを認めず．前頭葉と側頭葉に軽度な萎縮がある．脳底動脈の動脈硬化は軽微である．非破裂脳動脈瘤なし．黒質・青斑核の神経メラニン含量は普通で肉眼的に所見のない脳である．

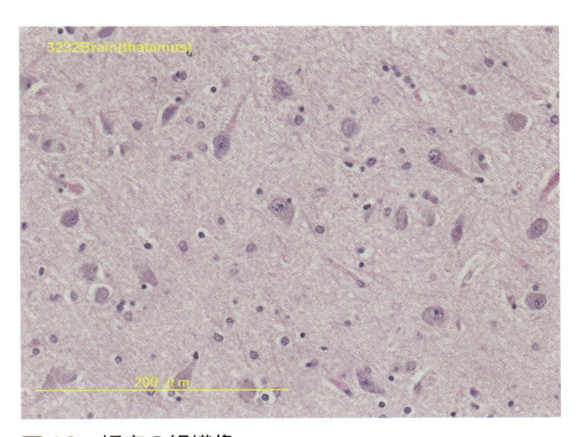

図12 視床の組織像
神経細胞は生き生きとしている．

　組織学的には深部皮質および白質，基底核，小脳，視床，乳頭体，海馬，中脳水道，第三・四脳室周囲に明らかな急性壊死性変化を認めず，Wernicke脳症の所見はない．脳室周囲のグリアはやや増加しているぐらいである．また，老人斑や神経原線維変化などの老人性変化はない（図12）．

　147cmの小柄な女性で，解剖時の体重は43.9kgだったが，腹水6,000mLを差し引けば実際の体重は37.9kgとなる．栄養状態はきわめて不良だったことがうかがわれる．

☐ Key
①意識障害は肝性昏睡が原因，② Wernicke 脳症の有無を確認（所見なし）

病理形態学からの結論

1. **うっ血性肝線維症と肝硬変をきたした末梢性肝静脈血栓塞栓症（バッド・キアリ症候群）**
   peripheral hepatic vein thrombosis(Budd-Chiari syndrome)ensuing congestive hepatic fibrosis and cirrhosis
2. **非破裂食道静脈瘤**
   unruptured esophageal varices
3. **特発性細菌性腹膜炎を伴った大量腹水（6,000 mℓ）**
   massive ascites(6,000 mℓ), compatible with spontaneous bacterial peritonitis
4. **原因の特定できない大量の上部消化管出血（1,500 mℓ）**
   upper GIS bleeding(1,500 mℓ), unknown origin
5. **Wernicke 脳症の所見なし**
   no pathological finding of Wernicke's encephalopathy

▶ 関連科：消化器内科・放射線科・病理科

考察

　Budd-Chiari 症候群は肝静脈系の流出路閉塞（hepatic venous outflow obstruction）によるうっ血が引き起こす一連のプロセスを指す．その肝静脈の閉塞レベルは，細静脈，静脈，肝静脈主幹，下大静脈そして，右心房までを含んでおり，きわめて不均質な疾患群といえる．そのプロトタイプは，肝下部を一気に突き抜け右心房に至る下大静脈と，そこに流入する3本の肝静脈主幹領域に閉塞機転が存在する場合である．その機転として線維性の膜様隔壁（membranous septum or web）による狭窄が最も有名である．この肉眼的にも確認できる膜様隔壁はとりわけ日本と南アフリカに多く，外科的切除の対象となるので，画像診断（特に，腹部超音波検査）は重要である．しかし，実際にはこのような先天性と考えられる線維性膜様物は少なく，ほとんどがこの太い静脈領域にできた壁在血栓によると考えられている．したがって，本症例のように下大静脈や肝静脈主幹部に血栓が確認されず，末梢の細い肝静脈に多数の血栓を認めた場合，太い静脈領域の壁在血栓が剥がれ，末梢にばらまかれた塞栓症と考えるのが妥当だろう．しかも，本症例では左肝静脈領域が最も血栓性閉塞が強く，中肝静脈，右肝静脈とその血栓が少なくなっている事実からすれば，左肝静脈流入部の下大静脈壁に血栓が形成されていたと想像されるのである．また，3本の肝静脈末梢に認めた血栓は，一様に器質化や再疎通を示す陳旧性血栓であることから，ある程度時間が経過しているが同時期にばらまかれてその末梢域に塞栓を起こしたものと考えることができる．

Budd-Chiari 症候群の臨床型

　Budd-Chiari 症候群の臨床型は4つに分けることができる．劇症（fulminant），急性（acute），亜急性（subacute），慢性（chronic）あるいは潜行性（insidious）である．劇症型は3本の肝静脈主幹が同時に閉塞するような場合で，側副血行路を構

表1 Budd-Chiari症候群の原因

- よくある原因
    - 凝固能亢進状態（Hypercoagulable state）
        - 遺伝性（Inherited）：アンチトロンビン欠乏（antithrombin deficiency）
            - プロテインC欠乏（protein C deficiency）
            - プロテインS欠乏（protein S deficiency）
            - 第V因子ライデンの突然変異（factor V Leiden mutation）
            - プロトロンビン突然変異（prothrombin mutation）
        - 後天性（Acquired）：骨髄増殖性疾患〔myeloproliferative disorders（骨髄異型性症候群：MDS）〕
            - 発作性夜間血色素尿症〔proxysmal nocturnal hemoglobinuria（PNH）〕
            - 抗リン脂質症候群（antiphospholipid syndrome）
            - 悪性腫瘍（cancer）
            - 妊娠（pregnancy）
            - 経口避妊薬（used of oral contraceptives）
- 比較的少ない原因
    - 悪性腫瘍の浸潤：肝細胞癌
        - 腎細胞癌
        - 副腎癌
    - その他：アスペルギールス症（aspergillosis）
        - ベーチェット症候群（Behçet's syndrome）
        - 下大静脈膜（inferior vena caval webs）
        - 外傷
        - 炎症性腸疾患（inflammatory bowel disease；IBD）
        - デカルバジン療法（decarbazine therapy）
    - 特発性（idiopathic）

（Menon KVN, Shah V, Kamath PS：Review article；the Budd-Chiari syndrome. N Engl J Med 2004；350：578-585）

築する間もなく，広範な肝臓壊死により黄疸，肝性脳症が出現し急性肝不全であっという間に死に至る．急性型は，難治性腹水と肝細胞壊死が中心で，肝線維症や肝硬変は完成せず，側副血行路もみられないものである．本症例では，うっ血性の肝硬変と肝線維症がみられ新鮮な出血や肝細胞壊死は認めず，側副血行路の形成がみられた．したがって，劇症型と急性型でなかったことは明らかだろう．亜急性か慢性かということになるが，最も頻度が高いとされる亜急性では肝硬変が完成していることはなく，側副血行路がほどよく形成されることから，6ℓに及ぶ高度な腹水が出現することはまれである．本症例は肝硬変と肝線維症があり，新鮮な出血や壊死を認めず，高度な腹水，側副血行路の形成，食道静脈瘤，黄疸，肝性脳症と肝硬変の合併症もそろっていることから，病理形態所見から慢性型Budd-Chiari症候群と考えていいだろう．臨床的にも腹部膨満を自覚したのは10か月前であった．

この比較的細い肝静脈の血栓性閉塞の原因は何であろう

表1にBudd-Chiari症候群の原因をまとめてみよう．

このなかで最も注目しなければならないのは，"血液凝固能の亢進状態はなかったのか"であろう．Budd-Chiari症候群の75％に，なんらかの血液凝固能亢進状態が単独あるいは複数重なってみられるといわれているからである．

ここで，再度，血液凝固系の臨床データを見直してみよう．PT 35％（基準値15〜30），APTT 60.9秒（基準値25〜40），Dダイマー3.82μg/mℓ（基準値1.0未満），FDP 28.44μg/mℓ（基準値4.0未満），フィブリノゲン86.0mg/dℓ（基準値200〜400），AT 27％（基準値80〜120）であった．

DダイマーとFDPの上昇そしてフィブリノゲンの低下がありDICでも矛盾しないデータであ

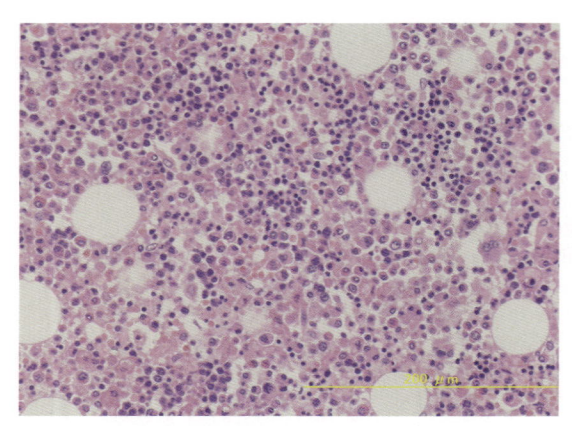

図13 大腿骨髄の組織像
過形成性骨髄である．

る．しかし，血小板数の低下はなく，病理解剖でも比較的新鮮なフィブリン血栓が，肝臓はいうまでもなく，腎臓や肺をはじめとする主要臓器にみられなかったことから，形態学的にDICを積極的に支持することはできない．プロトロンビン時間(PT)は凝固系の外因系(組織因子依存経路)と共通経路を併せて評価する検査である．したがって，外因系の第Ⅶ因子(安定因子)と共通経路の第Ⅹ因子，Ⅴ因子(不安定因子)，Ⅱ因子(プロトロンビン)，Ⅰ因子(フィブリノゲン)の異常を探知する．一方，活性化部分トロンボプラスチン時間(APTT)は，内因系(接触因子依存経路)と共通経路の全体を調べるものである．したがって，内因系の第Ⅻ因子(接触因子)，高分子キニノゲン，プレカリクレイン，第Ⅷ因子(抗血友病因子)，Ⅸ因子，Ⅺ因子と，先述した共通経路を含めた検査ということになる．PTとAPTTの両者が延長しているということは，内因系・外因系・共通経路がすべて障害されている可能性を示している．凝固因子のほとんどが肝臓で合成されることを考えれば，肝機能の低下によるその産生低下でこれらの説明はつく．また，抗血栓系の重要な糖蛋白であるATもまた肝臓で合成されるのだから，その低下も肝機能低下で説明がつきそうにみえる．

考えてみれば，肝臓障害が最終的に行き着くところは，その原因が何であれ，機能回復のできない"肝硬変"である．帰りたいけど帰れない非可逆的な変質である．ここには，かつての人体で最も高みを極めた総合化学工場としての栄光の痕跡を微塵もとどめない変わり果てた肝臓の姿がある．この状況下の肝臓は極度の機能不全状態に陥っているわけで，当然，肝臓による凝固因子産生の極度な低下を余儀なくされているだろう．つまり，肝硬変の状況では凝固不全の状況(PT，APTTの延長はもとよりATの低下を含め)が当然のごとく出現していると考えねばならない．止血凝固不全は肝臓障害で後天的に現れるわけだ．

しかし，すでに肝臓の病理所見でみたとおり，肝臓全体が肝硬変に陥っていたわけではない．肝右葉，特に，後区域は比較的健常な肝実質を保っており，凝固系全体の著明な合成低下をきたしていたとは到底考えられないのである．

ということは，先ほど再度掲載確認した臨床での血液凝固系データ異常の原因をDICや完成した肝硬変による後天的な止血凝固系異常に求めることはいささか不自然ではないのかということになる．

そこで，浮上するのがATを含め，そのほかの凝固因子の遺伝的な欠乏症が存在していた可能性である．すでに記載したが，これらの因子の遺伝的な異常はあくまでも欠乏であり欠損ではない．つまり，些細な低下がさまざまな因子で重複することが多いという従来の報告と事実を想起する必要がある．残念ながら，プロテインCとSの測定はなされていなかったが…．さらに，後の祭りとはいえ，血栓症に関する詳細な既往歴と家族歴の情報があればなと，嘆息するのである．

抗リン脂質抗体検査は未施行である．末梢血の赤血球数，血小板数から多血症や血小板増多症の存在は否定できる．また，発作性夜間血色素尿症(PNH)は有名な疾患ではあるが，臨床と尿所見から否定可能である．

そして，確認しておかねばならないのは，Budd-Chiari症候群の関連疾患として頻度の高い骨髄異形成症候群(MDS)の有無である．

病理解剖で採取した大腿骨髄を見てみよう(図13)．肉眼的に赤色髄であったが組織的には細胞

髄と脂肪髄の比は1/3で正形成からやや過形成性骨髄である．3系統ともみられ，赤血球系細胞ライン（erythroid line）は赤芽球島もしっかり散在し，骨髄球系細胞ライン（myeloid line）の成熟も良好にみられる．巨核球は2〜3/HPF（**MEMO**参照）と正常で，その形態に異型性はない．銀線

NOTE1　肝静脈閉塞症（hepatic veno-occlusive disease）について

　肝静脈血栓性閉塞（hepatic vein thrombotic obstruction）であるBudd-Chiari症候群と混乱しやすい疾患に肝静脈閉塞症がある．ともに肝静脈の血流障害をきたすのでまぎらわしいが，肝静脈閉塞症は血栓性閉塞による血流障害ではなく血管の狭窄によるものである．また，傷害される肝静脈はBudd-Chiari症候群より細く，中心静脈（central hepatic vein）か小葉以下のレベルの肝静脈（sublobular hepatic vein）のレベルである．その内径は50〜60μm程度．今回の症例は1mm以下でおおむね500μm前後の小肝静脈が血栓性閉塞していたわけでBudd-Chiari症候群と診断すべきものである．図14に本症例の内径が50μm前後の微小肝静脈を示しておこう．この中心静脈レベルの肝静脈には血栓性閉塞も狭窄もみられず，ただ，わずかに血管周囲に伸びる線維化をみるだけである．
　ちなみに，肝静脈閉塞症の原因と関連する疾患を示しておこう（表2）．Budd-Chiari症候群と比べると，その原因と関連疾患の質の違いは明らかだ．

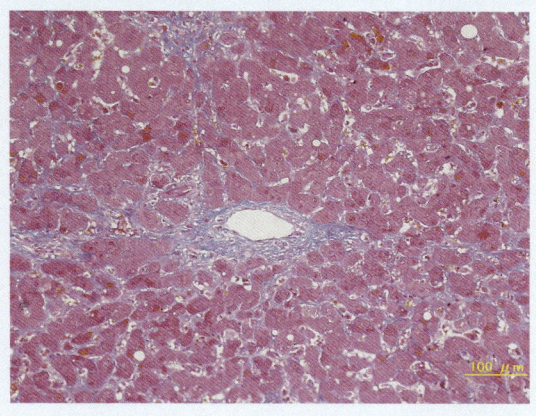

図14　内径100μm以下の肝静脈（ほぼ中心静脈レベル，アザン染色）
周囲に軽い線維化が伸びるが，血管の血栓性閉塞も狭窄も認めない．

表2　肝静脈閉塞症の原因と関連状況

タヌキマメ中毒（タヌキマメ属 Crotalaria，キオン属 Senecio，Heliotropum 属の植物アルカロイド中毒）
放射線照射
抗腫瘍薬と免疫抑制薬（シタラビン，カルムスチン，ミノマイシン，アザチオプリン）
骨髄移植あるいは肝臓移植後の対宿主性移植片病

（Weatherall DJ, Ledingham JGG, Warrell DA : Oxford Textbook of Medicine, 3rd ed. pp2098-2099, Oxford University Press, 1996）

NOTE2　"肝臓以外なんら問題はない"人体でありました

　肝臓を除く主要臓器は"きれい"である．大動脈の粥状硬化症（atherosclerosis）の片鱗すらなく，小児の大動脈かと見紛うばかりだ（図15）．
　肺は炭粉沈着を認めず，喫煙歴はなかったのだろう．しかも胸膜の些細な癒着すらない．腎臓も心臓も脳もである．つまり，生活習慣病や癌のない人体ということになる．
　大量飲酒歴があるといわれ，アルコール性肝硬変と告げられた一人暮らしの60歳女性Nさん．唯一傷害の標的となった肝臓もアルコール性肝硬変ではなかった．
　「Nさん，あなたの死因はアルコールではありませんでしたよ」．

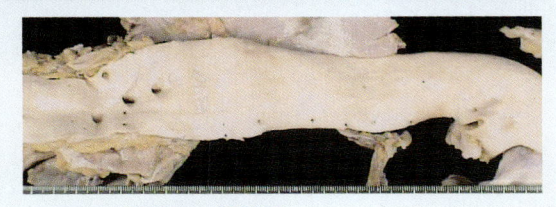

図15　大動脈の肉眼所見
アテローマ硬化の片鱗もみせぬ，60歳女性の"美しき"大動脈．

維の増加はなく，骨髄異形成症候群を疑わせる芽球（blast）の集簇巣（nest）を認めない．したがって，この骨髄所見から血液疾患を疑うことはできない．

> **MEMO HPF**
> high power field（HPF）をいい，対物40倍の強拡大のこと．接眼10倍なので400倍となる．細胞の定量的な表現方法として，細胞分裂像の数や免疫染色の陽性像の所見の表現として用いられる．

出血と血栓の原因論
結論は「わからないが…」

結論は，「血栓の原因はよくわからないが，遺伝的なAT欠乏症を含む凝固因子系の異常が存在していたのではないか？」となる．しかも，血栓はまさに肝臓の肝静脈領域にのみ確認されており，腎臓や肺や後腹膜の副腎周囲脂肪組織内の微小血管などに認めていないのである．つまり，血栓形成の場がただ肝臓にのみ限られているというこの事実をどう解釈すればいいのか？「さらにわからない」．

わからないことはもう1つある．合計1,500mLに及ぶ上部消化管出血の機序である．肉眼的に出血性潰瘍病変や静脈瘤破裂が確認されればすっきり結論できるのだが，肉眼所見正常の場合はどうしようもないのである．しかし，すでに述べたことだが病理医がこのような消化管出血に出会うことはめずらしくない．おそらく，肉眼でその痕跡を確認できないような消化管粘膜出血が存在するのだろう．しかも，大量出血となるような病変が…．凝固線溶系の複雑な成り立ちと血小板と血管内皮細胞との見事な連関を想像すれば，出血という病態がきわめて些細な止血凝固系の異常で起こり得るのではないかと思われるのである．つまり，より微視的な目に見えないレベルでの異変が起こっているのではという思索を誘うのである．

とまれ，この事例は，"出血と血栓"というまったくベクトルの異なる現象にまつわるその原因を追求せよと鋭く問いかける．

■ 文献

1) Klatskin G, Conn HO : Histopathology of the Liver. pp279-280, Oxford University Press, 1993
2) Menon KVN, Shah V, Kamath PS : Review article ; the Budd-Chiari syndrome. N Engl J Med 2004 ; 350 : 578-585
3) Weatherall DJ, Ledingham JGG, Warrell DA : Oxford Textbook of Medicine, 3rd ed. pp2098-2099, Oxford University Press, 1996
4) 日本門脈圧亢進症食道静脈瘤学会編：門脈圧亢進症取扱い規約，第1版．金原出版，1996

Chapter 5　Case 5

2歳6か月の男児が色素性蕁麻疹の臨床診断で来院した

その本体は何か？

診断に至る思考プロセス

history

　特別な家族歴をもつわけではない．特殊な環境にあるわけでもない．この男児は生後2か月から背部に爪甲大までの褐色斑が出現した．その数と分布は徐々に増していき，2年後には体幹を中心に膨疹が出現し，色素沈着部では硬結を触れるようになった．近所の皮膚科を受診したところ色素性蕁麻疹（urticaria pigmentosa）と診断され当院の皮膚科を受診した．背部の褐色斑出現後，すでに2年4か月が経過している．

Key
①生後2か月から背部に褐色斑出現，②近医診断は色素性蕁麻疹

身体診察と臨床検査による臨床診断

　初診時，栄養状態は良好な男児である．体幹と大腿に爪甲大までの褐色斑が多発している（図1）．日光の当たる顔面や四肢遠位部は免れている．病変部をこすると，即刻，発赤と膨疹が出現する，いわゆる，"Darier徴候"が陽性である．
　表在性リンパ節は触れず，肝臓や脾臓の腫大も認めない．生化学と血算に異常はなく，血清IgEも97.61U/mlと基準範囲であった．皮膚科医の頭のなかにはすでに臨床診断が浮かんでいる．その確認のために，腹部の褐色斑から皮膚生検が施行された．

Key
① Darier徴候，②腹部褐色斑の皮膚生検

皮膚生検，摘出材料の多角的観察

　図2がその弱拡大の顕微鏡像である．眼に飛

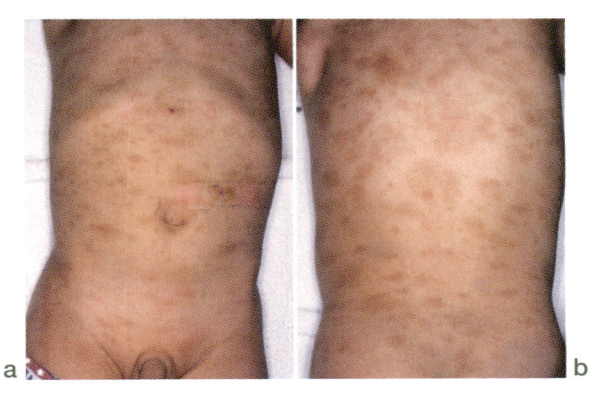

図1　外来時，臨床像

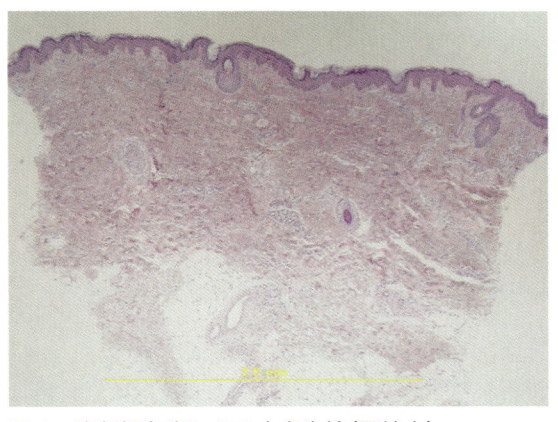

図2　腹部褐色斑からの皮膚生検（弱拡大）

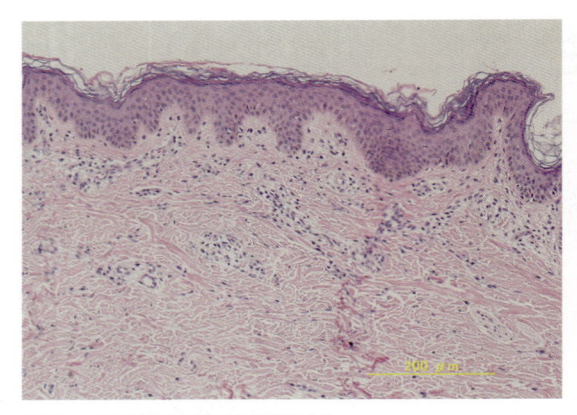

図3　皮膚生検組織像(弱拡大)
真皮上層の血管周囲細胞浸潤をみる．

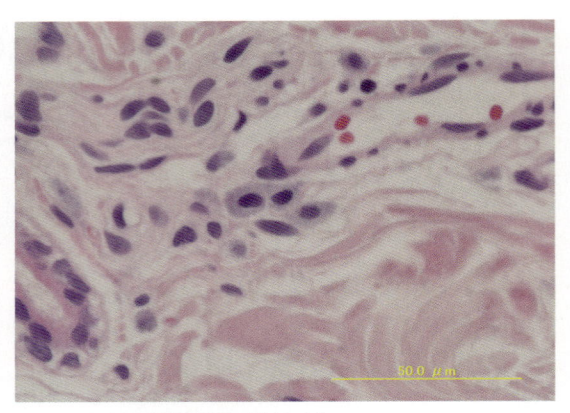

図4　皮膚生検組織像(強拡大)
強拡大で観察すればその細胞は肥満細胞である．

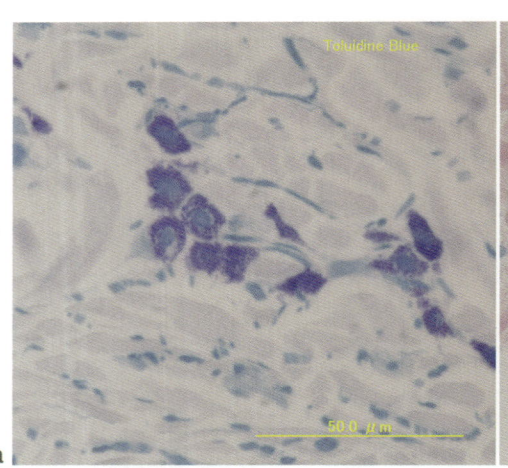

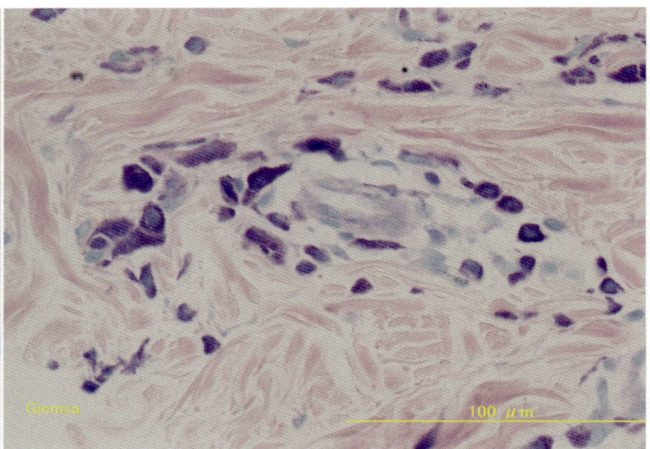

図5　肥満細胞の異染性
a：トルイジンブルー染色，b：ギムザ染色

び込んでくるような所見はない．
　倍率を少し上げると(**図3**)上皮(epidermis)の基底部のメラニン含量が少し増していることと，真皮(dermis)上層の細静脈周囲に炎症細胞が浸潤していることがわかる．よくある真皮上層の血管周囲性皮膚炎(perivascular dermatitis)の所見である．

■ 浸潤している炎症細胞の種類は何であろう？

　強拡大にしてみる(**図4**)．肥満細胞(mast cell)である．少数のリンパ球はいるが，ほぼ肥満細胞単独の比較的密な浸潤が細静脈周囲と末梢神経近傍にみられる．円形核を中心にもつ，正常でよくみる肥満細胞に類似するものも多いが，長楕円核やN/C比が比較的高いものもみられる．
　HE染色で肥満細胞を特定することは難しくはない．しかし，細胞質内顆粒の異染性(metachromasia)を確認すれば確実である．トルイジンブルー染色とギムザ染色を施行した．これらの染色液は元来青色であるが，この症例では鮮やかな紫色で細胞質内顆粒が染まってくる．元来の色と異なった発色がみられるわけで，まさに異染(色)性を示している．ところによってはこの顆粒が細胞外にみられるところもある(**図5**)．

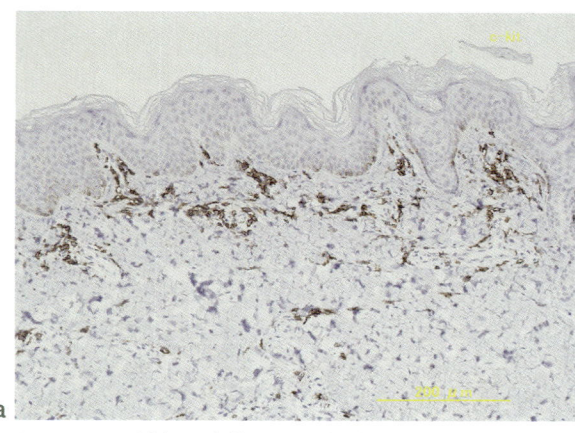

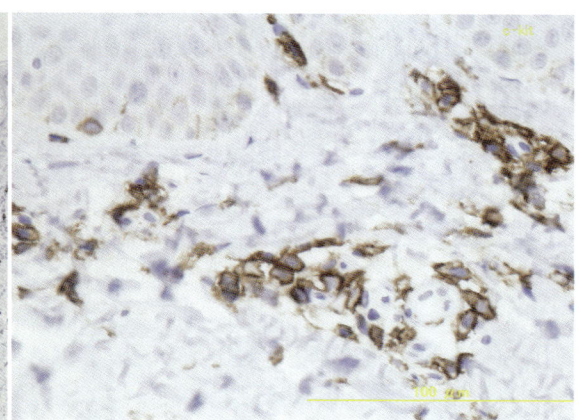

図6 c-kit 遺伝子産物 KIT の免疫染色
肥満細胞の細胞膜に発現している．

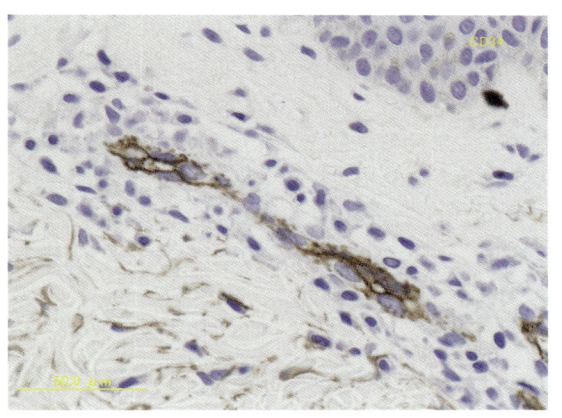

図7 血管内皮細胞の確認（CD34 免疫染色）
血管が浮かび上がる．

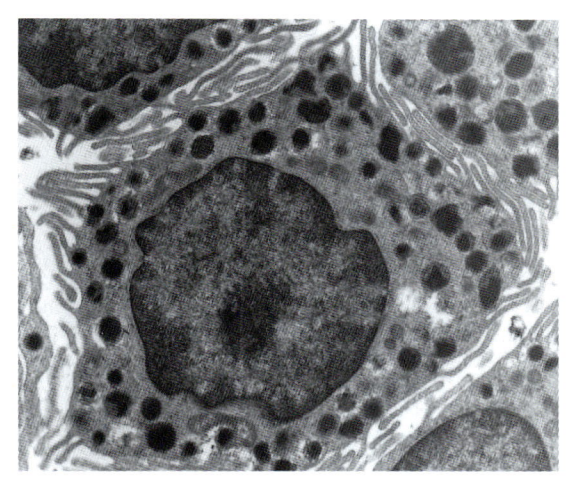

図8 肥満細胞の電子顕微鏡像
細胞質内顆粒と細胞膜の豊富な微絨毛．

　次いで，免疫組織染色で肥満細胞の発現態度を確認してみる．まず，c-kit 遺伝子産物であるKIT（細胞内シグナル伝達で重要なⅢ型チロシンキナーゼ）を染めてみよう（図6）．肥満細胞の細胞膜に強い発現がみられる．表皮内にも浸潤しているものも確認できる．

　LCA（leucocyte common antigen；CD45）もきれいな発現がみられる．血管周囲であることを確認する目的で，血管内皮細胞に発現する CD34 を染色してみると，細静脈内皮細胞が浮かび上がり，肥満細胞がその周囲に集まっていることが明瞭となる（図7）．

　電子顕微鏡で肥満細胞の細胞質内顆粒の実際をみておこう（図8）．細胞表面の発達した微絨毛（microvilli），細胞質内に充満した径 0.3〜0.8 μm の顆粒群が明瞭である．即時型アレルギー反応で，まさにこれらの顆粒は放出され（脱顆粒）一連の炎症反応を引き起こすのだ．

□ Key
①真皮上層の血管周囲性皮膚炎，②肥満細胞

病理形態学からの結論

皮膚肥満細胞症…典型的な色素性蕁麻疹
cutaneous mastocytosis, typical urticaria pigmentosa

▶関連科：皮膚科・病理科

考察

　生後2年以内に発症する小児皮膚肥満細胞症の一例である．Darier徴候を特徴とする色素性蕁麻疹がその臨床像ということになる．臨床経験の深い皮膚科医なら皮膚肥満細胞症の可能性があることを即座に判断するだろう．しかし，一般小児科，内科医が本症を疑うにはそれなりの知識が必要である．

肥満細胞症（mastocytosis）とは

　肥満細胞症は，肥満細胞の異常増殖と組織内集簇の状態をいい，従来，皮膚に限局し自然に治まってしまう良性経過をとるものから，多臓器に肥満細胞が浸潤し悪性腫瘍としての性質が明らかなものまでが混在し，疾患としての不均質性が指摘されてきた．そのような状況下で，WHOの作業部会は2000年に現状での合意に基づいた分類（consensus classification）を提示した（表1）．この中で，肥満細胞症は反応性疾患ではなく，肥満細胞の腫瘍性増殖疾患としてはっきり位置づけられている．

　この分類に従えば，今回提示したケースは色素性蕁麻疹型の典型的な皮膚肥満細胞症ということになる．臨床的には，幼児型と成人型が知られている．幼児型では思春期までに自然消退するが，成人型は慢性で難治性である．本症例は幼児型であり，自覚症状が強くなければ，皮膚の摩擦を避け，肥満細胞からの脱顆粒を誘発するNSAIDsの服用を避けるなどの生活指導が中心となるが，掻痒が強いなら抗ヒスタミン薬や抗アレルギー薬の投与でコントロール可能である．とまれ，正確に診断すれば，皮膚所見が派手であっても，母親に"時間がたてば自然に治る可能性の高い良性疾患である"という安心を提供することができる．

即時型アレルギー反応を担う細胞成分
生まれは同じ，育ちが異なる肥満細胞，好酸球，好塩基球

　即時型アレルギー反応を担う細胞成分は肥満細胞，好酸球，好塩基球の3つの細胞である．とりわけ肥満細胞は急性反応の主役を演じているが，従来，好塩基球との異同が問題となってきた．つまり，血液中では好塩基球だが組織内では肥満細胞となり両者は同じものである，などなど．しかし，今日では両者はそれぞれ独立した細胞であることがわかってきた．表2に好酸球を含め，3つの細胞を比較してみよう．

　即時型アレルギー反応を担う3つの細胞はすべてCD34$^+$の造血前駆細胞（hematopoietic progenitor cell）に由来している．つまり，生まれはみな同じということになる．しかし，育ちは異なっている．結合組織の中でさまざまな教育を受けて成熟する肥満細胞のほうが好塩基球より寿命も長く，増殖能を維持している点，高等な細胞といえるだろう．IgE抗体に結合するFc受容体（FcεRI）の細胞膜発現はともに高レベルだが，細胞質内顆粒の内容はより多彩である．肥満細胞が即時型アレルギー反応の迅速な反応（immediate reaction：アレルゲン曝露後数分以内の反応）を担い，血管と平滑筋反応を惹起し，遅発性反応（late phase reaction：アレルゲン曝露後，2～4時間で出現）は好酸球を中心に好中球やⅡ型ヘルパー細胞とともに炎症を起こすわけだが，これら細胞の振る舞いの違いをこの表から読み取ることができるようだ．

表1 肥満細胞症のWHO組織分類

① 皮膚肥満細胞症　cutaneous mastocytosis(CM)
　　色素性蕁麻疹　urticaria pigmentosa(UP)
　　斑状丘疹性皮膚肥満細胞症　maculopapular cutaneous mastocytosis(MPCM)
　　びまん性皮膚肥満細胞症　diffuse cutaneous mastocytosis
　　単発性皮膚肥満細胞腫　solitary mastocytoma of skin
② 全身性肥満細胞症　systemic mastocytosis(SM)
　　無痛性全身性肥満細胞症　indolent systemic mastocytosis(ISM)
　　肥満細胞系でないクローン増殖性血液疾患を合併した全身性肥満細胞症
　　systemic mastocytosis with associated colonial, hematological non-mast-cell lineage disease(SM-AHNMD)
③ 肥満細胞白血病　mast cell leukemia(MCL)
　　肥満細胞肉腫　mast cell sarcoma(MCS)
④ 皮膚以外の肥満細胞腫　extracutaneous mastocytoma

〔Valent P, Horny HP, Li CY, et al : Mastocytosis. In : Jaffe ES, Harris NL, Stein H, et al(eds) : Pathology & Genetics ; Tumours of Haematopoietic and Lymphoid Tissue. WHO Classification of Tumours. pp291-302, IARC Press, Lyon, 2001〕

表2 肥満細胞・好塩基球・好酸球の比較

	肥満細胞	好塩基球	好酸球
細胞の起源	CD34$^+$造血前駆細胞	CD34$^+$造血前駆細胞	CD34$^+$造血前駆細胞
細胞成熟の場所	結合組織	骨髄	骨髄
末梢血内	存在しない	白血球の0.5%	白血球の2.5%
成熟細胞の血液中から組織への供給	なし	あり	あり
成熟細胞の結合組織内定住	あり	なし	あり
成熟細胞の増殖能	あり	なし	なし
寿命	数週〜数か月	数日	数日〜数週
主要な増殖因子	造血幹細胞因子	IL-3	IL-5
FcεRIの細胞膜発現	高レベル	高レベル	低レベル
細胞質顆粒内容	ヒスタミン,ヘパリン,コンドロイチン硫酸プロテアーゼ	ヒスタミン コンドロイチン硫酸プロテアーゼ	主要基礎蛋白,好酸球陽性蛋白,ペルオキシダーゼ,リソホスホリパーゼ

(Costa JJ, Weller PF, Galli SJ : The cells of allergic response ; mast cells, basophils, and eosinophils. JAMA 1994 : 178 : 1815-1822に基づく)

肥満細胞は2種類存在する

ところで,肥満細胞は2種類存在する.①結合組織肥満細胞(connective tissue mast cell)と,②粘膜肥満細胞(mucosal mast cell)である.前者は皮膚と消化管粘膜下組織に常駐しているが,後者は肺胞と消化管粘膜固有層にいる.両者の細胞質内顆粒の内容に若干の差はあるが,重要な相違はT細胞依存性である.つまり,結合組織肥満細胞は粘膜肥満細胞よりT細胞依存性が低い.本症例の肥満細胞症はもちろん結合組織肥満細胞の増殖である.

肥満細胞症の遺伝学(genetics)

　最後に，肥満細胞症の遺伝学的側面に触れておこう．肥満細胞症の発生には癌原遺伝子(proto-oncogene)である*KIT*の体細胞点突然変異(somatic point mutation)が関係している．*KIT*は肥満細胞増殖因子である造血幹細胞因子(stem cell factor；SCF)のチロシンキナーゼ受容体をコードする遺伝子である．つまり，*KIT*に点突然変異が起こることにより，*KIT*がつくり出す蛋白質，すなわちSCF受容体が自発的に活性化し肥満細胞の異常増殖を引き起こすと考えられる．ただし，このような遺伝子異常は成人の全身性肥満細胞症で高頻度に確認されるが，小児の皮膚肥満細胞症でみられることはまれである．また，家族性肥満細胞症(familial mastocytosis)では*KIT*の胚細胞系列突然変異(germ-line mutation)が起こっている．そして，この家族性肥満細胞症例のなかに消化管間葉系腫瘍(gastrointestinal stromal tumor；GIST)を合併するケースがある．*KIT*の胚細胞系列突然変異では体細胞点突然変異と異なり，SCF受容体の酵素部分の異常ではなく，調節部分に異常が起こっていると考えられている．

■ 文献

1) Longley BJ, Jr, Morganroth GS, Tyrrell L, et al：Altered metabolism of mast cell growth factor(c-kit ligand)in cutaneous mastocytosis. N Engl J Med 1993；328：1302-1307
2) Longley BJ, Duffy TP, Kohn S：The mast cell and mast cell diseases. J Am Acad Dermatol 1995；32：545-561
3) Longley BJ, Tyrrell L, Lu SZ, et al：Somatic c-KIT activating mutation in urticaria pigmantosa and aggressive mastocytosis；establishment of clonality in a human mast cell neoplasma. Nat Genet 1996；12：312-314
4) Longley BJ, Metcalfe DD：A proposed classification of mastocytosis incorporating molecular genetics. Hematol Oncol Clin North Am 2000；14：697-701, viii
5) Valent P, Horny HP, Li CY, et al：Mastocytosis. In：Jaffe ES, Harris NL, Stein H, et al(eds)：Pathology & Genetics；Tumours of Haematopoietic and Lymphoid Tissue. WHO Classification of Tumours. pp291-302, IARC Press, Lyon, 2001
6) Beghini A, Tibiletti MG, Roversi G, et al：Germline mutation in the juxtamembrane domain of the kit gene in a family with gastrointestinal stromal tumors and urticaria pigmentosa. Cancer 2001；92：657-662
7) Costa JJ, Weller PF, Galli SJ：The cells of allergic response；mast cells, basophils, and eosinophils. JAMA 1994；178：1815-1822

Chapter 6 Case 6

薬物でコントロールできない頑固な慢性水様性下痢

83歳，女性．大腸内視鏡は正常である，器質的な原因はあるのか？

診断に至る思考プロセス

history

　83歳の女性．彼女は半年前から1日5〜6回に及ぶ水様性下痢(watery diarrhea)に悩まされている．ところが，ありがたいことに腹痛はない．近医で大腸内視鏡検査を受けたがどうもないと言われ，普通の止痢薬(ビオフェルミン®，ロペミン®，フェロベリン®)の投与を受けるが一向に改善しない．身長147.5cmで小柄だがふくよかだった彼女も，10kgの体重減少で現在50kg．酒もタバコもやらず，食事に偏りはない．10年前に後縦靱帯骨化症で手術を受けているが，家族歴に特別なものはない．日常性で変わったことといえば，下痢が出現する3か月前から頸部痛があり鎮痛薬(ロキソニン®)を服用していたことぐらいだ．

□ Key

①1日5〜6回に及ぶ慢性水様性下痢，②大腸内視鏡検査正常，③3か月前からある頸部痛

精密検査入院における臨床情報検索

　精密検査目的で入院となった．体温は35.5℃，血圧110/70mmHg，脈拍は70/分だが心房細動があり不整である．結膜に貧血，黄疸なく，甲状腺の腫大や腫瘤を認めない．表在性リンパ節は触れない．腹部は平坦で圧痛もない．聴診すると腸雑音は亢進している．波動なし．軽度な前脛骨部浮腫(pretibial edema)がみられる．

　入院時の臨床検査データをみてみよう．TP 5.5g/dℓでアルブミンは2.6g/dℓと3gを割り込んでおり，栄養状態はきわめて悪い．下痢による体液の喪失に加え，食事が入っていない結果であることは明らかだ．しかし，WBC 6,730/μℓ，RBC 457×10^4/μℓ，Hb 13.4g/dℓ，Plt 30×10^4/μℓと血液の細胞成分に異常は出現していない．肝臓と腎臓機能も正常だ．尿は蛋白・糖の出現はなく，比重およびpHも正常である．CRP 1.13mg/dℓ，赤沈(ESR)27mm/時と軽度な炎症反応がみられる．免疫学的にはIgE 462mg/dℓ，IgG 1,133mg/dℓ，IgM 70.2mg/dℓ，IgA 270.6mg/dℓ．IgEが高値だが好酸球増加はない．粘膜免疫を担うIgA値も正常．C_3が137mg/dℓ，C_4が77mg/dℓと補体系に異常はない．ホルモン系，とりわけ甲状腺ホルモンの低下はないか気になるが，FT_3，FT_4，TSHは基準範囲であった．最後に，便の検査結果をみると，水様便で潜血・脂肪陰性で，赤痢アメーバも認めない．つまり，低栄養と軽度な炎症反応のみということになる．

□ Key

①軽度な炎症反応(CRP，ESR)，②低栄養，③軽度な前脛骨部浮腫，④IgE高値，⑤心房細動あり

大腸内視鏡を再び施行する

　すでに一度大腸内視鏡は受けていたが，再度の施行となった．図1がその内視鏡所見である．粘膜の血管網が透見され，特別に炎症が存在するようにはみえない．直腸粘膜，結腸粘膜，回腸末端粘膜ともに正常であると判断される．

　しかし，内視鏡を施行した医師は回腸末端，結

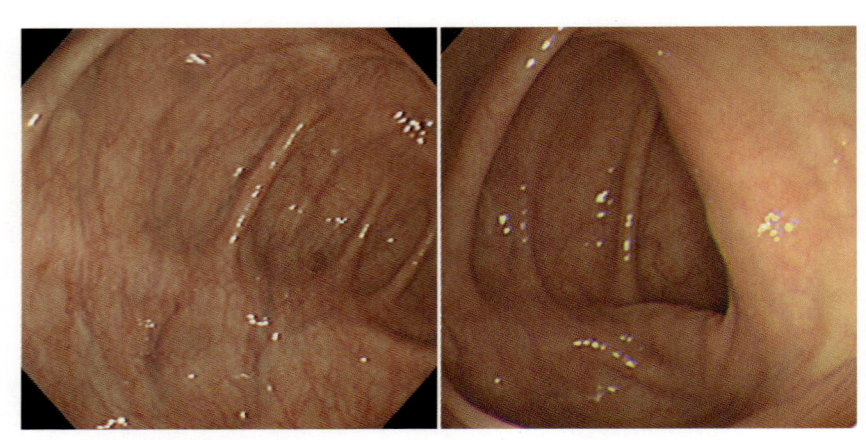

図1 大腸内視鏡所見
とりたてて所見のない粘膜.

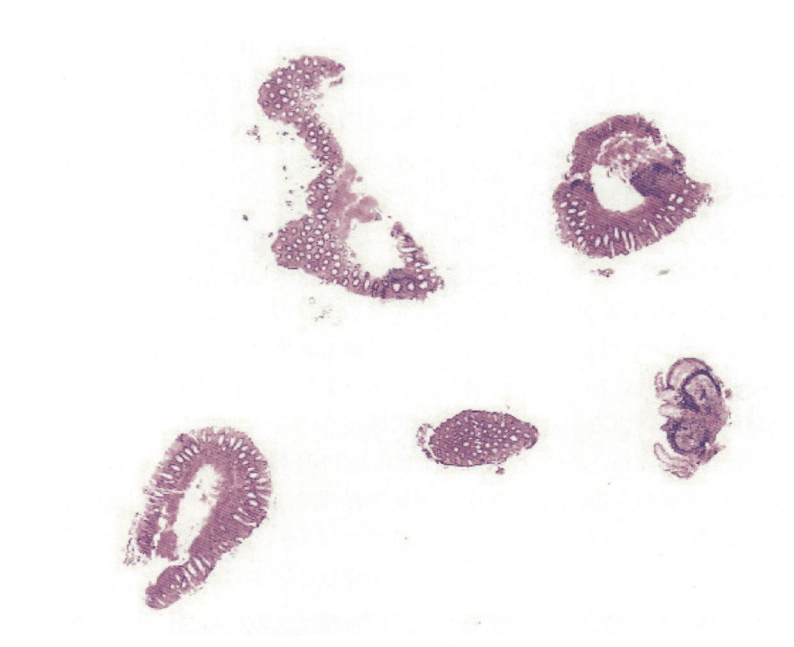

図2 大腸粘膜生検材料のルーペ像

腸の3か所，そして直腸粘膜から生検を実施した．その理由は「IgEが上昇していたな，好酸球性大腸炎があるかもしれない．いやアミロイドーシスか？」という自問自答である．そして，この肉眼的正常粘膜からの生検組織材料が決定的な結論を導くことになる．

Key
① IgE上昇から生検を実施

生検組織の検討

　図2がその粘膜生検標本のルーペ像である．1〜4mm大の5つの小片が2段に並んでいる．下段右端が回腸末端粘膜，左へ上行結腸，横行結腸，上段右が下行結腸で左に直腸粘膜と並べてある．回腸粘膜にリンパ球集簇があるようにみえる以外，所見はなさそうである．

　顕微鏡的観察に移ろう．図3は上行結腸粘膜

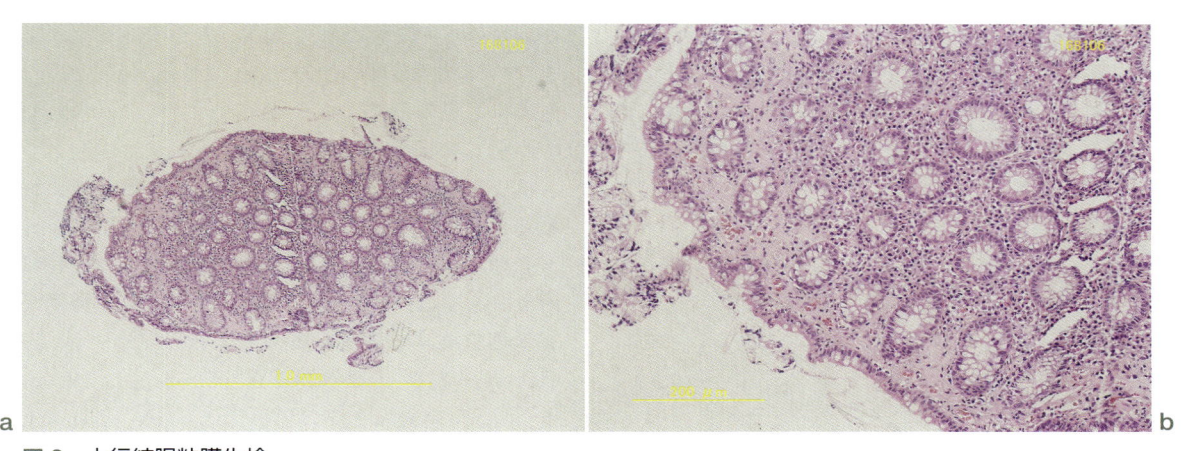

図3 上行結腸粘膜生検
上皮下の異常物質沈着が弱拡大(a)でもわかるが，強拡大(b)ではエオジン好性の物質の沈着が明らかである．

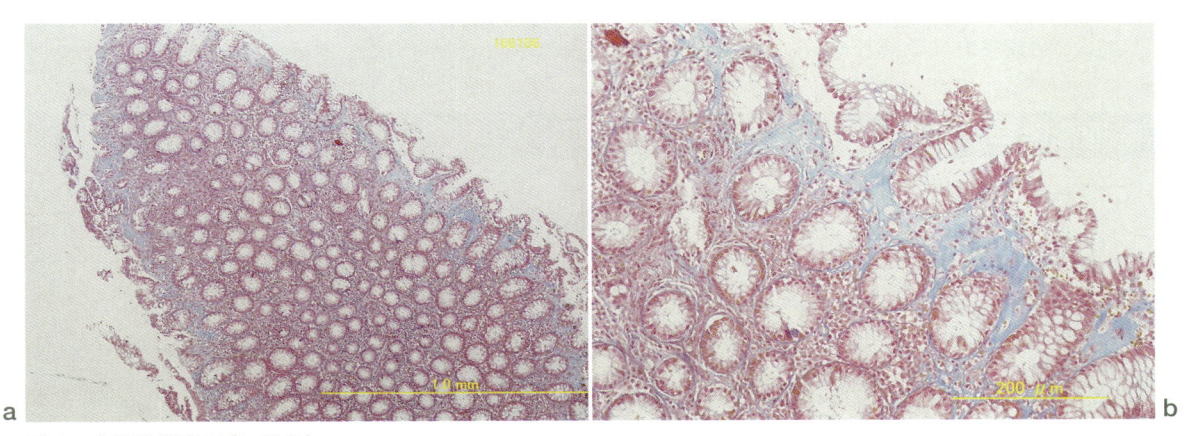

図4 大腸粘膜(アザン染色)
バンド状に青色に染まる膠原線維が弱拡大(a)でも強拡大(b)でも明らかである．

である．形質細胞を中心としてリンパ球，好酸球，好中球と多彩な炎症細胞浸潤が粘膜固有層に少し目立つ粘膜である．いわゆる，上皮内リンパ球(intraepithelial lymphocyte)は散見されるが増加しているとはいえない．しかし，眼に飛び込んでくる異常所見は，粘膜表層上皮直下に帯状に沈着した淡い好酸性物質である．なにげなくみていると見落としそうだが，このぐらい厚く沈着していれば見落とすことはあるまい．当然，アミロイドの沈着を想定したくなるが，アミロイドならもっとエオジン色素を取り込み，よりピンク色で，もっと厚ぼったくみえる．小血管壁への沈着もない．つまり，通常のHE染色標本からアミロイドではない他の物質の沈着が想像される．

一応，コンゴーレッド染色を施行したが陰性であり，アミロイドは否定された．膠原線維を染めるアザン染色標本(図4)をみてみよう．

□ **Key**
①粘膜表層上皮直下に帯状に沈着した淡い好酸性物質，②沈着物質の絞込み，③アミロイド沈着の否定を確認するためにコンゴーレッド染色施行，④アザン染色施行

■ **アザン染色の観察**

表層上皮直下の沈着物は青色に染色され膠原線維の沈着であることがわかる．その厚みは50〜100μmである．沈着領域には毛細血管や線維芽細胞が埋もれるように散在している．注目すべき

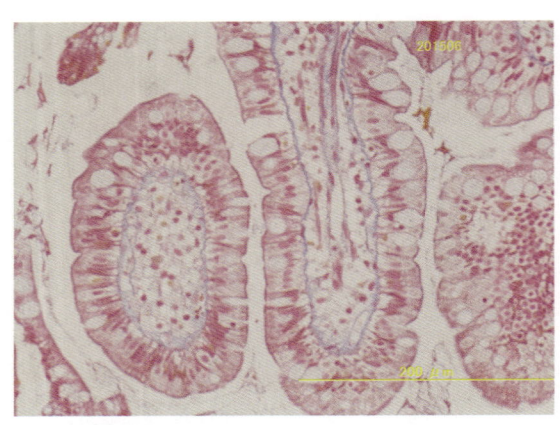

図5 回腸粘膜（アザン染色）
上皮下には膠原線維の蓄積はない．

は，沈着が表層上皮直下のみで，上皮細胞の陥入によって形成される陰窩（crypt）の周囲に沈着物が広がっていないことである．大腸の沈着は直腸を含めほぼ同程度の沈着であった．しかし，その沈着は大腸のみで，小腸（回腸末端）にはみられない．図5に回腸末端粘膜を示そう．

上皮細胞の基底膜に一致して，細い青い線状がみられるだけである．

表層粘膜上皮直下の厚い膠原線維帯以外の病理所見としては，すでに述べた粘膜固有層の軽度な炎症細胞浸潤と表層上皮の消失（surface epithelial loss），表層上皮の剝離（surface epithelial detachment），表層上皮の扁平化（surface epithelial flattening）であり，特別なものは見当たらない．

□ Key

①膠原線維の沈着（沈着が表層上皮直下のみ）

病理形態学からの結論

コラーゲン大腸炎（collagenous colitis）

▶ 関連科：内科（消化器科），病理科

考察

コラーゲン大腸炎（collagenous colitis）報告の経緯

コラーゲン大腸炎の存在を明らかにしたのは，スウェーデンの病理医Lindstromである．彼は水様性下痢が2年半も続く48歳女性の直腸粘膜生検の病理組織所見から考察し「"Collagenous colitis"with watery diarrhea；a new entity?」というわずか2ページの論文を書いた．しかし，短いとはいえ，その論述は明快で，掲載されているこれまた2枚の写真は疾患の本体をあますところなく見事に伝えている．直腸粘膜上皮直下に広がる厚み60μmの膠原線維帯を明瞭にとらえたミクロ写真だ．その発表は1976年で，まだ30年しかたっていないことになる．したがって，慢性水様性下痢の原因となる比較的新しい疾患である．ヨーロッパを中心に多くの報告と研究があるが，日本での報告は50例に満たない．

実は，すでに60年前の1947年に，Scheinが吸収不良症候群の患者の小腸（空腸）粘膜上皮直下に膠原線維層がみられることを，"これまで報告されたことのない"非熱帯性スプルー（non-tropical sprue）として発表している．しかし，この小腸粘膜病変は注目されることもなく，またたくまに23年が過ぎた．が，1970年になって，Weinsteinらが，このような特殊なスプルーを吸収不良の原因となる新たな疾患としてコラーゲンスプルー（collagenous sprue）"と名づけたという経緯がある．Lindstromはまさにこの歴史をふまえながら，コラーゲンスプルーと同質の膠原線維が，小腸ではなく大腸直腸粘膜に出現する疾患として"コラーゲン大腸炎"を報告したのである．ただし，彼の報告は大腸粘膜ではなく直腸粘膜なので，コラーゲン直腸炎（collagenous proctitis）と表現すべきだろう．

表1 コラーゲン大腸炎(CC), lymphocytic colitis(LC), IBDの組織所見

	CC	LC	IBD
表層上皮内リンパ球	増加	増加	不変
表層上皮扁平化	あり	あり	なし
表層上皮消失	あり	なし	なし
上皮下膠原線維層	増加	不変	不変
粘膜固有層内炎症細胞	増加	増加	増加
陰窩傷害	なし	なし	あり

〔Lazenby AJ, Yardley JH, Giardiello FM, et al : Lymphocytic("Microscopic")Colitis ; acomparative study with particular reference to collagenous colitis. Hum Pathol 1989 ; 20 : 18-28〕

コラーゲン大腸炎と microscopic (lymphocytic) colitis

慢性の下痢というしっかりした臨床症状があるにもかかわらず，大腸内視鏡正常(粘膜像が肉眼的に正常)という病態を考察するときに，忘れてはならないもう1つの疾患がある．顕微鏡的大腸炎(microscopic colitis)である．まさに顕微鏡でしかわからない大腸炎という意味．この顕微鏡的大腸炎という表現を初めて用いたのは，英国のRead(彼は生理学者)らである．1980年の『Gastroenterology』誌に発表された彼らの論文のタイトルは「Chronic Diarrhea of Unknown Origin」である．つまり，タイトルに用いられたキーワードではなく，軽度な炎症細胞浸潤のみられた症例に対して，軽度な潰瘍性大腸炎とは考えられない大腸炎として顕微鏡的大腸炎をそのテキスト中に用いたものである．

顕微鏡的大腸炎を病理組織学的に詳細に検討したのは，ジョンズ・ホプキンス大学の病理学者Lazenbyらである．1989年『Human Pathology』誌に掲載された彼らの論文は，コラーゲン大腸炎との関連性に注目しながら，炎症性腸疾患(潰瘍性大腸炎，クローン病)，急性大腸炎(抗生物質関連，感染性，虚血性腸炎)との詳細な比較検討を行っている．その結果，顕微鏡的大腸炎はあいまいな表現でありリンパ球性大腸炎(lymphocytic colitis)というべきであること，コラーゲン大腸炎も顕微鏡的大腸炎の範疇に入るものだが，両者は病理形態学的に明らかに区別可能であると結論づけている．彼らの結論から，炎症性腸疾患(inflammatory bowel disease；IBD)との組織所見の違いを引いてみよう(表1)．

コラーゲン大腸炎とリンパ球性大腸炎はともに表層粘膜上皮内へのリンパ球浸潤がみられ粘膜固有層の炎症細胞浸潤(リンパ球，形質細胞，好酸球)があることは同じなのだが，決定的に異なるのは，上皮下膠原線維層の有無であることがわかる．

■ 病理形態

コラーゲン大腸炎の病理形態を要約すると，①直腸が侵されることは多いが直腸に変化がない場合がある．したがって，直腸とともに全結腸検索が必要である．②大腸粘膜表層上皮直下の膠原線維の帯状沈着．この沈着は陰窩周囲に及ばない．正常の膠原線維層の厚みは2〜7μmだが，コラーゲン大腸炎の診断を下した症例の厚みは10〜70μm．15μmを超えれば下痢が顕在化している．本症例では50〜100μmであった．③膠原線維の沈着は一様ではなく，場所によってその程度が異なり，斑状に出現する場合もある．したがって，大腸内視鏡下生検はできるだけ多くの場所から採取すべきだろう．④陰窩の障害を伴わない表層粘膜上皮の上皮内リンパ球の増加．この所見はリンパ球性大腸炎の重要な所見でもある．⑤沈着膠原線維はⅢ型コラーゲンである．

■ 同じ疾患の異型(variant)なのか？

今日，コラーゲン大腸炎は顕微鏡的（リンパ球性）大腸炎とともに語られることが多い．リンパ球性大腸炎からコラーゲン大腸炎に移行したとする報告もまれだが，ある．そのこともあり，両者は同じ疾患の異型だとする考え方も根強い．臨床的にはともに慢性の下痢で分泌性下痢(secretory diarrhea)であること，したがって，蛋白質喪失がなく全身状態が大きく損なわれることは少ない．中年に多くみられるが，コラーゲン大腸炎では10倍女性に多い．しかし，リンパ球性大腸炎に性差はない．

最近では，コラーゲン大腸炎の慢性水様性下痢の原因は，大腸粘膜上皮下の膠原線維の沈着による水分吸収障害が主因ではなく，併存する炎症が引き起こしているとし，炎症性下痢あるいは分泌性下痢に分類されている．確かに，抗炎症薬やステロイド剤で下痢の回数が減るという事実がある．疫学的にNSAIDsの常用との関連性がいわれ，腸管内腔のプロスタグランジン濃度上昇が下痢を引き起こしているともいわれる．また，食物アレルギーや胆汁が粘膜内に浸潤したリンパ球からのプロスタグランジン分泌の引き金を引いているという指摘もある．

膠原線維の沈着を考える

実に特徴的で謎めいた膠原線維（III型コラーゲン）の沈着である．膠原線維を産生するのは線維芽細胞だから，その関与を考えたくなるのは自然だろう．その1つに陰窩周囲の線維芽細胞(pericryptal fibroblast)のturnoverが停滞し，成熟し表層上皮下に移動した線維芽細胞が長期間存在し，コラーゲン合成が持続するとする膠原線維局所合成異常説がある．しかし，そもそもコラーゲン，とりわけIII型コラーゲンは炎症後の修復として局所に出現するコラーゲンである．とすれば，表層粘膜上皮と粘膜固有層の上層を場とする炎症が存在していたと考えることもできる．潰瘍性大腸炎や虚血性大腸炎，放射線大腸炎のように粘膜固有層の全域に炎症が起こるのではなく，粘膜のきわめて表層だけに炎症がとどまる，そんな炎症が先駆しているのではないか？　表層炎症性大腸疾患の代表は急性感染性大腸炎なのだが…．コラーゲン大腸炎の報告のなかに，急性炎症の併存や先駆を確認したもの，最初急性胃腸炎で始まり後に大腸炎が出現したとする報告もある．となると，膠原線維の沈着は結果であって，疾病の本体は炎症性大腸疾患と考えるべきではないか？

確かに，臨床的な事実を加味し，表層粘膜の炎症の修復(repair)の結果として膠原線維の沈着が生じたとする考え方は成り立つかもしれない．しかし，毎日多数の消化管粘膜生検標本や手術材料を顕微鏡下に観察している筆者は，この可能性はほとんどないと考えている．というのは，表層のびらんのごとき粘膜表面の些細な傷害は，膠原線維の出現をみることなく完全に修復されることを知っているからである．粘膜損傷の修復に膠原線維が出現するのは，少なくとも粘膜下層以下の傷害でしか起こらない．具体的には，Ul-II以上の潰瘍性病変，とりわけUl-III（固有筋層まで）とUL-IV（漿膜下層まで）の深い潰瘍では強い線維化が修復過程で出現してくる．表層を再生表層上皮が覆い瘢痕(scar)化すれば，膠原線維の収縮が起こり醜いひきつれを残す．そしてこの領域はただあるだけで，消化管としての機能は失われている．この事情は，何も消化管に限ったことではない．

では粘膜固有層の傷害の修復はどうなのか？

ここでの修復の主役は粘膜筋板を構成する平滑筋である．表層びらんで欠損した粘膜固有層の領域にこの平滑筋は立ち上がっていき，組織構造のフレームワークを担う．その間に傷害の結果生じた変性壊死物質はマクロファージと好中球が迅速な処理にあたり，傷害され欠損した現場に幼若な線維芽細胞が次々と出現し，毛細血管網を新たに形成していく．そして，十分な血液を導きながら間質液に富んだみずみずしい肉芽(granulation)

を形成する．と同時に，脱落した腺や表層上皮細胞は盛んに再生し，完全に復元される．この復元は形だけでなく機能的にも完全な復元である．そして，復元されることに確信がもてたころあいを確認するかのように，立ち上がって形態を維持していた平滑筋は，元の粘膜筋板におさまるのであ

NOTE1 いまだ臨床医の認知度の低いコラーゲン大腸炎

この大腸粘膜生検の組織像を見た筆者は，即刻，内視鏡を施行した消化器内科のM医師に連絡をとった．「先生，これはコラーゲン大腸炎だよ」「わー，そうですか！」．打てば響くような反応である．好酸球性大腸炎やアミロイドーシスを疑ってあえて正常粘膜から5か所生検した彼が自らの行動の正当性を認識し，その納得の言語表現と筆者はとる．

速やかにメサラジン1,500mgの投与が開始された．すると，1日6～7回あった水様性下痢が1日1回にまで減少．改善したところで2回目の大腸内視鏡が施行された（図6）．大腸直腸表層粘膜上皮直下の膠原線維層に量的な変化は認めなかった．

ところが，突然，脳梗塞を発症してしまった．かなり重症で意識レベルの低下もあり絶食にした途端，下痢が再燃．メサラジンを増量するが効果なく，ステロイドへ変更．しかし，ステロイドを減量すると下痢が再燃する．不本意ながら現在15mg/日で維持されている．意識は改善し，下痢回数は減少したものの，片麻痺と構音障害が残った．日常生活を障害してきた下痢の原因が解明されたにもかかわらず，新たな疾病の出現は提供しな

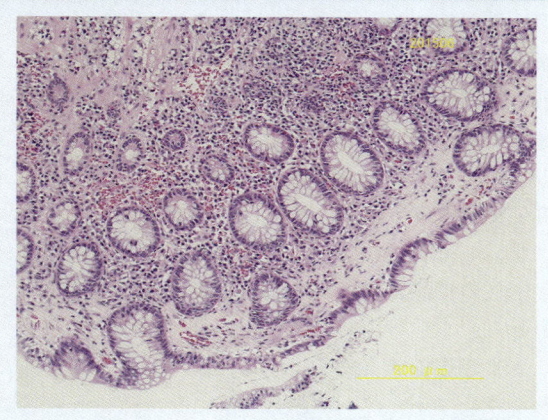

図6 メサラジン1,500mgの投与後の大腸粘膜（HE染色）
上皮下膠原線維の蓄積にさしたる変化はみられない．

ければならない医療の質の変更を余儀なくしている．

NOTE2 胃にもあるのでは!?

小腸にコラーゲンスプルー，大腸にコラーゲン大腸炎あり．とくれば，胃にもあってもいいのではないか？と想像することは自然だろう．存在するのである．胃の表層粘膜上皮下に膠原線維が帯状に沈着するコラーゲン胃炎（collagenous gastritis）が…．2006年までに20例の報告がなされており，最初の報告は1989年，Collettiらによる．コラーゲン大腸炎を伴うものと伴わないものがあり，前者は成人で下痢が主訴．後者は小児，若年で心窩部痛と貧血が症状である．組織像はコラーゲン大腸炎とまったく変わらない．ただし，胃粘膜の全域にみられるわけではない．2003年，滋賀医科大学グループが日本病理学会誌である『Pathology international』誌に"Collagenous gastritis in a young Japanese woman"として1例報告した．アトピー性皮膚炎をもつ22歳女性で，本邦初の報告である．そして，この症例は5年間経過観察され，その顛末が2006年の『胃と腸』誌6月号に掲載されている．

■ 文献

1) Colletti RB, Trainer TD : Collagenous gastritis. Gastroenterology 1989 ; 97 : 1552-1555
2) Cote JF, Hankard GF, Faure C, et al : Collagenous gastritis revealed by severe anemia in a child. Hum Pathol 1998 ; 29 : 883-886
3) Pulimood AB, Ramakrishna BS, Mathan MM : Collagenous gastritis and collagenous colitis ; a report with sequential histological and ultrastructural findings. Gut 1999 ; 44 : 881-885
4) Lagorce-Pages C, Fabiani B, Bouvier R. et al : Collagenous gastritis ; a report of six cases. Am J Surg Pathol 2001 ; 25 : 1174-1179
5) Kajino Y, Kusima R, Koyama S, et al : Collagenous gastritis in a young Japanese woman. Pathol Int 2003 ; 53 : 174-178
6) 小山茂樹，武田尚子，藤山佳秀，他：Collagenous gastritisの一例　本邦初報告例．胃と腸 2006 ; 41 : 1082-1088

る．つまり，傷害された粘膜固有層の修復過程における線維芽細胞の役割は，膠原線維をつくり出すことではなく，豊富な毛細血管網の構築と栄養に富んだ間質成分からなる肉芽の創出であり，完璧な組織再生を平滑筋とともに担うもう1人の主役として働いているのである．このような組織修復の病理総論的な事実から，上皮直下の粘膜固有層表層に膠原線維が沈着する現象は，炎症を含め表層粘膜損傷の修復の結果として出現したとは到底考えられないのである．実際，おびただしい数の胃および大腸粘膜生検材料を観察しているが，再生粘膜上皮下に厚い膠原線維帯を経験したことはない．筆者はむしろ，膠原線維帯の出現は線維芽細胞の機能異常による膠原線維局所異常産生説をとる．

さまざまな推論を刺激し，"曰く因縁"のさもありげなコラーゲン大腸炎だが，Lindstromが報告してすでに30年，その病理発生の原因はいまだ不明である．

■ 文献

1) Lindström CG : "Collagenous colitis" with watery diarrhea ; a new entity? Pathol Eur 1976 ; 11 : 87-89
2) Schein J : Syndrome of non-tropical sprue with hitherto undescribed lesions in the intestine. Gastroenterology 1947 ; 8 : 438-460
3) Weinstein WM, Saunders DR, Tytgat GN, et al : Collagenous sprue ; an recognized type of malabsorption. N Engl J Med 1970 ; 283 : 1297-1301
4) Lazenby AJ, Yardley JH, Giardiello FM, et al : Lymphocytic ("Microscopic") Colitis ; acomparative study with particular reference to collagenous colitis. Hum Pathol 1989 ; 20 : 18-28
5) Rams H, Rogers AI, et al : Clinical review Collagenous colitis. Ann Int Med 1987 ; 106 : 108-113
6) Jessurun J, Yardley JH, Giardiello FM, et al : Chronic colitis with thickening of the subepithelial collagen layer (collagenous colitis) ; histopathologic findings in 15 patients. Hum Pathol 1987 ; 18 : 839-848
7) Morson BC, Dawson IMP, et al : Morson & Dawson's Gastrointestinal Pathology. pp532-534, Blackwell Scientific Publication, Oxford, 1990

Chapter 7　Case 7

こんなところにこんな腫瘍が…（その1）
39歳，黒い臍の女性

診断に至る思考プロセス

history

　背が高くスリムでジーンズの似合う彼女は39歳．某大使館に勤務している．1年前から，自分の臍が大きくなって，しかも，黒いことに気づいていた．痛くも痒くもないのでどうということはないと放置していたのだが，半年前から少しずつ大きくなってきた．

　なにごとにもあまり頓着しない彼女なのだが，皮膚科を受診することにした．

　その臨床写真をみていただこう（図1）．

□ Key
①1年前から臍が黒く大きくなってきた

直感的に感じたことは

　臍をみると，確かに"臍の腫瘍"のようだ．しかも，まさに黒い．サイズは15×13×10 mm．しかし，表面は平滑でジクジクしていない．周辺の皮膚は盛り上がってはいるがきれいである（図2）．皮膚科の担当医は「この得体の知れない黒い腫瘍…．良性の皮膚付属器腫瘍だと思うが，汗腺系の腫瘍か？　アポクリン系の腫瘍か？　しかし，黒いではないか，まさか悪性黒色腫？　おっと，臍の悪性腫瘍といえば，ジョゼフ結節？…」．次から次へと鑑別診断が頭の中をかけめぐる．担当医は臨床経過を含め，直感的に悪いものではないと感じていたのだが，診断を確定するために4 mmパンチの皮膚生検を施行した．図3にそのルーペ像を示そう．

□ Key
①確定診断のために4 mmパンチの皮膚生検施行

生検材料の観察

　表皮と真皮に特別異常はないようにみえる．顕鏡すると，真皮深層の一角に，汗腺やアポクリン腺とは若干趣を異にする腺管とリンパ球浸潤を伴った浮腫状の間質がみられる（図4）．量的に少

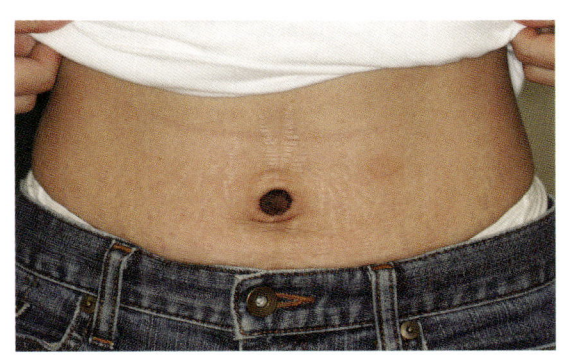

図1　黒い臍の女性

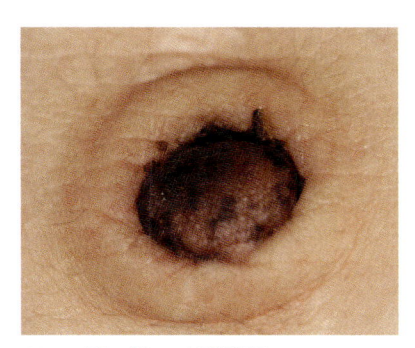

図2　黒い臍の肉眼所見
周堤をもつ黒い腫瘍だ．

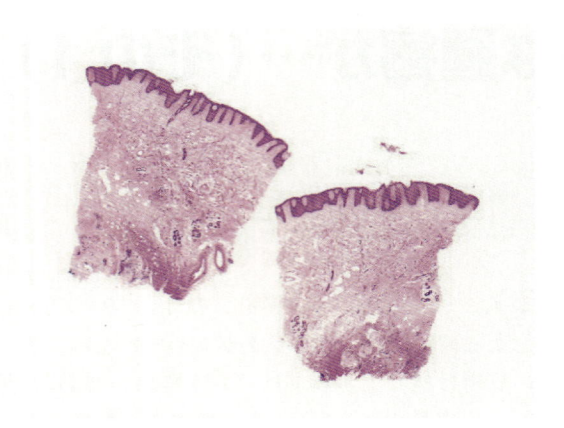

図3　4mmパンチ生検ルーペ像

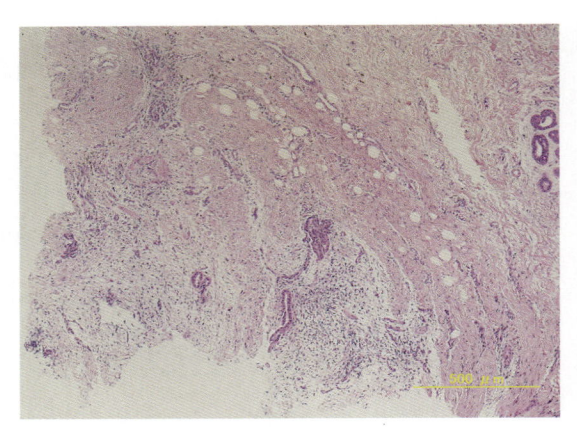

図4　4mmパンチ生検組織像
真皮深層に，皮膚付属線とは趣を異にする腺管とリンパ球浸潤を伴った浮腫状の間質がみられる．

ないのと人工的な挫滅がかかっていたので，腫瘍成分かどうかの判断は放棄した．後で振り返ってみると，この少量の成分こそがその本体をとらえていたのだが…．

□ Key
①気になる腺管，②リンパ球浸潤を伴った浮腫状の間質

生検をもう一度

■ ルーペ像

担当医に，もう少し深くより多くの組織を生検してもらうよう依頼した．即刻，今度は14×6×5mmのしっかりとした紡錘形皮膚生検(spindle skin biopsy)の標本が提出されてきた．その割面をルーペ像で示そう(図5)．
この割面では，主に真皮深層を中心に，そして，一部中層に及ぶ異質な領域がとらえられている．その領域には大小の腺管が散在し，周辺の間質はエオジンの取り込みが少なく淡い色調である．

□ Key
①再生検を依頼，ルーペ像では真皮深層(一部中層に及ぶ)に腺管が散在

■ 組織像

組織像をみてみよう(図6)．
腺管は大小さまざまで，管状のものから拡張し分枝するものまで多彩である．内腔を覆う上皮は，扁平，立方状，円柱状の単層上皮でこれまた多彩である．この"多彩性(heterogenicity)"は"腫瘍(neoplasia)にはそぐわない"な…．と思いながらさらに観察を続ける．腺管内腔には粘液を容れてはいない．上皮の核の異型性は軽度である．そして，これらの腺管を取り巻く間質は浮腫状で線維芽細胞様の紡錘形細胞がパラパラと浮いている．

□ Key
①腫瘍にはそぐわない腺管および上皮の多彩性，②腺管内腔には粘液を容れてはいない，③上皮の核の異型性は軽度，④腺管を取り巻く間質は浮腫状で線維芽細胞様の紡錘形細胞が浮いている

■ 思考は悪性へ悪性へと

どこかでみたような組織像だが…．しかし，気がかりなのは，2か所に壊死巣をみることである(図5の→)．
皮膚の真皮深層にあってはならない腺管が存在している．そして，汚い小さな壊死巣が確認され

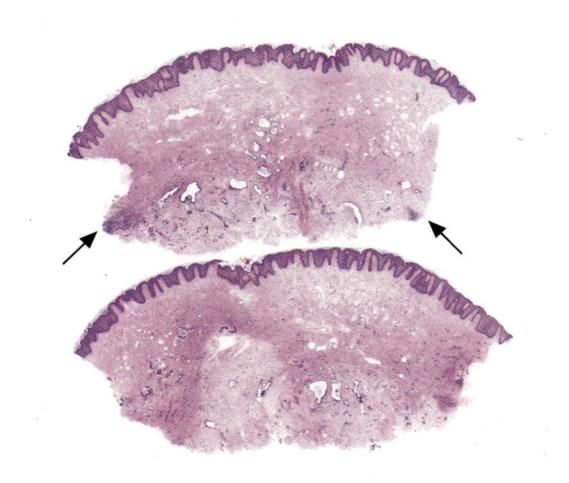

図5　紡錘形切除標本のルーペ像
真皮深層に不規則な腺管が散在する．皮膚付属器の腺管にしては深すぎる（→は壊死巣）．

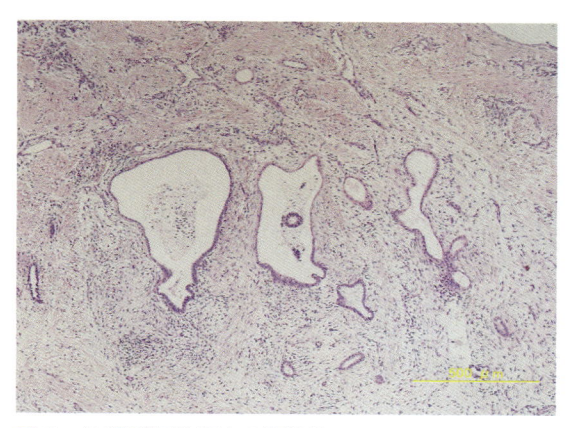

図6　紡錘形切除標本の組織像
一層の円柱あるいは立方上皮からなる不規則な腺管がリンパ球を伴う浮腫状の間質に囲まれてみられる．上皮細胞の異型性はほとんどない．しかし，2か所に壊死がみられる（図5の→）．

る．しかも，臍．即座に，これは腺癌の皮膚浸潤ではないかと考えた．となると，腹腔内の顕在化していない腺癌からの転移か，尿膜管（urachus）の遺残から発生した尿膜管癌の浸潤か…．思考は悪性へ悪性へと移っていく．この思考の流れは容易には止まらない．

□ **Key**
①2か所に壊死巣，②真皮深層に腺管が存在，③腺癌の皮膚浸潤を疑った

臨床への報告

報告は，「真皮深層の構造異型腺管の増殖，腺癌の浸潤を否定できない．尿膜管由来の腺癌あるいは腹腔内の腺癌の皮膚転移を鑑別する必要がある」とした．そして，皮膚科担当医に，確実な診断と今後の対処を決定するためにも腫瘍全摘出術をすべきであると話す．MRIでは腹膜に浸潤している所見はなく，CTでも卵巣や消化器系の腫瘍の存在は確認されなかった．腫瘍マーカーの上昇も認めない．だから，臨床経過と臍を実際みている皮膚科医は"悪性"という印象をあまりもっていなかったのだが…．

□ **Key**
①確定診断と今後の対処決定するため腫瘍全摘出術を検討，②MRI，CT，腫瘍マーカーで異常を認めず

全摘出術が施行された

女性であり，場所が場所だけに，形成外科の応援を頼み，ぎりぎりの断端での全摘出術が施行された．開腹せずの摘出である．良性疾患の可能性を配慮し，摘出材料の検討で悪性なら追加切除を考えるという方針で，広範切除（wide resection）を避けたのである．

□ **Key**
①良性疾患の可能性を配慮し開腹せずに摘出

摘出標本の観察と検討
臍の黒い理由

図7がその摘出標本ルーペ像である．HE染色とアザン染色で提示しよう．

術前に施行されたspindle skin biopsyでみられたのと同じ異型腺管が真皮深層を中心に広がっ

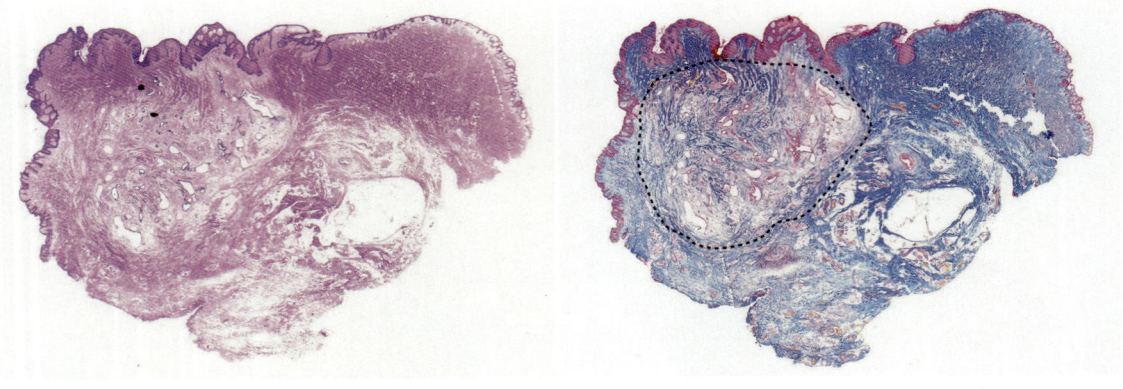

図7　腫瘍全摘出標本ルーペ像
a：HE染色，b：アザン染色
右下には紡錘形切除による組織欠損（穴）がみられ，それに隣接して同様の異型腺管の広がる領域がみえる（破線で囲んだ領域）．

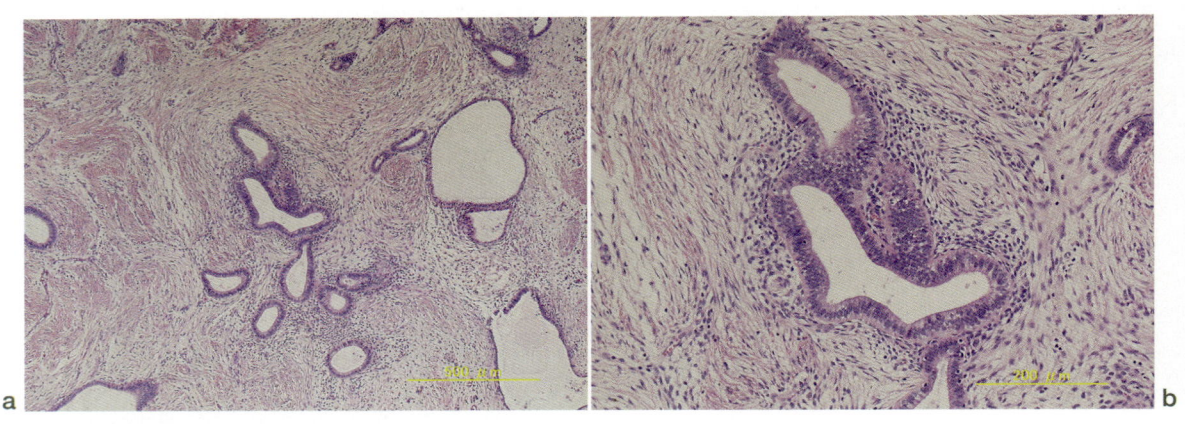

図8　腫瘍全摘出標本の組織像
なんだこれは，腺管と間質で構成される子宮内膜（endometrium）そのものではないか．

ている（図7の黒線で囲んだ領域）．右下方の領域の組織欠損部は術前生検の痕である．組織像をみると，多彩な腺管構造をみるが，必ず，その腺管の周囲には紡錘形細胞を伴う浮腫状の間質がみられる．そして，リンパ球の浸潤を伴っているものが多い．つまり，この組織構築は，腺管成分と紡錘形細胞からなる間質でできあがった二細胞パターン（2 cell pattern）をとっているということになる（図8）．腺癌の浸潤ではこのような構築をみることはまずない．そして，円柱上皮で被覆された腺管部分をみると，まさに，腺管と間質で構成される子宮内膜（endometrium）ではないか．ところどころに，正常分裂像が腺管内腔側にみられ

る．つまり，増殖期子宮内膜の腺管形態である．少数だが内腔に血液を容れている腺管がある．間質の毛細血管が目立つものもある．そして，間質にヘモジデリンの沈着もある．これが"黒い"色調の原因だったのだ．

◻ Key

①ルーペ像では異型腺管が真皮深層を中心に広がっている，②組織像では腺管成分と紡錘形細胞からなる間質で構築された2 cell patternをとっている，③間質にヘモジデリンの沈着

開腹せず全摘出したので，腹膜の状況を肉眼的に直接観察していないので断定はできないが，画

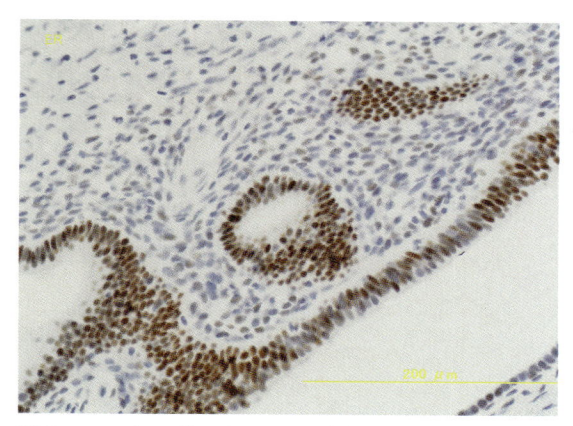

図9　エストロゲンホルモン受容体免疫染色

像所見をあわせ考えると，皮膚真皮深層から皮下組織(subcutis)に発生した子宮内膜症(endometriosis)と考えられる．疼痛の訴えがなかった原因の1つは，痛覚受容体である無髄神経終末の分布領域である真皮浅層や表皮に病巣の主座がなかったためだろう．しかも，炎症反応があまり強くない．

月経周期に同期した内膜組織反応はあったと考えられるが，強いものではなかったようだ．確認のため，子宮内膜のホルモン受容体の免疫染色を行った(図9)．エストロゲン受容体は明らかに腺管上皮細胞核に強陽性である．間質細胞(stromal cell)の核にも散在性に淡く染まっている．プロゲステロン受容体は腺管上皮細胞核に淡く染まり弱陽性であり，間質細胞の核にはエストロゲン受容体より強い発現がみられる．

□ Key
①子宮内膜のホルモン受容体の免疫染色を実施，②エストロゲン受容体は腺管上皮細胞核に強陽性，③プロゲステロン受容体は腺管上皮細胞核に弱陽性，間質細胞の核には強い発現

「悪性を疑う」ことと「良性と断定する」こと

最初の4mmパンチ皮膚生検，次いで，spindle skin biopsy，そして，全摘出標本を1つの流れとして眺めれば，4mmパンチ生検の段階で子宮内膜症の片鱗をとらえていた．次のspindle skin biopsyでは子宮内膜症の診断が可能であったことがわかる．

ところで，皮膚科担当医の組織診断申込書には「子宮内膜症の治療歴あり」と記載されていた．この記載を筆者は見逃していたのだが，このことを肝に銘じて組織をみたとき，果たして，"臍"の子宮内膜症という連想が浮かんだかどうか…．甚だ心許ないものがある．

自らが他者(母親)から生まれ出た唯一の証である臍．免疫学的には母と子が異物として一定の期間同居していたところ．そんな臍が身体の正中線上の"ど真ん中"にあるということも筆者の通常の思考を惑わすことにつながる．この正中線上の領域に発生する腫瘍性病変は，一般的な癌腫(carcinoma，体細胞由来の上皮性悪性腫瘍)とは異なって加齢とは関係なく，遠い昔の遺伝的な素因の窓口として胚細胞とのかかわりを想起させる特別な場所なのだから，想像力を逞しくしなければ了解できる診断を手に入れることは難しい．

どうしてもシナリオが悪い方向に向くのは，人情だろう．"悪性を疑う"ことより"良性だと断定する"ことのほうがはるかに難しい．病理診断にかかわる者は，over diagnosisをいかに避けるかが最も重要だと筆者は考えている．つまり，under diagnosisよりover diagnosisのほうが罪が深いという立場である．癌でないものを癌だと診断すれば，over surgeryとなる．しかし，癌を癌でないと診断したとしても，後で，追加手術をすればいい．2〜3週間遅れの追加手術で腫瘍が2倍に大きくなるわけでもなく，大勢に大きな影響はなかろう．

後述するが，子宮内膜症から子宮内膜癌や明細胞癌(clear cell carcinoma)が発生することがある．だから，今後の彼女の人生において，癌の発生母地を削ぎ落としたという点でも，今回の対応はそれなりに意味があったとしていいだろう．

形成外科医に支援を仰いだこの手術は，最小限の侵襲に終わった．"黒い臍"は姿を消し，今では浅い陥没の新たな臍に変わっている．当人は，

> **MEMO　生まれ変わった臍**
> 　当院形成外科　増澤源造部長による苦心の臍形成術の結果，ジーンズの似合うスリムな彼女は，新たな臍（図10）で今後の人生を歩むことになる．

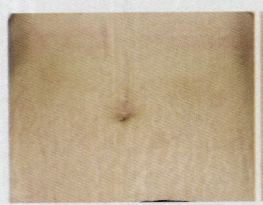

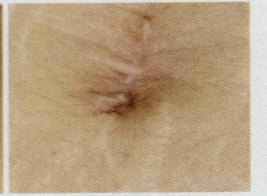

図10　新たな臍

この新しい臍にいたく"満足"しているそうな（MEMO 参照）．

病理形態学からの結論

臍の子宮内膜症
endometriosis of the umbilicus

▶ 関連科：皮膚科・婦人科・形成外科・病理科

考察

子宮内膜症とは

　子宮内膜組織が子宮の内膜ではなく，子宮筋層内にその内膜と非連続に存在する場合，（子宮）内性子宮内膜症（endometriosis interna）という．通常は，子宮腺筋症（adenomyosis）という．そして，子宮内膜が子宮外に認められる場合，（子宮）外性子宮内膜症（endometriosis externa）といい，これを子宮内膜症（endometriosis）という．いわば，異所性（ectopic）に子宮内膜を認める状況である．本症例は"臍"という正中線上の特別な皮膚領域に出現した子宮内膜症である．

　エストロゲン依存性疾患と位置づけられる子宮内膜症は，婦人科疾患のなかでも最も頻度の高いものの1つであり，生殖年齢女性の10～15%にみられる．月経困難（dysmenorrhea）と腹痛あるいは骨盤痛（pelvic pain）とを二大症状とし，その発生する場所によりさまざまな臨床症状が現れ一筋縄ではいかぬ疾患である．また，子宮内膜症患者の30%以上に不妊症（infertility）がみられることも，この疾患の重要な側面である．

　最近では，エストロゲン過剰とプロゲステロン欠乏のホルモン環境が子宮内膜症の増強に関与し，そのことが子宮内膜症に必ずつきまとう局所炎症と相まって，子宮内膜症の癌化（malignant transformation）を起こし得ることが指摘され，報告例が増加している．とりわけ卵巣の子宮内膜症からの子宮内膜癌（endometrioid carcinoma）と明細胞癌の発生である．疫学的な研究でも子宮内膜症の女性は乳癌，卵巣癌，非 Hodgkin 悪性リンパ腫の発生頻度が高い．

■ 背が高くスリムな女性

　子宮内膜症の女性は，"背が高くスリム"だといわれる．そして，初潮が早く，月経周期が短く，月経困難があるという．このような状況を Cramer らは"子宮内膜症表現型（endometriosis phenotype）"と呼んでいる．"背の高いやせ形"ということは，遺伝的な素因の存在を暗示する．事実，新潟大学産婦人科の Kashima らは339例の子宮内膜症女性を調査し，その姉妹の8.8%に

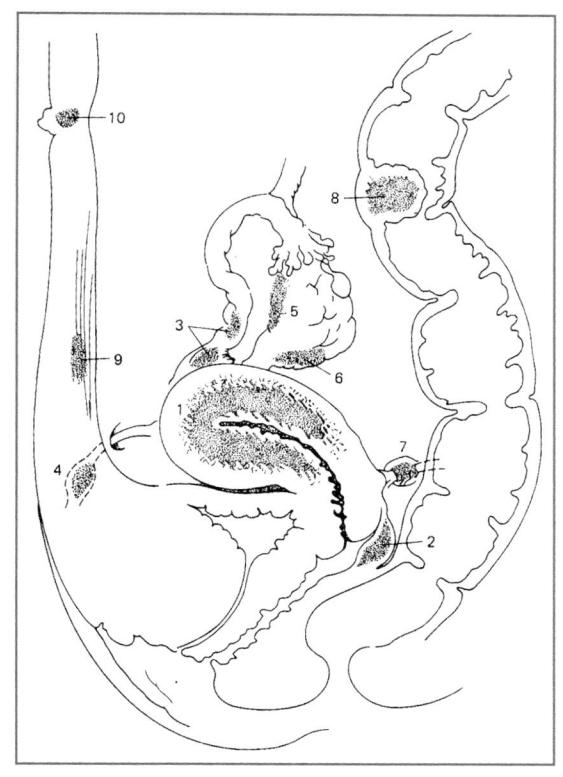

図11 子宮外性内膜症の骨盤内および腹部の発生部位（Blaustein 教科書と Javert 論文から）
1：子宮筋層，2：直腸腔中隔，3：卵管，4：皮膚（恥骨部），5，6：卵巣，7：子宮靱帯，8：消化管壁，9：腹壁手術瘢痕，10：臍．

〔Blaustein A : Pathology of the Female Genital Tract, 2nd ed. Springer-Verlag, New York, 1982, Javert CT : Pathogenesis of endometriosis based upon endometrial homeoplasia, direct extension, exofoliation, and implantation ; lymphocytic and hematogenous metastasis(including 5 case reports of endometrial tissue in pelvic lymph nodes). Cancer 1949 ; 2 : 399〕

子宮内膜症の発症を確認している．対照では1.5%だった．どうも，子宮内膜症の発生には遺伝的な因子も関与しているようだ．そういえば，本症例の彼女も背が高くスリムだった．そして，3年後，彼女の妹が，卵巣の子宮内膜症で手術を受けたことを追記しておこう．

■ 尋常ならざる異所性

一言で異所性といっても，子宮内膜症の異所性は尋常ではない．1949 年の Cancer 第2巻の Javert 論文と有名な Blaustein の『婦人科病理学テキスト』をのぞいて，その尋常ならざる異所性を実感してみよう．

最も多いのは骨盤内子宮内膜症である（図11）．その80%は卵巣，とにかく卵巣は子宮内膜症の最も好発する場所として揺るぎないものがある．次いで卵管，子宮靱帯，直腸腔中隔（rectovaginal septum）と続く．しかし，骨盤以外となるとその頻度は激減し，その報告は消化管，子宮頸部，腟，大陰唇，皮膚，臍，腹壁手術瘢痕，鼠径部，膀胱壁，腎臓，骨盤内リンパ節，四肢，肺，胸膜の順に低下していく．

この子宮内膜症の出現場所の多様性が，臨床症状の多様性を生み出すのみならず，その病理発生に対する興味をそそってきたことは当然のなりゆきだろう．だから，古来，子宮内膜症は最もミステリアスな疾患の1つとして取り扱われてきた．なにしろ，良性疾患なのに，"転移(metastasis)" という悪性専門用語を用いねばならないほど神出鬼没で，上記のごとくさまざまな場所に出現するのだから…．おそらく，子宮内膜症を最初に診た医師は，子宮内膜組織が遠隔に"転移"したとしか理解できなかったのだろう．しかし，癌のようにその人の命を奪うことはない事実に遭遇し，さらに困惑したに違いない．

その男性の名は Sampson

ここに，1人の頑固一徹な医師がいる．米国ニューヨーク州のオールバニー（Albany）病院の婦人科病理医，John Albertson Sampson である．

生年は 1873 年．南北戦争が終結しリンカーンの奴隷解放宣言後8年，欧州ではビスマルクがフランスを圧倒し続けた普仏戦争，日本では明治6年，政府内の征韓論派が敗退し官僚独裁が固まり民衆蜂起が激化した頃の生まれだ．夏目漱石（1867-1916）より6歳年下である．そして，米ソ冷戦が始まった 1947 年（昭和 22 年），73 歳で亡くなった．

この Sampson は 47 歳から死亡する1年前の 72 歳まで，一途に子宮内膜症の論文を発表し続けている．1921 年から 1946 年の 25 年間だ．1921 年といえば第一次世界大戦が終結して3年

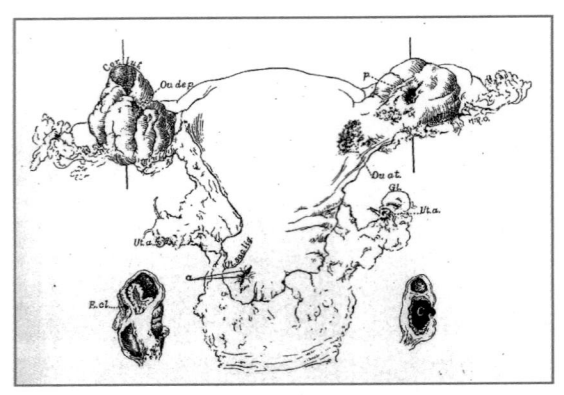

図12 1921年のSampsonの論文にみる卵巣の子宮内膜症の描写

〔Sampson JA : Perforating hemorrhagic(chocolate)cysts of the ovary ; their importance and especially their relation to pelvic adenomas of endometrial type("adenomyoma"of the uterus, rectovaginal septum, sigmoid, etc). Arch Surg 1921 ; 3 : 245–323〕

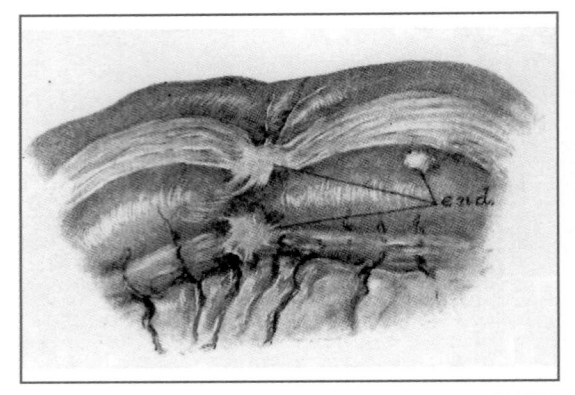

図13 1925年のSampsonの論文にみるS状結腸漿膜面に発生した子宮内膜症の写実的な絵

〔Sampson JA : Inguinal endometriosis(offen reported as endometrial tissue in the groin, adenomyoma in the groin, and adenomyoma of the round ligament). Am J Obstet Gynecol 1925 ; 10 : 462–503, 595–597〕

後であり，中国共産党が結成された年である．その1年後，イタリアではムッソリーニがファシズム政権を樹立し，日本では日本共産党と全国水平社が結成された．1923年は関東大震災だ．1933年ドイツのナチス政権が成立，1936年二・二六事件，そして，第二次世界大戦．まさに戦争と貧富の差を背景にした思想対立の時代．日本では近代，世界史的にみれば資本主義世界の帝国主義段階といわれる時代に，彼は世の喧嘩を無視したかのごとく，ただひたすら子宮内膜症の論文を書き続けるのである．

今から80年以上前の彼の論文をのぞいてみた．ことごとく単著である．現代では10ページを超える論文は少ないが，当時の論文は30，40，50ページは当たり前．電子顕微鏡や免疫染色，はたまた分子生物学的な手法などなにもなかった時代．見て触って臭いを嗅いで，まさに己の眼と手と鼻だけを頼りに，眼前の事実をいかに正確に伝えるか，そして，どんなことが推論できるのか，実に，眼光紙背に徹する想像力に満ちあふれた記述である．彼の論文は40〜60ページに及ぶ膨大なもので，通読は大変だった．しかも，文献複写で取り寄せてみると，1論文1,500〜2,000円もかかる．昔を知るには"銭"もかかるということか，と深いため息をつく．しかし，その彼の論文

の特徴は1つの論文に60〜70枚を超す手書きの絵と写真が駆使されていることである．筆者は1800年代後期の論文を読んだことがあるが，それでもこれほど視覚を刺激する数の絵が挿入された論文を経験したことはない．Sampson自身の手によるものではないが(絵にはM.R.Oliverというサインが入っている)，その絵は精緻を極め，写真は弱拡大がほとんどで強拡大のものは限られている．人体病理学の基盤に立つ肉眼解剖にこだわった彼の面目躍如たるものがある．ちなみに1，2枚みてみようか(図12, 13：1921年，1925年Sampsonの論文から引用)．

シンプルに描かれた線画は両側卵巣の子宮内膜症と子宮内膜嚢腫(endometrial cyst)，克明な写実画はS状結腸の漿膜面に認める3つの瘢痕化した子宮内膜症だ．説明はいらないだろう．

■ Sampsonの"逆行性月経説"とNovakによる批判

Sampsonが子宮内膜症の有名な"逆行性月経説(retrograde menstruation theory)"を世に問うたのは1927年である．周期的に破壊脱落する子宮内膜組織が卵管を逆行して腹腔内に至り，骨盤内腹膜に着床(implantation)するというものである．説得力のあるこの学説は，だが，当時の産

科婦人科学会から認められることはなかった．そのような現象はあったとしてもまれなもので，臨床的にきわめてよくみられる子宮内膜症の成因とは考えられないというものであった．

　かの有名な産婦人科教科書に名を残すジョンズ・ホプキンス大学医学部産婦人科学教室のNovakですら彼の学説を支持しなかったのである．そのNovakは次のように書く．「正しいのか間違っているのかはひとまず置くとして，彼の学説が多くの研究と議論を刺激したことは確かだ．しかし，骨盤内子宮内膜症の発生に月経の逆流がかかわっているとすることに対しては多くの疑義がある．正常月経と同じように逆流が"生理的"に起こっている（a physiological process, like menstruation）とするなら，病理学的で明らかな症状をもつ子宮内膜症がもっと高頻度に発生するはずではないか．だから，このような生理現象が子宮内膜症の原因だとにわかに信じることはできない（in truth, it would seem hard to believe）．月経期女性の手術をかなり手がけている私だが，これまで一度だって血性腹水をみたことはない（I had never personally observed it）．それでも私は，通常，月経が始まったばかりの時期の女性の手術に際して，その卵管を"あえて"しごいてみたが，極少量の血液を確認できたにすぎない」．

　Sampsonの逆行性月経説に対する感情むき出しの批判だが，それなりの理性的な批判を放棄していない態度は，さすがNovak．しかし，畳みかけるようにその批判はエスカレートする．曰く「脱落した子宮内膜は速やかに変性・壊死に陥っているわけで，そんな（半分死んでいる）脱落子宮内膜が逆行性に腹腔内に移動し，腹膜に着床して増殖するなんて土台無理な話ではないか」と投げかけ，最後は「子宮内腔と腹腔に瘻孔（uteroabdominal fistula）を作成したサル実験でも骨盤内子宮内膜症は発生しなかった事実がある」と，Novakは，それこそ今でいう"実験系"でのエビデンスで止めを刺す．ところが，Sampsonはといえば，どこ吹く風と，めげずにわが道を行くというわけだ．

　そのSampsonはまた，リンパ節の子宮内膜症の存在からリンパ行性のルート（lymphatic channel route）を，さらに皮膚や肺・胸膜の子宮内膜症の存在から血行性ルート（hematogenous route）をも考えていた．

■ 生前中に受け入れられることがなかったSampsonの学説

　しかし，世の常だが，Sampsonもまた彼の学説が生前中受け入れられることはなかった．

　彼の死後2年目の1949年，コルネル大学の産婦人科医Javertは骨盤内リンパ節の子宮内膜症の自験5例とともに子宮内膜症の成因論を展開している．図11，14は彼の論文の図を参考にして書かれたBlausteinの教科書から引用したものである．皮肉にも彼の論文はSampson学説を支持する内容である．

　しかし，逆行性月経説（Retrograde menstruation theory）が決定的に証明されるにはさらに30年以上の時間が必要だった．

　ノースカロライナ大学医学部産婦人科教室のHalmeらは1984年『Obstetrics and Gynecology』誌の8月号に「健常女性と子宮内膜症女性における逆行性月経（Retrograde menstruation in healthy women and in patients with endometriosis）」を発表した．卵管が開存しており骨盤内に異常のない健常女性181名，両側卵管結紮術を受けている78名，不妊あるいは慢性の骨盤痛に苦しめられている103名を対象としたもので，腹腔鏡によって採取された腹水の詳細な研究である．月経期にある健常女性の90%に腹水中血液が確認された．また，子宮内膜症の月経期女性でも90%に腹水中血液を認めた．しかし，卵管が閉塞している場合では腹水中血液が認められたのは15%にすぎなかった．彼らは，「卵管が開存している女性では，月経期に卵管を経由して血液が腹腔内に逆行性に出現することは，きわめて一般的にみられる生理現象である」という結論に達したのである．そして，この論文は，"生理的"逆行性月経があっても，臨床的に子宮内膜症として姿を現すのはその一部であり，すべてが子宮内膜症を発症するわけではないことをも示したわけである．

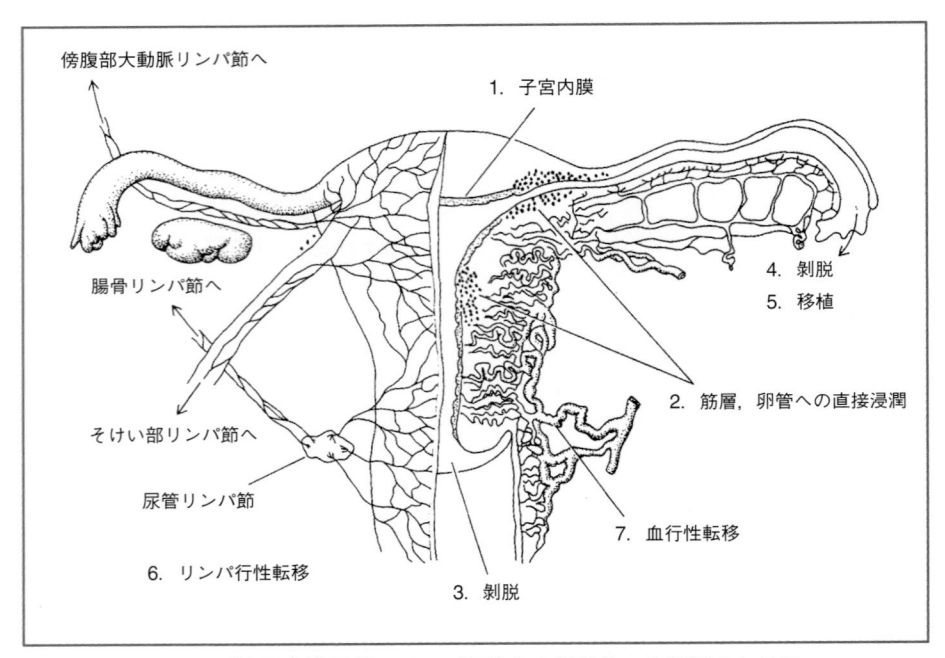

図14 子宮のリンパ管と血管解剖—リンパ行性と血行性ルート理解のために
(Blaustein A : Pathology of the Female Genital Tract, 2nd ed. Springer-Verlag, New York, 1982)

時代は移る
環境因子と遺伝的因子を見据えた病態生理の解明へ

　そして，1980年代以降，逆行性に腹腔内に"生理的に"放出された子宮内膜組織だが，いわば腹腔内の異物に違いないわけで，マクロファージによる正常な貪食作用により当然処理されてしかるべきもののはずである．しかし，処理を免れしっかりと腹膜に着床し増殖して子宮内膜症へと変貌していくための環境因子と遺伝的因子を見据えた病態生理の解明へと時代は移っていく．

　腹腔内マクロファージやリンパ球(特に，NK細胞の機能異常)をはじめとする細胞性免疫の役割の研究，子宮内膜症病巣ではアロマターゼの発現が上昇しているとか，局所的なエストラジオールの増加がプロスタグランジンE_2濃度の上昇を介してアロマターゼ合成をさらに刺激しているといったエストロゲンホルモン代謝系の研究が進んでいる．また，血管新生が子宮内膜や子宮内膜症の存続に重要な役割を果たしていることは今日広く認められており，分子生物学的な血管新生や抗血管新生治療(antiangiogenic therapy)の研究が進行している．また，遺伝子表現型プロファイル(gene expression profile)をDNAマイクロアレイで分析した報告もなされている．それは子宮内膜症組織からレーザマイクロダイセクション(laser microdissection)で捕獲した子宮内膜症上皮細胞とstromal cellを別々に分析したもので，子宮内膜症の間質細胞では血小板由来成長因子受容体α(platelet-derived growth factor receptor α；PDGFRA)を介したシグナル伝達系が障害されており，上皮細胞ではアロマターゼ発現の抑制因子が障害されエストロゲン局所産生が高まっているという結果が得られている．

　しかし，子宮内膜症のすべてがこの逆行性月経説で説明できるわけではない．リンパ節子宮内膜症はリンパ行性"転移"，皮膚(臍を含み)や肺や胸膜の子宮内膜症は血行性"転移"として理解していいだろう(図14)．

　ところが，子宮内膜症は，きわめてまれだが，

月経の始まっていない少女(premenarcheal girl)や男性にも発生するのである．このような例は，逆行性月経説，リンパ行性・血行性転移説で説明はつくまい．

兵どもが夢

古の1885年，あのvon Recklinghausenはヴォルフ管遺残由来説を唱えた．1925年，Cullenはミュラー管遺残由来説を提起した．そして，今日でも捨てがたい学説として残っているのが，腹膜中皮化生説(celomic metaplasia theory)で，1898年にIwanoffが，そして，1909年にMeyerが提唱したものだが，1942年にGruenwaldが記載している．少女や男性の子宮内膜症の組織発生を説明するには，今のところ，この中皮化生説かCullenのミュラー管遺残由来説を引くしかないだろう．ところで，さきほどのNovakはこの腹膜中皮化生説が大好きだった．なにしろ，提唱者のIwanoffとMeyerを"its strongest champion"と誉めあげているのだから．どうもNovakはスーパーマンのように強い人が好きだったようだ．

縷々述べてきたが，卵巣の子宮内膜症でよくみられるチョコレート囊腫(chocolate cyst)は，Sampson's cystの別名があることを最後に記しておこう．彼の生前の努力はこの名称として歴史に残っている．しかし今では，権威主義的だと，この診断名を使う婦人科医や病理医はいなくなってしまったのだが…．さらに今日何かと報告の増

NOTE 血気胸と胸腔内子宮内膜症…もう1つの病因論

自然気胸(spontaneous pneumothorax)は，若年者に好発するよくある疾患である．しかも，"背の高いスリム"な体型に多い．"背の高いやせ形"といえば子宮内膜症表現型(endometriosis phenotype)の1つだったが…．偶然の一致か？　ところで，自然気胸は胸膜のブラやブレブの突然の破裂によるものだが，よく似た気胸が胸腔内子宮内膜症によって引き起こされることがある．月経期気胸(catamenial pneumothorax)と呼ばれるきわめてまれな状況であるが，生殖年齢女性の気胸の原因として記憶しておいていいだろう．

Medlineを駆使したレトロスペクティブな分析だが，Josephらは，なんと110例の胸腔内子宮内膜症を集め分析している．臨床像は，気胸(73％)，血胸(14％)，喀血(7％)，胸部X線上の肺結節影(6％)である．そのほか，片側性の月経時胸痛や縦隔気腫もある．これらの臨床像をひっくるめて胸部子宮内膜症症候群(thoracic endometriosis syndrome ; TES)と呼ぶ．症状の出現は月経開始後24〜48時間以内である．

しかし，注目すべきなのは，胸部X線上の肺結節影症例を除く103症例の90％以上が右胸腔に発生していることである．しかも，右胸腔TES症例は骨盤内子宮内膜症(pelvic endometriosis)を伴っており，骨盤内子宮内膜症発症後，およそ5年後に右胸腔内TESを発症している(気胸が最も多い)．"5年経って，みんな忘れた頃にやってくる"のである．このことは，なぜ子宮内膜組織が胸膜に出現するのか，そのルートの考察に重要なヒントを与える．

横隔膜欠損説である．右側に存在することの多い先天性横隔膜欠損(congenital diaphragmatic defect)が腹腔と右胸腔の通路となっており，骨盤内子宮内膜症の組織が右胸腔に達し胸膜に着床するというものである．説得力のあるセオリーだ．肝硬変の腹水が右胸水を伴う場合やMeigs症候群にみられる右胸水もこの横隔膜欠損説で説明できるだろう．事実，この横隔膜欠損を閉鎖することによって月経期気胸の再発を防止できたとするSlaskyらの報告もある．

しかし，両側性月経期気胸例や肺の実質に結節として出現する子宮内膜症は横隔膜欠損説では説明がつかない．当然，血行性転移を考えるべきだ．確かに，子宮内膜症は一筋縄ではいかないようだ．

■ 文献

1) Joseph J, Sahn SA : Thoracic endometriosis syndrome ; new observations from an analysis of 110 cases. Am J Med 1996 ; 100 : 164-170
2) Slasky BS, Siewers RD, Lecky JW, et al : Catamerial pneumothorax ; the role of diaphragmatic defects and endometriosis. Am J Roentgenol 1982 ; 138 : 539-642
3) Magzlin TA, Stevens FL : Meigs' syndrome ; case report and review of the literature. J Int Coll Surg 1964 ; 42 : 252-253
4) Lieberman FL, Hidemura R, Peters RL, et al : Pathogenesis and treatment of hydrothorax complicating cirrhosis with ascites. Ann Intern Med 1966 ; 64 : 341-351

えている子宮内膜症由来の卵巣癌だが，80年以上前，1925年，すでに彼は卵巣子宮内膜症に由来する卵巣癌(endometrioid adenocarcinomaだった)の報告をもしているのである．

とまれ，子宮内膜症を語るとき，John Albertson Sampsonは忘れてはならない医師の1人であることには間違いない．

筆者は，今後，卵巣の"チョコレート"嚢腫(もっとも，病理では子宮内膜嚢胞と記載するが)と診断するとき，括弧づきで(Sampson's cyst)と付記することにしよう．"チョコレート"もいいが，人の名前のほうが連綿と続く人々の歴史を実感できるように感じるからである．

もう二昔，そう，20年も前のことだが，筆者が東大病理学教室で学んでいた頃，悪性リンパ腫で有名な，あのLennertのもとに留学した人体病理学の碩学，故毛利 昇先生と秋の夕暮れにディスカッション顕微鏡でリンパ節を観察していたときのことだ．どこのリンパ節だったかさっぱり忘れてしまったが，小さなリンパ節の一角に，わずかたった1つの腺管を見つけた．「先生，腺癌のメタですね！」と思わず得意げに言葉を発した．と，「井上君，リンパ節にグランド(gland，腺管のこと)をみたときにはね，腺癌の転移とすぐ言っちゃいけないんだよ．子宮内膜症ということもあるからね」．小さな声でぼそぼそと，筆者の気負った言葉を先生は軽く受け流したものだ．あのときの記憶が鮮やかに，懐かしく，そして，凛と蘇る．

■ 文献

1) Blaustein A : Pathology of the Female Genital Tract, 2nd ed. Springer-Verlag, New York, 1982
2) Gompel C, Silverberg SG : Pathology in Gynecology and Obstetrics, 4th ed. JB Lippincott, Philadelphia, 1994
3) Cramer DW, Missmer SA : The epidemiology of endometriosis. Ann NY Acad Sci 2002 ; 955 : 11-22 ; discussion 34-16, 396-406
4) Ness RB : Endometriosis and ovarian cancer ; thoughts on shared pathophysiology. Am J Obstet Gynecol 2003 ; 189 : 280-294
5) Kashima K, Ishimaru T, Okamura H, et al : Familial risk among Japanese patients with endometriosis. Int J Gynaecol Obstet 2004 ; 84 : 61-64
6) Javert CT : Pathogenesis of endometriosis based upon endometrial homeoplasia, direct extension, exfoliation, and implantation ; lymphocytic and hematogenous metastasis(including 5 case reports of endometrial tissue in pelvic lymph nodes). Cancer 1949 ; 2 : 399
7) Sampson JA : Perforating hemorrhagic(chocolate) cysts of the ovary ; their importance and especially their relation to pelvic adenomas of endometrial type ("adenomyoma"of the uterus, rectovaginal septum, sigmoid, etc). Arch Surg 1921 ; 3 : 245-323
8) Sampson JA : The life history of ovarian hematomas (hemorrhagic cysts)of endometrial(Mullerian)type. Am J Obstet Gynecol 1922 ; 4 : 451-512, 561-563
9) Sampson JA : Intestinal adenoma of endometrial. Arch Surg 1922 ; 5 : 217-280
10) Sampson JA : Endometrial carcinoma of the ovary, arising in endometrial tissue in that organ. Arch Surg 1925 ; 10 : 1-72
11) Sampson JA : Heterotopic or misplaced endometrial. Am J Obstet Gynecol 1925 ; 10 : 649-664, discussion 730-738
12) Sampson JA : Inguinal endometriosis(often reported as endometrial tissue in the groin, adenomyoma in the groin, and adenomyoma of the round ligament). Am J Obstet Gynecol 1925 ; 10 : 462-503, 595-597
13) Sampson JA. Peritoneal endometriosis due to menstrual dissemination of endometrial tissue into the peritoneal cavity. Am J Obstet Gynecol 1927 ; 14 : 422-469
14) Sampson JA : Metastatic or embolic endometriosis, due to menstrual dissemination of endometrial tissue into the venous circulation. Am J Pathol 1927 ; 3 : 93-110
15) Novak E : Pelvic endometriosis. Spontaneous rupture of endometrial cyst, with a report of three cases. Am J Obstet Gynecol 1931 ; 22 : 826-837
16) Novak E : Pelvic endometriosis and its treatment. Am J Surg 1936 ; 33 : 422
17) Sampson JA : Development of the implantation theory for origin of peritoneal endometriosis. Am J Obstet Gynecol 1940 ; 40 : 549-557
18) Sampson JA : Pathogenesis of postsalpingectomy endometriosis in laparotomy scar. Am J Obstet Gynecol 1945 ; 50 : 597-620
19) Halme J, Hammond MG, Hulka JF, et al : Retrograde menstruation in healthy women and in patients with endometriosis. Obstet Gynecol 1984 ; 64 : 151-154
20) Dmowski WR, Steele RW, Baker GF : Deficient cellular immunity in endometriosis. Am J Obstet Gynecol 1981, 141 ; 377-383

21) Noble LS, Simpson ER, Johns A, et al : Aromatase expression in endometriosis. J Clin Endocrinol Metab 1996, 81 : 174-179
22) Bulun SE, Zeitoun KM, Takayama K, et al : Estrogen biosynthesis in endometriosis : molecular basis and clinical relevance. J Mol Endocrinol 2000 : 25 : 35-42
23) Taylor RN, Lebovic DI, MuellerMD : Angiogenic factors in endometriosis. Ann NY Acad Sci 2000 ; 955 : 89-100 ; discussion 118, 396-406
24) Becker CM, Wright RD, Satchi-Fainaro R : A novel noninvasive model of endometriosis for monitoring the efficacy of antiangiogenic therapy. Am J Pathol 2006, 168 : 2074-2084
25) Matsuzaki S, Canis M, Vaurs-Barriere C, et al : DNA microarray analysis of gene expression profiles in deep endometriosis using laser capture microdissection. Mol Hum Reprod 2004 ; 10 : 719-728
26) Oliker AJ, Harris AE : Endometriosis of the bladder in a man. J Urol 1971 ; 106 : 858-859
27) Marsh EE, Laufer MR : Endometriosis in premenarcheal girl who do not have an associated obstructive anomaly. Fertil Steril 2005 ; 83 : 758-760
28) Cullen TS : Discussion : symposium on misplaced endometrial tissue. Am J Ostet Gynecol 1925 ; 10 : 732
29) Gruenwald P : Origin of endometriosis from mesenchyme of celomic walls. Am J Ostet Gynecol 1942 ; 44 : 470

Chapter 8 Addendum 1（Chapter 7に関連して）

血管内に確認された子宮内膜組織

　筆者は子宮内性子宮内膜症（子宮腺筋症）症例の手術材料で，子宮内膜組織が血管内に存在している標本を経験したことがある．どこかに発表する必要があると心にとめていたのだが，忙しさにかこつけ，いたずらに時が過ぎてしまった．

　その症例は，44歳，女性．巨大子宮筋腫で手術．手術材料の検索で，平滑筋腫以外に子宮腺筋症も存在していた．ところが，その深部子宮筋層に拡張した脈管がみられ，その内腔に一見，腺癌の脈管侵襲を想起する"組織"が多数観察されるのだ（図1）．強拡大写真をみれば，この組織は腺管をなす上皮細胞と間質細胞からなり，一部壊死を伴う．まさに，子宮内膜そのものである（図2）．内腔に赤血球がみられないものが多くリンパ管と考えていたが，免疫組織染色ではリンパ管内皮細胞に特異的なD2-40が陰性で，血管内皮細胞に染まる凝固第Ⅷ因子（図3），平滑筋アクチン，CD34が陽性であり，血管と判断した．細静脈レベルの血管である．

　内性子宮内膜症（子宮腺筋症）の子宮内血管に子宮内膜組織をとらえた貴重な写真である．そして，これをみれば，血行性に子宮内膜組織が"転移"することがあるのだと了解できるのである．

　術後1年以上経過しているが，彼女に骨盤内以外の子宮内膜症が発生した徴候はない．しかし，不可思議な臨床症状が今後出現してきたとしたら，癌の発生を考える前に既往疾患である子宮内膜症との関連を念頭において検索にかかる必要がある．先述したように，胸部子宮内膜症症候群（thoracic endometriosis syndrome；TES）の発生は骨盤内子宮内膜症発生後5年で出現することが多い．このことを患者に知らせておくことは婦人科担当医の責務だろう．したがって，臍の子宮内膜症を経験した本症例もまた，血行性転移の結果ほかの場所に子宮内膜症が出現してくる可能性があるということになる．

　生理的に繰り返される"月経"という子宮内膜の"死（脱落壊死）と再生"は，人体のなかで起こる最も過激な生理現象といえる．この死は，単一細胞の死ではなく，まさに集団死である．このこ

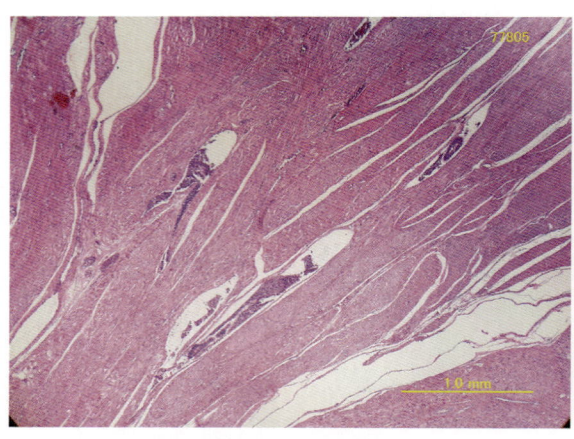

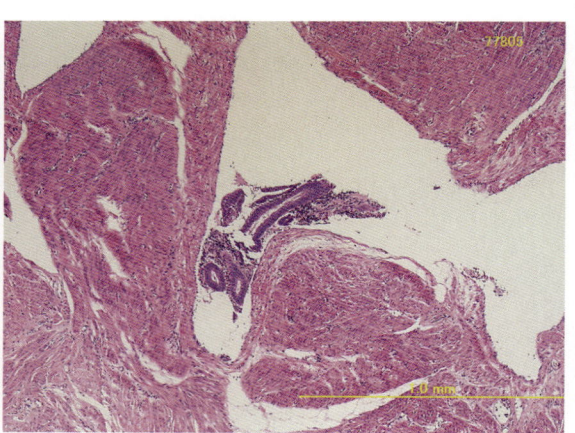

図1　ある子宮腺筋症の子宮組織所見
深部子宮筋層に拡張した脈管が多数みられ，その内腔に一見，腺癌の脈管侵襲を想定する"組織"が多数観察される．

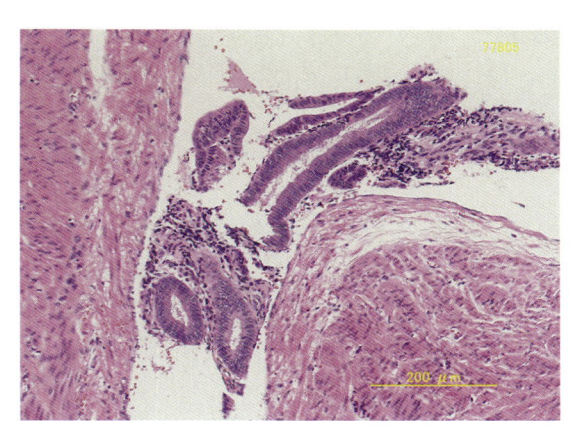

図2 脈管の中に子宮内膜組織がある！
脈管内の腺組織は，上皮細胞と間質組織からなり，子宮内膜そのものである．

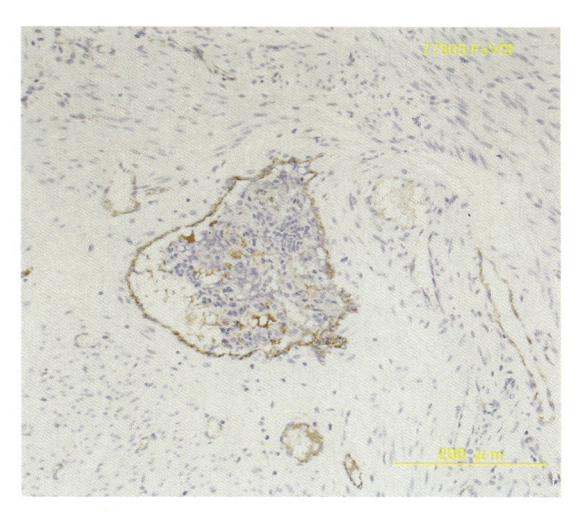

図3 脈管内皮細胞の凝固第Ⅷ因子免疫染色
脈管は血管である．

とを考えるなら，子宮内膜の壊死局面では血管やリンパ管の断裂が至るところで起こっていることは想像に難くない．したがって，子宮内膜組織の一部が脈管内に迷入し得る可能性はあるだろう．しかし，このような現象は，逆行性月経に比べきわめて頻度は少ないはずである．なぜなら，考察で述べたように，子宮内膜症は骨盤内以外となるとその頻度は激減するからである．

病理医はおびただしい数の子宮手術材料をルーチンワークのなかでみている．しかし，子宮の脈管内に上皮細胞と間質細胞からなる子宮内膜組織を観察することはまずない．

筆者のこの貴重な経験は，20年見続けて"たった一度だけの経験"である．

Chapter 9 Addendum 2（Chapter 7に関連して）

Epilogue of the Endometriosis
なにげに見ていては何も見えない

　「もう，12年以上も昔のことだが，私は正常な子宮と病気の子宮の内腔の形を見極めるため，一連の実験を始めたのだった」と彼はおもむろに語り始めた．「その方法というのは，次のようなものだ．まず，手術か病理解剖で取り出したばかりの子宮をお湯の中に浸す．そして，次に炭酸ビスマスか硫酸バリウムを含むおよそ15％のゼラチンを注射器で子宮腔内に十分注入する．そして，

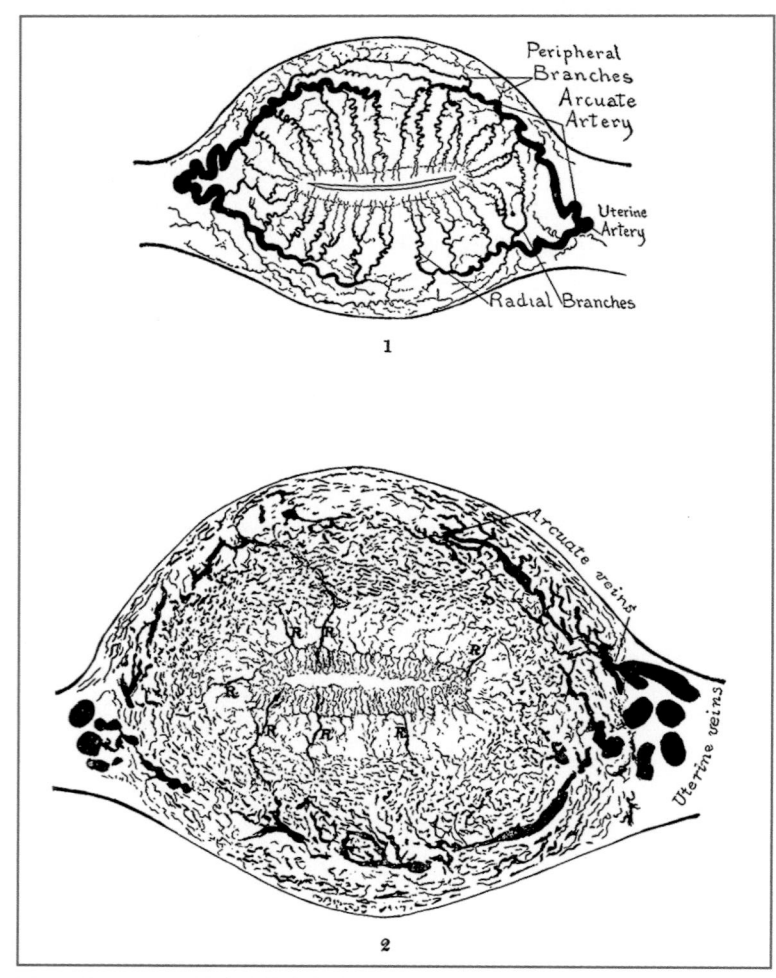

図1　Sampson渾身の子宮血液循環図譜
　　上が動脈叢，下が静脈叢である．
（Sampson JA : Metastatic or embolic endometriosis, due to menstrual dissemination of endometrial tissue into the venous circulation. Am J Pathol 1927 ; 3 : 93-109）
＊図と写真とレジェンドが110-153，全体で60ページとなる．

子宮頸部をコッヘルでクランプし,ゼラチンの逸脱を防止する」.薄暗い研究室の裸電球の下で,一体,彼は何をやろうとしているのか….「この操作が終われば,その子宮を冷水の中に移す.そして,ゼラチンが十分固まるのを待つのだ」.そして,彼はその子宮を膿盆に入れ,急ぎ足で研究室を出る.どこに向かうのか?「この子宮の立体的なレントゲン写真を撮れば,見事な子宮内腔の形が眼前に現れる.さまざまな子宮内腔を観察できるわけだ.卵管が閉塞していなければ,卵管の内腔だって見事に再現できる」.彼が研究室とレントゲン室を何度も何度も往復する日々が過ぎていく.

そして,2年後,"運命の"1916年2月が来る.「私は,ちょうど,月経期であった女性の子宮筋腫の手術で子宮を取り出した.そして,その子宮にいつもどおりの実験を型のごとくやった.すると,切断されていた子宮静脈と卵巣静脈の断端からゼラチンがあふれ出てきたのだ.これは驚きだった.そして,それはこの現象を初めて観察した瞬間だった」.

彼の名は John Albertson Sampson.

彼が月経と子宮内膜症の因果関係を確信した瞬間である.上記の記述は,1927年,『The American Journal of Pathology』誌の第3巻に投稿した「転移性あるいは塞栓性子宮内膜症,月経期子宮内膜の静脈循環への播種」の序説における彼の記述を正確に再現したものだ.その後,彼は月経と子宮内膜症の関連を証明するために,子宮の動脈系,静脈系,リンパ管系の解剖学的研究の必要性を痛感する.そして,血管内に子宮内膜の存在をとらえることができるはずだという信念のもとに摘出子宮材料の詳細な病理学的研究をめげることなく続けていく.バリウムとレントゲンによる子宮内腔の飽くなき可視化研究と必然的な偶然といえる"あの"1916年2月の経験が基礎となり,Sampson は逆行性月経説,子宮内膜のリンパ行性・血行性転移説に到達したのである.

論文のなかにある彼の渾身の子宮血液循環図譜

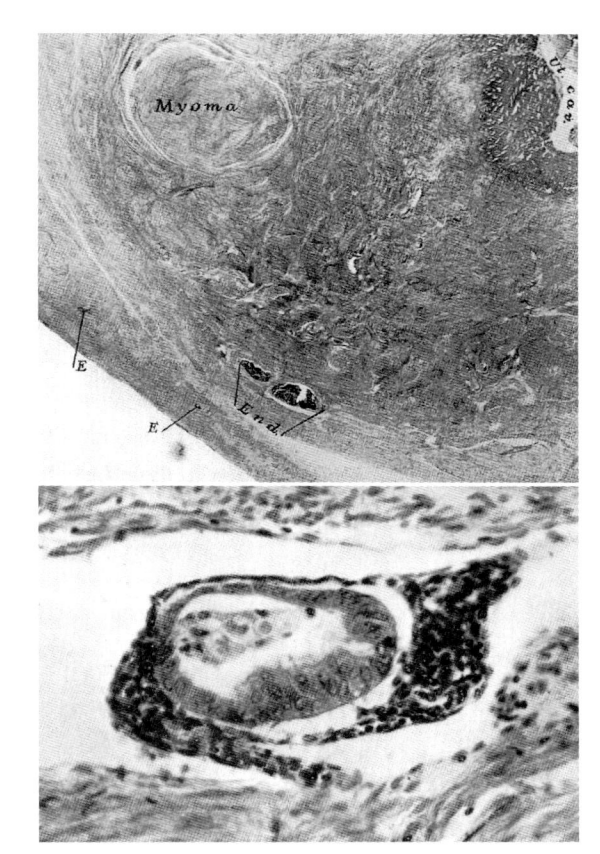

図2　子宮腺筋症の子宮静脈内に確認された内膜組織
Sampson は,Chapter 8 で筆者が提示した子宮静脈内の子宮内膜組織像を,すでに 80 年以上前に複数観察していたのだ.
(Sampson JA : Metastatic or embolic endometriosis, due to menstrual dissemination of endometrial tissue into the venous circulation. Am J Pathol 1927 ; 3 : 93-109)
*図と写真とレジェンドが 110-153,全体で 60 ページとなる.

(図1)と静脈内に子宮内膜をとらえた写真(図2)を見てみようではないか.

この見事な,子宮内膜に向かい,そして去る,その動脈と静脈の微小循環(microcirculation)図譜と静脈内の子宮内膜組織をしっかりとらえた写真をみると,経験的な想像力に基づく確信を維持していかなければ,見たいもの,あるいは,見なければならないものに到達することは到底できないのだと実感するのである.Sampson の記述を今一度引こう.「I believed, however, that it must occur and could be demonstrated. でも,私は子宮内膜が血管内に出現することが起こるは

ずだと，そして，それを示すことができるはずだと信じていた」．

　筆者は先ほど(**Chapter 8**で)，20年にたった1回の経験だったなどと感慨深げに語りはしたが，80年以上も昔に展開された，このSampsonの鬼気迫る臨床病理学的実践を前にすると，"なにげなく見ていたのでは何も見えない"，そして，どんなに借り物の理屈をこねたところで，数をこなさなければ"質"を手に入れることはできない．と，つくづく思うのである．

　そして，Sampsonに「君，それエピゴーネン(Epigonen)じゃないの…」などと言われたくないものだと….

Chapter 10　Case 8

血痰，喀血，そして突然死
高血圧の89歳男性に何が起こったのか？

診断に至る思考プロセス

history

　89歳と高齢な彼は10年前から高血圧と慢性気管支炎で近くの診療所に通院していた．定期的な通院というより，薬だけもらっていたのが実情だ．明瞭な訴えではないが，3週間ぐらい前から上腹部痛と右胸痛があったという．ただ，今となっては当人に確認することはできない．
　1か月前に血痰があった．診療所でなにげなく話すと，医師は精密検査が必要だから紹介しようと言ったが，彼は，まあそこまではと様子をみることになった．その後，血痰のことはすっかり忘れてしまっていたのだが，5日前とその翌日に血痰が1回ずつみられた．あまり頓着しない彼だが次の日診療所を受診した．精密検査を強く勧められ当院に入院予約がとられた．
　2日後の入院当日，1人で歩いて呼吸器内科外来を受診．午前8時41分である．体温37.0℃，血圧172/89 mmHg，脈拍81/分（整），呼吸12/分．担当の医師は「左肺下部の呼吸音が弱いな」と思ったという．診察を終え入院前の検査に向かっていたところ，突然咳き込み，鼻腔より大量の出血が起こった．room air（F_iO_2＝21％）でS_pO_2 65％．午前9時50分のことである．処置室に搬送し酸素投与開始．ポータブル胸部X線施行．このときまだ意識はあった．12時00分，ICU入室を準備していた最中，意識レベル低下とともに心肺停止．CPRにまったく反応せず，12時58分死亡が確認された．CPR中，挿管気管チューブと胃管からともに鮮血が吸引された．担当医は「吐血を誤嚥したのか？　喀血を誤飲したのか？」と訝（いぶか）った．

▢ Key

①10年前から高血圧，慢性気管支炎で通院，②3週前から上腹部痛と右胸痛，③1か月前に血痰，4, 5日前に血痰が1回ずつ，④入院当日，呼吸音弱く，突然鼻腔から大量出血，⑤CPR中，挿管気管チューブと胃管から鮮血吸引

手元に残った臨床データ

　手元に残った臨床データは，1枚の条件の悪いポータブル胸部X線と緊急血液検査と血液ガス分析結果だけである．
　まず血算だが，WBC 7,810/μℓ，RBC 361×10⁴/μℓ，Hb 11.8 g/dℓ，Ht 35.2％，Plt 30.5×10⁴/μℓと貧血は顕在化していない．白血球と血小板も正常である．
　生化学検査から何か情報が得られるか？　TP 7.6 g/dℓ，アルブミン 2.6 g/dℓ，LD 200 IU/ℓ，AST 19 IU/ℓ，ALT 13 IU/ℓ，総ビリルビン 0.8 mg/dℓ，ALP 558 IU/ℓ，BUN 29.3 mg/dℓ，Cr 1.04 mg/dℓ，Na 143 mEq/ℓ，K 4.3 mEq/ℓ，Cl 105 mEq/ℓとやや栄養状態が不良だが，肝腎機能は正常で電解質のバランスに乱れはない．しかし，CRPは15.43 mg/dℓと上昇している．白血球の増加はないので細菌感染は否定的だ．
　胸部X線は両側下肺野に浸潤影が広がっている．左下肺野のほうが陰影が強い．大動脈弓部の突出がやや目立つが縦隔の拡大はない．撮影条件は悪いのだが下行大動脈の陰影が読み取れない．血液ガスは酸素12 ℓ/分（マスク法）でpH 7.270,

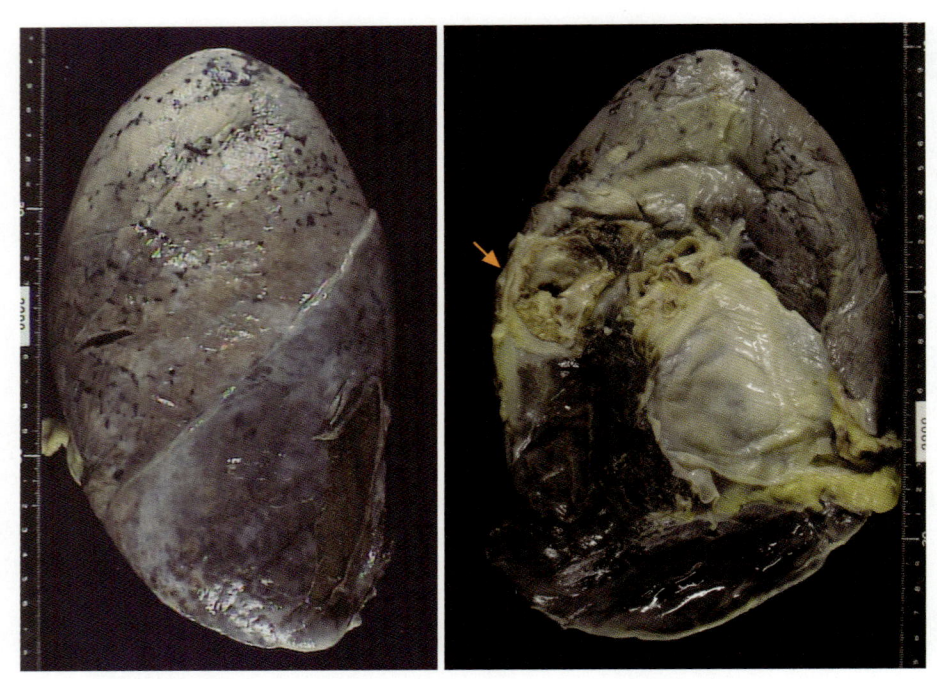

図1　左肺肉眼所見
内側面は心嚢が癒着している．下葉内側と横隔膜面に出血がある．
下行大動脈溝に貨幣状の大動脈が付着(→)．

P_{aO_2} 55.4 Torr，P_{aCO_2} 41.4 Torr，HCO_3^- 18.4 mEq/ℓ，S_{aO_2} 83.8％と二酸化炭素の蓄積はなく低酸素血症である．

□ Key

①CRP上昇，②胸部X線は両側下肺野に浸潤影，左下肺野のほうが陰影が強い，下行大動脈の陰影が読み取れず，③低酸素血症

病理解剖による病因検索

死後2時間15分で病理解剖が行われた．身長158cm，体重60kgの小柄な老人である．栄養状態は普通．結膜は高度な貧血を認める．黄疸はない．開腹すると光沢のある腹膜で腹水の貯留はない．腹腔内に異常はない．開胸すると両側胸腔内に血液が貯留している．純血である．左に600mℓ，右に200mℓ．縦隔にも出血があるようだ．心嚢腔内には血液はなく30mℓの黄色透明液がみられるだけだ．血胸(hematothorax)の原因検索

にかかる．型のごとく肺を肺門で切離する．まず左肺を切離．と，気管断端と剝離された縦隔から血液があふれ出てきた．取り出した左肺の内側面をみて「ここか，出血源は!?」．

□ Key

①結膜は高度な貧血，②両側胸腔内に純血貯留，③縦隔にも出血の疑い，④血胸の原因検索

■ これはいったい何が起こっているのか

図1の左肺をみていただこう．重量は720gで重い(ちなみに，右肺は480gだ)．外側面からみると炭粉沈着は軽度で，上葉は外見的に問題はない．下葉は出血しているようだ．内側面をみると下葉の出血は明らかで肺靱帯部分に出血がみられ縦隔に出血が及んだことを物語っている．下行大動脈溝上部に4×3cmの黄色の貨幣状のものが付着している．なんと引きちぎられた下行大動脈の壁である．下行大動脈がこの部分で強固に癒着していたことを示している．さらに注目すべきはそ

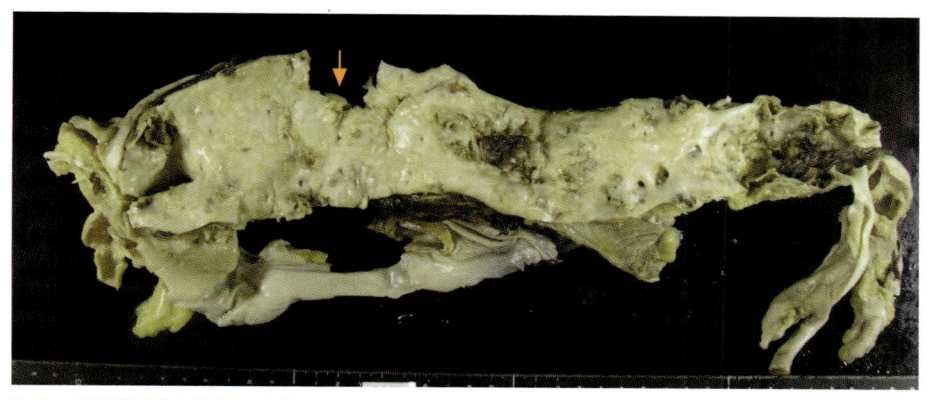

図2 胸部腹部大動脈の全貌
無惨にも剥ぎ取られた下行大動脈のあとが生々しい(→).

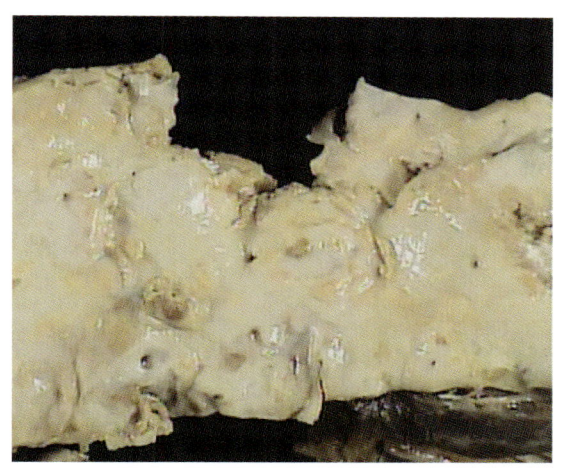

図3 筆者が解剖時剥ぎ取ってしまった胸部大動脈欠損部の拡大

の中央部に1×0.5cmの穴がみえる．これは一体何が起こっているのか．

□ Key

①肺靱帯部分に出血，②下行大動脈溝上部が強固に癒着，③引きちぎられた下行大動脈の壁の中央部に1×0.5cmの穴

1. とりあえず胸部大動脈の全貌をみておこう（図2）

無惨にも剥ぎ取られた下行大動脈の痕が生々しい（図2→）．下行大動脈の中部にあたる．弓部と下行大動脈の下部に潰瘍を伴った粥腫（atheroma）がみられ，それ以外の部分にも脂肪線条（fatty streak）が多数みられる．中等度の胸部大動脈の粥状硬化症（atherosclerosis）である．上行大動脈の粥状硬化はきわめて軽度である．また，腹部大動脈の下部にも潰瘍を伴った粥腫があり動脈瘤様の膨隆がみられる．

□ Key

①下行大動脈に粥腫，脂肪線条の存在，②胸部大動脈に粥状硬化症，③腹部大動脈下部にも粥腫，動脈瘤様の膨隆

2. 剥ぎ取られた部分を拡大してみよう（図3）

ここにも粥腫が存在していたようである．この部分だけが肺との間に強い癒着を形成していたことになるが，そのほかの大動脈壁に周囲組織との癒着はみられなかった．

□ Key

①肺に癒着した粥腫の存在

3. 胸部大動脈の壁

図2を見直してみる．もう1つ重要な所見が存在している．それは胸部大動脈の壁の所見である．

これまで剥ぎ取られた大動脈壁に照準を当ててみてきたが，そもそもこの剥ぎ取りは筆者による人工的なもので本質をすべて包含した形態ではない．剥ぎ取られた胸部大動脈のより心臓に近い（proximal）動脈壁の部分を拡大してみよう（図4）．

下行大動脈の起始部に2cm大の粥腫があり（図

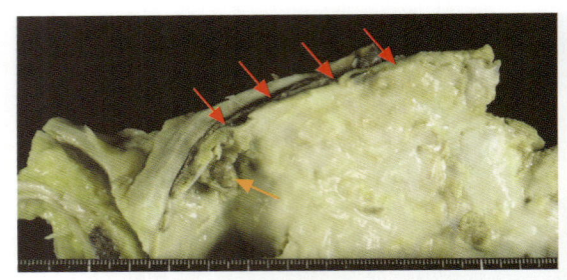

図4 剥ぎ取られた欠損部寄り近位部下行大動脈
下行大動脈の起始部に2cm大の粥腫があり（→），その部分で内膜に亀裂（tear：entry）が入り中膜に解離（dissection）が起こっている（→）．そして，剥ぎ取られた部分で肺実質に通じている．

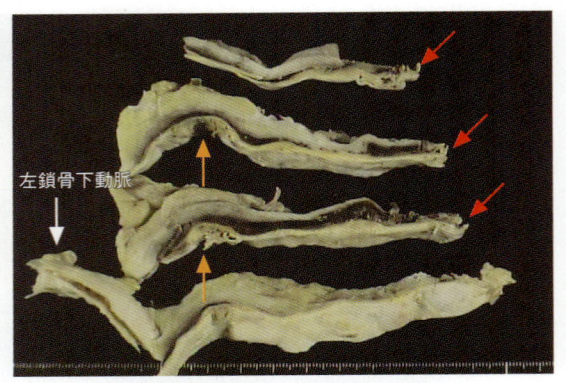

図6 上行大動脈解離部分の連続縦断像
entry tear（→）と肺穿通部（→）．

硬化性変化をほとんど認めない．したがって冠状動脈は無事である．また，大動脈弁は三尖あり，先天性の大動脈弁異常である二尖（bicuspid）大動脈弁ではない（図5）．

> **Key**
> ①下行動脈起始部に2cm大の粥腫，②肺穿通を起こした大動脈解離，③下行大動脈解離はわずか10cmの長さ

> **MEMO** tear, entry, reentry
>
> 大動脈解離の専門用語として，tear, entry, reentryがある．tearは内膜の亀裂あるいは裂け目をいう純粋形態学的表現であり，entryとreentryは大動脈の中膜が解離して壁内に流入する血液によって形成される偽腔の入り口と出口を表す血行動態的な表現と言える．したがって，entry tearといえば入り口の裂け目または一次性亀裂，reentry tearは出口の裂け目または二次性亀裂と表現することが可能である．

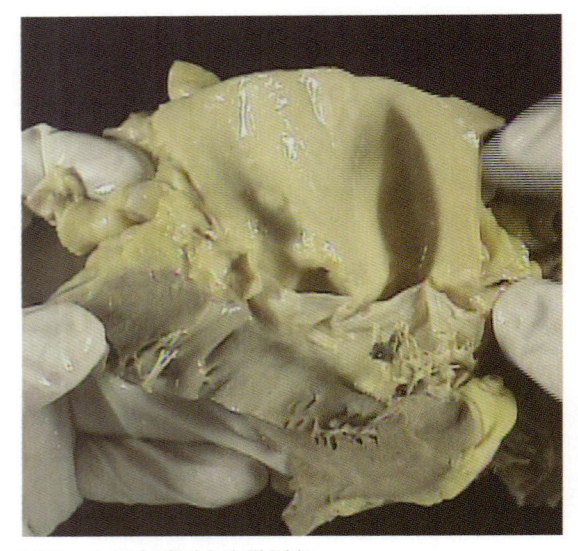

図5 上行大動脈と大動脈弁
大動脈解離は上行大動脈に及んでいない．上行大動脈は粥状硬化症を免れている．

4 →），その部分で荒廃した内膜に亀裂〔tear：エントリー（entry）ともいう．MEMO参照〕が入り中膜に解離（dissection）が起こっている．そしてこの解離は肺との癒着部分に一挙に達し肺への穿通（penetration）として終わっている．つまり，リエントリー（reentry）を形成せず肺穿通を起こした大動脈解離（aortic dissection）ということになる．癒着部分で解離が堰（せ）き止められているため腹部大動脈にまで伸びてはいない．その結果この下行大動脈解離の長さはわずか10cmである．一方，解離は大動脈弓部方向にも伸びているが，上行大動脈にまで至っていない．上行大動脈は動脈

4．血胸の原因

肺穿通による出血は左肺下葉を中心としているが，縦隔にも13×4cmの血腫をなし，両側の胸腔に穿破している．つまり血胸の原因は，大動脈解離による出血が肺への穿通だけにとどまらず，大動脈周囲の縦隔に厳しく及んだことによって起こったのである．

> **Key**
> ①出血は肺にとどまらず大動脈周囲の縦隔にも及んだ

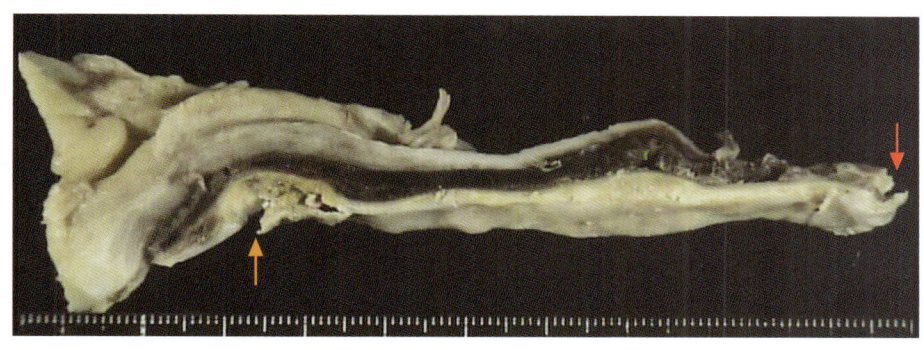

図7 縦断像の拡大
内膜亀裂 entry 部分（entry tear：→）と肺穿通部（→）.

5. 解離大動脈部分の大動脈壁縦断像をみよう

オレンジの矢印が亀裂（裂け目）で entry であり，赤の矢印が左肺に穿通した部分である（図6）.

そのなかで最もその全貌を如実に示している1枚を図7に示そう．残念ながらきれいに entry の部分を切り出すことができなかったが，粥腫の中心部分を複雑に横に裂けた tear 部の近傍の下行大動脈壁縦断割面である．この亀裂の場所は，大動脈弓部が下行大動脈に移行する部分である．ここは胎児期に左肺動脈と下行大動脈の左右シャントを担った動脈管（ductus arteriosum または Botallo duct）の存在した場所であり，生後2か月以内に閉鎖し，その証として残る動脈管索（ligamentum ductus arteriosum）が位置する場所である．実にここは，後述するが急性胸部大動脈解離の tear すなわち entry が2番目に好発する場所である．肥厚した内膜の下に層状の血液がみられる．偽腔（pseudolumen または false lumen）である．この偽腔は再び真の大動脈腔に戻る reentry を形成することなく大動脈壁外の肺に穿通しているのである（図7 →）.

Key
①亀裂が，急性胸部大動脈解離で2番目に好発する場所に存在

6. ルーペ像が語る大動脈解離

大動脈解離という現象をルーペ像でみておこう（図8）．通常の HE 染色，弾性線維染色（EVG），膠原線維染色（アザン）標本を順に並べて示す．

伝統的で最も一般的な HE 染色標本は赤い血液があたかも流体の鉈のように大動脈壁を切り裂いていく様が手に取るようにわかる．弾性線維（elastic fiber）を染める EVG 染色標本をみれば，その解離がまさに大動脈の中膜外1/3に起こっていることが一目瞭然である．膠原線維（collagen fiber）を染色するアザン染色では大動脈壁内膜側の線維化の実態が鮮やかである．つまり，内膜は高度な線維化に陥り肥厚し，コレステリン結晶を含有した比較的小振りな粥腫がその線維化のなかに島のように位置し，内膜面に膨隆を形成していることが．

次いで，entry を形成した下行大動脈起始部の高度な粥腫部分を同じように3種類の染色標本のルーペ像で示す（図9）．黒い矢印が亀裂で entry 部分である．赤い血液は中膜のみならず外膜にも滲むように広がっていることが HE 染色で見て取れる．EVG 染色では解離し残存した外1/3の中膜弾性線維がところどころで不明瞭になり消失していることがわかる．アザン染色でみると内膜の線維化は当然ながら，血液が侵入した外膜がかなり厚くなっている．しかも，この外膜に軽微な線維化がある．

最後に，肺に穿通した部分のルーペ像を提示する（図10）.

3枚のルーペ像は大動脈解離が大動脈外膜を破り大動脈外に穿破したことを明瞭に物語ってい

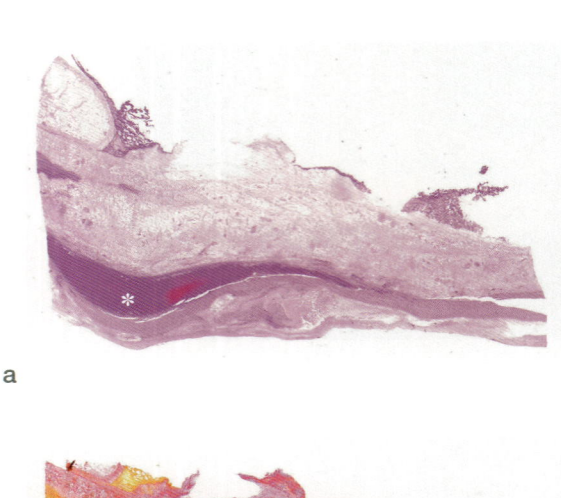

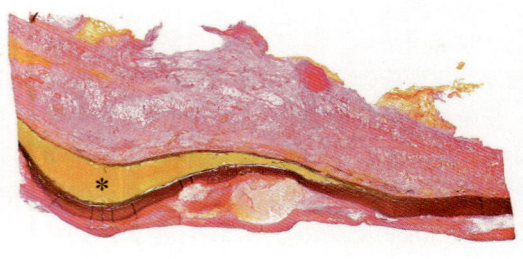

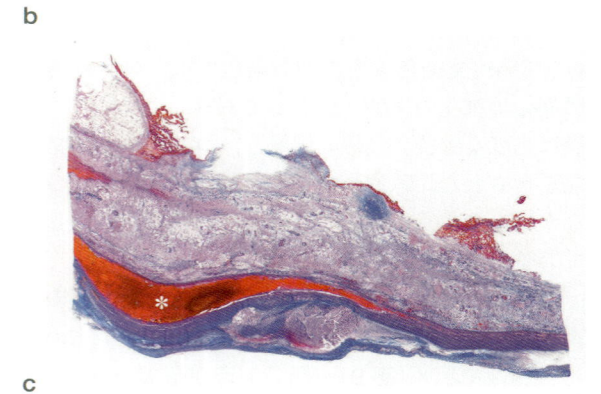

図8 大動脈解離の実相ルーペ像
a：HE 染色，b：EVG 染色，c：アザン染色
中膜外 1/3 に典型的な解離がみられる（＊）．既存の内膜はほとんど消失し，内膜下のアテローマが大動脈壁の 80％以上を占める．高圧の血液が，あたかも流体の鉈のごとく中膜外 1/3 を鋭利に切り裂いている様が明らかだ．

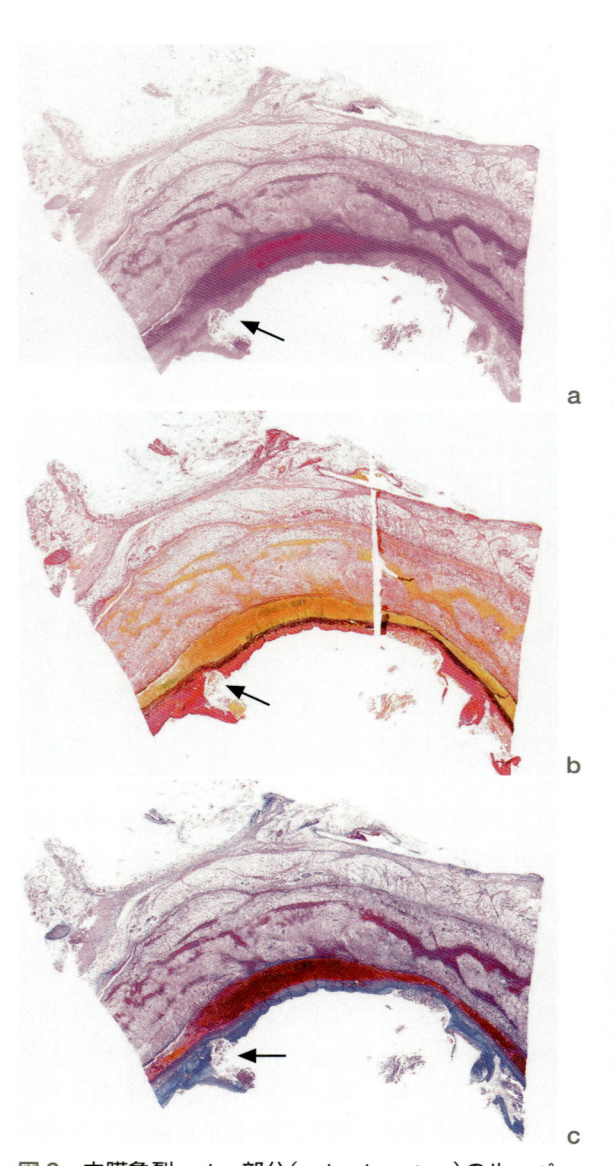

図9 内膜亀裂 entry 部分（entry tear：→）のルーペ像
a：HE 染色，b：EVG 染色，c：アザン染色
壁内血腫は外膜に滲むように広がっている．

る．説明無用のカラー標本である．ただ，外膜の線維化は entry 部分より強い．

□ **Key**
①下行大動脈起始部の高度な粥腫部分に，内膜の線維化だけでなく，外膜にも線維化が認められる

7. 癒着した下行大動脈の観察―突然死の実相

それでは，胸部大動脈壁外に出血を起こした癒着下行大動脈部分を詳細にみることにしよう（図11）．

図1でみた下行大動脈が左肺下葉に強固に癒着し，その中央部に穴が開いていた部分を割面と

したものである．頭側の上葉は知らん顔しているものの，下葉は厳しい出血にさらされている．大動脈破綻部分を拡大すると(図12)，あたかも，膵臓に穿通した胃潰瘍を想起させるように鋭くえぐれ，破綻した大動脈壁と肺実質がみられる．強固に癒着した動脈壁と肺胸膜の境界に1本の黒い線条が鮮やかである．この線条は肺実質の境界を示す肉眼所見である．

この破綻部分の成り立ちをルーペ像でより詳しく観察してみよう(図13)．

向かって左が頭側(superior, cephalic)で，右が尾側(inferior, caudal)で，図12の肉眼像と同じ面を標本として作製したものである．EVG染色標本をみると，左の大動脈壁は弾性線維が消失している(図13→)．右の大動脈壁は解離のない中膜弾性線維層がみられる(図13→)．さらに，アザン染色をみれば右の大動脈壁(外膜)は肺胸膜と強い線維性癒着を示し，膠原線維が鮮やかにブルーに染まった肥厚領域として確認できる．ここでは壁側胸膜と臓側胸膜は区別できず胸腔が消失していることになる．高圧の動脈血液が穿ったこの組織欠損の形態をみれば，左(頭側)から下行大動脈の中膜を解離し奔流のように流れ来た血液が，右(尾側)の線維性癒着で堰き止められ動脈壁外の肺実質に激しく侵入したことがありありと見て取れる．本症例の"突然死の実相"をみごとにとらえた1枚である．図13に矢印でその流れを

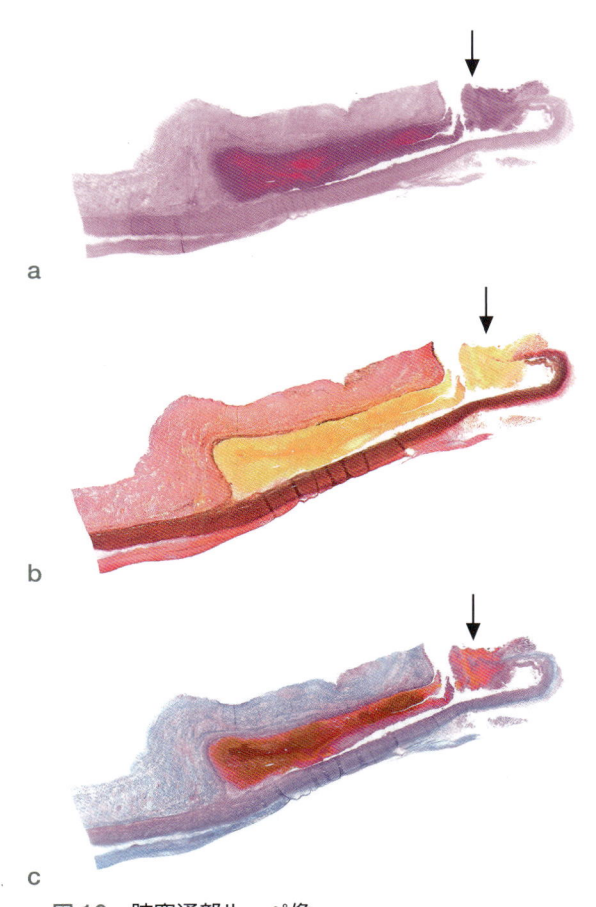

図10　肺穿通部ルーペ像
a：HE染色，b：EVG染色，c：アザン染色
ここは，大動脈外膜が高度に肺に癒着していた部位で，筆者が人工的に剝がしたところに一致する(→)．図6の上から2番目のルーペ像である．壁内血腫が不自然な形をしているのは，肺に穿通したはいいが，そもそも，そこに穴があったわけではないのだから，壁内血流の逆流が起こった証である．

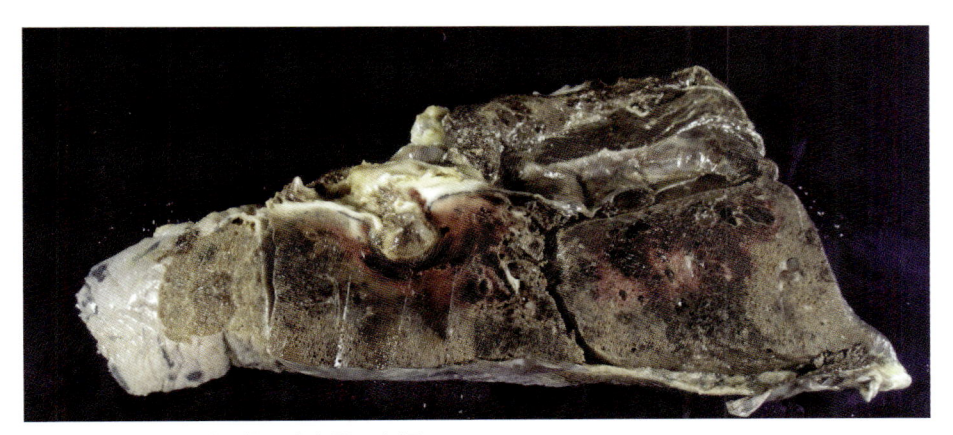

図11　胸部大動脈解離の肺穿通の実相
肺に強く癒着しており，肺を摘出する際に剝ぎ取られた部分を縦断した割面である．血液は上葉だけでなく下葉にも達している．

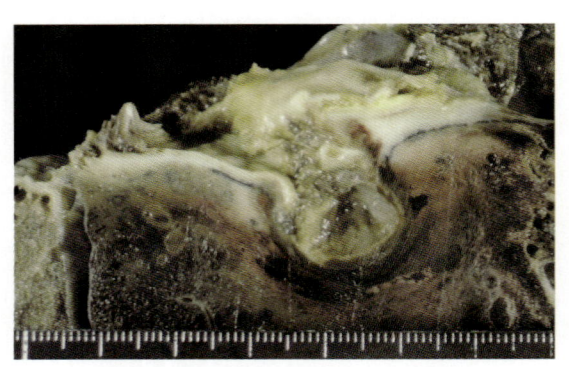

図12　その穿通部分の拡大
まさに血液によって穿かれた肺．胃潰瘍の膵臓穿通に似たり．
大動脈と肺の境界を示すがごとく，黒い線条が鮮やかだ．

再現しておこう（図13 →）．
　それにしても，なぜ，大動脈壁外の肺に穿通したのだろう．高度に癒着した部分で再び大動脈内膜を破り，reentry を形成して元の大動脈内腔（真腔：true lumen）に戻る仕様もあったであろうに．reentry を形成していたなら，彼の最期はまったく異なったものとなっていたはずである．このことについては後で考察することになる．

□ Key
①左（頭側）の大動脈壁は弾性線維消失，②右（尾側）の大動脈壁（外膜）は肺胸膜と強い線維性癒着，③左から下行大動脈の中膜を解離して流出した血液が，右の線維性癒着で堰き止められ肺実質に激しく侵入

8. 喀血の顛末—あってはいけない血液が確認された

　次いで，肺に穿破した血液が喀血となったその顛末を形態から考察しよう．図14に両肺の連続前額断面を示す．
　左肺の下葉は高度な出血がみられる．あたかも出血性梗塞のようだ．一方，右肺は下葉に散在性の出血をみるだけである．当然，誤嚥によるものだろう．
　図15に左肺下葉のルーペ像を示そう．ここに出来事のすべてが表現されている．左に肺胞出血，中央から右にかけて肺胞水腫（alveolar edema）．中央部分に気管支軟骨を伴った2本の末梢気管支がみえる．その中に"あってはいけない"

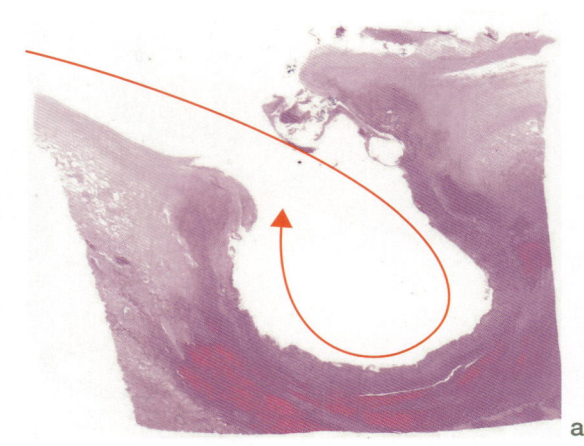

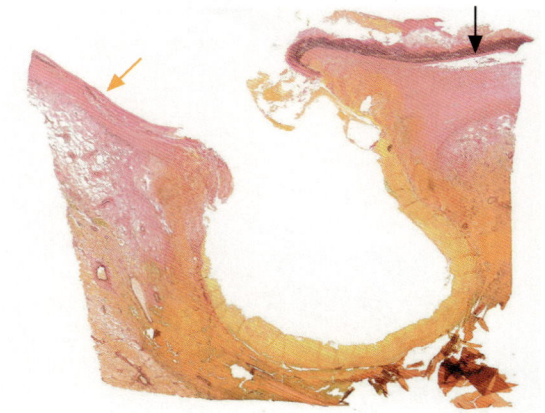

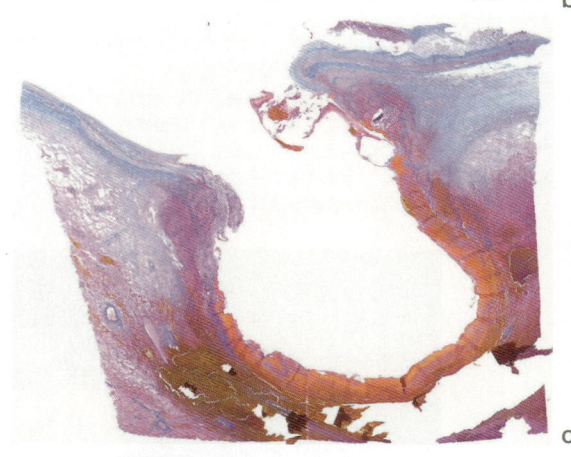

図13　大動脈解離肺穿通部分のルーペ像
一瞬にして軟らかな肺実質が抉り取られたのだろう．説明は本文参照．

血液が確認される．この気管支径は約1mm．別の気管支を拡大してみよう（図16）．
　大動脈解離の血液が肺実質内に侵入したのは，末梢からである．つまり，胸膜を破り，肺胞を破

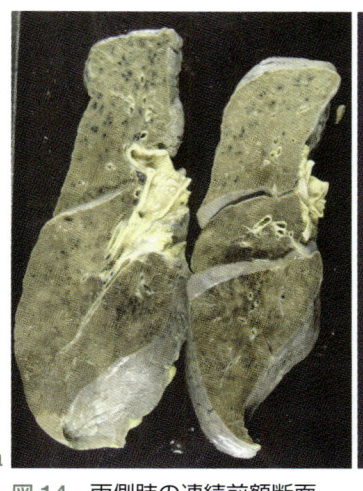

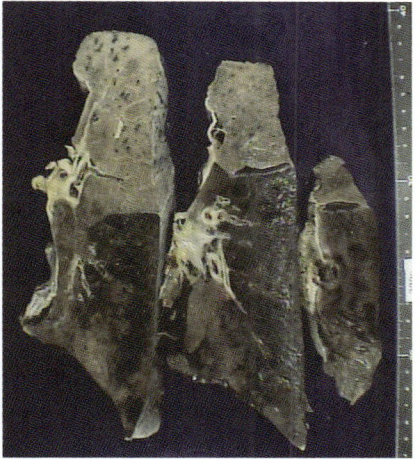

図14 両側肺の連続前額断面
a：右肺, b：左肺
左肺下葉はあたかも広範な出血性梗塞のようだ.

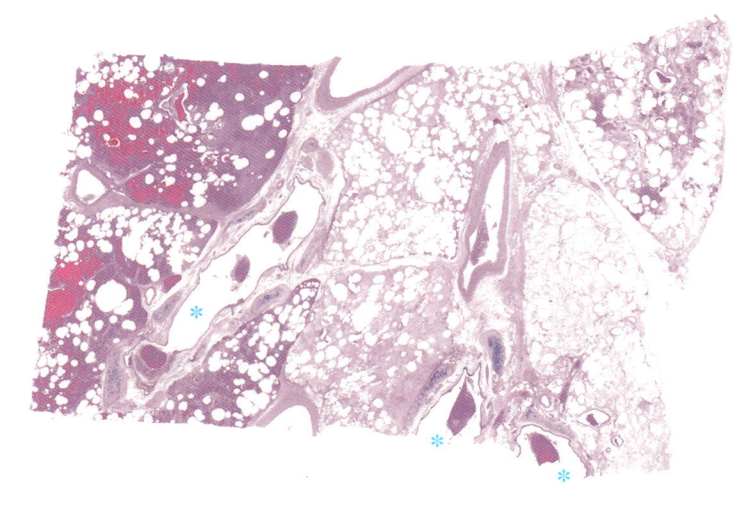

図15 左肺下葉のルーペ像
左から出血, 高度な浮腫, 軽度な浮腫の状態. 末梢気管支の中にあってはならない血液がみられる（*）. だから, 血痰と喀血が起こっていいわけだ.

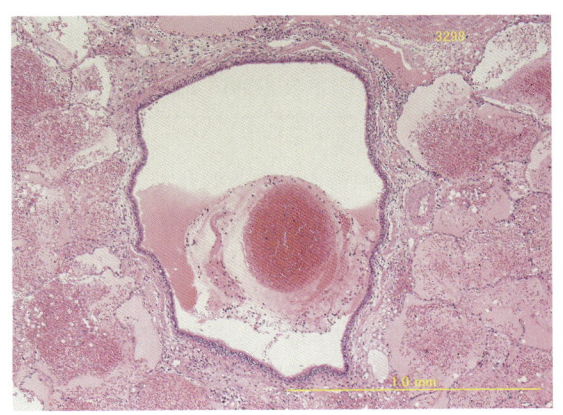

図16 血液を容れた径1mmの気管支

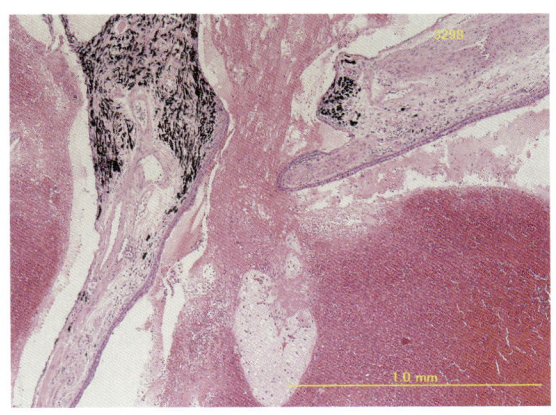

図17 肺を破壊し肺胞内に広がった血液が, さらに, 気管支壁を破壊して流入する現場

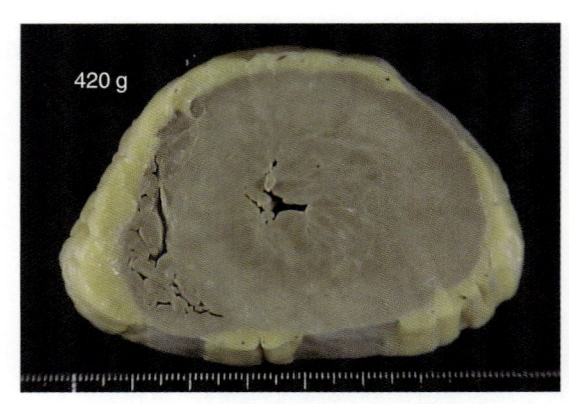

図18　高血圧心
中等度の左心室求心性肥大がみられる.

①血胸（左 600 mℓ：右 200 mℓ，純血）
②下行大動脈周囲縦隔血腫（14×5 cm）
③胃から空腸近位 20 cm までに 1,000 mℓ を超える血液

ということになる．下行大動脈解離は肺穿通だけではなく，大動脈外膜周囲縦隔に広がり両側胸腔に穿破し血胸をつくっていた．また，気道から流出した血液の多くは誤飲され消化管に流れた．胃と空腸の粘膜，食道および口腔・鼻腔粘膜に出血源はない．肺外だけでもゆうに 2,000 mℓ を超える血液を認めたことになる．体重は 60 kg なので循環血液量を体重の 8％ として計算すれば 4,800 mℓ．出血量は循環血液量の 1/2 近いことになる．死因は出血性ショックとして矛盾しない．

　背景因子としての高血圧の影響を心臓にみてみよう．心重量は 420 g．中等度の左心室求心生肥大がみられる（図18）．冠状動脈の粥状硬化は軽度で，左冠状動脈主幹部に 40％ の狭窄をみるだけである．組織学的にも心筋の虚血性変化（線維化など）はほとんどみられない．

壊しながら気道に達したはずである．その現場を図17に示す．

■ Key
①肺胞出血，②肺胞水腫，③末梢気管支内腔にあってはいけない血液，血液は末梢から肺胞を破壊しながら気道に到達．

肺以外の状況

肺以外の状況をまとめると，

■ Key
①死因は出血性ショック

病理形態学からの結論

急性胸部下行大動脈解離（スタンフォードB型・デバッケイⅢ型）
acute aortic dissection of the discending aorta（Stanford type B or DeBakey type Ⅲ）．
その結果，左肺下葉への穿通，縦隔血腫，両側血胸をきたした．
ensuing penetration to the left lower lobe of the lung, mediastinal hematoma, and bilateral hemothorax.

▶関連科：呼吸器内科・放射線科・病理科

考察

　急性大動脈解離（acute aortic dissection）は，意外にも胸部大動脈瘤破裂ほど知られていないように思われる．胸部 X 線や画像診断でも大動脈瘤，特に嚢状型（saccular type）のものほどあからさまでないことが一因なのかもしれない．しかし，急性大動脈解離は高血圧の最も重篤な合併症として確固たるものがあり，忘れてはならない急性疾患の代表といえるだろう．

　この疾患の存在は 200 年も前から認識されている．もちろん臨床的に診断されていたわけではなく，病理解剖の観察においてである．そして，さまざまな名称で呼ばれてきた．解離性大動脈瘤

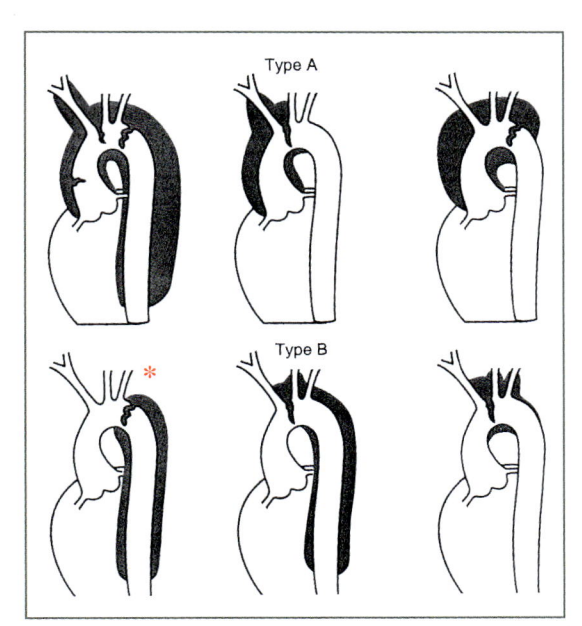

図 19 大動脈解離（Stanford 分類）
本症例（*）．
〔Miller DC. In : Doroghazi RM, Stater EE(eds) : Aortic Dissection, McGraw-Hill, New York, 1983〕

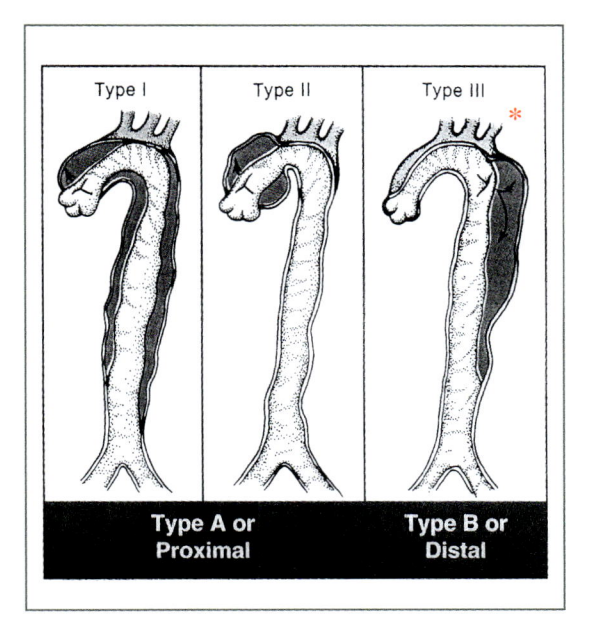

図 20 大動脈解離（Braunwald 分類）
本症例（*）．
〔Isselbacher EM, Eagle KA, DeSaucis RW : Diseases of aorta. In : Braunwald E(ed) : Heart Disease ; a Textbook of Cardiovascular Medicine, 5th ed. WB Saunders, Philadelphia, 1997〕

(dissecting aneurysm），解離性血腫（dissecting hematoma），大動脈壁内血腫（intramural hematoma），偽腔血腫（false channel hematoma）など．今日，急性大動脈解離（acute aortic dissection）の名称に落ち着いている．

急性大動脈解離の各分類
Stanford, DeBakey, Braunwald の分類

急性大動脈解離の分類には，従来，Stanford 分類（図 19）と DeBakey 分類がある．Stanford A 型は上行大動脈に解離がみられるもので，entry の場所や解離の及ぶ範囲は問わない．B 型は弓部または下行大動脈が解離する場合で，上行大動脈に解離が及ばないものをいう．DeBakey 分類では 3 つに分けている．I 型は上行大動脈から下行大動脈まで解離するもの．II 型は上行大動脈と弓部がともに解離するが下行大動脈には及ばないもの．III 型は下行大動脈だけが解離するものをいう．臨床的に実用性が高い分類としては Braunwald によるものがあり，上行大動脈から下行大動脈すべて（I 型），上行大動脈のみ（II 型），下行大動脈のみ（III 型）と分ける（図 20）．本症例は，Stanford B 型，DeBakey III 型，Braunwald III 型ということになる．

ヒトの病気の多様性には目を見張るものがあるが，こと大動脈解離という疾患はその成り立ちの単純さで右に出るものはないのではなかろうか．"大動脈の中膜が裂ける"だけ．これほど形態的に単純でわかりやすいものはないだろう．いい方を変えれば，"きわめて男性的な疾患"といえるかもしれない．なにしろ，どんなに強がっていても簡単にポッキリ折れるのは男性だと相場が決まっている．それにしてもしなやかさをさす"弾性"が同音異義語とは冗談がすぎるようだが…．しかし，この単純さゆえに，その臨床の激しさは際立っている．

entry(tear) の出現場所
Hirst の論文を引きながら

大動脈の解離の発端は，内膜の亀裂である．あ

表1　大動脈解離の primary or entry tear の場所

大動脈の entry 亀裂(入り口)場所	数(％)
上行大動脈	244(62)
大動脈弓部	37(9)
峡部(isthmus)	62(16)
下行大動脈	41(10)
腹部大動脈	10(3)
合計	394(100)

(Hirst AE Jr, Johns VJ Jr, Kime SW Jr : Dissecting aneurysms of the aorta ; a review of 505 cases. Medicine 1958 ; 37 : 217)

表2　大動脈解離の secondary or reentry tear の場所

大動脈の reentry 亀裂(出口)の場所	数(％)
1. 大動脈	33(50)
a. 上行大動脈か弓部	2
b. 峡部か下行大動脈	14
c. 腹部大動脈	17
2. 末梢動脈	33(50)
a. 腸骨動脈	22
b. 総頸動脈	1
c. 鎖骨下動脈	1
d. 特定されず(not specified)	9
合計	66(100)

(Hirst AE Jr, Johns VJ Jr, Kime SW Jr : Dissecting aneurysms of the aorta ; a review of 505 cases. Medicine 1958 ; 37 : 217)

表3　大動脈解離の合併症

Ⅰ．大動脈完全破裂の結果：その血液の行き場所
　A．心嚢腔(心タンポナーデ)
　B．胸腔〔血胸〕
　C．縦隔(縦隔血腫)
　D．後腹膜(後腹膜血腫)
　E．肺動脈主幹 and/or 左右主肺動脈(肺動脈狭窄)
　F．心房あるいは心室中隔(心房心室伝導障害)
　G．肺(肺出血)
　H．食道(上部消化管出血)
　I．腹腔(腹腔内出血)
Ⅱ．大動脈から分枝する動脈の中膜血腫による狭窄あるいは閉塞
　A．冠状動脈(1. 突然死　2. 急性心筋梗塞)
　B．無名動脈 and/or 総頸動脈(失神・意識障害・脳血管障害)
　C．無名動脈 and/or 鎖骨下動脈(上肢の虚血・壊疽・麻痺)
　D．肋間動脈 and/or 腰椎動脈(脊髄虚血・麻痺)
　E．腹腔動脈
　F．腎動脈(乏尿・梗塞)
　G．腸間膜動脈(腸管虚血・壊死)
　H．総腸骨動脈(下肢虚血・壊疽・麻痺)
Ⅲ．大動脈から分枝する動脈の分離(separation)
Ⅳ．大動脈逆流(aortic regurgitation)
Ⅴ．大動脈自身の閉塞(真の大動脈閉塞)
　A．中膜血腫による真腔(true lumen)の圧迫
　B．大動脈の重積(intussusception of aorta)

(Roberts WC : Aortic dissection ; anatomy, consequences and causes. Am Heart J 1981 ; 101 : 195)

る日，突然ピリッと裂けるのである．この裂け目は不思議なことに横に裂ける．縦ではなく必ず横に裂けるのである．しかも，全周性に裂けるのではなく部分的に裂ける．この裂け目を entry ということは先述した．

　entry の出現する場所は決まっている．今から約50年前の1958年，大動脈解離の詳細な臨床病理研究の端緒となった有名な Hirst の論文から引こう．なんと505例の解剖症例に基づくレビューである(表1)．

　どの教科書をみても entry の位置を上行大動脈の右壁に書いてある．これは最も頻度の高い場所がこの上行大動脈右壁だからである．Hirst の論文も62％の高頻度である．理論的にもこの場所は，左心室から駆出される高速高圧の動脈流(ジェット)が直接当たるところでズリ応力(shear stress)が最も強い場所として知られている．2番目に entry が起こりやすいのは大動脈弓部がまさに下行大動脈に移行する場所，表1では峡部(isthmus)となっているがすでに述べているように動脈管索の存在する場所である．今回の症例の entry はこの場所であった．そこに比較的強い粥状硬化が認められたことは前半で述べたとおりである．

　entry から高圧で流入した動脈血は鋭利な刃物のごとく中膜を引き裂いていく．面白いことに全周性に引き裂くことはまれで，せいぜい1/2周の解離に終わることが普通である．そして，再度，内膜を切り裂き reentry tear をなして戻れば，大動脈血流はダブルチャンネルとなる．真腔(true lumen または true channel)のみならず偽腔(false channel または pseudo-lumen)の中も

表4 大動脈解離の死因

死因	大動脈解離(266症例)
1. 破裂	228(86%)
a. 心嚢腔(心タンポナーデ)	172
b. 胸腔(血胸)	93
c. 縦隔(縦隔血腫)	32
d. 後腹膜(後腹膜血腫)	16
e. 腹腔(腹腔内出血)	4
f. 消化管〔消化管出血の形をとる〕	4
2. うっ血性心不全	9(3%)
3. 冠状動脈心疾患(coronary heart disease)	5(2%)
4. その他	24(9%)

(Hirst AE Jr, Johns VJ Jr, Kime SW Jr : Dissecting aneurysms of the aorta ; a review of 505 cases. Medicine 1958 ; 37 : 217)

血液が流れるわけだ．一方，reentryをつくらなければ，大動脈壁内血腫として鎮まるか，周囲に破裂して大惨事を引き起こすかのどちらかとなる．本症例は最悪の結果だったことになる．事実，後述のRobertsが述べているが，死亡例はreentryを形成しなかったケースに多い．本症例ではreentryの形成はなかったが，一応，reentry tearの場所を同じHirstの文献から引いておく(表2)．

半数が胸部あるいは腹部大動脈レベルで再び大動脈内腔(真腔)に戻っている．末梢まで達するものでは，その半数が腹部大動脈から分枝する腸骨動脈領域でreentryを形成しており，頭頸部領域でのreentryはきわめて少ないことがわかる．

急性大動脈解離の合併症
Robertの論文を引きながら

次いで，急性大動脈解離がどのような合併症を起こすのかを，1981年のRobertの論文から引こう(表3)．

大動脈が急性機能不全に陥るわけだから，当然といえば当然だが，脳，脊髄，心臓，腎臓，腸管を含む全身臓器に発生した血流障害に基づく病態がところ狭しと並んでいる．肺や食道への出血も認めている．しかし，突然死を含め死因に直結するものは比較的限られてくる．それは心肺機能の途絶か大量出血による出血性ショックのはずである．

大動脈解離の死因
再びHirstの論文を引きながら

大動脈解離の死因を再度，Hirstの論文から引く(表4)．

その86%が破裂による出血であり，心タンポナーデと血胸が二大死因である．破裂部位によってその臨床は一定の傾向をもつ．上行大動脈レベルでの破裂はエントリーの場所からして右前方への破裂が最も多い．破綻した血液が心嚢腔へ向かうなら心タンポナーデを，また肺動脈幹とは外膜を共有するので容易に肺動脈周囲に血腫がおよび外方からの圧迫が起こるだろう．また，右冠状動脈入口部を巻き込めば急性心筋梗塞(後壁)を伴うことになる．弓部や下行大動脈レベルでの破裂は縦隔に血腫を形成し，下行大動脈レベルではとりわけ左胸腔内に穿破して血胸をつくるだろう．腹部大動脈レベルなら後腹膜に血腫を形成するだろうが胸部に比べると即死につながる頻度は低い．本症例も血胸がみられたが，胸膜腔が主体ではなく肺実質への穿通による肺出血が中心の病態であった．この点がきわめて病態として珍しい．

血腫と破裂
天国と地獄の分かれ目

reentryをつくるか，壁内に停止するか，壁外に破裂するか，どの結末になるのかは重大な要件である．つまり，壁内の血腫としておとなしく終わるのか，壁外にあからさまに破裂するのか，この天国と地獄を分ける理屈があるのかという問いかけである．

前出のRobertsは大動脈解離が停止する機序について述べている．それは，「壁内の解離は中膜にできた瘢痕のレベルで止まる」というもの．この中膜瘢痕の最も頻度の高い原因は，中膜瘢痕か中膜萎縮かあるいはその両者をもつ高度な粥状

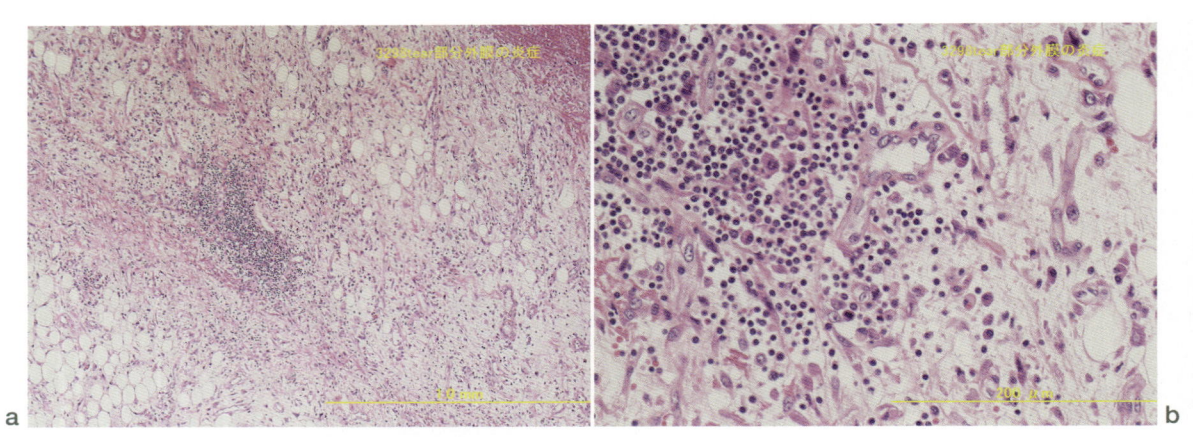

図 21　tear を起こした癒着部分以外の大動脈外膜の組織像
疎な線維性肉芽からなり，炎症細胞が一部集簇してみられる(a)．炎症細胞はリンパ球と形質細胞である(b)．

硬化斑(atherosclerotic plaque)である．また，梅毒などの炎症後の中膜瘢痕も原因となるという．石灰化の強い粥腫も原因となり得るだろう．また，中膜が陥入(invagination)を示す大動脈縮窄(aortic coarctation)の場所も解離を停止させる原因となり得る．そして，壁内で解離がおさまるか，停止したところから破裂に向かうかは他の要因が絡んでくるのだろう．本症例は中膜に限定した瘢痕（線維化）ではなく，肺との高度な癒着を伴った広範な瘢痕であった．また，梅毒性中膜炎や嚢胞性中膜壊死(cystic medial necrosis)の所見は認めていない．

なぜ，肺穿通が起こったのか？

では，なぜ，肺穿通が起こったのか？　考察してみよう．胸部大動脈は左肺と直に接している．それは，左肺の内側を観察すれば一目瞭然．胸部大動脈弓部から下行大動脈にかけて，明瞭な陥没（胸部大動脈溝という）がみられる．病理解剖で取り出した肺は意外にも，高度な胸膜癒着などにより左右がわかりにくいことがある．その際，左右を決定する形態的特徴は，実に，この胸部大動脈溝である．肺の内側の判別は誰でもわかる．気管と肺動静脈の切離部分が顔を出しており，そちらが内側と決まっているのだから．したがって，胸部大動脈溝さえ確認できれば，左右の肺の特定はできるのである．

この溝を下降する大動脈の一部に強い線維性癒着がみられたわけである．4×3cmの貨幣状のしっかりとした癒着であった．その癒着を知らずにいつもどおり左肺を切離した結果，癒着部分が左肺胸部大動脈溝にもぎ取られ下行大動脈から泣き分かれたわけである．組織的にみると，この癒着は成熟した膠原線維からなる癒着で肺臓側胸膜と用手的に剥がすことはできない状態であった．なぜ，このような限局的な癒着が成立したのか？

図8～10を見直せばわかるように，癒着部以外の大動脈外膜は肥厚している．しかし，その肥厚はルーズな線維性肉芽からなり，リンパ球と形質細胞の軽度な浸潤を伴っている（図21）．一部，炎症細胞は集簇を示し，マクロファージの動員もある．このような炎症を伴ったルーズな線維性肥厚は，entry部分から肺穿通を起こした部分までの下行大動脈外膜にほぼ一様にみられるのである．しかも，穿通部分周囲が最も炎症細胞浸潤は強く，次いで，entry tearがみられた下行大動脈起始部が強い．ともに，潰瘍を伴った比較的強い粥腫の部分である．粥状硬化の象徴である粥腫は元来，内膜病変として知られているが，実はこの粥腫が中膜やひいては外膜にどの程度影響を及ぼしているかについて想像することは，日常臨床ではきわめて難しいだろう．

線維化という修復にわずかな亀裂が残っていた

　おそらく，左肺内側の下行大動脈溝と強い線維性癒着を構築したそもそもの原因は，粥腫の潰瘍が垂直方向に深くえぐれていったことにあると想像される．中膜を破壊し外膜に達したその潰瘍は周囲に血液の血漿成分を滲出させ局所炎症を起こしていたはずだ．そして，下行大動脈の外側壁と直に接していた左肺下葉内側面との"せめぎ合い"が続いていた．いわば，局所戦が行われ，なんとか線維化という修復を目処にその戦いは終結していたはずなのだ．

　ところが，完全な修復ではなく"わずかな亀裂"を残した．完全修復にならなかった原因の1つは，大動脈が拍動し肺は膨張と虚脱を繰り返すという臓器の持続的な運動（動き）にあると考えられる．しかも，大動脈と肺の動きは同期していない．その結果，固い線維化部分に"わずかな亀裂"が入った．そして，そこを通り，肺臓側胸膜を越えて，まさに，"ちろちろ"と肺実質内に些細な出血が起こっていた．肺胞に充満した血液は肺胞道から終末細気管支と逆行し，比較的太い気管支にその血液が達したとき，咳を誘発し，血痰となったのではないのか．この経過が，当院に入院のため来院する前1か月間の出来事だったのではなかろうか．

　そして，来院当日午前9時50分，急性大動脈解離が発症したのである．死亡確認は3時間後だが，ほとんど即死と考えられる．

　血痰や喀血のエピソードの時期に，開業医の指示に従順に従って精密検査を受けたなら，ひょっとして，下行大動脈と肺の局所的な癒着が見つかっていたのかもしれない．確かに，唯一残っている大喀血直後の条件の悪いポータブル胸部X線で，下行大動脈のシルエットが消えているという所見を放射線科は指摘していたのだが….

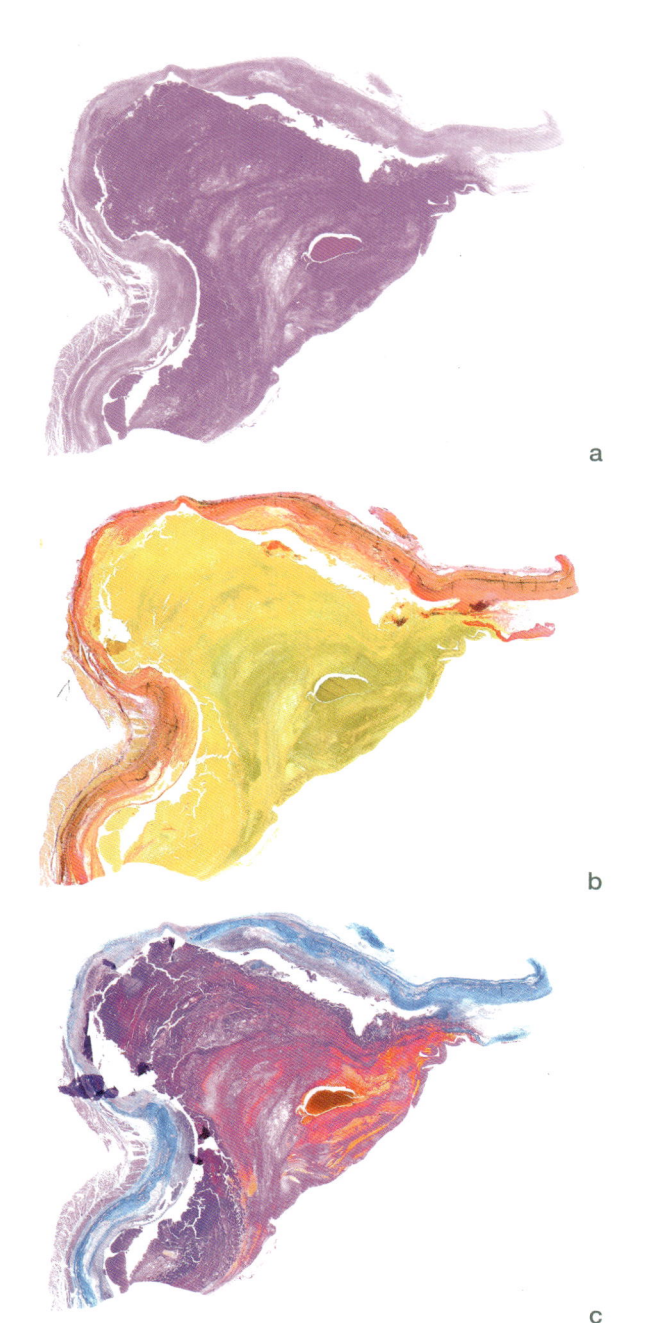

　しかし当時，彼はかたくなに検査を拒否した．当院への外来は，家族の付き添いはなく，1人で飄然と来院．そして，外来処置室で鬼籍に入った

図22　外膜側に瘤様の突起を示す胸部大動脈部分ルーペ像
a：HE染色，b：EVG染色，c：アザン染色
層状の壁在フィブリン血栓の付着した突出先進部分は，今にも破裂しそうである．

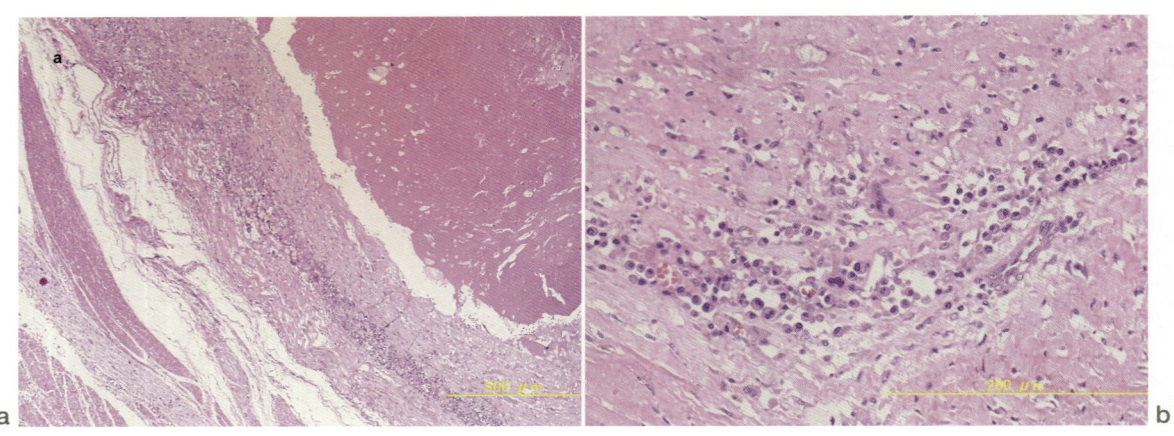

図23　突出部分の組織像
内膜と中膜が消失した線維性の外膜だけで成り立っている(a)．その壁内には，形質細胞とリンパ球と脂質を貪食したマクロファージが集まっている(b)．

NOTE1　atherosclerosis の大動脈外膜面を直接みる…そこで何が起こっているのか？

"外見にこだわり，その実態を知らず"，人の世によくあることだ．大動脈粥状硬化症(atherosclerosis of the aorta)は，疾病におけるその実例かもしれない．内膜面にばかりこだわり，その実，中膜・外膜で起こっている実相を知ることはきわめて難しいからである．本文で述べたが，この症例のポイントはなぜ下行大動脈の一部が左肺内側で局所的な強固な線維性癒着を構築したのかである．

同じように突然死し，病理解剖で大動脈解離と胸部・腹部大動脈瘤の多発をみた84歳女性の大動脈を提示しよう．彼女の場合，entry の亀裂は上行大動脈右側に形成されていた．もちろん，横裂である．その幅1cm．冠状動脈を巻き込んでいなかったが心嚢腔に300mlの血液を容れ，心タンポナーデが死因であった．さて，彼女の胸部大動脈の外膜面を見てみよう．食道との間に軽度な癒着を示した部分がある．そこには，あたかも大腸憩室を漿膜面から眺めたごとく，あるいは肺胸膜にみられるブレブ(bleb)のごとき突起がみられる．約3.5cmの嚢胞状(saccular)動脈瘤の形態である．その部分をHE，EVG，アザン染色のルーペ像で示そう(図22)．層状の壁在血栓が付着した大動脈内膜面の粥腫が外膜を極端に持ち上げ，今にも破裂しそうな勢いである．大動脈壁は全層性に線維化し薄くなっている．中膜弾性線維はほとんど消失している．外膜は食道外膜と線維性に軽く癒着し，形質細胞とコレステロールや脂質を貪食したマクロファージが浸潤している(図23)．つまり，炎症と線維化(修復)が同居しているのだ．粥状硬化症が外膜側に確固たる傷害を与え得るという形態がここにある．

のである．

89歳の彼がとったこの行動は，結果からみて"みごと"というしかない．年を重ね，十分生きてきたという感慨のなかで，"自らの死をいかに受容するべきなのか"を，彼は自ら決済したかのように感じられるのである．高齢者に提供できる医療とはどのようなものであるべきなのか，そのことを，われわれに彼は身をもって示したと筆者はみる．

■ 文献

1) Miller DC. In : Doroghazi RM, Stater EE(eds) : Aortic Dissection, McGraw-Hill, New York, 1983
2) Isselbacher EM, Eagle KA, De Saucis RW : Disease of aorta. In : Braunwald E(ed) : Heart Disease ; a Textbook of Cardiovascular Medicine, 5th ed. WB Saunders, Philadelphia, 1997
3) Hirst AE, Jr, Johns VJ Jr, Kime SW Jr : Dissecting aneurysm of the aorta ; a review of 505 cases. Medicine 1958 ; 37 : 217
4) Roberts WC : Aortic dissection ; anatomy, consequences and causes. Am Heart J 1981 ; 101 : 195-214
5) Weller BF(ed) : Pathology of the Heart and Great Vessels. Churchill Livingstone, New York, 1988

NOTE2 大動脈解離の臨床と病因について…基礎研究が進んでいる

　本症例もそうだが，背景に高血圧が存在する場合が多い．発症年齢の平均は60歳代で，男性に2～3倍多い．高血圧の関連性からしてこの好発年齢はうなずける．しかし，女性では25%以上が妊娠と関連するので若年発症となる．理屈はよくわからないが，妊娠3か月頃に発症することは記憶しておくべきだろう．また，Marfan症候群に代表される遺伝性結合組織病，それ以外の遺伝性あるいは後天性の嚢胞性中膜壊死(cystic medial necrosis)や閉塞性病変である大動脈狭窄(aortic stenosis)，弁上大動脈狭窄(supravalvular aortic stenosis)，縮窄(coarctation)，さらに，非閉塞性二尖大動脈弁(nonobstructive bicuspid aortic valve)，そして大動脈炎の合併症としても知られている．大動脈炎(aortitis)の場合は女性に多い．

　大動脈の解離が停止して限局的な解離に終わる場合(本症例もそうだった)は，局所的な中膜線維化(瘢痕)による堰き止めがあり，その原因の大半は粥状大動脈硬化症であることは，考察ですでに述べた．したがって，そのような中膜瘢痕が存在しないとなると，解離は停止せず胸部から腹部大動脈全域を一挙に切り裂く(entire aortic dissection)だろう．つまり，entire aortic dissectionでは，むしろ粥状大動脈硬化症はまったくないか，あっても軽度の場合が多いといえる．ということは，動脈硬化症がいまだ進行していない若年発症の大動脈解離はentire aortic dissectionになる確率が高くなる．そして，その場合，破裂を起こすのではなく，壁内血腫による血管内腔狭窄を起こすはずで，それは，血流低下に基づく多彩な臨床像をつくり上げるに違いない．

　とまれ，外傷性(特に胸部打撲を伴う交通事故)や，血管カテーテル操作の合併症としての医原性大動脈解離はともかくとして，一次性大動脈解離(spontaneous aortic dissection)の原因はいまだ解明されてはいない．

　最近では，大動脈壁の細胞外基質(extracellular matrix)の調節障害という観点から分子生物学的な研究が展開されている．結合組織成長因子(connective tissue growth factor；CTGF)の上昇によるⅠ型，Ⅲ型コラーゲンの増加があるとか，大動脈壁の細胞外基質の維持に重要な役割を担っているとされるマトリックスメタロプロテイナーゼ-9の遺伝子に単一ヌクレオチド遺伝子多形(single nucleotide polymorphism)があり大動脈解離に関連しているとか，マイクロアレイによる遺伝子発現研究では，大動脈壁の健全性の維持に必要な細胞外基質蛋白質，接着蛋白質，細胞骨格蛋白質をコードする遺伝子はダウンレギュレーション(downregulation)されているが，炎症反応や細胞外基質蛋白質分解に関与する遺伝子はアップレギュレーション(upregulation)されていることから，大動脈壁のリモデリングに障害が起こっているのだろうとする成果などが発表されている．

6) Silver MD(ed)：Cardiovascular Pathology. Churchill Livingstone, New York, 1983
7) Wang X, LeMaire SA, Chen L, et al：Increased collagen deposition and elevated expression of connective tissue growth factor in human thoracic aortic dissection. Circulation 2006；114(1 Suppl)：1200-1205
8) Finckenberg P, Inkinen K, Ahonen J, et al：AngiotensionⅡ induces connective tissue growth factor gene expression via calcineurin-dependent pathway. Am J Pathol 2003；163(1)：355-366
9) Chen L, Wang X, Carter SA, et al：A single nucleotide polymorphism in the matrix metalloproteinase 9 gene(-8202A/G)is associated with thoracic aortic aneurysms and thoracic aortic dissection. J Thorac Cardiovasc Surg 2006；131(5)：1045-1052
10) Muller BT, Modlich O, Drobinskaya I, et al：Gene expression in acute Stanford type A dissection；a comparative microarray study. J Transplant Med 2006；4：29-45

Chapter 11 Case 9
こんなところにこんな腫瘍が…（その2）
45歳，女性の外陰部腫瘍

診断に至る思考プロセス

history

妊娠出産歴のない45歳の女性．彼女は2年前から外陰部に腫瘤があることに気づいていた．しかし，場所が場所だけに病院を受診することをためらっていた．ところが，腫瘤は徐々に大きくなり，出血が出現したので意を決して当院婦人科を受診した．

Key
① 外陰部腫瘤と出血

身体診察と臨床検査による情報収集

左大陰唇下部に8×8×6cmの下垂性の腫瘍がみられる．弾性硬で圧痛はない．表面には自壊による出血がみられた（図1）．

血液検査ではRBC $401×10^4/\mu l$，Ht 36.4%で貧血状態になく，Plt $31×10^4/\mu l$ で出血傾向はない．WBC $10,340/\mu l$ でCRP $8.77mg/dl$ と炎症所見が確認された．

Key
① WBC，CRP高値により炎症を確認

臨床診断と摘出材料の検討

大陰唇の良性腫瘍でおそらく線維腫だろうとの臨床診断で摘出術が施行された．

図2は摘出材料ホルマリン固定後の腫瘍割面である．若干淡い黄色調を呈しているが充実性で硬い腫瘍である．表面以外に出血も壊死も認めない．確かに，線維腫でもよさそうである．

ところが，その組織像（図3）をみて首をかしげた．

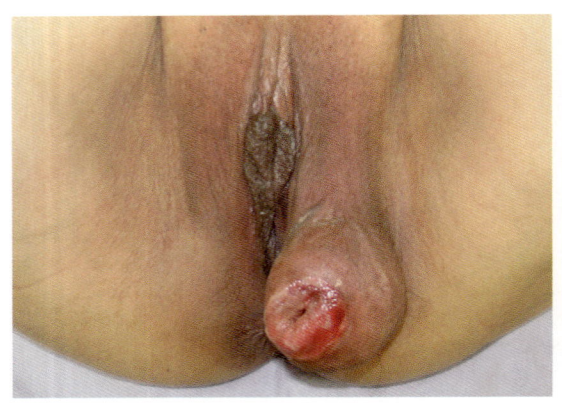

図1　大陰唇の下垂性腫瘍
腫瘍表面は潰瘍が形成され出血している．

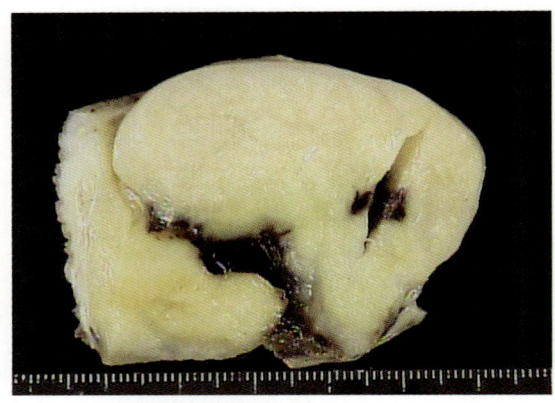

図2　ホルマリン固定後腫瘍割面
淡黄色で弾性硬の線維性腫瘍．

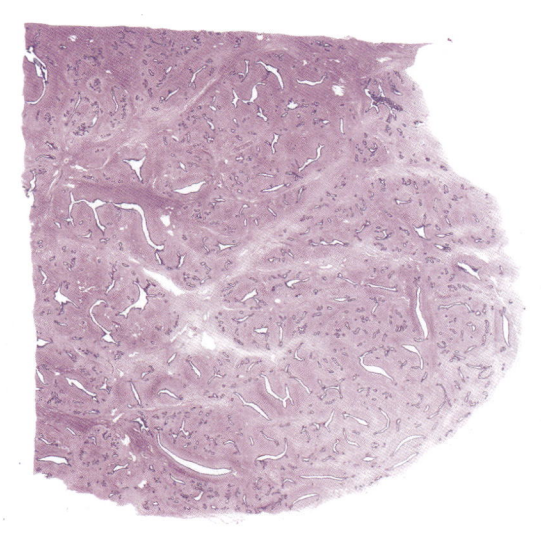

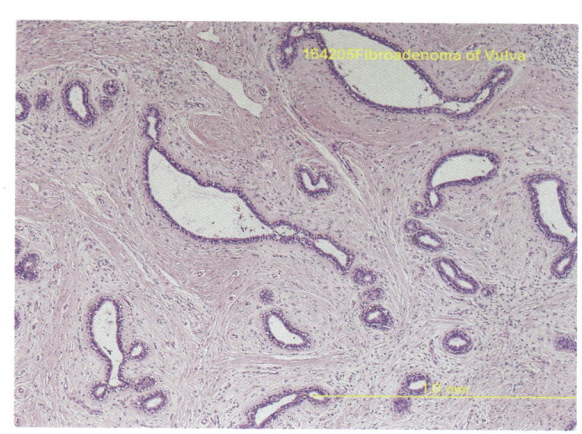

図3 どこかでみたことのある組織構築だ
a：ルーペ像，b：組織像
線維だけでなく腺管成分が同時に分布する．これは，線維腺腫(fibroadenoma)以外の何者でもない．

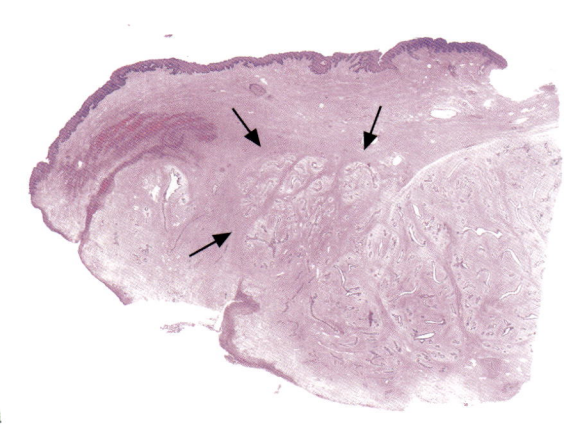

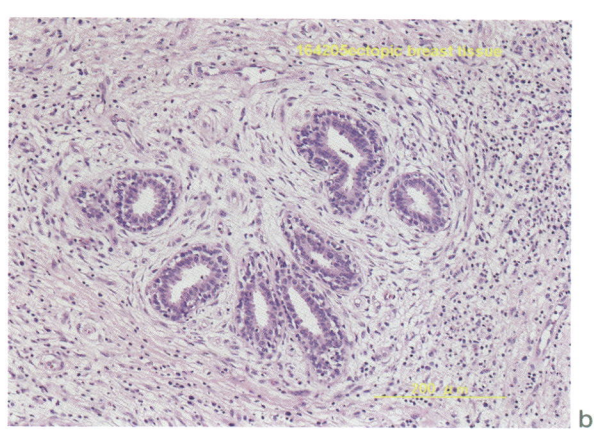

図4 腫瘍に接して乳腺組織あり
a：ルーペ像，b：組織像
腫瘍成分に連続するように organoid pattern をとる乳腺組織が確認できる(→)．その腺管上皮は見事な二層構造をとる(b)．

これはどこかでみたことのある組織ではないか？

　腺管の増殖と線維の増殖からなる腫瘍．まさに乳腺の線維腺腫(fibroadenoma)の所見である．
　腺管はきれいな導管上皮と筋上皮の2層構造を示している．アポクリン化生を示しているところもある．外陰部の大陰唇に乳腺の線維腺腫が発生したことになる．
　大陰唇という場所に乳腺の線維腺腫が発生したということになると，異所性乳腺組織の存在を確認する必要がある．図4は腫瘍辺縁部のルーペ像である．自壊し出血した皮下組織に乳腺組織が確認される．明瞭な小葉構造こそ伴っていないが2層構造をもつ乳管が器官様パターン(類器官パターンともいう：organoid pattern)をとって存在している．

したがって，大陰唇の異所性乳腺から発生した線維腺腫である．

□ Key
①組織像から腺管増殖，線維増殖を確認，②大陰唇に乳腺線維腺腫の所見，③異所性乳腺組織の存在確認

ここで想起されるのは乳線(milk line)のことである

最も有名なのは乳線(milk line)上にある腋窩の副乳であるが，この乳線は外陰部の大陰唇まで延びていることは意外に知られていない．

病理形態学からの結論

左大陰唇の異所性乳腺(副乳)から発生した線維腺腫
Fibroadenoma arising in ectopic breast tissue of the left vulva

▶ 関連科：婦人科・病理科

考察

異所性乳腺組織(ectopic breast tissue)から発生する腫瘍は，基本的に乳腺の腫瘍となんら変わりはない．したがって，きわめて頻度は低いものの乳癌が発生してもいいわけで，そのような報告もある．**Chapter 2** で検討した事例は，腋窩の乳線(milk line)上の異所性乳腺(副乳)から発生した男性乳癌と結論したものであった．

乳線(milk line)は乳腺堤(mammary ridge)ともいうが，胎生期外胚葉の帯状の肥厚で両側腋窩から鼠径部内側下端まで延びている．図5にそのシェーマを示す．

発生場所を知らせずにこの組織標本を病理医にみせたなら，「乳腺の線維腺腫じゃない．どうかしたの？」と即座に答えるだろう．しかし，「これ大陰唇の腫瘍なんだけど」と返せば，彼は怪訝な顔をするに違いない．

この腫瘍は良性腫瘍であり臨床像は線維腫や平滑筋腫や脂肪腫であっても変わりはないだろう．しかし，腫瘍発生の立場からすると示唆に富む症例であり，病理組織形態学の視点がない限り診断できないものである．

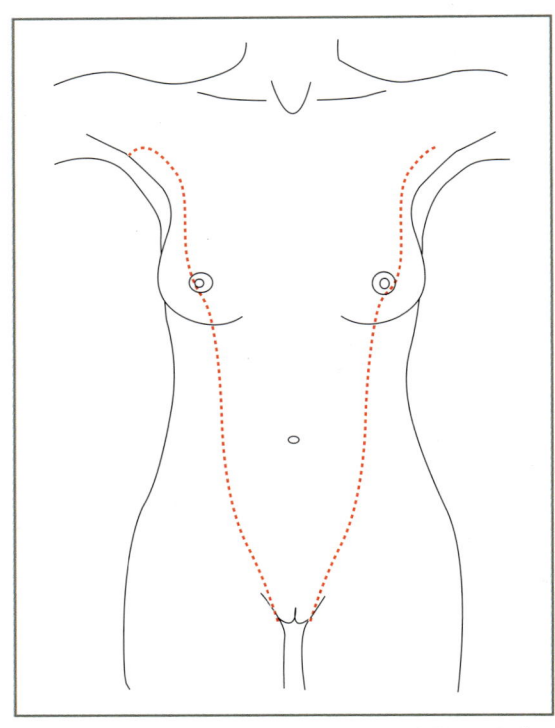

図5　腋窩から鼠径部，そして，大陰唇に延びる milk line

■ 文献

1) Cho D, Buscema J, Rosenshein NB, et al. Primary breast cancer of the vulva. Obstet Gynecol 1985 ; 66 : 79S-81S
2) Foushee JH, Puritt AB Jr : Vulvar fibroadenoma from aberrant breast tissue. Report of 2 cases. Obstet Gynecol 1967 ; 29 : 819-823
3) Simon KE, Dutcher JP, Runowicz CD, Wiernik PH : Adenocarcinoma arising in vulvar breast tissue. Cancer 1988 ; 62 : 2234-2238

Chapter 12　Case 10

ゆるやかに進行する呼吸困難

4年後，この36歳の女性は心不全で死亡する

診断に至る思考プロセス

history — 4年前の夏

彼女が呼吸困難を自覚したのは36歳の夏だった．しかし，ゆっくりやれば炊事洗濯はこなせるし眠れないわけでもない．食事も美味しい．だから，まさか自分に病気が発症したなどと微塵も思わなかった．しかし，その後，まことにゆるやかに，その呼吸困難は増強していく．そして，2年後には自宅の2階への階段を上るのが辛い状況へと変わっていった．それでも彼女は自分の身体に異変が起こっていると考えなかったのだった．

その年の春，呼吸困難に加え咳と痰，さらに発熱が出現したとき，初めて病院に行こうと思った．しかし，その主な理由は発熱と咳・痰という急性期症状であって，2年前から出現していた呼吸困難を前面に訴えたものではなかったのだが…．彼女は当院呼吸器内科を訪れた．

◻ Key
①呼吸困難，②階段を上るのが辛い状況

身体所見が示す心臓への静脈還流障害

外来診療を担当した医師は，一見して"longstanding chronic illness"と思った．そして，診察を始めた彼はその所見に瞠目することになる．

高度な眼瞼浮腫，外頸静脈の怒張と上下肢の固い慢性浮腫，腹部は膨満し肝臓は腫大している．心臓への静脈還流障害を示す身体所見がすべて揃っている．

血圧は160/95 mmHg，脈拍92/分，奔馬調律（gallop rhythm）だ．そして，胸部X線は両側性の胸水貯留を示している．担当医師は「心不全です．しかも，右心不全です」と告げ，即刻入院となった．

◻ Key
① longstanding chronic illness，②心臓への静脈還流障害を示す身体所見（高度な眼瞼浮腫，外頸静脈怒張，上下肢の慢性浮腫，腹部膨満，肝腫大），③奔馬調律，④胸部X線で両側性の胸水貯留，⑤右心不全と診断し，即入院

入院時の検査データ

入院時の検査をみてみよう．WBC 4,170/$\mu\ell$，CRP 0.3 mg/dℓ未満，赤沈12.0 mm/時，BUN 6.6 mg/dℓ，Cr 0.58 mg/dℓ，AST 36 IU/ℓ，ALT 10 IU/ℓ，LD 280 IU/ℓ．炎症反応もなく，肝腎機能は正常だ．歴然とした右心不全徴候を知らず，これだけをみれば入院の必要はないと判断しそうな検査データである．しかし，血液ガスはroom airで$P_{a}O_2$ 57.9 Torr，$P_{a}CO_2$ 45.8 Torr．二酸化炭素の貯留はないが，明らかな低酸素血症で患者の呼吸困難の訴えを支持している．

◻ Key
①肝腎機能は正常，②低酸素血症

右心不全の原因を探る

入院後，速やかに右心不全の原因検索が開始された．まず，心エコーが施行された．ところが，右心系の負荷はあるものの明らかな三尖弁や肺動

脈弁の異常はない．しかも左心機能は良好で，心嚢水の貯留もないとの報告である．心電図は低電位を示すが右心梗塞の所見はない．心臓に大きな異常がないとすると，一体何か？　胸部X線は胸水貯留を示すが，心陰影の拡大はそれほどではなく，石灰化所見もない．肺野に所見はなく，肺門の肺動脈陰影の増強がわずかに感じられる程度である．

そこで，肝臓の腫大から何か情報が得られないかとあえて肝臓の針生検が施行された．しかし，中心静脈周囲のうっ血が確認されたのみで右心不全の原因に切り込むことができるような所見は得られなかった．この時点で"右心不全"の診断はできたものの，その原因を突き止めることはできなかったことになる．

Key
①心エコーは右心系負荷を示すが右心流出路に閉塞所見なし，左室機能良好，心嚢水貯留なし，②胸部X線は胸水貯留のみで石灰化なし，③消極的に肝臓針生検を実施

■ 異常を示さない心・肺・肝

これほどの右心不全徴候がありながら，心・肺・肝にさしたる異常を確認できないとなると，一体何が起こっているのか？　苦痛を訴える患者を前にして，主治医は診断のみえない漠然とした強い不安を感じたに違いない．

そして，このとき呼吸器内科医である彼の脳裏に，「比較的若い女性の進行する呼吸困難だ，原発性肺高血圧症ではないのか」という思いが兆すのである．

Key
①原発性肺高血圧症かもしれないという不安

■ 利尿薬による原因の不明な心不全の症状改善

ところが，とりあえず投与した利尿薬で自覚症状の著明な改善が得られてしまった．主治医は釈然としないものの，患者本人は家に帰れると喜んでいる．そして，彼は"原発性肺高血圧症"の可能性はあるものの"原因不明の心不全"として退院を許可する．

Key
①利尿薬による自覚症状の著明な改善，②退院許可

その後，利尿薬（ラシックス®，アルダクトンA®，フルイトラン®）の投与で呼吸器内科外来管理となる．そして，2年の時間が漫然と過ぎていく．しかし，確定診断のつかないまま，対症療法に終始したツケは確実に膨れ上がっていた．

Key
①利尿薬による対症療法の継続

2年後の再入院
進行の止まらない呼吸困難

労作時呼吸困難は1か月前から急速に増強し，日常生活は不能となり再入院．利尿薬の増量はまったく無効，除水のために血液透析を施行するが改善されない．そして，さまざまな対症療法もむなしく入院後約1か月が経過していった．

Key
①労作時呼吸困難が1か月前から増強し再入院，②利尿薬を増量するも無効，③血液透析無効

死戦期のCT画像がとらえたものは…

死亡5日前に胸部CTが施行された．このCT像はこれまで曖昧模糊としていた右心不全の原因に関するある情報を示していた．そして，循環器内科と相談のうえ，外科的治療の方向で準備が始められた．しかし，そのとき，すでに当人の身体の忍耐力は限界を超えていたのである．

Key
①死戦期の胸部CT，②外科的治療の準備

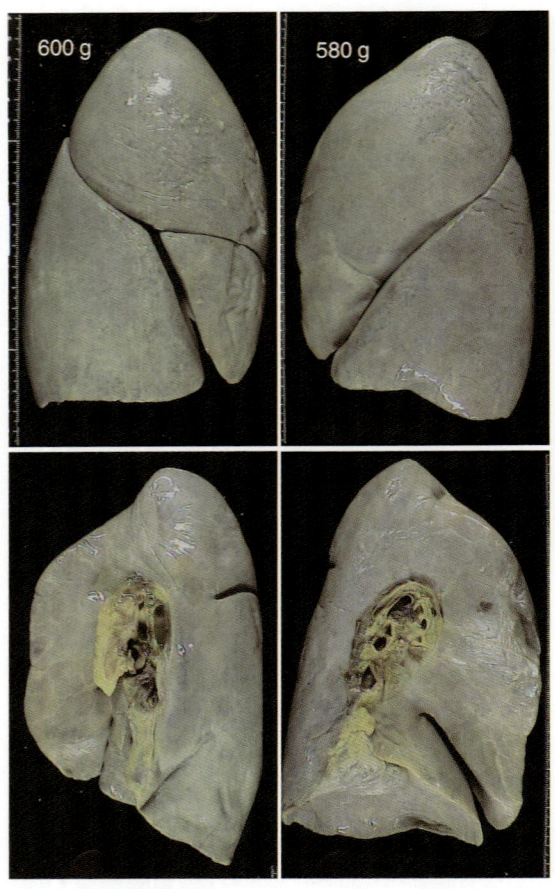

図1 肺の肉眼像
炭粉沈着のないまことにきれいな肺．長期間の胸水貯留により，臓側胸膜は肥厚し混濁している．

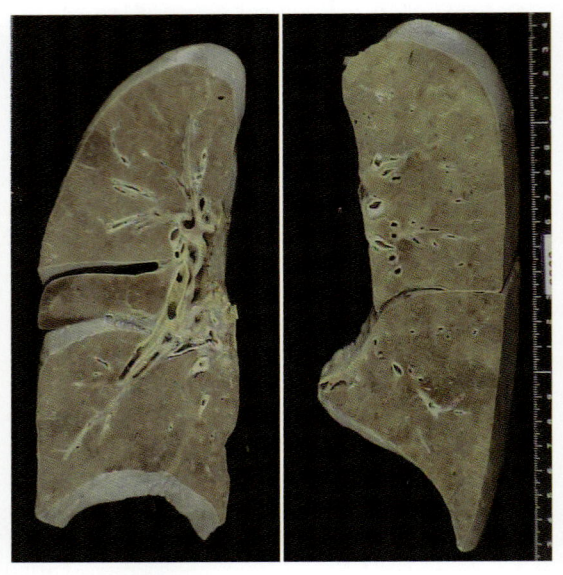

図2 肺割面所見
慢性の肺疾患のない，うっ血と浮腫をみるだけ．肺動脈の拡張や異常はない．

した大量の血液を容れている．切開すると血液だけでなく赤色の壁在血栓が右心房に向かい長く伸びている．すさまじい全身性静脈高血圧（systemic venous hypertension）である．この静脈高血圧の原因は何なのか？

> **Key**
> ①皮下静脈からの異様な出血，②下大静脈は怒張し大量の血液うっ滞，③下大静脈内の赤色壁在血栓は右心房に向かう，④全身性静脈高血圧の原因を考える

病理解剖による原因検索

　幸いにも病理解剖の承諾が得られた．その解剖所見をみよう．
　身長146cm，体重52.4kg．死後8時間46分で解剖開始．
　顔面浮腫状．結膜は充血．腹部は膨満している．頸静脈は怒張している．下肢は浮腫が強く皮膚は硬化している．仙骨部に褥瘡はない．開腹すると異様に皮下静脈から出血してくる．腹水は150mLの少量だが血性だ．腸間膜と腸管を押し分けて腹膜を観察すると，左下部後腹膜は出血している．どこにメスを入れても大量の血液が勢いよくほとばしり出てくる．下大静脈は怒張しうっ滞

■ 肺

　問題の肺の観察に移ろう．胸水は左150mL，右600mL．ともに黄色透明．
　炭粉沈着はほとんどなく癒着もない，まことにきれいな肺である（図1）．ただ，胸水が長期間存在していたことを示す胸膜の肥厚と白濁がみられるだけだ．肺重量は，左580g，右600g．重い肺である．
　割面をみると，うっ血と浮腫をみるだけで，背景の肺は肺気腫などの慢性肺疾患の存在をまったく感じさせない．肺動脈主幹部に血栓や狭窄を示す所見もない（図2）．

a

b

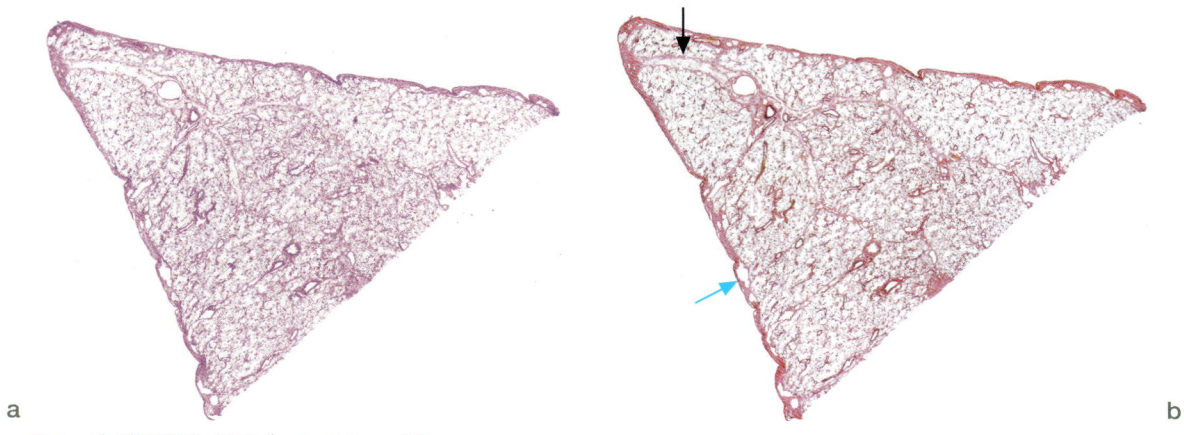

図3 右肺下葉の中間ゾーンのルーペ像
a：HE 染色，b：EVG 染色
小葉間隔壁（→）と臓側胸膜は浮腫状でリンパ管の拡張が著しい（→）．

a

b

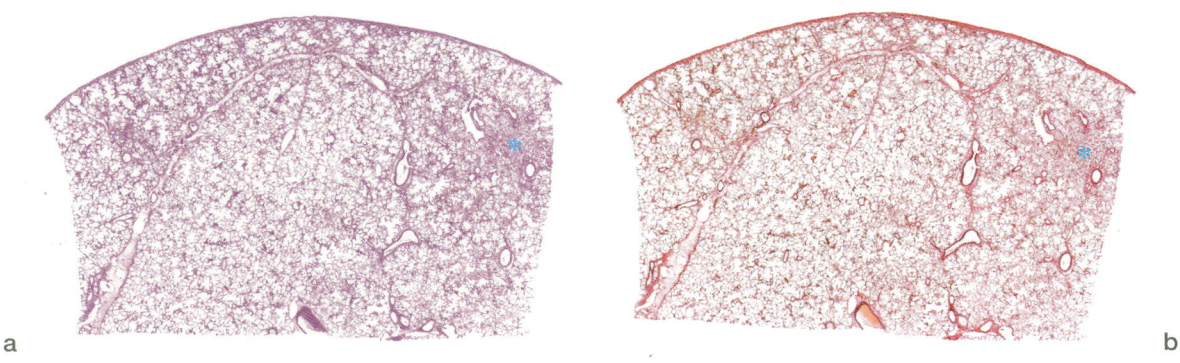

図4 左肺上葉の後方ゾーンのルーペ像
a：HE 染色，b：EVG 染色
ところどころに肺胞出血（＊）が散見されるが，右肺下葉と基本的に変わらない．両側とも重力の影響を受けず，どこをみてもうっ血と浮腫が広がっている．

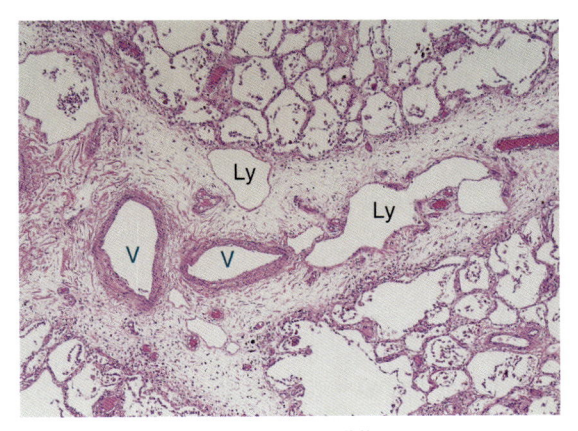

図5 浮腫状の小葉間隔壁の組織像
リンパ管（Ly）と肺静脈（V）が著しく拡張している．

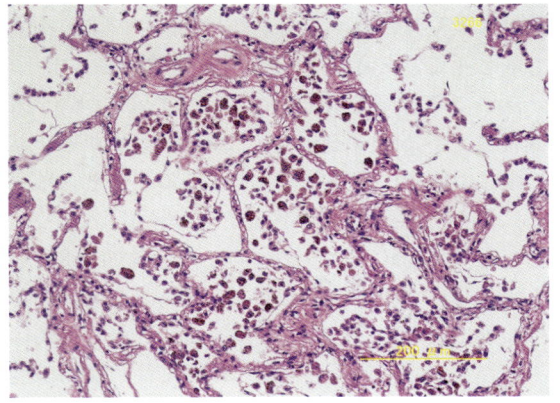

図6 肺胞内のヘモジデリンを貪食したマクロファージ（心不全細胞）

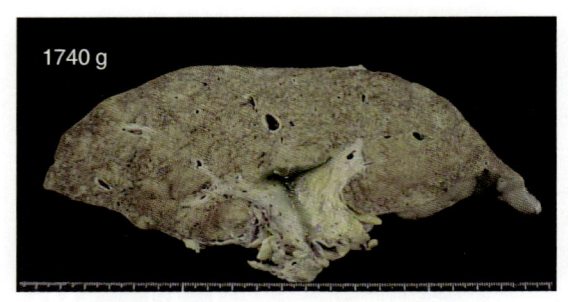

図7　肝臓割面所見
重量を増した肝臓．慢性のうっ血が明らかだ．いわゆる，ニクズク肝(nutmeg liver)の所見だ．

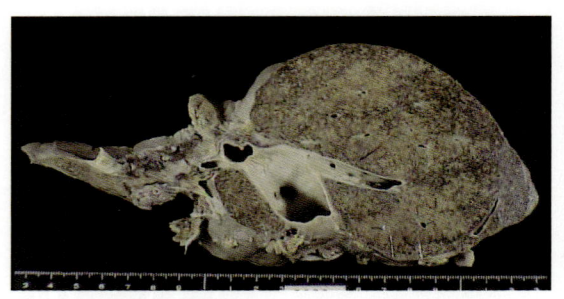

図8　下大静脈と肝静脈
拡張し，静脈壁は厚くなっている．

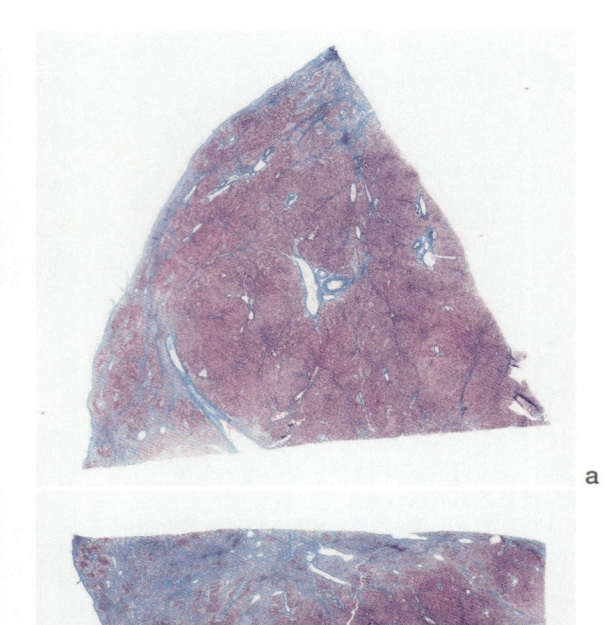

図9　肝臓のルーペ像(アザン染色)
中心静脈周囲から伸びる線維化(a)．門脈域は知らん顔してる(b)．

　ルーペ像をみてみよう(図3, 4)．まず右肺下葉の中間ゾーン．線維化や気腫性変化のまったくない肺である．しかし，小葉間隔壁(interlobular septum)は浮腫状で肺静脈とリンパ管の拡張が著しい．臓側胸膜内の静脈とリンパ管も同様である．また，肺動脈も拡張している．次いで，左肺上葉の後方ゾーンはどうか．同様である．ところどころに浮腫と肺胞出血が散見される．つまり，重力による差はなく，上下左右前後，どこをみても同じ所見である．

　次いで組織像を観察してみよう(図5, 6)．臓側胸膜，小葉間隔壁のリンパ管と肺静脈が著しく拡張している．肺動脈の拡張もあるが，それほどではない．肺胞隔壁の毛細血管は怒張している．しかし，肺動脈はどのレベルにも内膜や中膜肥厚を示す所見はない．もちろん，肺動脈の腎糸球体様(glomeruloid)あるいは叢状(plexiform)病巣はみられない．主治医が心配した原発性肺高血圧症(primary pulmonary hypertension；PPH)はこの時点で否定されたことになる．そして肺胞内には至るところ，ヘモジデリンを貪食したマクロファージ(心不全細胞)が集団をなしてみられる．この肺所見をみる限り，右心不全もさることながら，左心不全が急速に顕在化してきていたことを物語っている．

□ Key

①肉眼像：癒着や炭粉沈着のないきれいな肺．しかし，肺重量は重い，②ルーペ像：肺静脈とリンパ管の拡張，浮腫と肺胞出血散見，③組織像：臓側胸膜，小葉間隔壁のリンパ管と肺静脈の著明な拡張，肺胞内の心不全細胞，④原発性肺高血圧症の否定，右心不全だけでなく左心不全の急速な顕在化

　では，全身性静脈高血圧の実相をみてみよう．

■ 肝臓

　まず，肝臓．重量は1,740gと増加している．割面をみると高度な慢性うっ血がみられる(図7)．下大静脈は拡張し，肝静脈の拡張も明らか

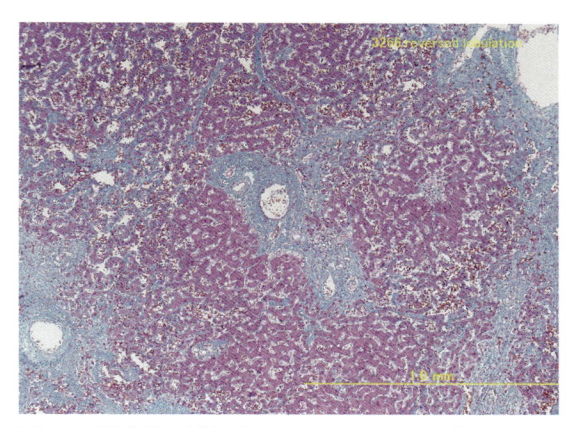

図10 肝小葉の逆転(reversed lobulation)
写真中央にみえるのが門脈域である．写真左右辺縁にみる中心静脈から伸びる線維化が，あたかも門脈域から伸びる線維化にみえる．

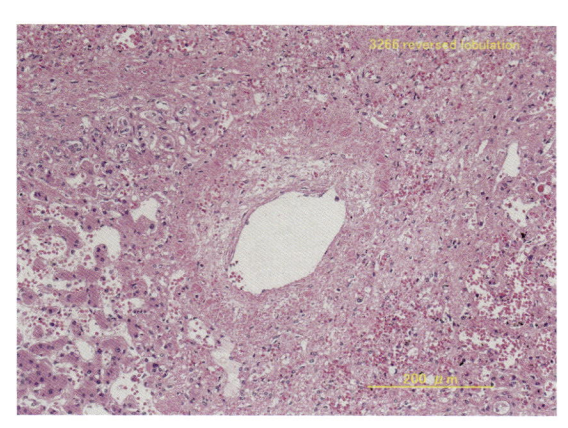

図11 内膜の肥厚した中心静脈(HE染色)
周囲の類洞も拡張している．

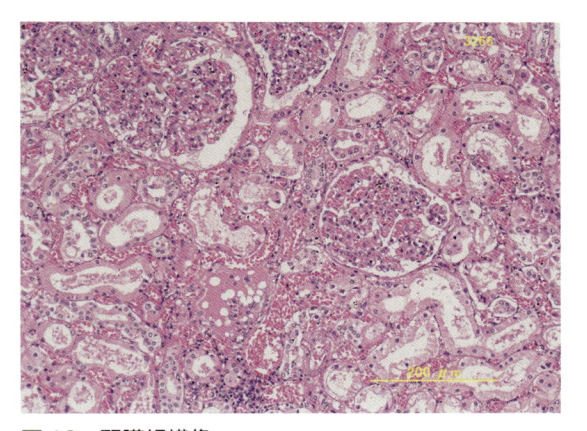

図12 腎臓組織像
尿細管周囲毛細血管のうっ血による拡張が著しい．糸球体毛細血管も充血している．

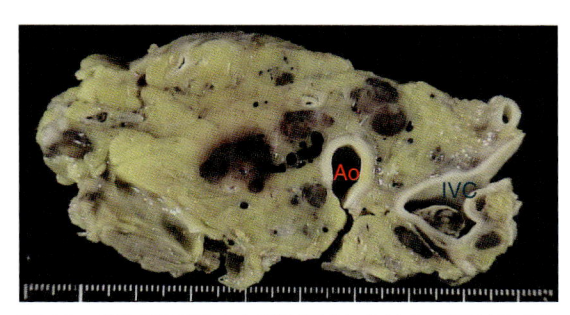

図13 後腹膜横断の肉眼所見(上が前方，下が後方)
大動脈(Ao)は後方から開いてある．下大静脈(IVC)には壁在血栓がある(高度な静脈congestionの結果だろう)．後腹膜の細い静脈も緊満して血液を容れている．リンパ節と思われるが赤い色調をしているのはなぜだ？

だ(図8)．

ルーペ像をみてみよう(図9)．肝臓の中枢側では広い瘢痕状の線維化が，末梢では中心静脈領域から伸びる線維化が広がっている．門脈域は比較的よく保たれており，門脈域を中心に小葉が構成されているようにみえる．いわゆる，"肝小葉の逆転(reversed lobulation)"である(図10)．典型的な慢性うっ血による肝線維症から肝硬変へ移行しつつある組織像だ．中心静脈の内膜は肥厚している．(図11)．

□ Key

①肉眼像：肝腫大，高度慢性うっ血，下大静脈と肝静脈が拡張，②ルーペ像：肝小葉の逆転，③うっ血性肝硬変に向かう線維化

■ 腎臓

腎臓も左210g，右200gと腫大している．肉眼的にははっきりしないが，組織学的には尿細管周囲毛細血管のうっ血と拡張が著しい(図12)．糸球体毛細血管も拡張傾向を示している．

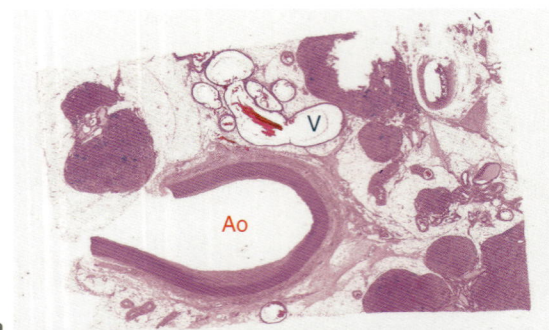

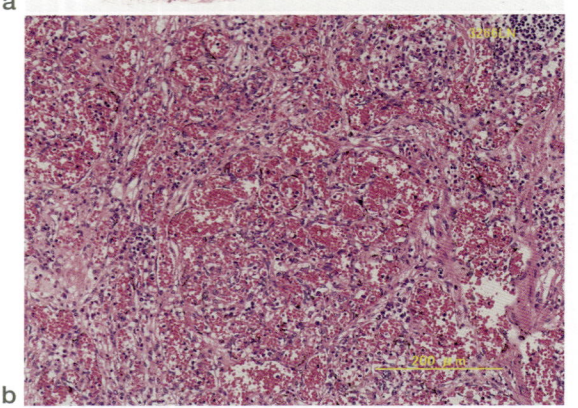

図14 大動脈周囲後腹膜ルーペ像（a）とリンパ節の組織像（b）
大動脈（Ao）と拡張した静脈（V）と一見脾臓にみえる高度にうっ血したリンパ節．bの組織像だけをみて，これがリンパ節だと言う病理医はいないだろう．

■ Key
①腎腫大，尿細管周囲毛細血管のうっ血と拡張

■ 後腹膜

　腹部大動脈と下大静脈を横断するように後腹膜の割面を作製すると，そこには通常ではみられない光景が確認される．図13をみよう．下大静脈に壁在血栓がみられるが，これはすでに確認済みである．大動脈周囲に黒色の血液が充満し怒張した静脈が確認される．これも想定内である．しかし，多数みられる黒色から暗赤色の結節は何か？リンパ節のようにみえるがあまりにも色調が違う．炭粉の沈着したリンパ節はこのように一様な黒色調ではない．まさか，悪性黒色腫のリンパ節転移なのか！
　ルーペ像（図14）をみると，これは赤い結節でところどころに青い点状物が散在している．組織をみれば，"脾臓"にみえるが，実にこれは高度に"うっ血したリンパ節"なのである．リンパ節が「血の涙」を流している…．

■ Key
①肉眼像で確認された多数みられる黒色から暗赤色の結節，②ルーペ像でみられたリンパ節の「血の涙」，③後腹膜にも激しく及ぶ静脈高血圧

■ 心臓

　心臓の観察に移ろう．
　肋骨を切断し前胸壁を持ち上げる．心臓を容れた縦隔が眼前に姿を現した．「これか！」と筆者は心の中に衝撃を飲み込んだ．心嚢腔はほとんど消失し，厚い線維化が心臓の全周を堅牢に取り巻く．横隔膜との線維性癒着も高度である．強固な癒着を処理し取り出した心臓．その重量530g．患者を苦しめ，主治医を翻弄し続けた疾病の本体をとらえた瞬間である．
　割面でみると左心系より右心系を取り巻く線維化がより高度で，右心室では最大1.5cm，左心室側壁では比較的薄く5mmの厚みである．左心室は求心性肥大があり，右心室は拡張している．肥厚心膜は外層が均質な厚い線維化層で壁側心膜に相当する．その内面には約5mm幅の析出フィブリンと出血からなる不規則な層があり，心膜腔（心嚢腔）に相当する．その内側にやや薄い線維化と肉芽からなる層がみられ臓側心膜に相当する（図15）．
　ルーペ像で心室中隔，右心室前壁，左心室前壁部分の線維性肥厚心膜を観察してみよう（図16）．アザン染色でみると，壁側心膜と臓側心膜はともに同程度の線維化がみられる．臓側心膜の線維化は一様でなく，脂肪組織の残存が不均一にみられる．
　組織的には線維フィブリン性心膜炎（fibrofibrinous pericarditis）である．線維化が完成している壁側心膜周囲にはリンパ球の集簇が散在する．横隔膜にもリンパ球浸潤を伴う炎症が波及している（図17）．一方，臓側心膜にはリンパ球，形質細

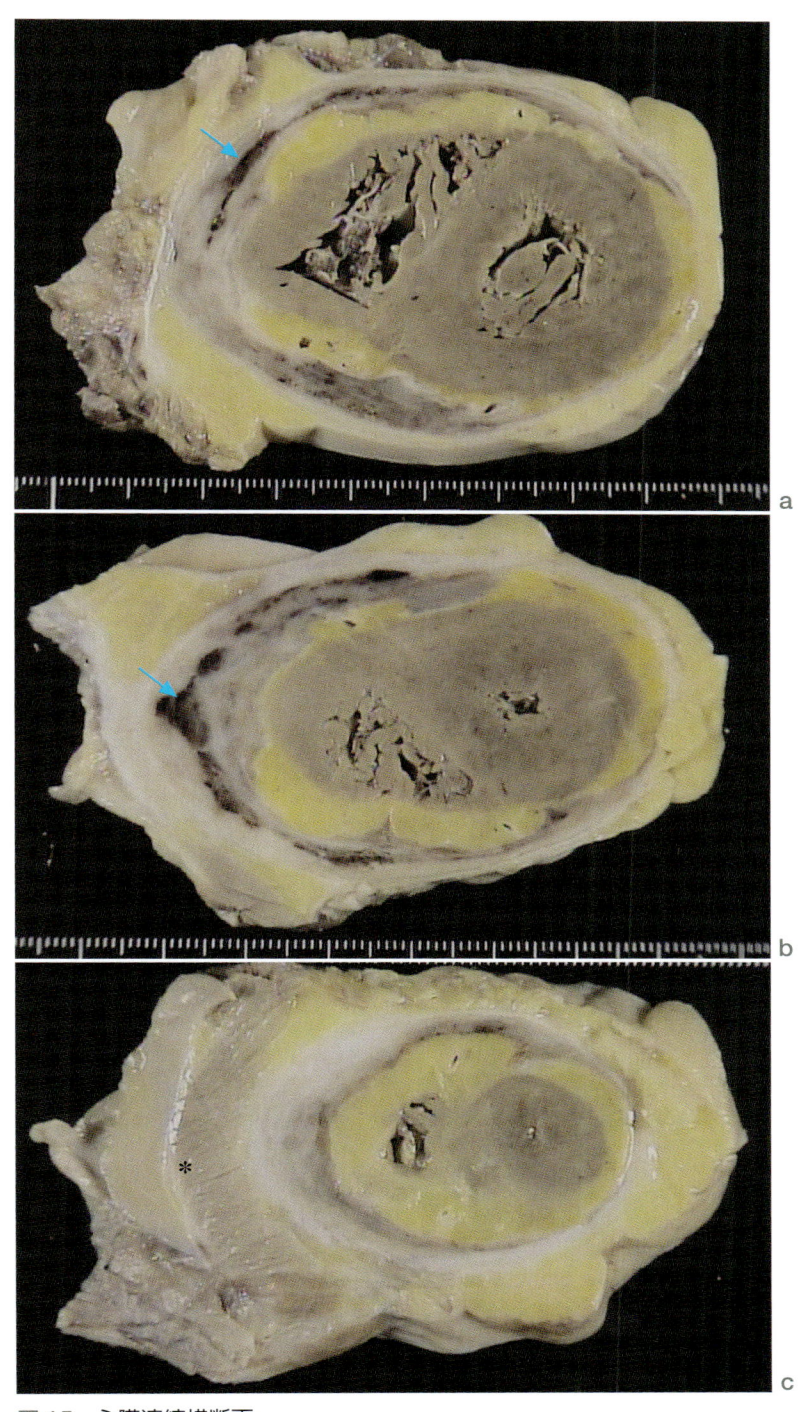

図 15 心臓連続横断面
写真上方が前，下方が後ろ，右が左，左が右で仰臥位の断面を足のほうからみた断面．前方から右側壁そして，一部後壁にかけてみえるの不規則なスリットが心嚢腔に相当する（→）．白色調で透明感のある線維化は右心系により強くみられる．左心室側壁心膜の線維化は軽度である．横隔膜（＊）との強い線維性癒着が明らか（c）．

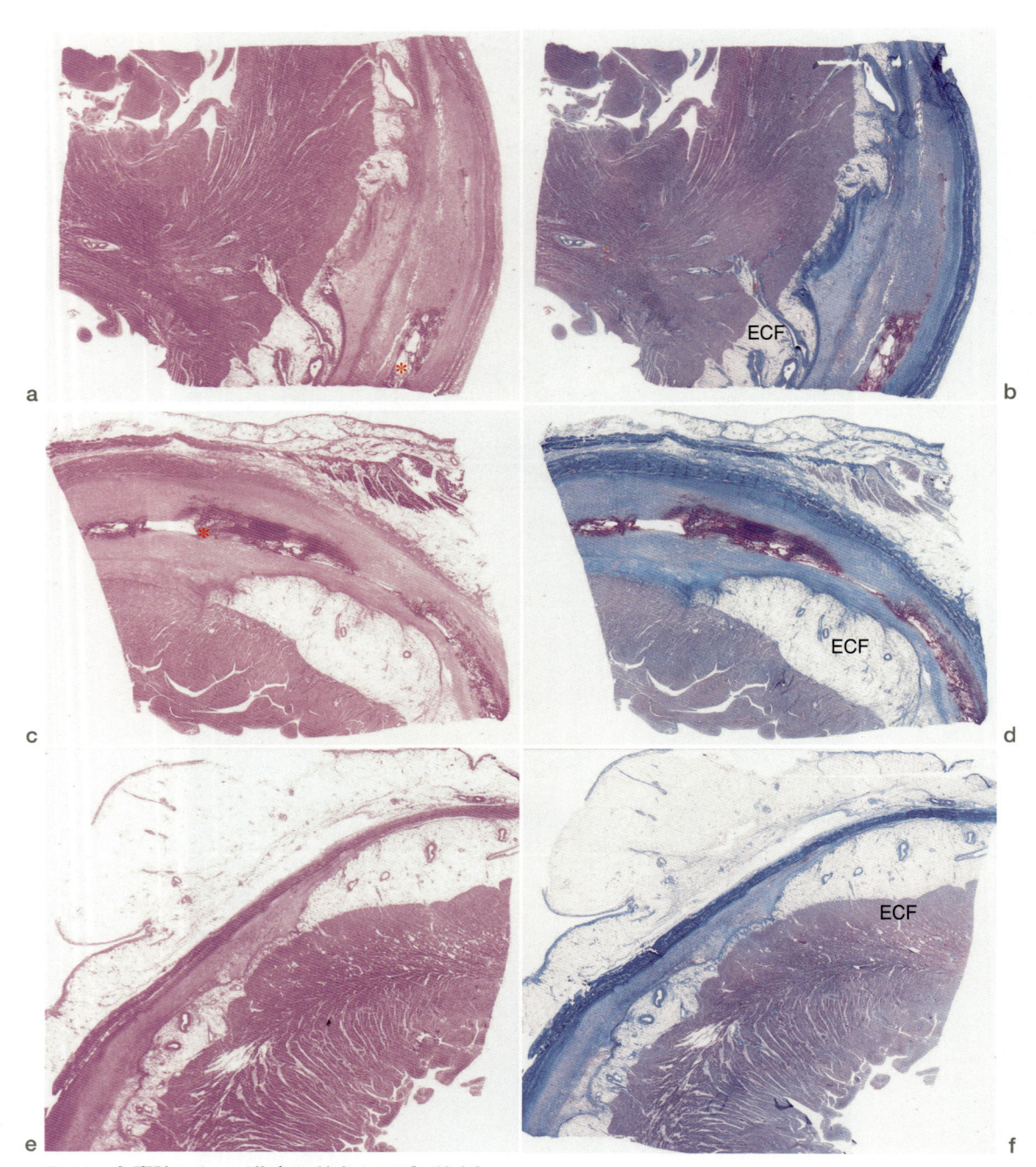

図16 心嚢腔のルーペ像（HE 染色とアザン染色）
左心室前壁（a,b），右心室前壁（c,d），左心室側壁（e,f）．壁側心膜と臓側心膜（心外膜）はともに線維化して厚くなっている．わずかに残る心嚢腔（*）にはいまだ血液とフィブリンを容れている（HE でピンク，アザンで紫に染まっている）．臓側心膜の線維化は心外膜（epicardium）下の脂肪（epicardial fat）に不規則に食い込んでいるが線維化は心筋にほとんど及んでいない．だから，心筋そのものはほとんど健全にみえる．ECF: epicardial fat.

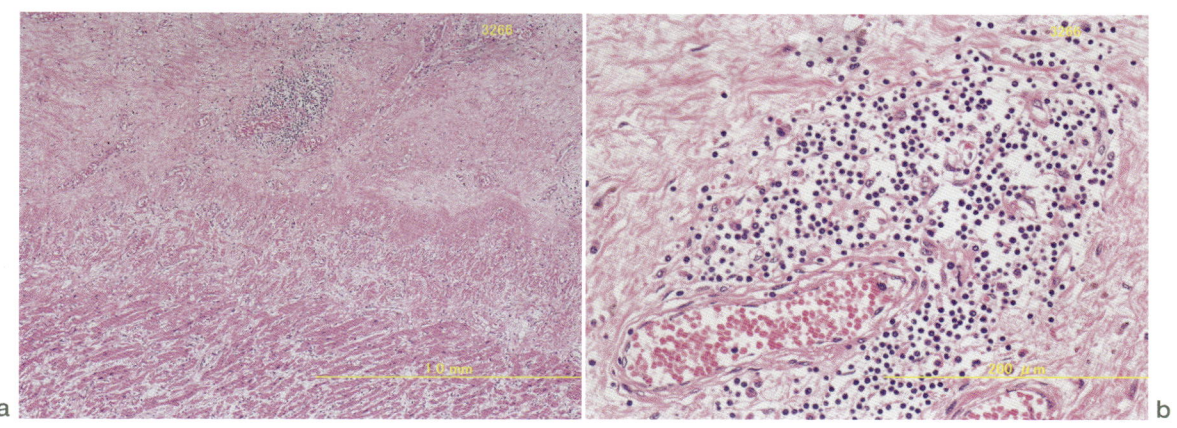

図17 線維化が完成している壁側心膜の組織像
リンパ球集簇を伴う炎症が広がる．

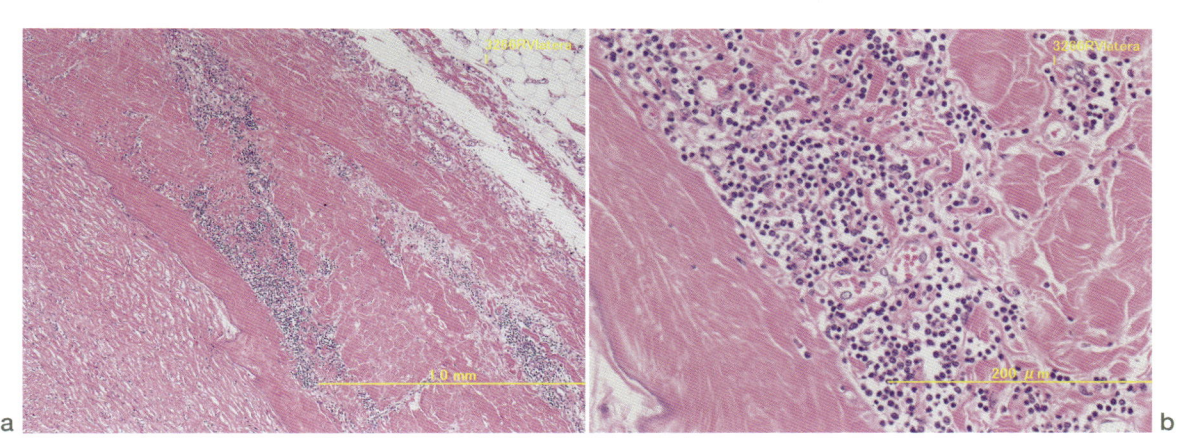

図18 臓側心膜の組織像
臓側心膜にはリンパ球，形質細胞，そして，好中球も比較的目立つ炎症が持続している．マクロファージの動員もある．

胞，そして，好中球も比較的目立つ炎症が持続している．マクロファージの動員もあり，ヘモジデリン貪食マクロファージもみられる（図18）．心筋細胞は痩せて細くなったものが目立つが，壊死や線維化は認めない．そして，炎症の主座は心筋ではない．冠状動脈はきれいに開存しており，粥状硬化の所見を認めない．

□ Key

①肉眼像：心囊腔の消失，心臓全周の厚い線維化，横隔膜との線維性癒着，②組織学的には線維フィブリン性心膜炎．炎症の主座は心筋ではない

病理形態学からの結論

慢性収縮性心膜炎
chronic constrictive pericarditis

▶ 関連科：呼吸器内科・循環器科・放射線科・病理科

考察

　本人に悟られることなく，ゆるやかに進行した労作時呼吸困難の原因は，収縮性心膜炎であった．長きにわたり当人を苦しめ，臨床担当医（主治医）を惑わし続けた呼吸苦の原因が病理解剖の結果，わずか一言で表現できる慢性の"収縮性心膜炎（constrictive pericarditis）"であることが判明したことになる．

　病理解剖の重要性をここで強調することが筆者の本意ではない．結果がわかってしまってからなら，何とでも言える．「実は私このケース，収縮性心膜炎ではないかと思っていたのです…」．よくある話だ．

　この考察の主題は，なぜ，これほどの臨床症状があったにもかかわらず，収縮性心膜炎の診断にたどり着けなかったのかを，丁寧に振り返りながらその問題点を明らかにすることである．それは，"収縮性心膜炎"による内科的治療抵抗性の心不全と診断が正確に下されたとき，心膜切除術（pericardiectomy）という治療効果の期待できる確固たる外科的治療の選択肢が存在するからである．

心膜の解剖

　考察に入る前に，心膜の解剖を概括しておこう．

　心臓を覆う膜を心膜という．"心膜"は pericardium といい，pericardium は"心外膜"と訳さない．その厚みは2～3mm以下である．心膜は心臓を取り巻く心膜腔（pericardial cavity）を構成する．約15～50mlの透明な漿液を容れた腔で，内面を中皮細胞が覆っている．おそらく，関節面もこのようであろうと想像できるような光沢のあるツルツルとした組織面を形成する．終生，収縮と拡張を繰り返す心臓の表面が傷害されないようにと配慮された組織構築が心膜腔である．

　心臓を直接覆う心膜が epicardium で，"心外膜"と訳す．実はこの心外膜は漿膜性心膜（pericardium serosum）そのものであり，臓側心膜ということになる．中皮細胞の下に脂肪に富んだ結合組織があり，心筋に入り込む動静脈と神経を導く．壁側心膜は漿膜性心膜にその外側を覆う線維性心膜（pericardium fibrosum）が加わったものである．したがって，壁側心膜の線維性心膜部分は胸腔の壁側胸膜に連続しており，さらに，大動脈と肺動脈および上下大静脈と肺静脈の外膜に移行している．いわば，壁側心膜は縦隔の中に心臓をしっかりと固定する構造物といえる．当然，壁側心膜の漿膜性心膜部分はこれら大血管の基部で翻転することになる（図19）．ちなみに，心囊は心膜と同義である．

　本症例では臓側心膜（心外膜）のみならず壁側心膜も炎症による高度な線維性肥厚を認めたわけで，心外膜炎（epicarditis）ではなく，心膜炎（pericarditis）である．

収縮性心膜炎の病態生理
心膜の線維性肥厚がもたらす心臓障害

　線維性肥厚がもたらす心膜障害により心臓はどのような影響を受けるのだろう．1999年の Myers らの総説を引きながら考えてみよう．

　その病態生理は，心膜のコンプライアンスの喪失に基づいている．この心膜弾力性喪失は以下の3つの障害を心臓に与える．

①胸腔内圧と心臓内圧の呼吸性解離（dissociation

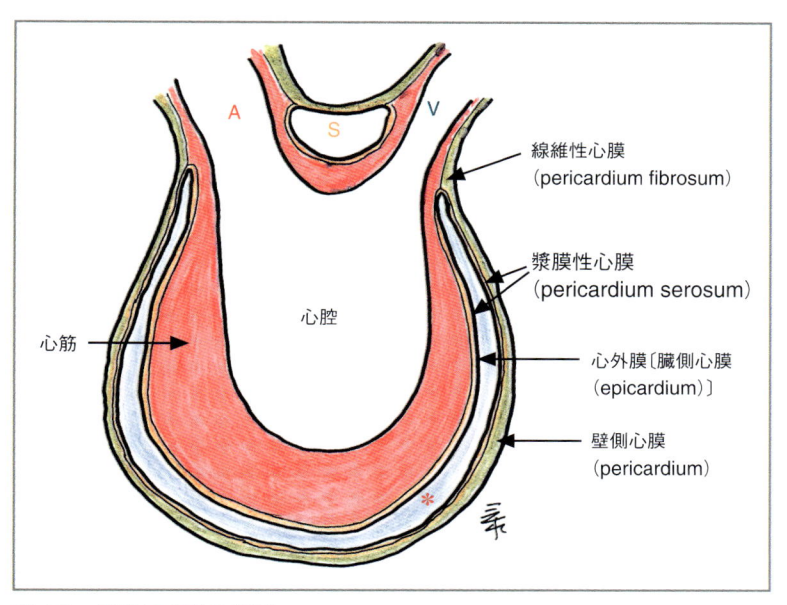

図19 心膜（心嚢）の解剖

心嚢腔（＊）を構成する心膜には色々の名前がついている．A は大動脈と肺動脈，V は大静脈と肺静脈を代表させている．S は心膜横洞（sinus transverses）を意味し，動脈系と静脈系の大血管の間のトンネルである．
〔この図は，筆者が学生時代に繰り返し読んだ解剖実習の手引き第 7 版（南山堂：1973）にみる藤田恒夫の図を参考にして筆者が描いたものである．最新版は 2004 年発行で第 11 版となっている．〕

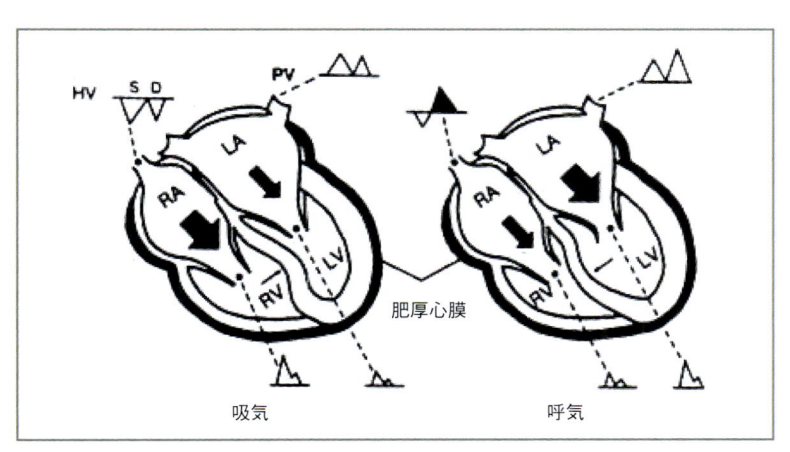

図20 収縮性心膜炎での吸気と呼気における左右心室の相互依存（心室中隔の偏位）

S：収縮期，D：拡張期，HV：肝静脈，PV：肺静脈
(Oh JT, Hatle LK, Seward JB, et al : Diagnostic role of Doppler echocardiography in constrictive pericarditis. J Am Coll Cardiol 1994 ; 23 : 154-162)

of intrathoracic and intracardiac pressure with respiration）
②左右心室の相互依存（right and left ventricular interdependence）
③拡張期血液充満と心拍の障害（impaired diastolic filling and heart rate）

　心臓の拍動とはまったく無関係にみえる呼吸だが，心臓に流入する血液動態に呼吸周期は大きく

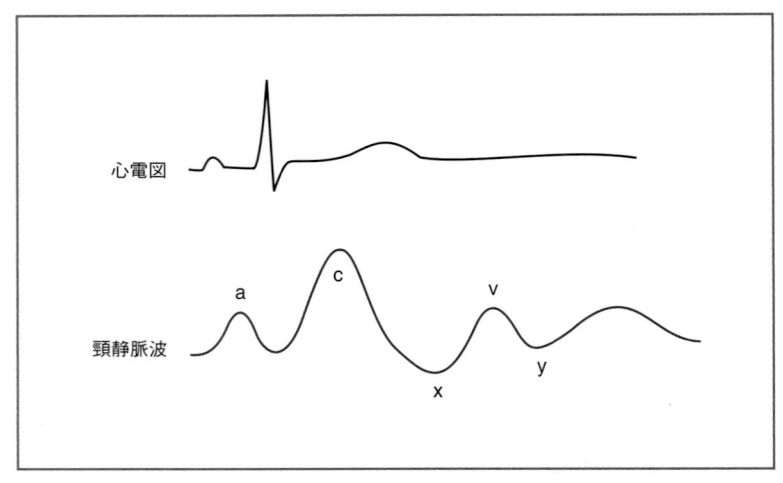

図21　頸静脈波
a, c, x, v, y 波の説明は本文参照．

関与している．胸腔内圧は吸気に低下する．この低下の影響は肺静脈系のみならず心臓の4つのチャンバーにも同期して伝わる．心臓の拡張期に肺静脈から左心房，左心室と怒濤のように流入する血液は，十分に拡張して広がった左心室内圧が十分低くなった状態が保障されてこそ，そのような流入が可能なのである．しかし，収縮性心膜炎で心膜のコンプライアンスが失われると，肺静脈の拡張は可能でも左心系の拡張は拘束され血液の流入は障害されることになる．つまり，肺静脈と左心室の圧差が低下し，拡張期血液流入速度が低下，その結果，拡張期の左心系血液充満は低下する．この現象は，吸気における心室中隔の左方シフトという異常運動として観察される．心膜コンプライアンスが消失した心臓では，健常な場合と異なり呼吸周期によりその血液流入量はさほど変化しない．したがって，吸気における左心室血液充満（left ventricular filling）の低下は，相対的に右心室血液充満の上昇を伴うことになる．逆に呼気の場合，左心室血液充満は増加し，右心室は低下する．その結果，呼気では心室中隔は右方にシフトする．これを，左右心室の相互依存（interdependence）という．だから，呼気では大静脈から右心房に流入する血液速度は低下することになる（図20）．

このように，線維性に肥厚した心膜による心臓運動の拘束は，心臓の4つのチャンバーすべてで終末拡張期圧（end-diastolic pressure）の上昇を引き起こすことになる．正常心では，心室の血液充満の75％は拡張期に起こり，10～20％は心房収縮によるが，収縮性心膜炎ではまったく異なる．心房内圧が上昇しているため，心室への血液流入は最初きわめて急速に起こる．つまり，拡張期の最初1/4に血液流入量は最大75％に達する．しかし，拡張中期には肥厚心膜による心室腔の拡張不全により突然低下する．そして，拡張晩期には心室への血液流入が極度に障害されることになる．その結果，心拍出量は低下する．そこで，心臓はどのような行動に出るのか？　心拍数を上げることによって心拍出量を維持しようとするのである．正常心であれば，頻拍は心室の血液充満を低下させる．しかし，収縮性心膜炎では，心拍出量は心拍数に依存し，中等度の頻拍は心拍出量を改善する．低下した1回心拍出量を心拍回数の増加で乗り切ろうというわけだ．本症例でも第1回入院時，92/分の頻脈であった．

収縮性心膜炎の臨床徴候

以上の病態生理の基本を念頭において，収縮性心膜炎の臨床徴候をみていこう．

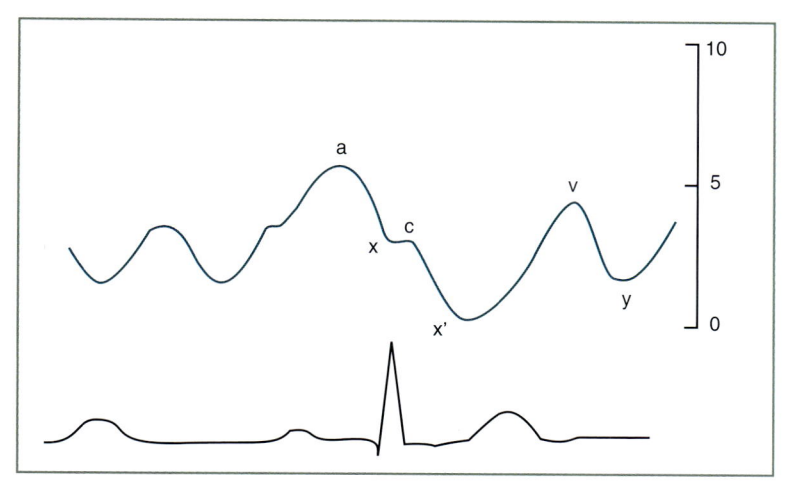

図22 正常右心房内圧曲線
頸静脈圧波形と比べa波がv波より高く，c波はあまり目立たない．

■ 身体所見（特に右心機能を反映する頸静脈波）

　頸静脈波（jugular venous pulse；JVP）の増大増高，腹水，肝腫大，末梢の浮腫は本症例でも確認されており，理解しやすい重要な徴候である．心尖拍動（apical impulse）の減弱あるいは喪失も重要な所見である．

　頸静脈は右心房の内圧の変化を反映し，その拍動は，a, c, x, v, yと名づけられた波をつくり出している．aとcとv波が山で，xとy波が谷である（図21）．右心房の収縮によるa波，心室の収縮期に三尖弁が右心房に張り出すことによる右心房内圧上昇がc波，そして，v波は拡張期に三尖弁が開く直前の右心房内血液充満による圧上昇を反映している．谷をなすx波の下行脚（x descest）は心房弛緩によるものであり，y波の下行脚（y descent）は三尖弁開放による右心房から右心室への急速な血液流入を反映している．つまり，頸静脈波形は右心房内圧曲線を間接的に肉眼で観察したものである．この頸静脈波は，呼吸との関連で右心不全における2つの重要な所見を提供する．

1. Friedreich 徴候と Kussmaul 徴候

　まず，Friedreich 徴候である．すでに述べたように右心系への血液の流入は吸気に増加するのだが，収縮性心膜炎では拡張初期1/4に急速に流入するものの，中後期に急速に低下する．このことが，JVPの "rapid y descent" となって現れる．つまり，拡張期に怒張していた頸静脈が突然虚脱する現象である．これをFriedreich 徴候というわけだが，三尖弁狭窄や心タンポナーデでもみられ収縮性心膜炎に特有なものではない．

　そして，Kussmaul 徴候である．収縮性心膜炎でも，吸気に静脈還流量は増加するのだが，右心房内圧が上昇しているため還ってきた血液はすんなりと右心房に流入できない．そのため，頸静脈圧は通常なら低下するのだが，逆に上昇することになる．この吸気における逆説的な頸静脈の膨隆がKussmaul 徴候．この徴候もまた収縮性心膜炎に特異的なものではなく，右心系内圧の上昇する右心梗塞，拘束性心筋症（RCM），三尖弁狭窄でもみられる．また，横隔膜運動による腹腔内圧の上昇が下大静脈を通じて伝播されることも関与していると考えられている．

2. 奇脈

　一方，静脈ではなく動脈圧への影響として奇脈（pulsus paradoxus）がある．この奇脈もKussmaulの発見によるもので，Kussmaul脈ともいう．通常，吸気には心膜腔内圧が上昇する．したがって，左心房が圧迫され左心室に流入する血液量は低下するので，心拍出量が低下し血圧が低下

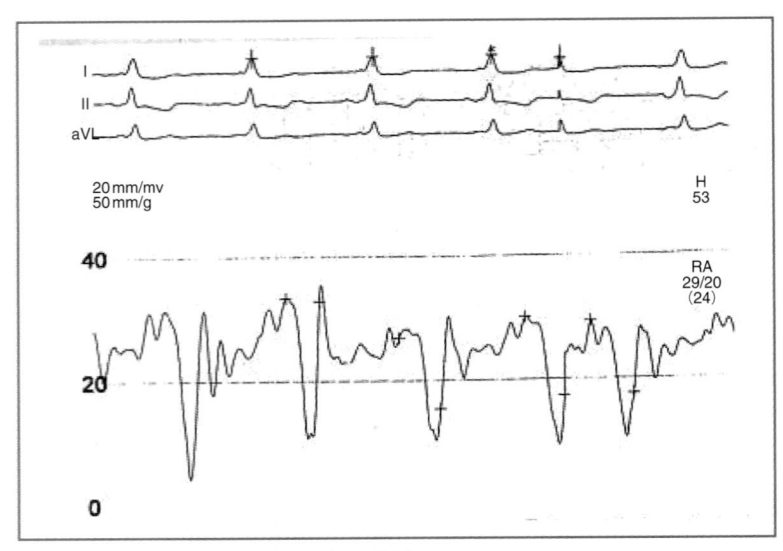

図23 収縮性心膜炎の右心房内圧曲線
増高したa波．それに続くx下行脚は心房弛緩が弱いので十分下がらず，右心房血液流入によるv波が増高しa波より高くなる．そして，それに続くy下行脚が急峻に下降する．結果，"M"あるいは"W"波形を示す〔M(W)字型波形〕．

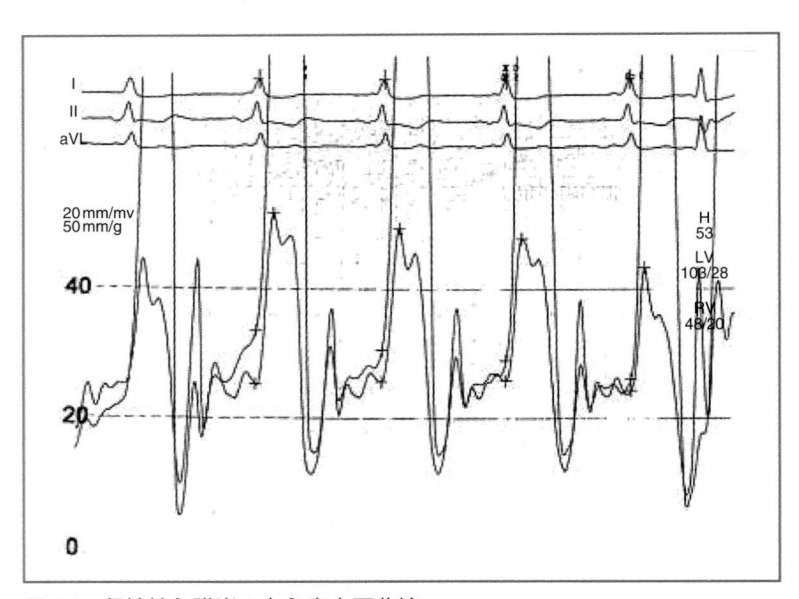

図24 収縮性心膜炎の右心室内圧曲線
かの"dip-and-plateau"波形．その形が平方根記号に似ていることから"square root sign"ともいわれる．

する．つまり，吸気に脈拍が弱くなるのだが，そんなに明瞭なものではない．ところが，吸気に10mmHg以上の低下があると脈拍の減弱が認識されるようになる．この吸気による極端な血圧低下を奇脈という．Kussmaulは収縮性心膜炎患者で観察したというが，線維化して厚くなった心膜の存在は，心膜腔内圧の吸気性変動を心臓にほとんど伝えない．したがって，純粋な収縮性心膜炎では吸気による血圧低下が10mmHg以上になることはほとんどないとされている．つまり，この

奇脈は収縮性心膜炎にはまれで，むしろ心タンポナーデによくみられる現象なのである．

これら，呼吸との関連で観察できる頸静脈や脈拍の身体所見だが，本症例ではそのカルテ記載はない．

■ 心エコー

心エコーは患者に苦痛を与えることなくさまざまな心臓機能の評価が可能であり，収縮性心膜炎の診断に関しても重要なツールである．右心房腔や大静脈，肝静脈の拡張は一目でわかるが，拡張期血液充満が突然低下することを反映する所見としての拡張中後期の左心室後壁の abrupt flattening，拡張期にみられる心室中隔の異常運動（abrupt bounce）などすでに述べた収縮性心膜炎の血行動態を反映した所見が指摘されている．また，ドプラを使えば，肺静脈血流をみることにより左心系拡張期機能の評価が可能である．しかし，なんといっても心膜の肥厚が確認できないとなると，心臓運動や流速の異常所見があったとしても収縮性心膜炎の診断に到達することは難しいだろう．

経胸壁心エコーより経食道心エコーのほうが心膜の描出精度は高い．正常心膜は薄い白色の輝線（bright line）として描出され，その厚みは1.2±0.8 mmで，収縮性心膜炎では9.8±1.6 mmとのHutchinsonらの報告（1994年）がある．CTと経食道心エコーを比較すると1 mm以内で一致するという．肥厚心膜の描出は右心室前壁が最も良好で，心膜肥厚のカットオフ値を3 mmとすると，経食道心エコーの心膜肥厚診断の感度は95％で，特異度は86％という．

本症例では頻回に心エコーが施行されている．しかし，右心負荷と胸水貯留，そして，Ⅱ度の三尖弁閉鎖不全を繰り返し報告し，その右心負荷の原因として肺動脈血栓塞栓症の可能性を指摘するのみで心膜肥厚を示す収縮性心膜炎の指摘には至らなかったのである．

■ 心カテーテル検査

心カテーテル検査による心臓の内圧曲線の情報

表1　当院における2回の心臓カテーテル検査データ

		1回目 (mmHg)	2回目 (2年4か月後)
下大静脈	(収縮期圧)	22	37
	(拡張期圧)	21	35
	(平均圧)	19	34
右心房	(収縮期圧)	25	35
	(拡張期圧)	23	33
	(平均圧)	22	32
右心室	(収縮期圧)	51	53
	(終末拡張期圧)	25	27
肺動脈	(収縮期圧)	49	44
	(拡張期圧)	18	31
	(平均圧)	32	36
左心室	(収縮期圧)	97	−
	(終末拡張期圧)	23	−

は，収縮性心内膜炎の血行動態を直接に評価する方法としても重要である．その所見は，すでに述べた病態に基づくものである．

右心房内圧曲線（図22）は頸静脈圧曲線とよく似ている．その内圧は安静時で5 mmHgをほとんど超えない．図のように頸静脈と比べa波がv波より高く，c波はあまり目立たない．しかし，収縮性心内膜炎では，この右心房内圧曲線は "M" あるいは "W" 波形を示す．それは，増高したa波，それに続くx下行脚は心房弛緩が弱いので十分下がらず，右心房血液流入によるv波が増高しa波より高くなる．そして，それに続くy下行脚が急速に下ることを示した曲線パターンである（図23）．しかし，このM(W)字型波形を確認しても収縮性心膜炎と確定診断することはできない．右心負荷を生じる他の疾患でも出現するからである．

一方，右心室内圧曲線はどうか．正常右心室収縮期圧は12〜37 mmHg，拡張期圧は0〜5 mmHgであり，吸気でともに低下し，呼気で上昇する．収縮性心膜炎ではこの右心室にかの有名な "dip-and-plateau" 波形がみられる．その形が平方根に似ていることから "square root sign" ともいわれる．図24にMyersの総説に提示されている "dip-and-plateau" 波形を示そう．肺癌で放射線療法を受け11年後に収縮性心内膜炎が顕在化し

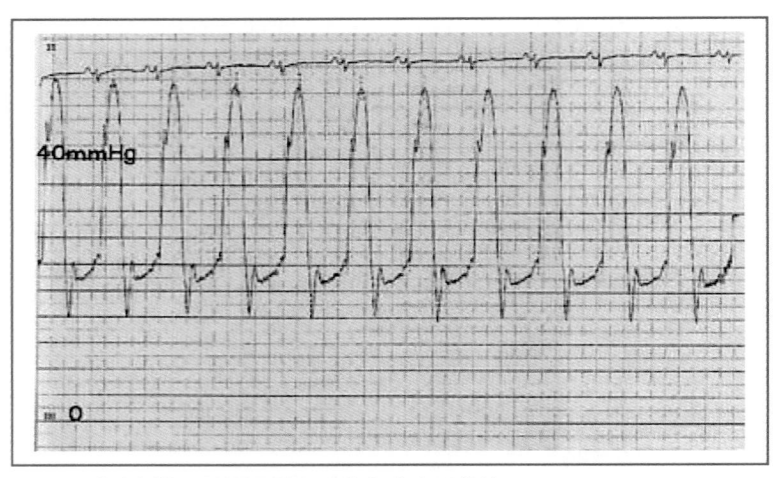

図25 本症例第1回目入院での右心室内圧曲線
収縮期圧は40を軽く超え，50 mmHgをも超えている．そして，まさに，"dip-and-plateau" 波形だ．

た53歳女性である．左右心室圧の同時記録である．確かに"平方根"にみえる．ところが，この"dip-and-plateau"波形は，収縮性心膜炎のみならず，とりわけ，拘束性心筋症（restrictive cardiomyopathy；RCM）でもみられる．したがって，この血行動態から得られる所見もまた，収縮性心膜炎の確定診断を導くものではないのである．

ところで，われわれの症例でも2回の心カテーテル検査がなされている．心筋生検は行っていないが，冠状動脈造影は施行され虚血性心疾患は否定されている．ちなみに，右心系内圧の経時的変化（表1）と第1回目入院（死亡2年6か月前）での右心室内圧曲線（図25）とをみておこう．

表1をみれば，高度な右心系内圧上昇が明らかである．しかも，2年4か月で拡張期圧の上昇が著しいことがわかる．下大静脈圧が平均34 mmHgにも達しており，解剖時の静脈からの出血のすさまじさが激しく蘇ってくる．

そして，図25の右心内圧曲線をみると，まさに"平方根"の形を示している．拡張期plateau圧は20 mmHg以上で収縮期圧50 mmHgの1/3を超えている．つまり，右心室内圧曲線で"dip-and-plateau"型は確認できるのである．しかし，それをもって，循環器担当医は収縮性心内膜炎を強く疑った主張をしなかったことになる．

■ 血液検査

最後に，血液検査に触れておこう．血液検査で収縮性心膜炎の診断をすることはできないが，心不全を考察するとき，1つのヒントを与える物質がある．

心房性ナトリウム利尿ペプチド（atrial natriuretic peptide；ANP）である．ANPは心臓から分離された強力なナトリウム利尿ホルモンだが，うっ血性心不全で上昇することが知られている．しかし，心房内圧が著明に上昇する収縮性心膜炎では，このANPは上昇しないと報告されている．ところが，心膜切除術を施行するとANPは上昇するという．この予想外の上昇は何を示すのか？ おそらく，心膜切除によって，これまでその伸展を阻害されていた心筋が自由な伸展を獲得したことと無関係ではないだろう．つまり，ANPの産生と分泌は心房内圧の上昇ではなく，心房筋の伸展が深くかかわっていることを物語っている．収縮性心膜炎という病態が，奇しくもANP生理学に寄与する結果となっているわけである．

ところで，本症例のANPはどうだったのか？ 1回目入院時（2003年）のヒト心房性ナトリウム利尿ペプチド（HANP）は，90 pg/mℓ（基準値40.0

未満)で, 2年半後の死亡直前の値は74pg/mlであった. 確かに, 厳しい臨床症状を考えればその上昇は些細なものである. 臨床経過を通し, LDやCPKはほぼ正常域を保っており, 心筋障害は血液学的にも否定されていたのである.

一筋縄ではいかぬ収縮性心膜炎の診断

収縮性心膜炎が最初に記載されたのは, はるか300年以上も前のことという. この疾患の臨床像につき, 縷々述べてきたが, 収縮性心膜炎の診断が一筋縄でいかぬことがほのみえてくるだろう. 本症例に対峙した臨床医たちが右心不全の原因を追究しようと悪戦苦闘したことは明らかである. しかし, なぜ, 収縮性心膜炎の診断にたどり着けなかったのだろう?

■ 収縮性心膜炎の原因論と臨床像

まず, 収縮性心膜炎の原因論からみていこう. 歴史的にみて, 収縮性心膜炎といえば"結核性"と相場が決まっていた. 確かに, 今日でも, サウジアラビア, メキシコ, トルコ, インドでは50%前後が結核性収縮性心膜炎であるという. しかし, その原因は大きく変化している. 1961年のWoodの報告では, 40例中25%が活動性結核に罹患していたと報告しているが, 45年前にすでに西欧社会では原因の主座ではなくなってきており, 今日, 原因不明・心臓手術後・放射線療法後が3大原因で, 感染症は影を潜めている. 例えば, 1987年, Cameronの収縮性心膜炎95症例の内訳をみると, 原因不明(42%), 放射線療法後(31%), 心臓手術後(11%)で, 感染症はわずか6%でしかない. 本症例がもし, 心臓手術や食道癌, 肺癌で縦隔に放射線照射がなされた症例であればその診断はかなり容易なものであっただろう.

収縮性心膜炎の症状の出現は, きわめて潜行性(insidious)である. だから, 患者もその医療を担当する医師もその存在を正確に把握することが意外に難しいことが予想される. 事実, 心膜切除術を受けた症例を対象に, その診断が下るまでの臨床症状持続期間を調べてみると, 45例を対象にした1989年のKillianらの報告で平均23.4か月, 最長は204か月であり, 1993年のNatafらの84例での検討では平均20か月, 最長264か月である. 実に, 診断が下るまで22年もの年月が過ぎ去っている事例も存在するのである. したがって, 収縮性心膜炎の事例のなかに, "occult"constrictive peridarditisと表現される事例が存在することが了解できるのである.

■ 収縮性心膜炎(CP)と拘束性心筋症(RCM)との鑑別

すでに述べたように, 収縮性心膜炎の臨床像は多彩であるが, かなり明瞭な徴候が観察可能である. しかし, たとえば, 心臓カテーテル検査でみられる"dip-and-plateau"波形でさえ収縮性心膜炎(CP)に特異的(pathognomonic)な所見ではない. とりわけ拘束性心筋症(RCM)との鑑別が問題となる. この両者の鑑別について, 82例の収縮性心膜炎と37例の拘束性心筋症を扱ったVaitkusとKussmaulの報告によれば, 次の3つの基準が両者の鑑別に有用だという.

①左右心室終末拡張期圧差≦5mmHgは, CPで92%に確認されるがRCMでは30%しか示さない.
②右心室収縮期圧≦50mmHgは, 90%のPCに陽性だがRCMでは76%の陽性率である.
③右心室終末拡張期圧:右心室収縮期圧≧1:3は, 95%のPCに陽性だがRCMでは68%の陽性率である.

そして, 3つともその基準を満たした70例をみると, 64例(91.4%)が収縮性心膜炎と正確に診断されていたという. 一方, 1つ以下しか基準を満たさなかった18例では, 17例(94.4%)が正確に拘束性心筋症と診断されたという. そして, この基準で結論が出なかった例は, 手術所見か病理解剖にその確定診断を待たねばならなかったのである.

このVaitkusとKussmaulのCPとRCMの鑑別診断基準を本症例の第1回心カテーテル検査(2回目は左心系データがない)の結果に当てはめて

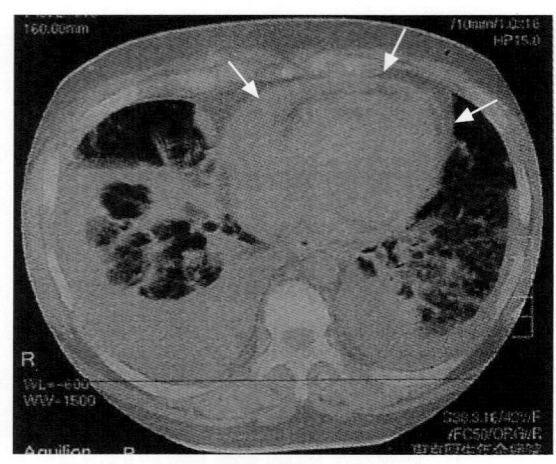

図26 死亡1週間前の胸部単純CT像
心臓前壁に不整なスリット状の低吸収域が捉えられている（→）．まさに，図15で提示した心臓横断面に認めた心嚢腔そのものではないか．

みよう．
　①左右心室終末拡張期圧差＝23－25＝－2mmHg（≦5mmHg）でCP支持，②右心室収縮期圧＝51mmHg（≦50mmHg）でCP否定的，③右心室終末拡張期圧：右心室収縮期圧＝25：51（≧1：3）でCP支持となり，一応，病理解剖でCPと確定診断された本症例は，彼らの基準で3つのうち2つがCP支持となり，CPのほうがRCMより可能性が高いという結果である．しかし，この結果で，臨床的に確信を得ることは難しいだろう．
　手術適応のないRCMをCPと誤診し，開胸術が施行されることはなんとしても避けねばなるまい．しかし，CPをRCMと誤診して，「手術の適応はなく心臓移植しかありません」と本人と家族に説明し，対症療法のまま死に至るまでの日々を重ねることもまた避けねばならない．ここで，思考は突然停止する．

心膜をみる眼

　ここに1枚のCT画像がある（図26）．死亡1週間前，激しい呼吸苦からショック状態に陥っていたときに記録されたものである．右優位の胸水貯留に加え，胸骨下の心臓壁に1条の低濃度（low density）領域がとらえられている．解剖心の横断面でみられたフィブリンと出血からなる心膜腔がこの画像の上にみごとに浮かび上がっている．そして，この画像をみて初めて，主治医は心膜の異常が存在していたことを知ったのである．
　胸部CTは何度か施行されている．しかし，一度も心膜異常を指摘した報告はなかった．その評価の対象は，肺塞栓の有無と原発性肺高血圧を疑ってのCT依頼がなされており，心臓の評価を目的にCTが施行されたものではなかったのである．
　人間の確信をもった判断は，やはり，五感に触れて初めてなされるものなのだろう．だから，画像という視覚に訴える所見は，どんなに高等な理論に基づく結論をも凌駕する．
　先述のCPとRCMの血行動態基準を提起したVaitkusとKussmaulは語る．「CTかMRIで心膜の肥厚が確認できなければ，たとえ3つの基準が収縮性心膜炎を満たしたとしても収縮性心膜炎の診断は放棄される．だから，心膜の肥厚が確認されるなら，基準がすべて拘束性心筋症を支持したとしても，それは収縮性心膜炎なのであり，治療として心膜切除術は適応できるのだ」．

　心臓は心筋の塊である．だから，心臓の病気は心筋梗塞や心筋症に代表される心筋の病気だという固定概念が生じやすい．しかし，心膜も重要な構成要素であることを忘れてはなるまい．心筋に異常がなくても心臓の機能が障害される収縮性心膜炎という疾患は，その頻度の少なさと潜行性に姿を現すしたたかさを併せ持ち，臨床医に，診断への挑戦を強いてやまない疾患といえる．胸部X線正面像で斑状の石灰化，側面像で心臓の輪郭に沿った線状石灰化（lenear calcification）があれば，いとも簡単に慢性心膜炎の診断は可能である．しかし，石灰化がなければ，"心膜のこと"など脳裏をかすめることもあるまい．
　収縮性心膜炎は1cm以上の心膜肥厚とされる．この1cmの肥厚を診断する第一歩は，進行する呼吸困難の鑑別診断のなかに，"収縮性心膜炎"を入れているか否かにかかっている．その疑いさえもてば，心エコー，CT，MRIの目は総力を上

げて心膜に注がれることだろう．

■ 文献

1) Myers RBH, Spodic D : Constrictive pericarditis ; clinical and pathophysiologic characteristics. Am Heart J 1999 ; 138 : 219-232
2) Oh JT, Hatle LK, Seward JB, et al : Diagnostic role of Doppler echocardiography in constrictive pericarditis. J Am Coll Cardiol 1994 ; 23 : 154-162
3) Ling LH, Oh JK, Schaff HV, et al : Constrictive pericarditis in the modern era. Evolving clinical spectrum and impact on outcome after pericardiectomy. Circulation. 1999 ; 100 : 1380-1386
4) Sauleda JS, Angel J, Sanchez A, et al : Effusive-constrictive pericarditis. N Engl J Med. 2004 ; 350 : 469-475
5) Cameron J, Oesterle SN, Baldwin JC, et al : The etiologic spectrum of constrictive pericarditis. Am Heart J 1987 ; 113 : 354-360
6) Burnett JC, Kao PC, Hu DC, et al : Atrial natriuretic peptide in congestive heart failure in the human. Science 1986 ; 231 : 1145-1147
7) Hutchinson SJ, Smalling RG, Albomoz M, et al : Comparison of transthoracic and transesophageal echocardiography in clinically overt or suspected pericardial heart disease. Am J Cardiol 1994 ; 74 : 962-965
8) Ling LH, Oh JK, Tei C, et al : Pericardial thickness measured with transesophageal echocardiography ; feasibility and potential clinical usefulness. J Am Coll Cardiol 1997 ; 29 : 1317-1323
9) Wood P : Chronic constrictive pericarditis. Am J Cardiol 1961 ; 7 : 48-61
10) Killan DM, Furiasse JG, Scanlon PJ, et al : Constrictive pericarditis after surgery. Am Heart J 1989 ; 118 : 563-568
11) Nataf P, Cacoub P, Dorent R, et al : Results of subtotal pericardiectomy for constrictive pericarditis. Eur J Cardiothorac Surg 1993 ; 7 : 252-256
12) Vaitkus PT, Kussmaul WG : Constrictive pericarditis versus restrictive cardiomyopathy ; reappraisal and update of diagnostic criteria. Am Heart J 1991 ; 122 : 1431-1441
13) McCaughan BC, Schaff HV, Piehler JM, et al : Early and late results of pericardiectomy for constrictive pericarditis. J Thorac Cardiovasc Surg 1985 ; 89 : 340-350

Chapter 13 Addendum 1（Chapter 12 に関連して）

effusive-constrictive pericarditis という病態

　慢性収縮性心膜炎（chronic constrictive pericarditis）は，心嚢腔の喪失を伴う高度な心膜の線維化により心臓のポンプ機能障害を引き起こすのだが，それに似た病態をもち鑑別診断が必要な疾患として，心嚢水貯留による心タンポナーデ（cardiac tamponade）と拘束性心筋症（restrictive cardiomyopathy）がある．

　心タンポナーデは，急性心筋梗塞の最も重篤な合併症である心室破裂や急性大動脈解離の結果として突然死につながる電撃型を一方の極として，また，癌や炎症で緩やかに心嚢水貯留が進み，大量の貯留に至って初めて心タンポナーデの臨床像が現れるゆとりのある慢性型を他方の極にもつ．したがって，そのスペクトラムはまことに広い疾患群である．

　ここで取り上げる心嚢水貯留型収縮性心膜炎（effusive-constrictive pericarditis）は，心タンポナーデの特殊型あるいは収縮性心膜炎の特殊型といってもよい病態をもち，慢性収縮性心膜炎とは対照をなす診断の困難性を秘めた心膜疾患である．

古くから外科医の間では知られていたという

　その報告は，1954年のBurchellに始まり，1968年のSpodickとKumarによる"subacute constrictive pericarditis with cardiac tamponade"に連なるが，その臨床的な具体的解析は，1971年，心膜切除術施行13例を対象にしたスタンフォード大学のHancockによる"subacute effusive-constrictive pericarditis"の報告を待たねばならなかった．

　実は，収縮性心膜炎の治療として心膜切除術が行われるようになった1920年代から，実際に手術を執刀した外科医の間ではその存在は知られていたという．

　「おもしろい心膜の病態があるんだ．心嚢水がたまっていて，壁側心膜はよく動くのに，臓側心膜だけが炎症によって硬くなり心臓を拘束しているんだ．いわば，心外膜炎（epicarditis）を伴った心嚢水貯留だな"pericardial effusion coexists with a visceral constrictive pericarditis (or constrictive epicarditis)"」というわけだ．

　収縮性心膜炎における心膜肥厚（1cm以上）をとらえることが意外にも臨床的に難しいことはChapter 12で詳述した．しかし，心嚢水の貯留は容易に確認できる心タンポナーデだが，臓側心膜（心外膜）の炎症性肥厚をとらえるとなると，その厚みはmmのオーダーであり，今日の画像診断でも容易に映像化できまい．つまり，画像診断でとらえることの難しい収縮性心外膜炎が心嚢水貯留型収縮性心膜炎の"臨床的な"本態である．そして，心外膜切除術（epicardiotomy or visceral pericardiotomy）を施行すべきかどうかの判断が必要となる．つまり，治療面でも，収縮性心膜炎とよく似た事情をもっているのである．

　臨床的には，心タンポナーデの症状が出現し，迅速に心嚢水を除去して（pericardiocentesis）も症状の改善が得られないという事態に遭遇することになる．もし，心嚢水貯留型収縮性心膜炎という心膜疾患を知らなければ，心嚢水を除去した担当医は「一体，どうなっているんだ？」と訝るに違いない．

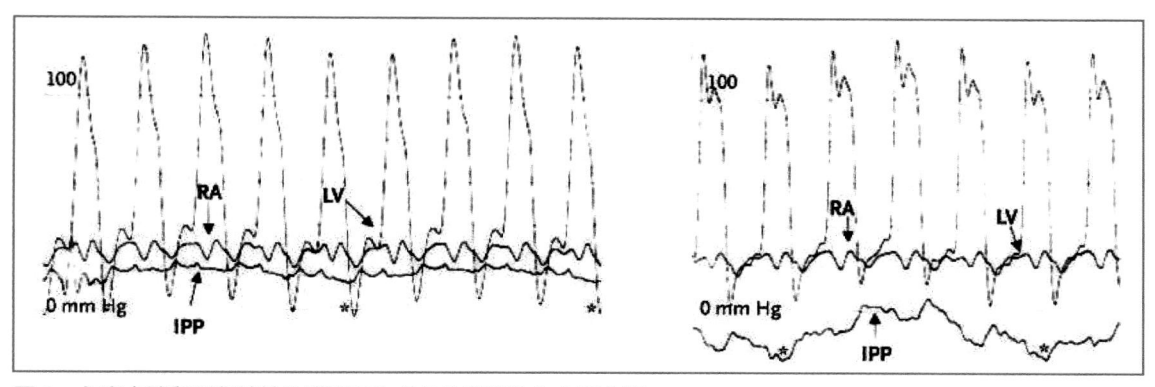

図1 心嚢水貯留型収縮性心膜炎にみられる典型的な内圧曲線
(Sagrista-Sauleda 論文から)
左は心嚢水除去前，右は除去後の心臓内圧曲線．20 mmHg の血圧低下を示す奇脈が確認され，460 mL の心嚢水が除去された患者の記録である．
(Sauleda JS, Angel J, Sanchez A, et al：Effusive-constrictive pericarditis. N Engl J Med 2004；350：469-475)

Sagrista-Sauleda らの論文（2004年）

Hancock 論文から 33 年後の 2004 年，スペイン，バルセロナの Sauleda らは，なんと 1,184 例という膨大な数の心膜炎を母体とし，しかも，1986 年から 2001 年までの 15 年間（平均 7 年）にわたる経過観察を展開したプロスペクティブスタディを『The New England Journal of Medicine』誌に原著論文として投稿した．この大変な報告は，心膜疾患の頻度，原因，臨床像，そして，自然史（natural history）に信頼性のある情報を提供している．以下，この Sagrista-Sauleda らの論文を引きながら，心嚢水貯留型収縮性心膜炎を概括してみよう．

彼らが所属する Servei de Cardiologia, Hospital General Universitari Vall d'Hebron は，心タンポナーデと診断され心嚢水除去術が必要な患者が転送されてくる，いわば"心タンポナーデ専門医療センター"として機能している病院だが，心膜疾患を広く受け入れている病院として有名なようだ．ここでは，心タンポナーデの患者が搬送されてくると，心嚢水除去術だけを施行するのではなく，必ず心カテーテル検査を併せて行っている．しかも，心嚢水除去術には 2 本の 5-Fr ピッグテイル血管造影用カテーテルが用いられている．つまり，その 1 本を心嚢水除去に，他の 1 本は心嚢腔内圧測定に用い，同時に心臓カテーテル検査による心臓内圧測定を行っているのだ．この一定したプロトコルに基づいて得られたデータから心嚢水貯留型収縮性心膜炎を診断抽出し語っているのである．このものものしさ 1 つとってもその診断が日常ルーチンのなかで容易に行えるものではないことが想像できる．とまれ，彼らの話を聞こうではないか．

心嚢水貯留型収縮性心膜炎の診断

心嚢水貯留型収縮性心膜炎の診断基準は次のとおりである．

「心嚢水除去により，心嚢腔内圧はほとんど陰圧化するにもかかわらず，右心房内圧が術前の 50％以下あるいは 10 mmHg 以下に改善しない心タンポナーデ」．

正常心嚢腔内圧はほとんど陰圧である．そのことが心臓の 4 つのチャンバーへの血液の流入を円滑にしているわけで，心膜で構成される心嚢腔は心臓をめぐる血行動態に陰ながら大きく貢献している．このことが，心膜の障害で逆に露わになるのだ．

その原因はさまざまだが 1,184 例の心膜炎のう

ち，218例（18.4％）に臨床的心タンポナーデがみられた．そのうち，190例に上述したプロトコルによる対応がなされ，15例（1.3％）が先ほどの診断基準を満たし心囊水貯留型収縮性心膜炎と診断された．その典型的な内圧曲線を彼らの論文にみてみよう（図1）．

左が術前，右が術後である．心囊水除去により，21 mmHgまで上昇していた心囊腔内圧（IPP）はしっかりと陰圧化しているにもかかわらず，右房圧（RA）と左室終末拡張期圧（LV）は35 mmHgのままでまったく変化していない．しかも，かの"dip and plateau"波形が左室内圧曲線にみられる．ところで，このRA圧の低下を伴わないIPPの陰性化をみて，即座に心外膜の線維化による心筋の拘束があると想像できるだろうか？　数値の変動を見て，形態変化を想起するのは簡単ではなかろう．

では，診断された15例の心囊水貯留型収縮性心膜炎が膨大な心膜疾患のなかでどのような位置にあるのだろう．Sauledaの論文を引きながらその臨床像を概括してみる．

男性12例，女性3例で男女比4：1である．年齢は18〜66歳で平均46歳．比較的若いようだ．全例に頸静脈の怒張と肝臓腫大を伴う右心不全徴候がみられ，動脈性奇脈（10〜20 mmHgの低下）は10例（67％）に確認されている．さすがに慢性収縮性心膜炎より奇脈の頻度は高い．胸部X線上の心胸郭比は0.54〜0.74と心囊水貯留のため当然ながら上昇している．しかも，石灰化を認めたものはない．慢性収縮性心膜炎ではほとんど心陰影の拡大はなく，石灰化があることは珍しくないのだから，胸部X線の所見も明らかに異なっている．また，心電図は正常洞調律である．

症状の出現は，入院4日前から26か月前で，12例は3か月以内という比較的短期間の経過で紹介されている．2年以上の経過を示したものは胸部に放射線療法を受けた癌患者に限られている．そして，急性炎症症状である発熱と胸痛が8例（53％）にみられる．慢性収縮性心膜炎とかなり異なった臨床像であることが見て取れる．

心囊水の量と性状はどうだろう．14例は漿液性かつ血性（serosanguineous）で，1例が血漿液線維素性（serofibrinous）である．蛋白含量は2.7〜7.0 g/ℓ（基準範囲が1.7〜3.5）と増加している．つまり，漏出性ではなく滲出性といえる．その量は，210〜1,100 mℓ（平均500 mℓ）で大量とも少量ともいえない．

ところで，心囊水除去後，この15例はどのような経過をたどったのだろう．2例は改善せず，軽度な改善を認めたのは8例，そして，5例は著明な改善がみられたとある．そして，注目すべきは，そのうち3例はなんと完全に治癒したというのだ．しかも，15年，13年，3年という長期にわたる経過観察によりその完全治癒は確認されており信用できる判断といえる．

1,184例の心膜炎からみた病因

では，病因をみてみよう．1,184例の心膜炎の3大原因は，原因不明（特発性：34％），心臓手術後（10％），尿毒症（7％）である．しかし，心囊水貯留型収縮性心膜炎の原因となると，原因不明（特発性：47％），癌性心膜炎（27％）・放射線治療後の順である．15例と症例数が少なく断定的には語れないが，原因不明が最も多く，放射線治療後は多い傾向に，しかし，心臓手術後や感染症，尿毒症には少ないようだ．また，母数からみると放射線治療後が2/7（28.5％）と原因不明の7/401

表1　1,184例の心膜炎の原因と心囊水貯留型収縮性心膜炎の内訳（1986-2001）

心膜炎の原因	症例数	心囊水貯留型収縮性心膜炎の症例数
特発性	401	7
腫瘍性	44	4
術後	125	1
尿毒症	85	0
化膿性と結核性感染症	55	1
放射線治療後	7	2
その他	467	0
合計	1184	15

(Sauleda JS, Angel J, Sanchez A, et al : Effusive-constrictive pericarditis. N Engl J Med 2004 ; 350 : 469-475)

（1.7%）をはるかに凌いでいることは記憶しておくべきだろう（表1）．残念ながらこの膨大な心膜疾患における慢性収縮性心膜炎の頻度の記載はない．

■ 自然治癒例—"transient cardiac constriction（1987年）"

ところで，先ほど注目した3例の"自然治癒例"はどうだろう．実にこれらすべて特発性心膜炎（idiopathic pericarditis）である．そのうち2例は臨床症状がごく最近出現した症例であり，"急性疾患"と理解し得るものだが，カテーテル検査による右心房と心嚢腔内圧が他の症例に比較して軽度であったわけでもない．このような，"わずか1回の心嚢水除去後に自然治癒した症例"を，1987年，彼らはすでに特発性急性滲出性心膜炎（idiopathic acute exudative pericarditis）と呼び，"transient cardiac constriction（一過性心臓絞窄あるいは緊縛）"の異名をつけて報告している．彼らもまた，このような病態を"急性心膜炎"と考えていたようだ．

■ 心膜切除術が適応された7症例

一方，右心不全症状の悪化により，心膜切除術が適応された症例に目を向けてみよう．7症例で心嚢水除去後13日から4か月の間に心膜切除術が施行されている．その内訳は，特発性（idiopathic）心膜炎が4例，放射線治療後，結核性，術後心膜炎が各々1例ずつである．しかし，2例は術後まもなく死亡．虚血性心臓病を起こし亡くなった術後心膜炎症例と高度の両心室不全をコントロールできなかった特発性心膜炎のケースである．そして，4例は，術後改善し，今でも元気に外来しているという．ちなみに，Hancockの13例の内訳は，特発性9例，放射線治療後4例である．

■ 心膜切除術が適応されなかった8症例

では，心膜切除術が適応されなかった8例は一体どのような状況だったのだろう．半数の4例が腫瘍性心膜炎である．予想されることだが，その

うち3例は癌の全身への転移で末期状態にあったがためだが，1例は縦隔悪性リンパ腫で心嚢水除去術と放射線照射により改善したためであった．そして，1例は放射線治療後心膜炎だが重篤な左心不全状態で手術にはハイリスクと判断され適応外とされたものだ．そして，残る3例が，あの"わずか1回の心嚢水除去後に自然治癒した症例"ということになる．つまり，15例中8例（53%）が改善しているのだ．

この結果をみると，心膜切除術は心嚢水貯留型収縮性心膜炎に対する金科玉条の治療法ではないことがわかる．開胸術という侵襲を加えるには，それだけのしっかりとした理由がいる．だから，心嚢水貯留型収縮性心膜炎に対する心膜切除術の適応には，原因，臨床経過，患者状態，自然治癒の可能性を十分に検討したうえでの慎重な判断が必要となる．

心膜切除術材料からみえてくるもの

心膜切除術が施行され，実際に組織が得られた8例の病理組織学的所見をみてみよう．心嚢腔は癒着がみられ，臓側および壁側心膜はともに広範な線維性肥厚を認めている．臓側心膜は5〜6mm，壁側心膜は3〜6mmの厚みであった．そして，2例は150mlおよび250mlの心嚢水を容れた心嚢腔を認めたとある．このことは，心嚢水貯留型収縮性心膜炎の心膜切除術時所見は必ずしも心嚢腔が液体を容れて存在しているのではなく，むしろ，壁側と臓側心膜はすでに癒着しており心嚢腔の消失傾向が明らかであったことがわかり，われわれの慢性収縮性心膜炎症例とさほど変わらない肉眼所見であったことになる．

一口で心膜切除といっても，壁側心膜の切除は比較的容易でも，肥厚した臓側心膜（心外膜）の切除は困難を極めている．彼らはこういっている．

「臓側心膜の切除は難しかった．深く切り過ぎないように細心の注意を払いながら，細かな組織片として切除を進めていく．そして，心室運動の改善が確認されたとき，ようやく，この苛立たしい手作業が終わるわけだ．The visceral pericardiectomy proved difficult, requiring sharp dissection of many small fragments until an improvement in ventricular motion was observed」．

■ 心膜組織の病理組織診断

採取された心膜組織は，"線維性肥厚と非特異的炎症"という組織診断である．炎症細胞浸潤は非特異的であるが，対象患者にはステロイド剤は使用されていないので内科的治療による修飾を考慮する必要はない．したがって，心囊水貯留型収縮性心膜炎の病理組織は，Chapter 12 で詳細にみた慢性収縮性心膜炎の組織所見とまったく変わらないのである．つまり，心囊水貯留型収縮性心膜炎が，臓側心膜（心外膜）に限局した炎症ではなく，壁側心膜にも炎症が及んでいるのであり，心外膜炎というより，やはり，心膜炎と表現するのが妥当であることがわかる．臓側心膜が翻転して壁側心膜と名前を変えるだけで連続した膜に変わりはないのだから当然といえば当然な観察結果といえる．おそらく，心外膜に比較的炎症が強いという病態はあっても，純粋な心外膜炎という疾患群はないのではなかろうか．

両者の病理組織所見の同質性が確認できたことになるが，傷害を受けた心膜が，その修復過程の最終段階として"線維化"に至っているわけで，心囊水貯留型収縮性心膜炎と慢性収縮性心膜炎が，心囊水貯留の有無という差はあるものの，それは時間経過の差に過ぎないとほのめかしているようだ．

■ 線維化―スカーフェイスとベビーフェイス

そして，一口に"線維化"といっても，幼若な線維芽細胞からなる"やわ"で可逆的な線維化から，"瘢痕（scar）"の別名のある成熟コラーゲンでびっしりと置き換わる堅牢な非可逆的線維化まであるわけで，その程度と性状の差は，心膜表面を覆う中皮細胞からどれくらい深い組織欠損（潰瘍化）が初期段階に形成されたかに依存している．

おそらく，自然治癒していくケースでは，せいぜい中皮細胞が脱落し中皮細胞直下の組織がわずかに傷害されたにすぎない侵襲だったのだろう．

それは，胃粘膜にたとえるなら，上皮欠損にすぎないびらん（Ul-Ⅰ）あるいは粘膜下組織上層に達した浅い潰瘍（Ul-Ⅱ）程度の心膜への傷害だろう．だからこそ，跡形もなく元に戻れるのだ．しかし，心膜切除術が必要となるような心囊水貯留型収縮性心膜炎や慢性収縮性心膜炎では，その潰瘍は深く，心外膜（臓側心膜）の中皮細胞はぶっ飛び，その下に広がる脂肪組織層が醜く深くえぐり取られるぐらいの組織欠損を生じたに違いない．まさに，穿孔寸前のUl-Ⅳの胃潰瘍に相当する心膜損傷といえる．

その広範な組織欠損が時間を費やしながら修復されていくと，そこには，みたことのない風景が忽然と現れる．心筋層をしなやかに装い，光沢と弾力性を誇ったあの心膜は，硬い武骨な線維膜へと姿を変え，直下にうごめく心筋表層に硬質の楔を無数に打ち込む．いわば，"鋼鉄の鎧を身に着けた心臓"へと変貌するのだ．

Braunwald の臨床および病理組織分類

心膜炎の原因による分類は，感染性・非感染性（腫瘍性，放射線，尿毒症など）・過敏性・自己免疫・外傷性…と細々と記憶しきれないほどだが，その臨床分類と病理組織分類となるときわめて単純でわかりやくほっとする．『ハリソン内科学 第14版』1334頁でBraunwaldが用いている表を示そう（表2）．

なるほど，心囊水貯留型収縮性心膜炎は急性と亜急性心膜炎に分類されているのか．Sauledaの15例中13例が発症後3か月以内だったから，亜急性と表現してもおかしくないわけだ．一方，われわれの症例は，臨床症状出現後4年の経過だから，まさに，慢性心膜炎で収縮性に分類されるというわけか．

表2　臨床的および病理組織的心膜炎分類

1. 急性心膜炎 acute pericarditis（＜6週間）
    a. フィブリン性 fibrinous
    b. 心囊水貯留性 effusive
       （漿液性 serous or 血性 sanguineous）
2. 亜急性心膜炎 subacute pericarditis
   （6週間〜6か月）
    a. 心囊水貯留収縮性 effusive-constrictive
    b. 収縮性 constrictive
3. 慢性心膜炎 chronic pericarditis（＞6か月）
    a. 収縮性 constrictive
    b. 心囊水貯留性 effusive
    c. 癒着性 adhesive（非収縮性 nonconstrictive）

〔Braunwald E：Pericardial disease. In：Fauci AS, Braunwald E, Isselbacher KJ, et al（eds）：Harrison's Principles of Internal Medicine, 14th ed. pp1334-1341, McGraw-Hill, New York, 1998〕

自らの体験を他者の論文と攪拌する

　筆者の体験とSauleda論文の結論を結びつけると，心膜疾患には，心囊水貯留が目立つものとそうでないものがあり，そのうえに，心筋運動を拘束する収縮を生じるものとそうでないものが存在するという階層構造がみえてくる．そして，あっという間に亡くなってしまう場合，跡形もなく回復する場合，いくばくかの障害を残し治まる場合，進行性に障害が積み重なっていく場合，まさに，疾病の総論的事項を網羅する現象がひしめいているかのようだ．

　本症例の心臓の横断面を思い起こせば，心囊腔に相当するわずかに残る狭いスリット状の間隙には，いまだ，出血とフィブリンの析出が確認された．ということは，慢性収縮性心膜炎の状態と判断されるものの，いまだに炎症反応が持続していたことになる．この炎症を持続させている原因は一体なんであろうか．ウイルスか自己免疫的な機序か….

　おそらく，この厳しい彼女の慢性収縮性心膜炎は急性心膜炎として発病したに違いない．それは，果たしていつだったのだろう．発熱や胸痛があったはずだが，風邪か筋肉痛と納得し，そのうちに急性期症状は消えてしまったのだろうか？　おそらく，心囊水が貯留していた時期があったのではないか？　しかし，心タンポナーデの症状が起こるほどではなかったのか？　主婦であり，あまり頓着しない彼女が市民検診を積極的に受けていた形跡はない．

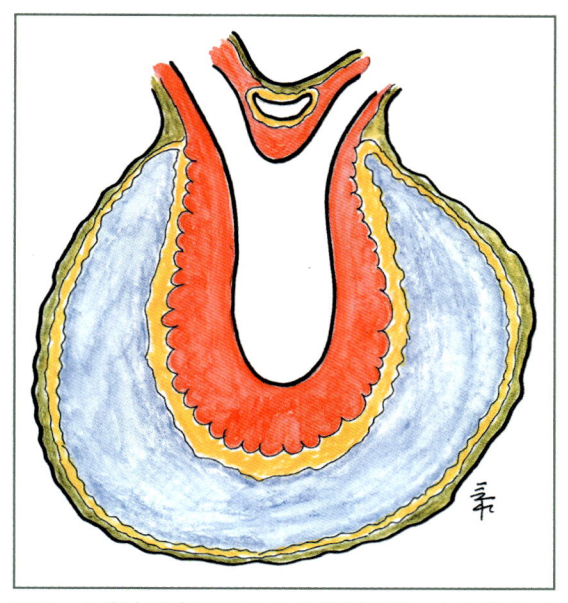

想像図
心囊水貯留型収縮性心膜炎を患った心臓

　慢性収縮性心膜炎はChapter 12のなかでその実を十分提示したわけで，何も想像して描く必要もなかろう．しかし，心囊水貯留型収縮性心膜炎というなかなか遭遇することのない心膜疾患となると，筆者もその病理解剖の経験はない．Sauledaの論文の記載を熟読する過程のなかで想像した心囊水貯留型収縮性心膜炎を患った心臓のイメージを描いておくことにする（図2）．

図2　心囊水貯留型収縮性心膜炎を患った心臓のイメージ

Chapter 12の図19を参照しながら，漿膜性心膜のみからなる臓側心膜（visceral pericardium），すなわち心外膜（epicardium）が肥厚しているイメージを想像あれ．

■ 文献

1) Burchell HB : Problem in the recognition and treatment of pericarditis. J Lancet 1954 ; 74 : 465-470
2) Spodick DH, Kumar S : Subacute constrictive pericarditis with cardiac tamponade. Dis Chest 1968 ; 54 : 62-66
3) Hancock EW : Subacute effusive-constrictive pericarditis. Circulation 1971 ; 43 : 183-192
4) Cameron J, Oesterle SN, Baldwin JC, Hancock EW : The etiologic spectrum of constrictive pericarditis. Am Heart J 1987 ; 113 : 354-360.
5) Sauleda JS, Angel J, Sanchez A, et al : Effusive-constrictive pericarditis. N Engl J Med 2004 ; 350 : 469-475
6) Sauleda JS, Miralda GP, Riera JC, et al : Transient cardiac constriction ; an unrecognized pattern of evolution in effusive acute idiopathic pericarditis. Am J Cardiol 1987 ; 59 : 961-966
7) Fowler N, Bove KE, Dunbar S, et al : Fatigue, dyspnea, and abdominal swelling in a 13-year-old boy. Am Heart J 1978 ; 96 : 533-542
8) Walsh TJ, Baughman KI, Gardner TJ, et al : Constrictive epicarditis as a cause of delayed or absent response to pericardiectomy ; a clinicopathological study. J Thorac Cardiovasc Surg 1982 ; 83 : 126-132
9) Braunwald E : Pericardial disease. In : Fauci AS, Braunwald E, Isselbacher KJ, et al (eds) : Harrison's Principles of Internal Medicine, 14th ed. pp1334-1341, McGraw-Hill, New York, 1998

Chapter 14　Case 11

1回だけの血痰．そして変動する肺野異常影

74歳，女性．PETは悪性だと主張する

診断に至る思考プロセス

history

　彼女は体重40kgで身長が130cmと実に小柄である．夫と2人暮しで，2人の子どもは結婚し，孫が4人いる．タバコはやらず，お酒も飲まない．音楽と買い物が趣味だという．性格を聞かれて，「前向きやで．せやけど，あきらめやすいねん」とテンポのいい関西弁が返ってきた．
　60歳のとき腰椎の圧迫骨折で苦しんだが，それ以外は順調に今日まできた．正月に風邪を引いた．それほど長引かずに症状も治まってきたある日，血痰が出た．
　血痰はその1回きりで治まったのだが，肺癌の不安が消えず，10日後，当院呼吸器内科を受診したのだった．
　その後，彼女は11か月にわたり，肺癌の不安と付き合うことになる．

□ Key
①60歳のとき腰椎圧迫骨折，②血痰

臨床所見―陰影に翻弄される

■ 初診時

　初診時（1月22日）．身体所見に異常はなかった．しかし，胸部X線で右肺門に小結節影がみられ，俄然，肺癌の疑いが出てきた．その後施行した胸部CT像は，右S3bにスピクラ（specula）を伴う1cm径の小結節があり，左S10にも無気肺が確認された．

□ Key
①胸部X線で右肺門に所見，②肺癌疑い，③CTで左右に所見

■ 第1回目の入院

　第1回目入院（2月3日）．肺癌の精査目的の入院である．気管支内視鏡の肉眼所見は正常で，擦過細胞診（brushing cytology）とBALはともにClass Ⅲであった．転移性肺腫瘍の可能性も考え，骨シンチ，腹部CT，頭部MRIを施行するが異常所見は認めなかった．そして，何かと話題の多いPETが施行された．すると右S3bの結節部位にわずかな集積を認め，左無気肺部分には集積を認めなかった．結局，肺癌を積極的に支持する所見は得られず，2月14日に退院となる．

□ Key
① PETで右肺に所見あり，②退院（2月14日）

■ 呼吸器内科外来でのフォロー

　その後，呼吸器内科外来でフォローとなる．3月のCTでは右S3の結節は縮小し，左S10の陰影も縮小傾向を示す．ところが，6月のCTでは右S3の陰影は消失したものの，左S10の陰影はむしろ増強．そして，9月CTでは左S10の陰影はさらに増強していた．
　まさに，患者も医師も"陰影に翻弄される"状況が続くのであった．そして，きわめつけは，PET再検の結果である．曰く，「右S3の取り込みなし．左S10に取り込み，さらに，左肺門に新たな取り込みあり」と．

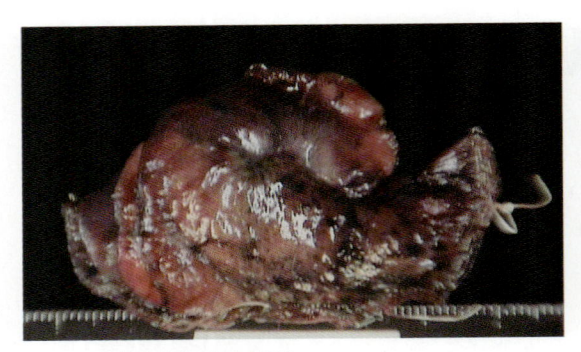

図1 手術摘出標本生材料
胸膜面の陥没がみえる.

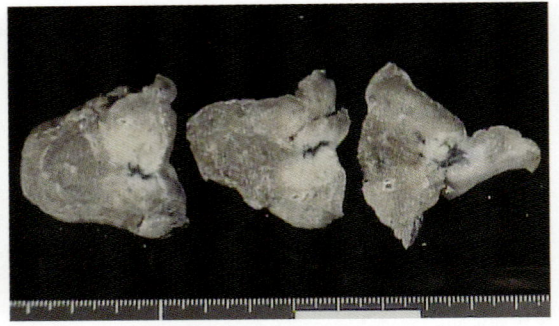

図2 ホルマリン固定後連続割面所見
胸膜の陥没に一致して炭粉沈着を伴う病巣がみえる.

◻ Key
①CT所見. 3月は右結節・左陰影縮小, 6月は右陰影消失・左陰影増強, 9月は左陰影増強, ②PET再検で左S10のほかに左肺門に新たな取り込み

■ 第2回目の入院

そして, 第2回目入院(10月20日)が決まった. 今回は肺腫瘍の摘出を目的とした入院である. 無気肺と診断されていた陰影が増強. そして, 今回その同部位にPETでの取り込みが確認され, やはり, 肺癌の可能性を否定できないということで手術の方針となる.

入院時, 体温37.2℃, 血圧100/60mmHgで身体所見に異常なし. WBC 4,800/μℓ, Hb 11.5g/dℓ, Plt 19.6×10⁴/μℓ, CRP＜0.3mg/dℓで炎症反応も貧血もない. 肝腎機能正常, 腫瘍マーカーの上昇はなく. 尿所見も正常であった. 心電図は正常洞調律60/分).

手術(11月1日)は, 当初, 肺癌を想定し左肺下葉切除術を予定していた. しかし, 術中迅速診断は「炎症性疾患. 悪性所見なし」. 急遽, S10の部分切除術に変更された.

◻ Key
①肺癌の可能性が否定できないため左肺下葉切除術の方針, ②術中迅速診断の結果, 部分切除に変更

病理組織所見

■ 肉眼像

摘出材料は6.5×5×4cmでその臓側胸膜表面に浅い陥没がみえる(図1).

ホルマリン固定後の連続割面を示そう(図2). 胸膜直下から広がる, 境界がやや不明瞭な灰白色調の領域がみえる. サイズは4.5×2×1.5cmで球状ではなく, いびつな円盤状である. しかし, 胸膜陥没面に向かう炭粉の沈着が腫瘍性病変の中心にあり, 肉眼的には原発性肺癌, 特に, 細気管支肺胞性腺癌(bronchioloalveolar adenocarcinoma)を否定できない.

◻ Key
①胸膜直下から広がるやや境界不明瞭な灰白色調の領域, ②原発性肺癌を否定できない

■ ルーペ像

主要割面のルーペ像(HE, アザン, EVG染色)を見てみよう(図3).

HE染色のルーペ像でみると, いびつな線維性病巣である. その中にリンパ濾胞が散在し, 壊死巣もあるようだ.

アザン染色でみると血管周囲と散在性の不規則な成熟コラーゲンからなる線維化がみえる.

EVG染色では壊死部分とリンパ濾胞, そして

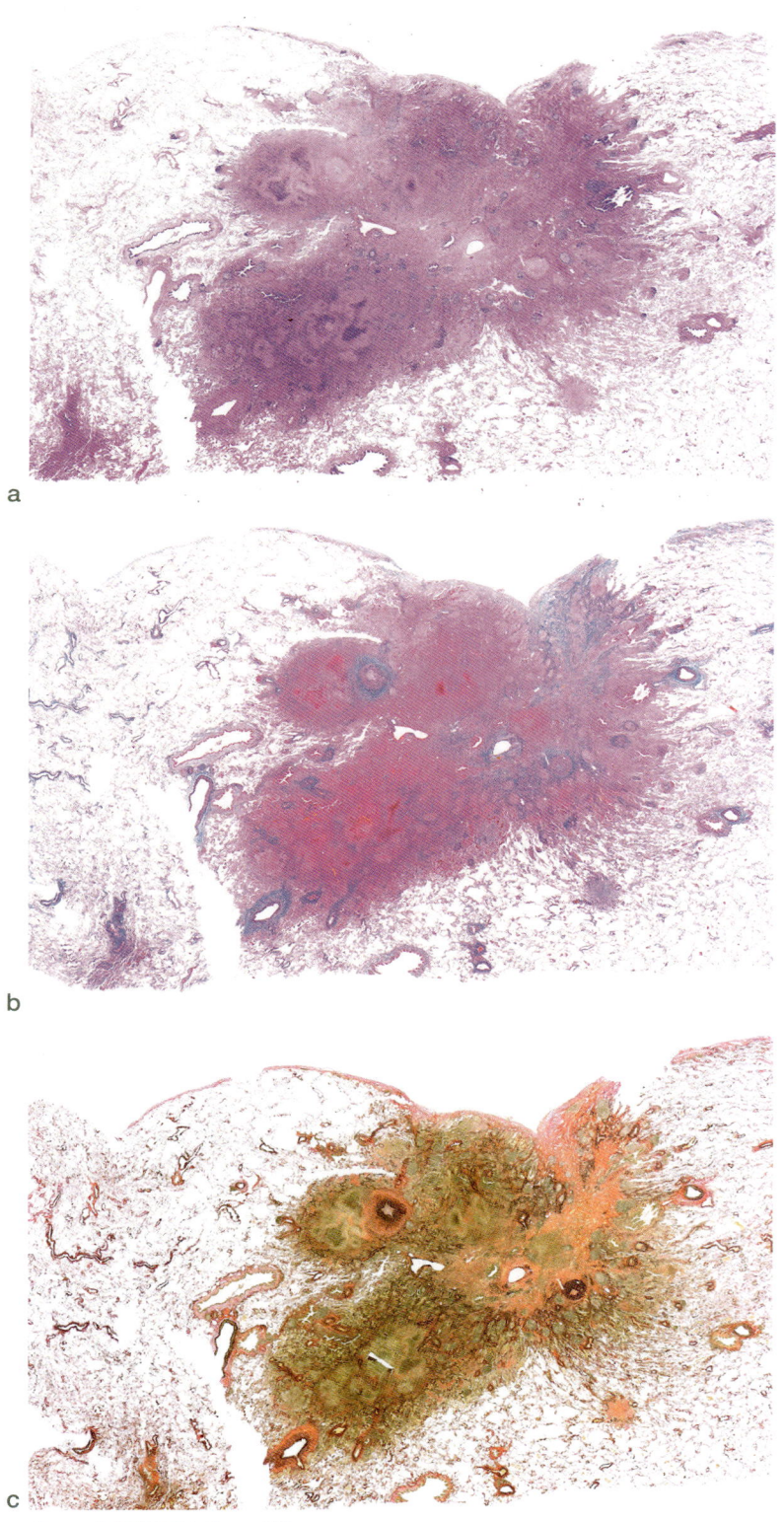

図3 主要割面のルーペ像
a:HE染色, b:アザン染色, c:EVG染色
壊死と線維化とリンパ濾胞と血管を内包する多彩な病変である.

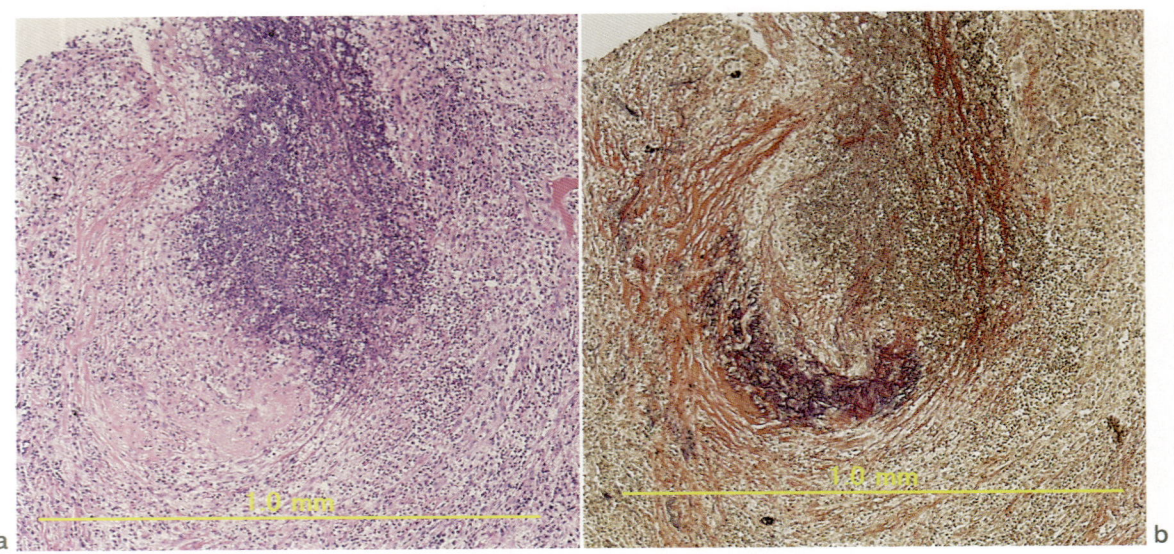

図4　壊死性血管炎
a：HE染色，b：EVG染色
1mmに満たない小動脈の eccentric vasculitis である．動脈壁は高度な好中球浸潤を伴った壊死で破壊され，内腔は閉塞している．

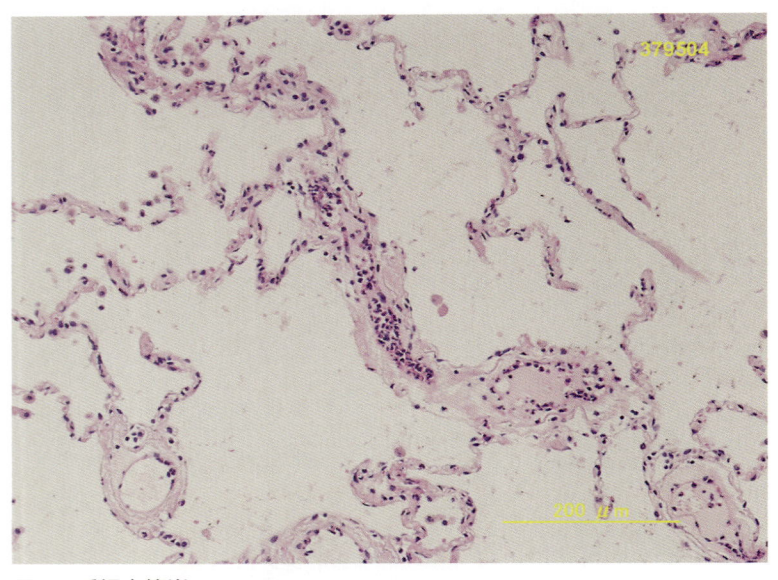

図5　毛細血管炎
多数の好中球が毛細血管壁に浸潤している．

中等大の血管が浮き出てくる．

> **Key**
> ①HE染色ではいびつな線維性病巣，②アザン染色では成熟コラーゲンからなる線維化，③EVG染色では壊死部分，リンパ濾胞，血管が浮き出る

■ 組織像

　組織学的にみると，壊死，膿瘍，線維化の混在からなる不均質な病巣である．しかし，それらは病態の結果であって，その本体は壊死性肉芽腫性炎症（necrotizing granulomatous inflammation）

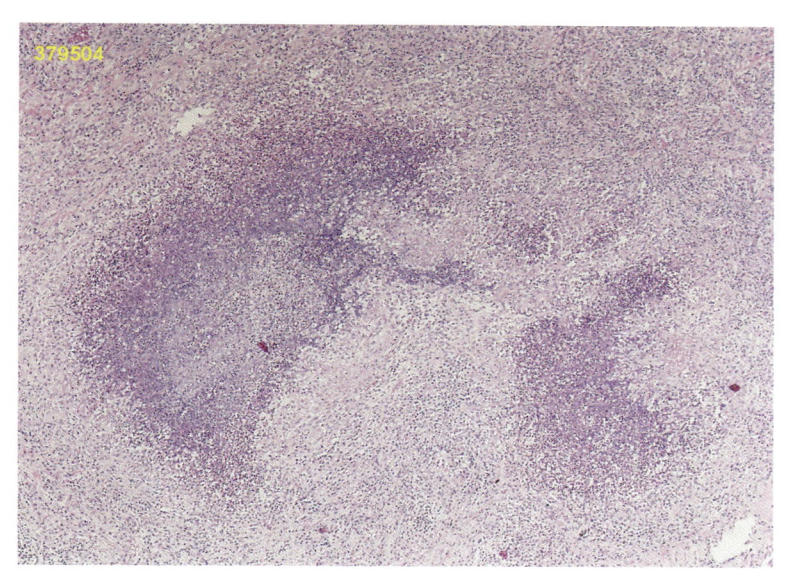

図6 地図状壊死
不規則な壊死巣の周囲にはマクロファージが取り囲んでいる.

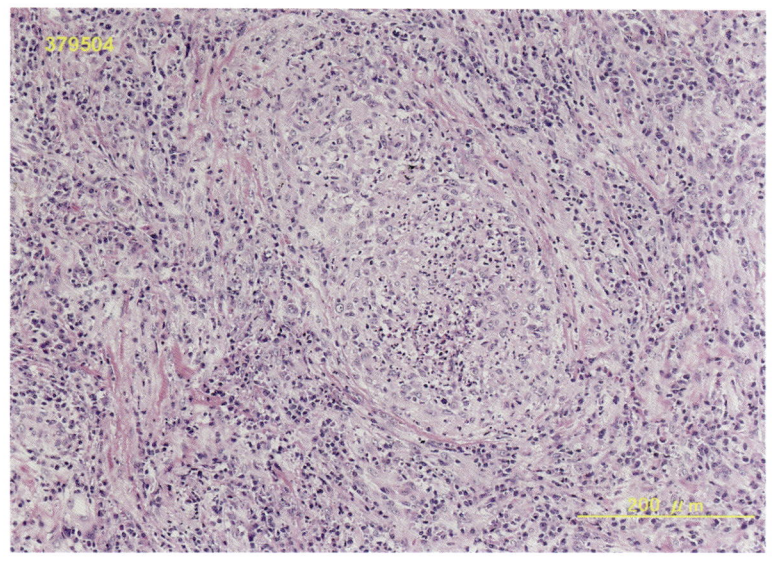

図7 肉芽腫
軽微な好中球を伴った壊死をマクロファージが取り囲む肉芽腫. サルコイド肉芽腫に比べればあまり明瞭ではない(HE染色).

で小血管が中心だが中血管(内径2mmを超えない)レベルも含む血管が傷害標的となった血管炎(vasculitis)である. 肺動脈も肺静脈もともに傷害されており, 好中球の血管壁浸潤を伴う活動的なものから, 壁破壊後の狭窄や閉塞内腔に再疎通を示すものまで, 血管傷害からの時間経過は一様ではない. そして, 血管傷害は全周性ではなく, いわゆる, eccentric vasculitis の形態をとる(図4a, b). 好中球浸潤を示す毛細血管炎が胸膜を中心にみられる(図5). 壊死は好中球を混じ地図状(geographic necrosis)である(図6). その周囲を組織球が取り巻く(palisading histiocyte と表現で

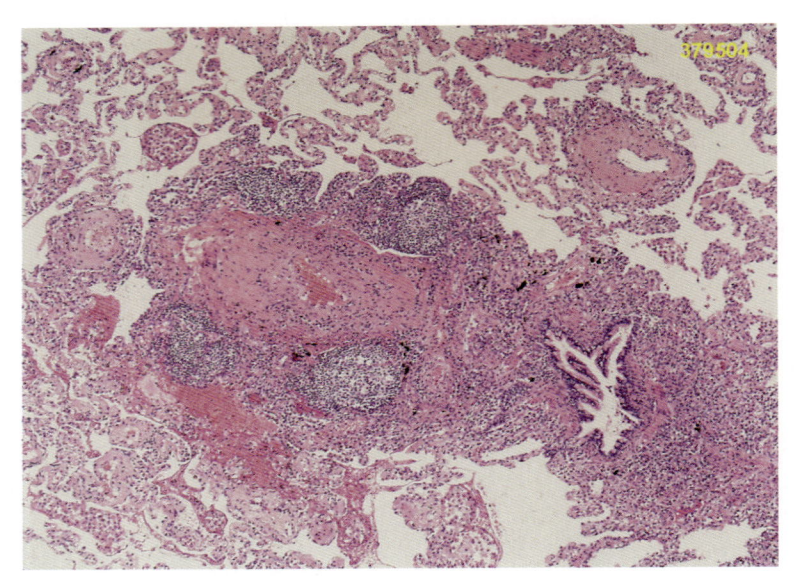

図8 血管中心性炎症
肺動脈周囲にリンパ濾胞形成を伴う血管炎がみられる．伴行する気管支周囲の炎症は比較的軽い．

きるほど明瞭な取り巻きではない），好中球の微小膿瘍が散在する．小ぶりな肉芽腫が少数みられるがサルコイドーシスのような明瞭な肉芽腫ではない（図7）．病巣の辺縁にはリンパ濾胞が散見されるがその場所は血管中心性（angiocentric）であり，気道との関連は少ない（図8）．泡沫状マクロファージ（foamy macrophage）の集簇を伴うリポイド肺炎の病巣もみられる．また，ヘモジデリン貪食マクロファージの肺胞内集簇，散在性の肺胞から終末気管支にかけた線維芽細胞の増殖からなる栓（fibroblastic plug）の形成がある．壊死部と膿瘍部分以外の炎症細胞はリンパ球と形質細胞が中心である．好酸球もみられるが目立たない．

□ **Key**

①壊死性肉芽腫性炎症，②肺動静脈とも傷害，③壊死は好中球を混じ地図状，④好中球の微小膿瘍と肉芽腫が散在，⑤ヘモジデリン貪食マクロファージの肺胞内集簇，⑥fibroblastic plugの形成

病理形態学からの結論

肺血管炎：肺限局型 Wegener 肉芽腫症
pulmonary vasculitis, left S10, partial segmentectomy
compatible with limited Wegener's granulomatosis

▶ 関連科：呼吸器内科・外科・放射線科・病理科

考察

わずか1回だけの血痰．それ以外なにもない女性．外来担当医に「風邪の名残りですよ．のどの粘膜が少し切れて出血したのでしょう」と軽くかわされ，それで彼女が納得していたなら，何もこんなに大仰な「肺限局型 Wegener 肉芽腫症」という診断はよもや下らなかっただろう．

74歳の彼女のこれからの人生にこの疾患はどのような影響を与えるのであろう．そのことを推

論するうえでも，Wegener肉芽腫症というきわめて広い臨床スペクトラムをもつ疾患を考察する意義はある．

Klinger(1931年)と Wegener(1936年)の発表

Wegener肉芽腫症は，Klinger(1931年)とWegener(1936年)の発表に始まる．しかし，Klingerの発表のほうがFriedrich Wegenerより5年も早いにもかかわらず，なぜ，Wegenerの名がつけられたのだろう．

70年以上前に発表されたKlinger論文の題名をみると，「Grenzformen der periarteritis nodosa」とある．つまり，彼はこの病気の本体が結節性動脈周囲炎(今日では結節性多発性動脈炎：polyarteritis nodosa)の境界病変であると考えていたわけだ．一方，Wegenerのそれは「Uber generalisierte, septische Gefaβ erkrankungen (generalized septic vascular disease)」で，「これは全身疾患であり，上部および下部気道と腎臓をおかす壊死性肉芽腫性炎症と血管炎で特徴づけられる」と記述している．だから，彼はこれまで発表されたことのない新しい「気道と腎を中心とした全身血管を傷害する疾患単位」を想定していたことになる．そして，このWegenerの洞察は今日でも色褪せてはいない．Wegenerの名を冠することに異存はなかろう．

Wegener肉芽腫症の位置付け

今日，Wegener肉芽腫症は血管炎症候群(vasculitic syndrome)のなかに位置づけられ，肉芽腫性血管炎(granulomatous vasculitis)の確固たる一角を占めている．ちなみに，血管中心性免疫増殖性病変(リンパ腫様肉芽腫症)と巨細胞性動脈炎(側頭動脈炎と高安動脈炎)，アレルギー性血管炎と肉芽腫症がその本体であるChurg-Strauss症候群，そしてWegener肉芽腫症がこの肉芽腫性血管炎に属している．また，肉芽腫性炎症の存在ではなく，傷害される血管のサイズで分類するなら，動脈より細い血管が主に侵される小血管炎に分類される．この小血管炎には，①Henoch-Schönlein紫斑病，②クリオグロブリン血管炎(cryoglobulinemic vasculitis)，③顕微鏡的多発性血管炎(microscopic polyangitis)，④Churg-Strauss症候群，そして，⑤Wegener肉芽腫症の5疾患が含まれる．このあたりの事情は，有名なRobbinsの『病理学テキスト』にも引用されている．ノースカロライナ大学臨床病理医Jennetteの描いた血管炎シェーマを一見すれば明瞭になるだろう(図9)．

このJennetteのシンプルな原画をみると，同じ小血管炎に分類されているとはいえ，Wegener肉芽腫症がHenoch-Schönlein紫斑病やクリオグロブリン血管炎と比較し，動脈や静脈のような少し太い血管も傷害対象としていることがわかる．本症例も内径2mmを超えないが動脈レベルの血管も壊死性肉芽腫性炎症を示していたことが思い起こされる．

Wegener肉芽腫症の臨床と病理

小血管炎のなかでもWegener肉芽腫症の臨床と病理研究を牽引してきたのは，NIH(National Institutes of Health)のFauci一派である．1973年，18名のWegener肉芽腫症の臨床研究を皮切りに，1983年には85名，そして，1992年には158名を対象に6か月から24年間に及ぶ診断と治療そして経過観察を基礎にしたプロスペクティブスタディを発表している．まさに10年ごとの総力を上げた研究といえる．また，1991年，同じFauci一派の病理医Travisは67例の開胸肺生検材料を用いてWegener肉芽腫症の病理組織形態の総説を『American Journal of Surgical Pathology』誌に発表した．このTravisは後にAFIP(Armed Forces Institute of Pathology)に移り，上記論文を，2001年に発行された『AFIP非腫瘍性疾患病理学アトラスシリーズ 第2巻 "Non-neoplastic Disorders of Lower Respiratory Tract" 下部気道の非腫瘍性疾患』の肺血管炎の項のWegener肉芽腫症の記述に反映させている．

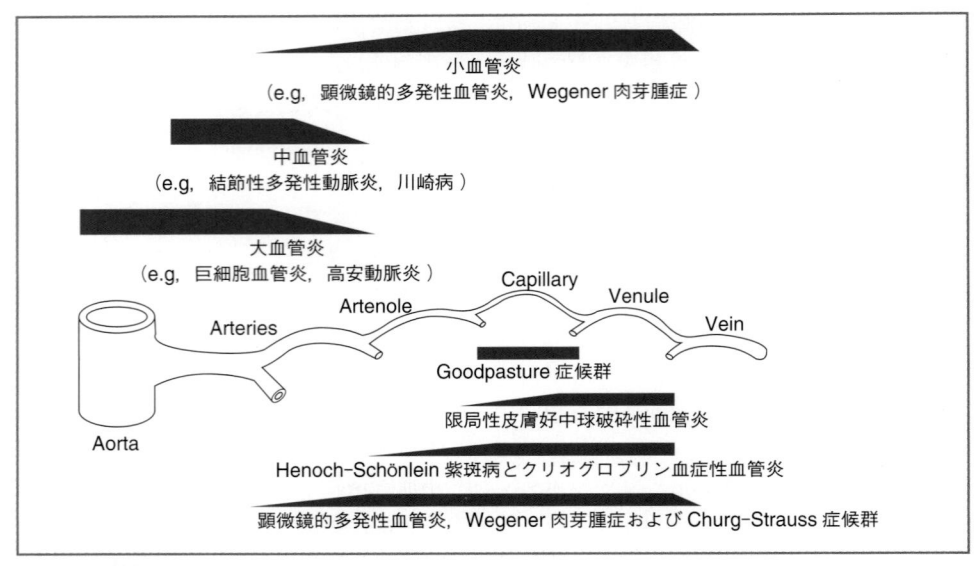

図9 血管炎の諸相
Wegener 肉芽腫症は小血管炎に位置する.
(Jennette JC, Falk RJ : Medical progress ; small-vessel vasculitis. N Engl J Med 1997 ; 337 : 1512-1523)

　この1テキスト，2論文を引きながら，Wegener 肉芽腫症の臨床と病理を概説してみよう．
　発症年齢は平均40歳で，性差はない．症状の出現から Wegener 肉芽腫症と診断が下されるまでの時間をみると，3か月以内に診断が下ったものは42%である．しかし，診断までに5年以上かかったものが8%あり，最長はなんと16年である．つまり，症状が軽微であればあるほど診断は遅れ，急速に症状が進行するものは，病理組織検査を含む幅広い診断手技が介入するため診断が早いことになる．したがって，ゆるやかに進む "マイルド" 型，典型的な症状のそろった "古典的" 型，急速に進行する "劇症(fulminant)" 型に臨床分類することができる．
　本症例は "1回だけの血痰" が唯一の症状であったわけで，きわめて軽症な例ということになる．そのことを考えると，診断までの11か月という時間はむしろ早かったことになるだろう．それは，患者自身が "肺癌では…" と心配したことと担当医が胸部X線をオーダーし，結果，異常影がとらえられたことが幸いしたことになる．
　ではどのような臨床像が形成されるのか，発症時と臨床経過を含めてみられる臨床像を Hoffman 論文158例のデータから**表1**にしてみよう．
　頭頸部・肺・腎臓を三大標的とするが，眼・関節神経筋肉・皮膚も傷害され，発熱・全身倦怠感・体重減少といった全身症状や徴候がみられる．この**表1**をみれば，まさに Wegener 肉芽腫症が多彩な臨床像をもった全身性疾患であるとの様相が浮かび上がってくる．だから，例えば，肝臓酵素の上昇に出くわしたなら，肝臓に肉芽腫性肝炎が生じたと推論することが可能となり，考えにくい消化管出血に出会うなら，血管炎により消化管粘膜にびらんや潰瘍が出現したと想像することができる．
　本症例は，血痰と肺の浸潤影と結節影だけが確認された肺限局型の軽症 Wegener 肉芽腫症ということになる．副鼻腔炎や眼科的徴候はなく，蛋白尿や血尿は確認されていない．しかし，発症時の徴候として腎臓障害の頻度は少ないので，今後出現してくる可能性はあるだろう．もし巣状硬化性糸球体腎炎(focal segmental glomerulonephritis ; FSGN)として顕在化し，半月体の形成から急速進行性腎炎へ，そして，腎不全に突入する "劇症" 型という最悪の経過もあり得る．しかし，だとしても，すでに診断が下っているわけで，速

表1 Wegener肉芽腫症の臨床症状

所見	発症時(%)	経過中(%)
頭頸部	73	92
副鼻腔炎	51	85
鼻腔疾患	36	68
中耳炎	25	44
聴覚障害	14	42
声門下狭窄	8	16
耳痛	1	14
口腔内病変	3	10
肺	45	85
浸潤影 infiltrate	23	66
結節影 nodule	22	59
咳嗽	19	46
喀血	12	30
胸膜炎	10	28
腎	18	77
眼	15	52
結膜炎	5	18
涙嚢炎 dacryocystitis	1	18
強膜炎 scleritis	6	16
眼球突出 proptosis	2	15
眼痛	3	11
視力障害(失明)	0	8
網膜病変	0	4
角膜潰瘍	0	1
虹彩炎 iritis	0	2
全身徴候と症状		
関節	32	67
発熱	23	50
皮膚	13	46
体重減少	15	35
末梢神経系	1	15
中枢神経系	1	8
心膜炎	2	6

(Hoffman GS, Kerr GS, Leavitt RY, et al : Wegener granulomatosis ; an analysis of 158. Ann Int Med 1992 ; 116 : 488-498)

やかなシクロホスファミドとステロイド療法で対応は可能だろう．

このようにみてくると，Wegener肉芽腫症の診断がそう簡単ではないことがわかる．対峙した症例が上部および下部気道に由来する副鼻腔炎，鼻閉を伴った鼻炎，咳嗽，喀血，さらに，漿液性中耳炎がみられ，発熱や消耗といった全身症状を伴った"古典的"Wegener肉芽腫症なら，初診の窓口が耳鼻咽喉科にしろ呼吸器内科であろうが，その診断はそれほど難しくないだろう．しかし，

急速進行性の腎不全や呼吸不全として立ち現れてくる"劇症型"Wegener肉芽腫症や，リウマチ型の関節痛や筋肉痛や炎症性眼疾患の形をとる"マイルド型の"Wegener肉芽腫症となると臨床的にWegener肉芽腫症を疑うことは突然難しくなる．したがって，このような場合，臨床像から確定診断へ至る道は険しく，組織材料を採取し，病理組織診断による壊死性肉芽腫性病変や血管炎の確認が必要となる．

病理組織診断のゴールドスタンダードは開胸肺生検(open lung biopsy)である．Wegener肉芽腫症の肺病変はびまん性ではなく局所的な巣状病変であるわけで，TBLBのような"盲目的(blind)"に近い組織採取法だと病変を捉えられない可能性があり，術前にCTでその局在を確認したうえでの"直視下"生検が必要となる．

肺 Wegener 肉芽腫症

Travisの記載を引きながら，肺のWegener肉芽腫症の病理組織形態を概括してみよう．

典型的には両側肺の多発性結節性病変であり，その中心に空洞形成を伴うことが多い．頻度は低いが，単発で空洞形成のない場合，肺癌との鑑別が必要となる．

本症例では空洞形成は認めず，臨床経過を踏まえると2個の病変だったと考えられる．つまり，当初みられたS3の結節影は消失し，無気肺と考えられたS10の病変が結節様に増大した状況であったわけで，消失・変動・増大という経過をもっていたことになる．このことは，腫瘍性病変(neoplastic lesion)には矛盾する情報で，むしろ，非腫瘍性病変(non-neoplastic lesion)を示唆するものといえる．

この"変動する"病変の意味は，組織傷害(浮腫，出血，梗塞，変性，壊死…)の出現と修復，修復といえども完全修復から不完全修復までを含み，さらに，新たな傷害の出現，傷害といっても些細なものから激しいものまで，実に多様な出来事が繰り返し重層していくということであり，それは"病理形態の変動"にほかならない．では実

表2 Wegener肉芽腫症の病理学的大所見(診断基準)

I. 血管炎
　A. 動脈炎, 細静脈炎, 毛細血管炎*
　B. 急性, 慢性, 壊死性肉芽腫性, 非壊死性肉芽腫性, フィブリノイド壊死性, 瘢痕性変化(cicatrical changes)**
II. 実質の壊死
　A. 微小膿瘍
　B. 地図状壊死
III. 肉芽腫性炎症(多彩な炎症細胞浸潤 mixed inflammatory infiltrate)
　A. 肉芽腫性炎症に囲まれた微小膿瘍
　B. 観兵式状配列を示す組織球(palisading histiocytes)
　C. 散在する巨細胞
　D. 輪郭のはっきりしない肉芽腫(poorly formed granulomas)
　E. 輪郭のはっきりしたサルコイド様肉芽腫(まれ)

＊：毛細血管炎は急性炎症としてみられる。動脈炎と細静脈炎はすべての炎症でみられる
＊＊：瘢痕性血管変化(cicatrical vascular change)は非特異的と考えるべきで診断基準として用いるべきではない。
赤字は本症例で確認されたものである。
〔Travis WD, Colby TW, Koss MN, et al : Pulmonary vasculitis. In : King DW(ed) : Non-Neoplastic Disorders of the Lower Respiratory Tract. pp233-264, American Registry of Pathology & Armed Forces Institute of Pathology, Washington DC, 2001〕

表3 Wegener肉芽腫症の病理学的小所見

I. 実質所見
　A. 間質の結節性線維化 nodular interstitial fibrosis
　B. リポイド肺炎
　C. 肺胞出血
　D. 末梢気道の器質化による線維症 organizing intraluminal fibrosis
　E. リンパ球集簇
　F. 組織内の好酸球増加
　G. 黄色肉芽腫性病変
　H. 肺胞マクロファージの集簇
II. 気管支/細気管支病変
　A. 慢性細気管支炎
　B. 急性細気管支炎/気管支肺炎
　C. 閉塞性細気管支炎 bronchiolitis obliterans あるいは BOOP 組織パターン
　D. 気管支中心性肉芽腫症 bronchocentric granulomatosis
　E. 濾胞性細気管支炎 follicular bronchiolitis
　F. 気管支狭窄 bronchial stenosis

赤字は本症例で確認されたものである。
〔Travis WD, Colby TW, Koss MN, et al : Pulmonary vasculitis. In : King DW(ed) : Non-Neoplastic Disorders of the Lower Respiratory Tract. pp233-264, American Registry of Pathology & Armed Forces Institute of Pathology, Washington DC, 2001〕

際, Wegener肉芽腫症ではどのような病理組織の成り立ちを示すのだろう.

■ Wegener肉芽腫症の診断に結びつく3大所見

　TravisはWegener肉芽腫症の診断に結びつく3大所見(major pathologic manifestation)を診断基準(diagnostic criteria)としてあげている. それは, ①血管炎(vasculitis), ②実質の壊死(parenchymal necrosis), ③肉芽腫性炎症(granulomatous inflammation)である.
　表2がその詳細である. そして, 表中の赤字が本症例に確認されたものである. そして, それがあったからといってWegener肉芽腫症の診断にはならないが, 随伴する所見を病理学的小所見(minor pathologic manifestation)としてまとめている(表3). 表2同様赤字は本症例でみられたものである.

採取されたのはわずか1個の肺結節性病変である. なのに, なんと赤字が多いことだろう. 血管炎と壊死性肉芽腫性炎症を含む主要診断基準の大半を満たしている. 小所見からは間質所見が中心であることがわかる. つまり, 本症例の病変は血管中心性(angiocentric)の病態であり, 気管支中心性(bronchocentric)の病変は二次的な随伴所見であることを示唆している.

　Wegener肉芽腫症の血管炎の内容を今少し詳しくみると, 動脈, 静脈, 細静脈, 毛細血管のうち1種類以上の血管が傷害されることが多く, 急性炎症より慢性炎症が, 静脈系より動脈系が侵される傾向がある. 動脈炎と細静脈炎に照準を合わせ, Travisらの87開胸肺生検材料の分析を表にしてみよう(表4). 表の数字は%である. すべての項目で動脈優位の結果である. 本症例もおおむねこの表と同じような傾向を示していた. しかし, 比較的高率にみられている好酸球浸潤はほと

表4 Wegener肉芽腫症の血管炎の詳細　　　　　　　　　　　　（単位：％）

	慢性	急性	壊死性肉芽腫性	肉芽腫性芽腫性	フィブリノイド壊死	瘢痕性変化	好酸球浸潤
動脈炎	87	37	22	26	11	40	63
細静脈炎	76	29	7	10	6	16	43

(Travis WD, Hoffman GS, Leavitt RY, et al : Surgical pathology of the lung in Wegener's granulomatosis ; review of 87 open lung biopsy from 67 patients. Am J Surg Pathology 1991 ; 15 : 315-333)

んど認めなかった．したがって，Churg-Strauss症候群（CSS）との鑑別は組織学的に容易だったといえる．また，好中球浸潤と壊死を伴う毛細血管炎は肺胞胞隔に43％認め，肺胞出血を伴っていることが多いとTravisは記載しているのだが，本症例では，胸膜に毛細血管炎を認めたものの病巣内あるいは周辺に活動的な毛細血管炎は確認されなかった．しかし，ヘモジデリン貪食マクロファージの肺胞内集簇がかなりみられ，過去に毛細血管炎が存在したことがうかがえる．

ところで，Wegener肉芽腫症と鑑別すべき疾患には，①リンパ腫様肉芽腫症，②Churg-Strauss症候群（CSS），③壊死性サルコイド肉芽腫症，④肉芽腫性感染症，⑤リウマチ結節，⑥気管支中心性肉芽腫症などがあるが，最も重要なのは，抗酸菌感染症と真菌感染症に代表される肉芽腫性感染症である．両者は壊死性肉芽腫性炎症だけでなく血管炎も起こしWegener肉芽腫症ときわめてよく似た病理形態を生じるからである．とりわけ単一結節として出現したときが問題となる．UlbrightとKatzensteinは，抗酸菌感染症の87％に，真菌感染症の57％に血管炎を伴った単一の壊死性肉芽腫みられると報告している．本症例では，組織学的にも細菌学的にも病原微生物は確認されなかった．

エピローグ

1回だけみられた血痰の原因は何だったのだろうとぼんやり考えていたのだが，病理組織は，毛細血管から細動静脈の血管炎による肺胞から末梢気道への出血によるものだと語っている．壊死巣は沈静化してはいない．肉芽腫性炎症もまだ生き生きしている．Wegener肉芽腫症が基本的に全身性疾患との考えに立てば，局所病巣を切除したとしても治癒したと判断するのはまだ早い，とも病理組織は語っているようだ．

臨床的に顕在化した，たった1個の肺結節の切除を終えた彼女は現在77歳．無治療で診断後3年経過しているが新たな臨床症状や徴候の兆しはない．Wegener肉芽腫症はまったく鳴りを潜めている．彼女の免疫状態が年齢相応に推移すれば，再燃して全身病の姿をみることなく一生をまっとうできるだろう．そして，正確な診断が下っているのだから，今後の不安の質と量は，見えない影におびえるよりはるかに少ないだろう．

■ 文献

1) Jennette JC, Falk RJ : Medical progress ; small-vessel vasculitis. N Engl J Med 1997 ; 337 : 1512-1523
2) Fauci AS, Wolff SM : Wegener's granulomatosis ; studies in eighteen patients and a review of the literature. Medicine 1973 ; 52 : 535-561
3) Fauci AS, Haynes BF, Katz P, Wolff SM : Wegener's granulomatosis ; prospective clinical and therapeutic experience with 85 patients for 21 years. Ann Intern Med 1983 ; 98 : 76-85
4) Travis WD, Hoffman GS, Leavitt RY, et al : Surgical pathology of the lung in Wegener's granulomatosis ; review of 87 open lung biopsy from 67 patients. Am J Surg Pathol 1991 ; 15 : 315-333
5) Hoffman GS, Kerr GS, Leavitt RY, et al : Wegener granulomatosis ; an analysis of 158. Ann Intern Med 1992 ; 116 : 488-498
6) Travis WD, Colby TW, Koss MN, et al : Pulmonary vasculitis. In : King DW(ed) : Non-Neoplastic Disorders of the Lower Respiratory Tract. pp233-264, American Registry of Pathology & Armed Forces

Institute of Pathology, Washington DC, 2001
7) Ulbright TM, Katzenstein AL : Solitary necrotizing granuloma of the lung ; differentiating features and etiology. Am J Surg Pathology 1980 ; 4 : 13-28
8) Cotran RS, Kumar V, Robbins SL(eds) : Robbins Pathologic Basis of Disease, 5th ed. p492, WB Saunders, Philadelphia, 1994

Chapter 15　Addendum 1（Chapter 14 に関連して）

ANCA という検査マーカー
巨大ジグソーパズルの一片

　Wegener 肉芽腫症の診断に際して，血液や尿検査から得られる情報はまことに心許ない．正球性正色素性貧血，白血球増加，赤沈亢進，CRP 上昇，低γグロブリン血症，リウマチ因子陽性などが典型的にはみられる．そして，腎障害が出現しているなら，顕微鏡的血尿，蛋白尿，細胞性円柱ということになろうし，時にはクレアチニンの上昇が確認されることもあるだろう．また，血小板増加がみられたり，肝障害を来していれば肝臓酵素の上昇がみられるかもしれない．しかし，どれをとっても非特異的なものであり，そのことで Wegener 肉芽腫症の診断が下るわけではない．

ANCA の過去と現在

　このような状況下で，抗好中球細胞質抗体（antineutrophil cytoplasmic antibody；ANCA）が臨床の現場に登場したのはもう 25 年も前のことだ．血管炎の診断に光明を与えたこの自己抗体の過去と現在を記述してみる．

■ ANCA を世に出したはずの Davies 論文の主題は

　ANCA を世に出したのはオーストラリア，メルボルンの聖ヴィンセント病院の病理医 Davies DJ で 1982 年のことである．彼は全身倦怠感，関節筋肉痛，嘔吐，下痢といった全身性疾患の臨床像が数週間続き，顕微鏡的血尿を認め，腎生検で巣状壊死性糸球体腎炎（segmental necrotizing glomerulonephritis）と診断された 8 名の患者に好中球細胞質に対する抗体を確認したと『BMJ』誌に発表した．ところが，彼のこの論文はほとんど

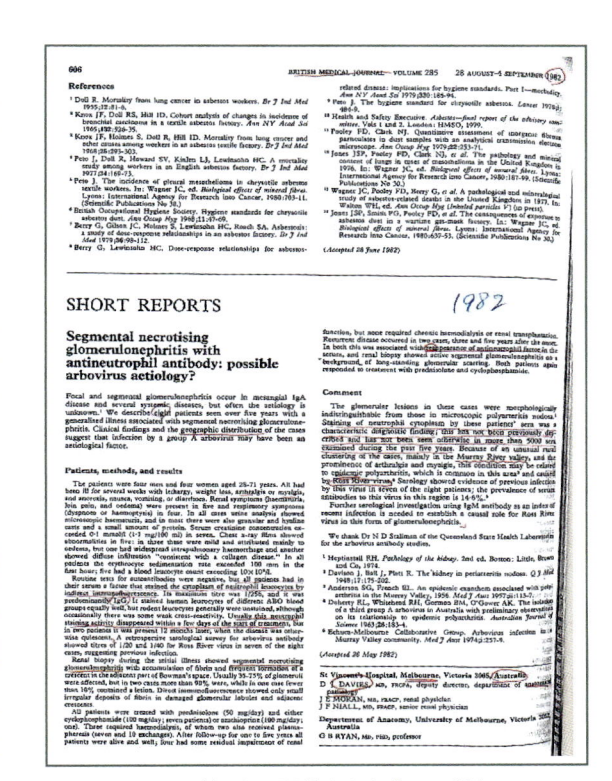

図 1　ANCA が初めて記載された『BMJ』誌
（Davis DJ, Moran JE, Niall JF, et al：Segmental necrotizing glomerulonephritis with antineutrophil antibody；possible arbovirus aetiology？ BMJ 1982；285：606）

注目されることがなかった．2 段組みの 1 ページに満たない "short reports" としての掲載であったのだが（図1），そのことが注目されなかった理由ではない．論文のタイトルをみると「Segmental necrotizing glomerulonephritis with antineutrophil antibody：possible arbovirus aetiology？」とある．しかし，その本文を読み進んでいけども，一向に Wegener とか血管炎（vasculitis）という単語に出会うことはないのだ．
　つまり，論文の主題は，ANCA の発見ではな

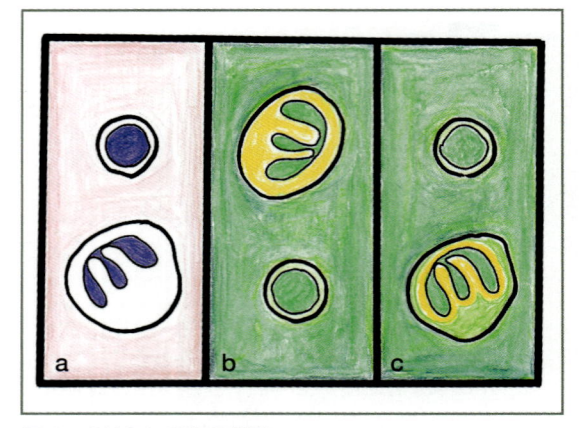

図2　ANCAの染色態度
a：リンパ球と好中球のコントロール（HE染色）
b：好中球の細胞質全域に染色されるc-ANCA（蛍光染色）
c：核周囲に強く染色されるp-ANCA（蛍光染色）

く，むしろ，5年間に彼が出会ったこの8名の患者が，すべてMurray River渓谷の住人であり，Ross River virusによる流行性多発性関節炎（epidemic polyarthritis）に似た症状をもつことから，この巣状壊死性糸球体腎炎の原因は地域的に発生したウイルス感染ではなかろうか？　なのである．ANCAの存在がこの糸球体腎炎の診断に大切であると述べながら，この5年間，5,000検体以上の血清を調べてきたが，この抗体を確認したのは初めてであると続け，地理的な集団発生を匂わせる考察へと向かっていく．糸球体腎炎の治療はプレドニゾロンとシクロホスファミドを使用し，効果的であり，ANCAは治療後速やかに陰性化した．2例に再燃がみられたが，そのときANCAは再び陽性化したとまで書いているのにである．

そして3年後の1985年，オランダGroningen大学の腎臓病専門医であるvon der Woudeらが『Lancet』誌にWegener肉芽腫症の診断とその活動性の指標としてANCAが重要なツールになると発表する．この北半球からの論文がANCAといえば血管炎という大きな流れの起爆剤となる．しかし，意図的なのか，WoudeはDaviesの論文を引用していない．いささか，意地悪の匂いがしないでもない．

その後，ANCAが小血管炎のなかでも，Wegener肉芽腫症，顕微鏡的多発血管炎（microscopic polyangitis），Churg-Strauss症候群（CSS）の3つに深くかかわっていることが明らかにされ，"ANCA関連小血管炎"という専門用語も生まれていく．そして，すでに**Chapter 14**でも登場した，かのJennetteもこのANCA研究に深くかかわっていることは引用文献を一瞥すればわかるだろう．その彼が1997年に執筆した小血管炎の総説を引きながらANCAの今日的な意味を考察してみよう．ちなみに，JennetteはANCAの最初の発見者はDaviesであると明記している．このあたりが米国の寛大さなのだろうか….とまれ，本題に入ろう．

■ ANCAの今日的意味
Jennetteの総説から

ANCAは好中球の細胞質内顆粒と単球のリソームに存在する抗原に対する抗体である．その確認は，アルコール固定した好中球を用い，間接免疫蛍光抗体法で作製した標本を蛍光顕微鏡で観察することによる．すると，その染色パターンが2種類存在することがわかる．細胞質全域に染色されるcytoplasmic ANCA（c-ANCA）と核周囲に強く染色されるperinuclear ANCA（p-ANCA）である（図2）．

その後，抗原をより詳細に検討していくと，その本体はミエロペルオキシダーゼとプロテイナーゼ-3であることが確認されたのであった．抗ミエロペルオキシダーゼをMPO-ANCA，抗プロテイナーゼ-3をPR3-ANCAという．そして，血管炎の患者にみるc-ANCAの約90％がPR3-ANCAであり，p-ANCAの約90％がMPO-ANCAであることが判明したのである．

先述したANCA関連小血管炎（ANCA-associated small vessel vasculitis）の3つをみると，Wegener肉芽腫症ではその大半がc-ANCA（PR3-ANCA）であり，顕微鏡的多発血管炎とCSSの大部分がp-ANCA（MPO-ANCA）なのである．また，プロピルチオウラシルによる薬剤誘発性ANCA関連小血管炎のほとんどがp-ANCA陽性で，MPO-ANCAの抗体価はきわめ

表1 小血管炎の臨床特徴と傷害標的臓器

項目	WG	MPA	CSS	HSP	CGV
●臨床所見					
血管炎の全身症状と徴候	＋	＋	＋	＋	＋
ANCA 陽性（％）	80～90	70	50	－	－
ANCA 抗原の特異性	PR3＞＞MPO	MPO＞PR3	MPO＞PR3	－	－
IgA-優位免疫沈着	－	－	－	＋	－
血液・血管壁のクリオグロブリン	－	－	－	－	＋
喘息と好酸球増多症	－	－	＋	－	－
壊死性肉芽腫	＋	－	＋	－	－
●臓器障害（％）					
肺臓	90	50	70	＜5	＜5
腎臓	80	90	45	50	55
耳・鼻・喉咽頭	90	35	50	＜5	＜5
皮膚	40	40	60	90	90
消化管	50	50	50	60	30
筋骨格系	60	60	50	75	70
神経系	50	30	70	10	40

WG：Wegener 肉芽腫症，MPA：顕微鏡的多発血管炎，CSS：Churg-Strauss 症候群，HSP：Henoch-Schönlein 紫斑病，CGV：クリオグロブリン血症性血管炎
(Jennette JC, Falk RJ : Medical progress : small-vessel vasculitis. N Engl J Med 1997 : 337 ; 1512-1523)

て高いことも判明している．

しかし，ことはそう単純ではない．活動性で未治療の Wegener 肉芽腫症の 10～20％が，限局型 Wegener 肉芽腫症では 30％が，そして，顕微鏡的多発性血管炎の約 30％，Churg-Strauss 症候群の 50％は ANCA 陰性なのである．したがって，ANCA 陰性でも Wegener 肉芽腫症を含む小血管炎を否定することにならない．事実，われわれの取り上げた症例は肺限局型 Wegener 肉芽腫症であり，ANCA は陰性であった．さらに，ANCA の特異性は絶対ではなく，ANCA 陽性であっても，即，ANCA 関連小血管炎と診断するわけにはいかない．とりわけ，PR3-ANCA と MPO-ANCA により特異的な免疫分析法（エンザイムイムノアッセイ）を用いていない場合はそうである．したがって，免疫蛍光抗体法の陽性が得られた場合，PR3-ANCA と MPO-ANCA に対する抗体の存在を，エンザイムイムノアッセイで確認することにより，ANCA の臨床的有効性は飛躍的に上昇する．

■ "非定型 ANCA パターン"

最近では，間接免疫蛍光抗体法の染色パターンを，従来の c-ANCA，p-ANCA パターンに "非定型（atypical）" パターンを加えた 3 種類に分類するようになっている．この非定型 ANCA パターンを示す疾患にはさまざまなもの，たとえば，炎症性腸疾患，全身性免疫関連疾患，感染症などが含まれるのだが，この疾患の多様性は抗体の特異性の幅の広さによるわけで，ラクトフェリン，エラスターゼ，殺菌性細胞膜透過性抑制蛋白質（bactericidal permeability-inhibiting protein）に対して特異性をもつ抗体などが知られている．そして，この非定型 ANCA パターンは p-ANCA との形態的な鑑別が難しいのである．そこで，先述した，エンザイムイムノアッセイによる抗体の確認が必要となる．抗体がミエロペルオキシダーゼと確認されれば p-ANCA（MPO-ANCA）と確定診断されるわけだ．

■ 小血管炎の特徴と傷害組織

ここで，ANCA 関連小血管炎以外を含めた小

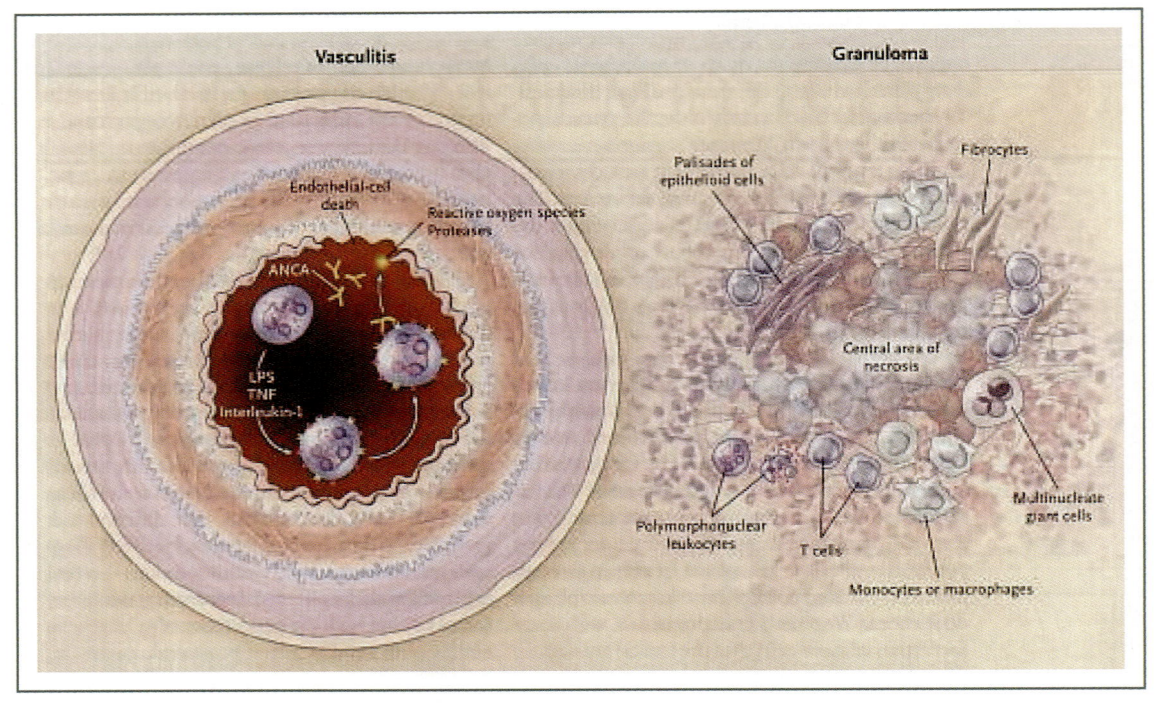

図3　Wegener肉芽腫症，その血管炎と肉芽腫の想像図
(Bacon PA : Perspective, The spectrum of Wegener's granulomatosis and disease relapse. N Engl J Med 2005 : 352 ; 330-332)

血管炎の特徴と傷害組織を**表1**にまとめてみよう．

　つらつらこの表を眺めていると，ANCA関連小血管炎（Wegener肉芽腫症，MPA，CSS）とANCAと関連しない小血管炎（HSP，CGV）との間に明らかな差が存在していることがわかる．前者は上部気道と下部気道（肺）の傷害が中心だが，後者はそうでないということである．このことは，なんらかの外来抗原の侵入が血管炎の発端になっているのであろうことを前提にすれば，ANCA関連小血管炎は経気道的に抗原が侵入するのであり，HSPやCGVでは，それ以外，たとえば，経皮的あるいは経消化管的に抗原が侵入してくることの暗示ではなかろうか？

　また，ANCA関連小血管炎のうち，Wegener肉芽腫症とCSSはかなりよく似ているがMPAは病理形態学的に壊死性肉芽腫を伴わないことと，予後不良という点で質的に異なっている印象がある．肉芽腫反応はいわば生体の防御反応を示す代表的な形態であるのだから，これがないということは，細胞性免疫反応の成り立ちが異なっていることが予想される．

　ANCA関連小血管炎の病理発生に関する仮説は，今のところ，通常，静かにしまい込まれているはずの好中球の細胞質内顆粒蛋白であるエピトープ（PR3やMPO）が，サイトカイン（TNF，インターロイキン-1など）やなんらかの抗原刺激〔リポポリサッカライド（LPS）など〕で好中球細胞膜表面に移動して発現された好中球活性化状態がまずあり，そこにANCAが結合する，と同時に好中球細胞膜表面に存在するFcレセプターとの結合が起こり，好中球因子（毒性のある酸素ラジカルや蛋白融解酵素など）が放出され血管内皮細胞の傷害から血管炎へと進展するというものだ．しかし，Wegener肉芽腫症では血管炎のみならず中心に広範な壊死を伴う肉芽腫がみられる．しかも，この血管炎と壊死性肉芽腫はともにWegener肉芽腫症の病巣の二大要素ではあるもの

の，一般的に両者は離れて存在する．そして，肉芽腫病変はマクロファージ，単球，類上皮細胞，多核巨細胞，多形核白血球，T細胞といったきわめて多彩な細胞が参画した病巣の成り立ちを示すわけで，血管炎と同じ機序で生じていると考えることは難しい．つまり，ANCAは血管炎の病理発生機序の主役であっても，肉芽腫の発生機序を説明し得るものではないのだ．そして，Wegener肉芽腫症が高率に再発してくる原因はこの壊死性肉芽腫の持続あるいは再燃が大きくかかわっているようにみえる．しかし，Wegener肉芽腫症におけるこの肉芽腫の成因はいまだ曖昧模糊としている．このあたりの事情は，2005年1月27日号の『New England Journal of Medicine』誌の"Perspective"『The spectrum of Wegener's granulomatosis and disease relapse』を参照するのがいいだろう．英国Birmingham大学リウマチ病学のBacon教授の簡明な記載で，挿入されている挿絵も美しい．その血管炎と肉芽腫の趣のある，つまり，おそらくWegener肉芽腫症ではこのようであろうとイメージを誘うイラストは一見の価値がある．細かい，説明の文字など無視してよかろう（図3）．

「ANCA are only a piece of a much larger puzzle．ANCAは"血管炎"を生み出していく，その病因の巨大なジグソーパズルのわずか一片にすぎない．しかし，そのひとかけらを手に入れたことは，遙かなる未知の世界に，不安げな一歩を踏み出すことに違いないはずなのだ」．

2004年，『American Journal of Medicine』誌に掲載されたANCA関連血管炎の総説のなかに，なにげなく垂らされた，この，Johns Hopkins大学リウマチ病学のSeoとStoneの呟きでAddendumを閉じることにする．

■ 文献

1) Davis DJ, Moran JE, Niall JF, et al : Segmental necrotizing glomerulonephritis with antineutrophil antibody ; possible arbovirus aetiology? BMJ 1982 ; 285 : 606
2) Van der Woude FJ, Rasmussen N, Lobatto S, et al : Autoantibodies against neutrophils and monocytes ; tool for diagnosis and marker of disease activity in Wegener's granulomatosis. Lancet 1985 ; 1 : 425-429
3) Falk RJ, Jennette JC : Anti-neutrophil cytoplasmic autoantibodies with specificity for myeloperoxidase in patients with systemic vasculitis and idiopathic necrotizing and crescentic glomerulonephritis. N Engl J Med 1988 ; 318 ; 1651-1657
4) Niels JL, Mccluskey RT, Ahmad MA, et al : Wegener's granulomatosis autoantigen is a novel neutrophil serine proteinase. Blood 1989 ; 74 : 1888-1893
5) Jennette JC, Hoidal JR, Falk RJ : Specificity of anti-neutrophil cytoplasmic autoantibodies for peroxidase 3. Blood 1990 ; 75 : 2263-2264
6) Jennette JC, Falk RJ : Medical progress : small-vessel vasculitis. N Engl J Med 1997 ; 337 ; 1512-1523
7) Merkel PA, Polisson RP, Chang YC, et al : Prevalence of antineutrophil cytoplasmic antibodies in a large inception cohort of patients with connective tissue disease. Ann Intern Med 1997 ; 126 : 866-873
8) Bacon PA : Perspective. The spectrum of Wegener's granulomatosis and disease relapse. N Engl J Med 2005 ; 352 ; 330-332
9) Seo P, Stone JH : The antineutrophil cytoplasmic antibody-associated vasculitides. Am J Med 2004 ; 117 : 39-50

Chapter 16 Addendum 2（Chapter 14に関連して）

彷徨（さまよ）うANCA
たどり着いたところは補体だった

　Wegener肉芽腫症のAddendum 1（**Chapter 15**）を執筆していた頃のことだ．病院図書館で，なにげなく雑誌の論文タイトルだけを流し読みしていたのだが，ある1つのタイトルに眼が釘づけになった．「Alternative Complement Pathway in the Pathogenesis of Disease Mediated by Anti-Neutrophil Cytoplasmic Autoantibody．ANCAによって引き起こされる疾患の病理発生における代替補体経路」というタイトルにである．

　それは，まず，堂々と"ANCAが疾患を引き起こす病因物質の主役"であるという主張が1つ，そして，"補体系の関与"，しかも，3つある補体系のなかの"代替補体経路"の関与をしっかりと確認した自信が1つ．この2つをタイトルのなかに感じ取ったからだった．

　2007年1月号の『The American Journal of Pathology』誌（図1）に掲載されたこの論文の筆頭著者はHong Xiao．記憶にない名前だ．だが，共著者名をたどっていくと，その末尾にはあのJ. Charles Jennetteがでんと座っているではないか．「ついに彼はここまでたどり着いたのか…」，そう思った．

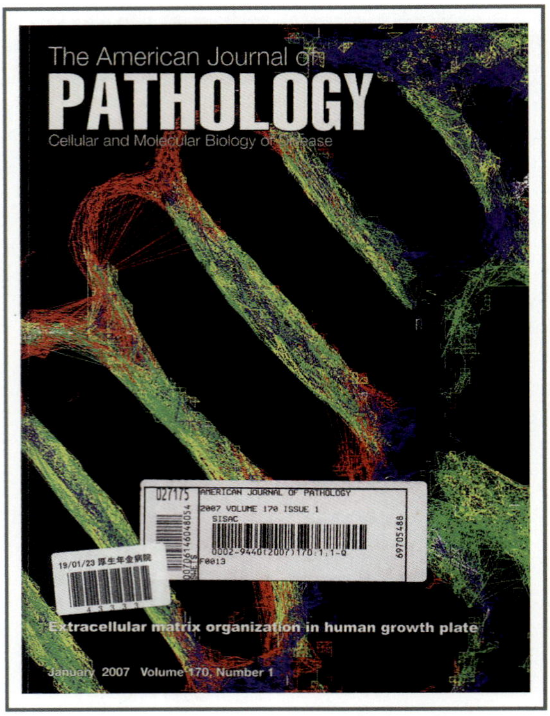

図1　J Charles Jennette総決算の論文が掲載された『The American Journal of Pathology』の表紙

Jennetteの確信－原因と結果

　1994年，血管炎の国際コンセンサス会議の舞台となったのは，アメリカ南東部のノースカロライナ州オレンジ郡にある人口わずか44,000人，その面積は東京の江戸川区程度の小さな文教都市チャペルヒル（Chapel Hill）だった．このなんとも洒落た地名のチャペルヒルに，アメリカ最古の州立大学であるノースカロライナ大学があり，その臨床病理部門にJennetteはいるのだ．

　1988年，ANCAの抗原に関する詳細な研究，具体的には，ELISA法を用い，p-ANCAの抗原がミエロペルオキシダーゼ（MPO）であることを確認し，自己抗体（ANCA）が仲介する好中球活性化が血管炎関連性壊死性半月体形成性糸球体腎炎を引き起こすのではなかろうか？　という問いかけ，それがJennetteの第一歩だった．

　この当時，腎臓を含む全身性壊死性血管炎の病理発生機序として広く認められていたのは，免疫複合体が仲介する傷害（immune complex-mediated injury)と抗基底膜自己抗体が仲介する傷害(anti-basement membrane autoantibody-mediated injury)の2つにすぎなかった.

わずか1年後(1989年),Jennetteは,55例の非ループス免疫複合体糸球体腎炎(nonlupus immune complex-mediated glomerulonephritis),24例の抗基底膜自己抗体糸球体腎炎(anti-GBM autoantibody-mediated glomerulonephritis),そして,ANCAが関連する糸球体腎炎である半月体形成あるいは壊死を伴うパウチ免疫糸球体腎炎(pauci-immune glomerulonephritis)76症例を対象とした研究を発表した.それは,いわば,糸球体腎炎という1つの窓から,既知の血管炎機序を代表する2つの糸球体疾患に未知の血管炎機序をもつかもしれない糸球体疾患をぶつけたものだった.はっきりいってしまえば,壊死性血管炎の第3番目の病理発生機序としてANCAが仲介する傷害の存在をほのめかしたものだ.彼はこう書く.「ANCAは確かに血管炎の臨床診断にとって有用な指標ではある.しかし,この研究で私が提起したいのは,半月体形成性糸球体腎炎や全身性壊死性血管炎を高頻度に起こす原因としてANCAは考えられるべきであり,まさに,これまで発表されたことのない"新しい"壊死性血管炎の発生機序としてANCAがあるということなのだ.It is proposed that ANCA are not only useful diagnostic markers, but may also be directly involved in a novel pathogenetic mechanism that is frequent cause of crescentic glomerulonephritis and systemic necrotizing vasculitis」."novel"という単語にJennetteの興奮がこめられている.つまり,ANCAは疾患の結果ではなく,原因として考えねばならないという確信が滲んでいる.

その後の病理発生仮説の潮流

その後,1990年代のANCA関連血管炎や糸球体腎炎の病理発生仮説の潮流は,臨床的に疾患活動性の再燃がANCA再上昇を伴うことや,感染症エピソードが疾患の発生や再燃に先行しているというエビデンス,また実験的なデータからtwo-hit説へと向かっている時期であった.two-hit説,つまり,ANCAだけではあの特徴のある炎症は生じない,その前提として炎症反応刺激,おそらく感染症がリンクして初めてあの一連の全身性炎症疾患が完成するのだという考え方に収束しつつあったわけだ.もっと具体的にいえば,好中球と単球が炎症性サイトカインによって刺激された準備状態があり,そこにANCAが登場すると好中球の脱顆粒,そして,血管内皮細胞の傷害が惹起すると考えるわけだ.このことは,すでにChapter 15 (Addendum 1)のなかで,Baconの"展望"の短文を引いて述べている.

そのような状況下で,1997年,Jennetteは本文で大変お世話になった小血管炎の総説を同僚のFalkと書いたのだった.この血管炎の総説は,自らの経験律をその根っこに置いているがゆえに,その説得力は読み手の心を直に打つ.この総説を書いた時期のJennetteの頭のなかにはすでに,今後の研究の方向性が見えていたのだろう.

それから8年,2005年7月,『The American Journal of Pathology』誌に,「Aggravation of anti-myeloperoxidase antibody-induced glomerulonephritis by bacterial lipopolysaccharide; role of tumor necrosis factor-α」を発表する.筆頭著者はDennis Huugen.先回のHong Xiaoは2番手に下がり,しかも,著者名のどん尻を受け持つのはPeter Heeringaで,かのJennetteは最後から2番目にみえる.このあたりの事情はわかるような気がする.HuugenとHeeringaはあのANCAを広く世に問うたvon der Woundeと大学は違うが同じオランダのMaastricht大学研究所の学徒である.オーストラリアからの留学生はいないが,まさに,ANCA関連血管炎の研究者がノースカロライナのJennetteを中心に集まった観がある.

さて,この論文は,p-ANCAである抗MPO IgGによって誘発される糸球体腎炎マウスモデルを用いtwo-hit説をより一歩具体的に進めた内

容であり，ポイントは2つある．1つはグラム陰性細菌細胞壁表面の脂肪層からひょろひょろと伸びる構造をとり，エンドトキシンとしても知られるリポポリサッカライド（lipopolysaccharide；LPS）であり，1つはマクロファージが産生分泌するサイトカインで急性相蛋白質を誘導する腫瘍壊死因子α（tumor necrosis factor-α；TNFα）である．その主張はほとんど論文のタイトルに尽きている．つまり，"ANCA関連糸球体腎炎はLPSによって惹起されたり悪化する"のであり，"LPSを投与すると，循環血液中のTNFαが一時間後には上昇し，1日後には消失するが，MPOの増加が続いて起きる"というものである．つまり，tow hit の first hit を，"LPSを介するTNFαの出現"として具体的にとらえたマウス実験結果であり，この first hit に ANCA という second hit が加われば，あの糸球体腎炎や血管炎が出現するとういわけだ．かの有名なサイトカイン，TNFαが突如，悪役として姿を現したわけで，Jennette 一派は，マウス実験データではあるがヒトのANCA関連壊死性半月体形成性糸球体腎炎の治療戦略として，TNFαの生物活性を阻害することはきわめて有望だろうと結論づけたのだった．

英国紳士たちの仕事

そして，2か月後の2005年9月，『Blood』誌に「Antineutrophil cytoplasmic antibodies directed against myeloperoxidase augment leukocyte-microvascular interactions *in vivo*」という論文が，英国のロンドン大学インペリアルカレッジのMark A. Little らによって発表された．これは，白血球と微小血管（細静脈）内皮細胞間の相互作用にANCAがかかわっていることを，彼らがヒトMPOで免疫誘導して作製したANCA関連自己免疫性血管炎マウスモデルを用い，しかも，腸間膜の微小血管床を生体顕微鏡下（*in vivo* での意味）に観察したもので，ANCA関連血管炎の病態生理に深くかかわると報告されているケモカインであるCXCL-1〔ヒトのインターロイキン-8（IL-8）に相当する〕の投与により，白血球の内皮細胞への接着（adhesion）と血管外遊走（transmigration）が促進され，出血が起こることを直接確認したのだった．「この手の *in vitro* 実験データは山のようにうず高く積み上げられてはきたが（While there is mounting *in vitro* evidence），*in vivo* で直接確認したのはわれわれが最初である．」と，英国紳士たちの鼻息は荒い．

試行錯誤と"鳴り物入り"

2000年前半は，まさに，ANCA，好中球，サイトカイン，血管内皮細胞の相互連関が解明され，LPSに代表されるように病原微生物の関与がみえてきた時期といえるだろう．

そして，先述したTNFαの情報は，早速，血管炎の臨床現場へ取り込まれている．TNFα阻害薬の血管炎治療応用にである．インフリキシマブやエタネルセプトといったTNFα阻害薬はすでに存在しており，2005年には，エタネルセプトが Wegener 肉芽腫症の再燃予防効果をもつかどうかの大規模な無作為試験が行われている．しかし，その結果は"無効（not effective）"であった．まだまだ，試行錯誤が必要なのだろうが，サイトカイン関連薬物の臨床現場への登場は，いつでも"鳴り物入り"である．かのインターフェロンもそうだった．あのとき，もう癌は克服されるかもしれないという期待に胸膨らませたものだった．しかし，今では，ウイルス性肝炎治療薬としての場所に身を置いている．

ある女性の独白

ここで，米国シカゴ在住の1人の女性に登場願おう．そして，彼女が体験した，いや，2人が体

験したといったほうが正確だ．その貴重な話を聴くことにしよう．

「私は，そのとき32歳でした．当時2回目の妊娠で，2人目のわが子の出産を心待ちにしていました．はじめの子どもは男の子でしたから，今度は，女の子ができればいいのに，などと身勝手なことを考えていました．妊娠経過は至極順調で，2回目ということもあり今後の展開を十分理解できましたから，不安など微塵もありませんでした．妊娠33週のことです．担当の先生から，高血圧状態になっているといわれました．でも，特に症状もありませんし，先回の妊娠ですでに子癇前症を経験していましたし，なによりも，もう少しで生まれるのだからとあまり気にもとめなかったのです．

ところが，1週間後，体が重く，頭痛に見舞われ，なにか息苦しさを感じたのです．そして，翌日もその息苦しさが取れないのでS先生に相談すると，すぐ入院しなさいとおっしゃったのです．この先生の言葉に私は素直に従いました．

と，申しますのは，私には8年前，肺出血と腎不全に襲われた厳しい体験があったからです．当時24歳の私は，刻々と悪化していく病状のなかで死を垣間見ました．しかし，担当の先生方は必死に対応してくださいました．そして，血液中のMPO-ANCAという自己抗体が正常は7U/ml以下なのに42U/mlまで上昇していること，腎臓生検の結果がパウチ免疫巣状壊死性糸球体腎炎（pauci-immune focal segmental necrotizing glomerulonephritis）であり，腎臓と肺が同時に傷害される顕微鏡的多発性血管炎という重篤な疾患だと診断されたのです．そして，速やかにプレドニゾロンとシクロホスファミドによる治療が開始されたのでした．それは6か月にも及ぶ治療でした．一度は死を覚悟した私ですが，皆様の懸命な医療と看護で乗り切れたのです．その後，1人の子どもを授かり，さらに，2度目の妊娠も可能なほどの身体に戻れたのです．

はい，寛解は8年間続いたことになります．今回の妊娠中も私は顕微鏡的多発性血管炎であり，今は，ただ寛解の状態にあるのであって，治癒したのではないということは十分理解していました．ですから，妊娠26週の血液検査でMPO-ANCAが23U/mlと再び上昇していると告げられたときも，それほど大きな動揺はありませんでした．

入院当日の血圧は140/98mmHgで，脈拍も呼吸数も正常，そして，動脈血酸素飽和度（S_pO_2）はroom airで98％と問題はなく，クレアチニンは0.6mg/dl，蛋白尿も尿潜血も認めませんでした．

ところが，病棟に入室して間もなく，急に呼吸困難が襲ったのです．速やかに4lの酸素が鼻から投与されました．しかし，血液ガス分析では，酸素分圧78Torr，飽和度96％で，赤沈も50mm/時と亢進していました．ところが，胸部X線，肺シンチグラフィー，胸部CTで肺に異常を指摘できなかったのです．しかし，担当のS先生は，顕微鏡的多発性血管炎の再燃と考えねばならない，とおっしゃり速やかにステロイドパルス療法が経静脈的に始まりました．私としても，X線写真に異常はなくとも呼吸困難の質は，あの8年前に経験したものとまったく同じでしたから，むしろ，先生の判断の迅速性に感謝したくらいでした．症状は速やかに改善していきました．そして，緊急帝王切開術が行われたのです．

そして，1,950kgの子どもが私の目の前に現れたのです．なんと，女の子でした．出生直後は皮膚の色が悪く，30秒間の陽圧呼吸と酸素の投与が必要だったと聞いております．アプガースコアーは，出生1分後は7点だったが，5分後には9点に改善したのだと．しかし，なにより，体重，身長，そして，頭囲も正常妊娠週相当だと聞いたとき，思わず神に感謝いたしました．私の病気の影響を与えずにすんだのだと．

ところが，出生後24時間頃から呼吸数が増加し，酸素の投与が必要となったのです．しかも，酸素の量は徐々に増えていき，気管内挿管が必要となりました．今にも壊れてしまいそうなわが子の気管の中に異物としての管が入れられたのかと思うと涙があふれました．そして，一つの"おぞましい想念"が私を襲ったのです．そうです，私

と同じ病気がこの子を襲っているのだ！….

　そして，48時間後に気管チューブから鮮やかな真っ赤な血液が吸引されたのです．胸部X線では両側性に均質な浸潤影が出現しており，エアーブロンコグラム（air bronchogram）もみられました．肺が出血しているのです．生まれて間もないわが子の肺に出血が起こっているのです．この世に出現していまだ48時間しか経過していないのに，麻酔で再び意識が失われ人工呼吸器につながれているわが子を抱きしめてやることもできず，ただ呆然と病室の白い天井の一点を眺めておりました．そして，血液検査は腎臓の障害を伝えていました．BUNは正常なら10mg/dl以下のところが17mg/dl，Crは0.4mg/dl以下が正常なのに2倍の0.8mg/dlでした．そして，尿蛋白と潜血も確認されました．もういいでしょう．私のおぞましい想念は，無惨にも現実となって，私の目の前に立ち現れたのです．なんということでしょう．そして，このとき，病気というもののその深い本質がちらりとみえたような気がしたのでした．

　しかし，私の病歴は無駄ではなかったのです．新生児の重症治療室に移されたわが子は，速やかに私と同じ治療，そう，ステロイドパルス療法が開始されました．もちろん，その量は新生児のプロトコルに従ったもので，体重1kg当たり3mgのヒドロコルチゾンが8時間おきに投与され，血漿交換も同時に行われました．治療の効果は明らかでした．24時間後には呼吸機能も腎機能もみごとに正常化したのです．治療は3週間続きました．深い深い奈落の底に，一挙に突き落とされたわが子が，健気にもその深い谷底からはい上がってきた．そのような光景がまざまざとみえたのでした．そして，人工呼吸器は外され，まさに，"可愛い赤ちゃん"の姿が戻ってきました．今では，いつも，語りかけています．あなたはよく耐えました．さすがに，私の子．あまりにも早く私と同じ病気の経験をしたあなたは私よりずっと強い子になるはず．そして，あなたは女性．いつか妊娠して出産となったとき，私とまったく同じ経験をするかもしれない．でも，私の辛い経験があなたを生かし，あなたのさらに辛い経験はあなたの子を救い逞しく生き抜く力を与えるはずだと．

　あの子が退院したあの日，S先生は私を部屋に伴い，詳しい顛末をお話になりました．"私たちは，あなたが顕微鏡的多発性血管炎であることを忘れたことはありません．したがって，あなたの妊娠出産の経過を十分に注意して観察してきました．つまり，あなただけではなくあなたの中で育っているお子さんにも同じように，いや，それ以上に注目して観察を続けていたのです．ですから出産直後，あなたの血液と胎児血液そのものである臍帯血のp-ANCA IgGを測定させていただきました．あなたの値は640倍，そして，臍帯血のp-ANCA IgGも640倍，まったく同じでした．正常は20倍以下ですから，明らかな異常値でした．より正確なANCAを反映するMPO-ANCAも測定しました．あなたは2.50U/mlでお子さんは3.3U/mlでした．基準値は0.00〜0.89U/mlです．したがって，あなたの異常な自己抗体は胎盤を経由して胎児に移行していたと確信しました．母体から胎盤を経由して胎児に移行したIgGの半減期は21日なので，ステロイド治療と並行して血漿交換を第5病日から開始しました．そして，第25病日，ANCAが消失したことを確認しました．もちろん，尿蛋白も潜血もいまでは認めておりません．腎臓の生検は行っていませんが，おそらくあなたと同じ組織像を示すパウチ免疫巣状壊死性糸球体腎炎であったと考えています．"とおっしゃいました．つまり，私のp-ANCAがわが子の血液に移行して，わが子が私と同じ顕微鏡的多発性血管炎を起こしたのだとS先生の眼差しは語っておいででした．

　私は感動いたしました．医師たちはこの子に顕微鏡的多発性血管炎が発症する可能性が高いと，はなから臨戦態勢におられたのです．正確な診断を下し迅速な治療の展開を求めるなら，この医師の態度は当然のことでしょう．しかし，一方で，はっきり申し上げれば，私の異常な自己抗体を他の人体に注入して血管炎が発症するかどうかを冷静な目で観察なさっていたわけです．妊娠という生理現象のなかで，偶然にも人体実験を観察でき

たという表現もできるでしょう．しかし，私はこの医師の心を責めるつもりは毛頭ないのです．病人を苦しめる病気の本質を見極めようとなさる医師には，思いもよらぬ人体の中で起こっている現象を鮮やかに目にする偶然の機会を神はお与えになるのでしょう．私はそのような，私一代では決して消え失せてしまわないきわめて希有な病気をもった人間として，そのような医師の前に在るのでしょう」．

功名と論文

　この"独白文"には題名がついている．それは「胎盤を経由したANCAを確認できた新生児の肺腎症候群」という．原文は「Pulmonary–Renal Syndrome in a Newborn With Placental Transmission of ANCAs」である．そして，読者は奇異に感じられるだろうが，もう1つの題名がついている．「母体のMPO–ANCAが新生児に肺出血と腎障害を起こした新生児顕微鏡的多発性血管炎 Neonatal microscopic polyangitis secondary to transfer of maternal myeloperoxidase–antineutrophil cytoplasmic antibody resulting in neonatal pulmonary hemorrhage and renal involvement」だ．2つ合わせれば「顕微鏡的多発性血管炎の母親に生まれた顕微鏡的多発性血管炎の子ども…胎盤を通過したANCA」とでもなろうか．

　前者は2005年4月号の『American Journal of Kidney Disease』誌に掲載された論文だ．著者はシカゴのラッシュ（Rush）総合大学医療センターの腎臓病専門医であるDavid J. Schlieben．後者の論文は，その半年前，2004年10月号の『Annals of Allergy, Asthma & Immunology』誌の論文である．著者は，なんと同じシカゴのRush総合大学医療センターの免疫微生物学教室のPria J. Bansal．これは一体どういうことなのか？

　当初，筆者はなんと珍しいことに，MPO–ANCAが胎盤経由して新生児に血管炎を起こしたとする，きわめて貴重で，それこそ経験することなどよほど幸運に恵まれなければ出会えない症例報告が，2年間に2つも出たのかと瞠目していたのだ．が，論文を読んで唖然としたのだった．同じ事例を，同じ大学の別の人が，別の専門誌に，わずか6か月の時間的な隔たりで投稿しているのである．それぞれ，45巻，93巻というそれなりに歴史をもった権威ある雑誌にである．おもしろいことに，基礎医学者であるはずのPria J. Bansalの論文は，新生児の臨床的記載がきわめて充実しており，その論旨も治療に偏重している．そして，first case reportという表現は2回しか出てこないのだ．しかし，タイトルには治療のことなど片鱗もなく，まさに，ANCAが胎盤を経由して新生児に顕微鏡的多発性血管炎を起こしたと声高に主張しているのである．著者はもう1人いる．シカゴのJohn H. Stroger Jr.病院の小児科医Mary C. Tobinである．題名を書いたのは，基礎医学者のBansalで，本文を書いたのは，臨床医のTobinであることがまざまざとみえる．

　シカゴのRush総合大学医療センターでこの症例に関与した医師たちは，Bansal論文をみて騒然となっただろう．BansalらがⅡAnnals of Allergy, Asthma & Immunology』誌に投稿したのは2004年2月18日，受理されたのは同年6月16日，掲載は2004年10月である．一方，Schliebenらが『American Journal of Kidney Disease』誌に投稿したのは2004年11月8日，受理は2005年2月22日，掲載は2005年4月．この時系列を眺めていると，基礎学者Bansalが"抜け駆け"している姿と，騒然となっているラッシュ総合大学医療センターの医局の光景がまざまざと浮かんでくるようだ．

　『American Journal of Kidney Disease』誌の著者は，腎臓病専門医であるDavid J. Schliebenを筆頭に，小児科学教室，新生児学教室，病理学教室の面々，総勢5名が名を連ねている．この論文では，新生児の臨床はBansal論文に劣るが，母体の臨床がより詳しく書かれており，妊娠と血管炎との考察が充実している．そして，われわれの症例は，顕微鏡的多発性血管炎の病理発生にMPO–ANCAsがかかわっているということを，

コッホ(Koch)の三原則を満たして示したものである．すなわち，①活動性の顕微鏡的多発性血管炎を患っている母体血液に抗体(MPO-ANCA)が確認された．②その抗体は胎盤を経由して新生児に移行し，母親とまったく同じ臨床像をつくり出した．③抗体の消失とともに新生児の病気は消失した．と自信に満ちて主張している．そして，Schliebenの結語はこうだ．「われわれは初めて，MPO-ANCAがANCA関連血管炎の主役であることをヒトモデルにおいて報告したのだ．Our findings represent the first human model supporting the interpretation that MPO-ANCAs were immunopathogenic.」．"モデル"とはよくいったものだが，実に，この"First Human Model"という表現を，この症例にかかわったすべての医師たちはとにもかくにも発表したかったに違いないのだ．

Single Case Reportではあるが，ANCAの関与する血管炎病理発生に肉薄するためにどうしても必要な"人体"の情報をこれほどあからさまにとらえた報告はないだろう．実験データがじわりじわりと研究領域を侵食し続けている今日，久しぶりに目にする人体病理学の面目躍如たる論文といえるだろう．二重投稿の影は消えないが，医師個人の見栄や功名心などどうでもよくなってしまう内容をこの一例報告はもっていると思うのである．かのJennetteも，この2つの論文を，ANCA関連血管炎の"The strongest clinical evidence for causation"として引用している．

先の物語は，この2つの論文に報告された，重篤な病気を背負った母と子という2人の人間のありようを，筆者が小説風に書き直したものだ．文中の数値はすべて論文の記載に従っている．SchliebenとBansalの主張は可能な限り彼女の言葉に託されている．いわば虚実混淆．

Jennetteの仮説

そして，ここに，ANCAという自己抗体が全身性壊死性血管炎の病理発生に深くかかわっているというエビデンスが，臨床的に，*in vitro*的に，*in vivo*的に，*in human*的にすべてそろったことになる．その土台の上に，Jennetteはさらに進めるのだ．補体(complement)のかかわりについてである．

しかし，なぜ補体なのか？　免疫複合体病や抗糸球体基底膜病と異なりANCA関連壊死性血管炎の血管壁に著明な補体の沈着があるわけではない．仮に補体の局所沈着があったとしても，低補体血症が臨床的に認められるわけでもない．補体の関与をうかがわせるような臨床的なエビデンスはないではないか．しかし，さまざまな疾患における傷害や炎症の主要なメディエーターとして補体活性化は確認されてきた事実がある．しかも，その際，傷害場所に補体が沈着することはほとんどないという事実が．そして，虚血性再灌流傷害(ischemic reperfusion injury)では，補体経路，おそらく代替経路，の活性化が重要なメディエーターとなっているという報告が集積している．具体的には，心筋梗塞や脳梗塞で，梗塞部位の組織の中で補体が活性化されている．このような状況のなかで，ANCA関連血管炎の姿を見せぬ影の役者は補体ではないのか？　と直感的に彼は感じたのだろう．

そして，Jennetteは［好中球がANCAによって活性化されると，補体代替経路の活性化を誘導する因子が放出され，さらに多くの好中球が集まり活性化されていく．その結果，壊死性血管炎が引き起こされる］という仮説を置き実験を開始したのだった．

論文を読み解くための「補体系概論」

このJennette論文を読み解く，その前提として，補体系をざっと概括しておこう．テキストは2001年の『New England Journal of Medicine』誌に掲載された，「Advances in Immunology：Complement」である．ロンドンの王立科学技術医科大学，Hammersmith Campus内科リウマチ部門のMark J. Walportによる自信に満ちたこの

2部からなる補体の総説は実に論旨が明瞭で，通読せざるを得ない内容をもつ．

補体は，当初，抗体を補助して細菌を殺傷する熱に不安定な物質として血清中に特定されたものである．今日，血漿中あるいは細胞表面に存在する30種類以上の補体蛋白質が確認されており，1つのシステムとして補体系をとらえるべきだろう．システムといったのは単独で仕事をするのではなく，次々と活性化され，みごとな集団的行動をとるという意味である．

補体蛋白質は血漿中に3.0g/dl以上あり，血漿蛋白グロブリン分画の15％を占めている．アルブミンには及ばないものの，結構な量である．ではこの補体の仕事はいったい何なのか？ 実に巧みな3つの生理作用をもっている．①化膿性感染症の防御，②先天性免疫と後天性(獲得)免疫の仲介，③免疫複合体やアポトーシスに陥った細胞の除去，である．どれもこれも人体にとって有益な生理作用といえるだろう．このなかで，先天性免疫と後天性(獲得)免疫の仲介とは，B細胞や抗原提示細胞に抗体反応を集中させ，かつ，免疫記憶を増強させることを意味している．

この補体には名前がつけられているのだが，その命名法は，発見された順番に番号づけされており，残念なことに活性化されていく順番になっていないわけで，このことが補体系の学習が嫌われる一因となっている．凝固因子も嫌われ者だが，まだしも番号順だから補体系よりましかもしれない．

■ 古典的経路

最初に発見された補体系は，古典的経路(classical pathway)である．この経路は抗体が細胞膜表面に結合することで始まり，その細胞が破壊されることで終わる．つまり，抗体の関与が端から必要な経路ということになる．古典的経路の補体はC_1からC_9まであるのだが，先述したように，補体活性化の順番は補体番号順になっていない．つまり，$C_1 \rightarrow C_4 \rightarrow C_2 \rightarrow C_3 \rightarrow C_5$と"べらんめえ"に進み，なんとそれから"正気"を取り戻し，$C_6 \rightarrow C_7 \rightarrow C_8 \rightarrow C_9$と完結する．

補体は何もなければ血漿中で特別な作用を示すことなく，ただ血液の流れに乗っているだけなのだが，活性化されると開裂(cleavage)して2つに分かれるものがある．開裂して出現した断片には小文字の接頭語をつける約束で，例えば，C_3が2つに分かれるとC_{3a}とC_{3b}と名づける．通常は大きい断片に"b"，小さい断片に"a"をふる．ところが，馬鹿げたことだが，C_2はC_{2a}が大きくC_{2b}が小さい．歴史のイタズラにしては冗談がすぎるようである．とまれ，補体活性化が始まると，次々と将棋倒しのように活性化が進んでいく．酵素の一連の滝(カスケード)のような活性化と似ており，凝固，線溶，キニン系の活性化と同質のものである．

■ 代替経路

2番目に発見されたのは，代替経路(alternative pathway)である．その蛋白質は補体と呼ばずに因子(factor)と呼び，その後ろに1文字つける．例えば，factor Bというように．この代替経路は古典的経路と異なり抗体を必要としない．C_{3b}が侵入してきた病原微生物細胞膜表面に結合することから始まり，次々と補体を活性化し，C_5，C_6，C_7，C_8，C_9によって膜攻撃複合体(membrane attack complex ; MAC)を形成して終わる．この膜攻撃複合体の作成こそが，侵入病原微生物の細胞壁に穴を穿ち殺傷する補体系の主要な機能なのである．もちろん，先の古典的経路も同様に，膜攻撃複合体の完成で完結する．『Molecular Biology of the Cell』から膜攻撃複合体の図を引用しておこう(図2)．

■ レクチン経路

3番目に見出されたのが，マンノース結合レクチン経路(mannose-binding lectin pathway)．俗に，レクチン経路である．この補体系路の活性化も抗体は関与しない．血漿中の1つの蛋白質であるマンノース結合レクチン(mannose-binding lectin ; MBL)が，侵入してきた病原微生物の細胞膜表面を構成する糖蛋白質や糖脂質にあるマン

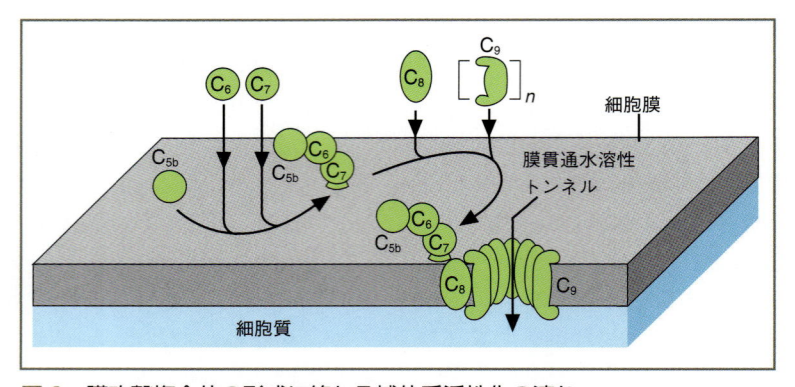

図2 膜攻撃複合体の形成に終わる補体系活性化の流れ
〔Alberts B(ed) : Molecular Biology of the Cell, 4th ed. p.1457, 2002〕

ノース残基(mannose residue)に結合することからその活性化が始まる．いわば，侵入細胞膜表面の"構造パターンを認識する"ことから始まるわけだ．そして，C_3の活性化にリンクして，古典的，代替経路と同じように膜攻撃複合体を形成して終わるのである．

■ 繊細なバランスの上に成り立つ補体系

補体系はこのように侵入してきた病原微生物に対して，3種類の攻撃を用意しているわけで，重厚な感染防御機構といえるだろう．3つの補体系のなかで，体液性免疫の主役である抗体が関与するのは古典的経路のみである．他の2つはそのような高等な蛋白質を必要としない単純な機構であり，先天性免疫そのものといっていいだろう．つまり，古典的経路は系統発生的に代替経路とレクチン経路より新しいということになる．

そして，3つの補体系はC_3で合流する．だから補体系の要はC_3（より具体的にはC_3が分解されC_{3b}とC_{3a}に変換される過程）であることが見えてくる．さらに，C_3以降の補体活性化経路は三者共通しており，C_5の活性化に結集する．そして，分解出現したC_{5a}は好中球の化学走性(chemotaxis)を，C_{5b}は膜攻撃複合体の基点となるのだ．したがって，C_5という補体は，具体的な行動の基点であり，C_3同様補体系のもう1つの要といえるだろう．

ここでは，膜攻撃複合体(MAC)という補体蛋白質集合体による病原微生物の融解，つまり，侵入微生物の細胞膜に太い楔を打ち込む戦術を中心に述べたが，補体の感染防御機構はそれだけではない．アナフィラトキシン(C_{5a}，C_{3a}，C_{4a})による好中球の活性化，病的細胞が貪食作用を受けやすくするオプソニン作用などなど，補体系による防御機構の守備範囲ははるかに広いのである．

もう1つ記憶しておくべきは，古典的経路とレクチン経路はよく似ているが，代替経路は何か独立している印象があるということである．古典的経路とレクチン経路は補体変換酵素(convertase)が共通しており同じ道を行く，しかも，刺激が去ればおのずと静かになるのだが，代替経路は違う．補体変換酵素も異なり，自己持続的(self-sustaining)で刺激が去ってもさっさと店じまいしないのである．

そして，これらの補体系が繊細なバランスの上に成り立っていることを忘れてはならない．それは，つまり，一方では，活性化された補体を侵入してきた病原微生物表面に高濃度に集中させる必要があり，また，一方では，正常細胞や組織への補体沈着を最小限に抑える必要に迫られるわけである．この微妙なバランスの上に成立している補体制御機構が崩れるとき，味方と信じていた補体系は，自らの細胞と組織を直接障害する原因に豹変するのである．補体もまた，"過ぎたるは及ばざるがごとし"であり"諸刃の剣"ということだろう．

表1　3つの補体系活性化のイニシエーター

古典的経路	免疫複合体，アポトーシス細胞，ある種のウイルス，グラム陰性細菌リガンドに結合したCRP
代替経路	多くの細菌，真菌，ウイルス，癌細胞
レクチン経路	細胞表面にマンノース構造をもつ微生物

最後に，各補体系路を活性化するイニシエーターを表1にまとめておこう．

Jennetteの実験（2007年1月の論文）

それでは，2007年，1月に掲載された，Hong Xiaoを先陣に配したJennette一派の『American Journal of Pathology』誌のかの論文に目を移そう．論文の骨子は2つある．1つの $in\ vivo$ 実験と $in\ vitro$ 実験1つである．

$in\ vivo$ 実験動物はマウス．その布陣は，野生型マウスでコブラ毒因子を用い補体 C_3 を枯渇させたマウスとそうでないマウス，そして，補体ノックアウトマウスの $C_5-/-$ マウス，$C_4-/-$ マウス，B因子 $-/-$ マウスである．これらのマウスに，抗MPO IgGを投与して，腎臓の障害を，蛋白尿と血尿，血液BUNとCr，および病理組織所見（半月体，壊死，好中球とマクロファージの数）で評価したものである．

まず，コブラ毒因子（cobra venom factor）を野生型マウスに投与すると，1日後に血中の C_3 はほとんど消失しその効果が7日間持続することが確認されている．C_3 は補体系の要だから，C_3 の枯渇は補体系の機能を廃絶した状況と考えるわけである．そして，コブラ毒因子を投与せずp-ANCAである抗MPO IgGだけを投与した野生型マウスには，みごとな半月体形成性壊死性糸球体腎炎が出現したが，コブラ毒因子と抗MPO IgGの両者を投与した野生型マウスはまったく腎障害を起こさなかったのである．

しかし，これだけでは補体系のどの経路が関与していたのかはわからない．そこで，古典的経路とレクチン経路を代表するものとして C_4 を，代替経路の代表としてB因子を，そして，3つの経路が C_3 で合流したあとの共通経路を代表させて C_5 を選び，それぞれをノックアウトしたマウスを用意したということになる．そして，それぞれに抗MPO IgGを投与したところ，野生型マウスと $C_4-/-$ マウスは半月体形成性壊死性糸球体腎炎を発生したが，$C_5-/-$ マウスとB因子 $-/-$ マウスはまったく発生しなかったのである．C_5 より上流にあるB因子の欠損の影響は，C_5 欠損と同じ影響を結果するわけだから，ここに，補体系の中で代替経路の関与が証明されたことになる．

そして，もう1つ，$in\ vitro$ の実験でこの論文は締めくくられる．それは，「好中球がANCAによって活性化されると，補体系を活性化する因子の放出が起こる」という仮説のための実験である．

MPO-ANCA陽性患者6名，PR3-ANCA陽性患者8名の血清から分離したIgGで，TNF-α であらかじめ処理した正常ヒト好中球を培養したのである．そして，補体活性化の指標として"C_{3a} の出現"をELISAで測定し，両者とも明らかな C_{3a} の出現が確認されたのである．しかし，この実験では，好中球から放出される代替経路の補体活性化因子が特定されたわけではない．ただ，その候補として，反応性酸素ラジカル，MPO，プロテアーゼ，プロペルジンなどを掲げている．とりわけ，プロペルジンは好中球によって産生され，好中球細胞質内顆粒として蓄えられており，活性化で放出される．しかも，C_{5a} は好中球からのプロペルジン放出を刺激する．と述べているところをみると，Jennetteは密かに，このプロペルジンに秋波を送っているようにみえる．

論文の終末を飾るのは，論文の主張をすべて入れ込んだ，なんとも可愛い派手な絵である（図3）．おそらく，Hong Xiaoがタブレットを使い，お絵かきソフトで描いた絵なのだろう．しかし，そこには20年の時間をかけた悪戦苦闘が入れ込まれている．

好中球，ANCA，血管内皮細胞，補体，補体活性化因子が総出演するこの1枚の絵をとくとご覧あれ．そして，そろそろ，ANCA物語の幕を

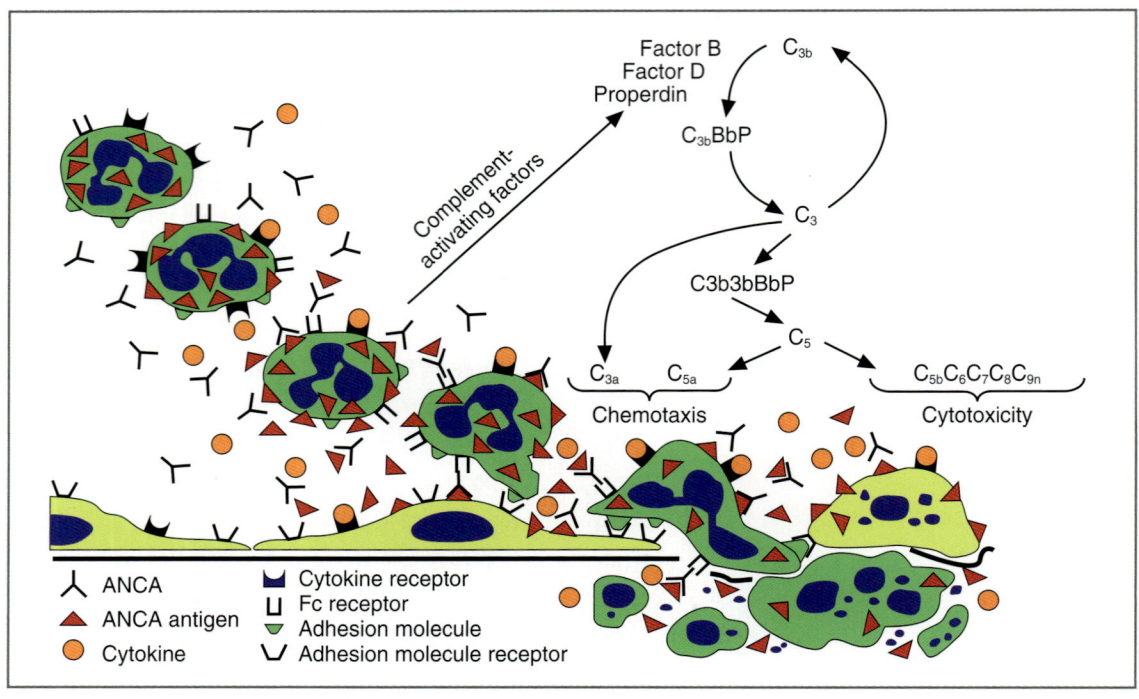

図3 Jennette 20年間の悪戦苦闘を入れ込んだ一枚の絵
(Xiao H, Schreiber A, Heeringa P, Falk RJ, Jennette JC : Alternative complement pathway in the pathogenesis of disease mediated by anti-neutrophil cytoplasmic autoantibody. Am J Pathol 2007 ; 170 : 52-64)

おろそう．

　この補体の関与を実験的に示した研究結果は，さらに，ヒトモデルでの偶然の出会いを待ちながら，さらに進んでいくのだろう．Jennette の頭の中には，次に進むべき方向がみえているに違いない．病原微生物がその発火点となる代替補体経路の関与をみたからには，その犯人探しに奔走するのだろうか？　いや，もっと深い想像力が発揮されるに違いない．

　ANCA をめぐる壮大なジグソーパズルの，さらなるひと欠片を手にしたかにみえる．しかし，そのことによって，パズルのサイズはより大きくなったのではないのだろうか….

■ 文献

1) Xiao H, Schreiber A, Heeringa P, Falk RJ, Jennette JC : Alternative complement pathway in the pathogenesis of disease mediated by anti-neutrophil cytoplasmic autoantibody. Am J Pathol 2007 ; 170 : 52-64

2) Jennette JC, Falk RJ, Andrassy K, et al : Nomenclature of systemic vasculitides ; proposal of an international consensus conference. Arthritis Rheum 1994 ; 37 : 187-192

3) Falk RJ, Jennette JC : Anti-neutrophil cytoplasmic autoantibodies with specificity for myeloperoxidase in patients with systemic vasculitis and idiopathic necrotizing and crescentic glomerulonephritis. N Engl J Med 1988 : 318 ; 1651-1657

4) Jennette JC, Wilkman AS, Falk RJ : Anti-neutrophil cytoplasmic autoantibody-associated glomerulonephritis and vasculitis. Am J Pathol 1989 ; 135 : 921-930

5) Jennette JC, Hoidal JR, Falk RJ : Specificity of anti-neutrophil cytoplasmic autoantibodies for peroxidase 3. Blood 1990 ; 75 : 2263-2264

6) Jennette JC, Falk RJ : Medical progress : small-vessel vasculitis. N Engl J Med 1997 ; 337 ; 1512-1523

7) Xiao H, Heeringa P, Liu Z, Huugen D, Hu P, Maeda N, Falk RJ, Jennette JC : The role of neutrophils in the induction of glomerulonephritis by anti-myeloperoxidase. Am J Pathol 2005 ; 167 : 39-45

8) Huugen D, Xiao H, Esh A, Falk RJ, Peutz-Kootstra CJ, Buurman WA, Tervaert JWC, Jennette JC, Heeringa P : Aggravation of anti-myeloperoxidase anti-

body-induced glomerulonephritis by bacterial lipopolysaccharide. Am J Pathol 2005 ; 167 : 47-59
9) Little MA, Smyth L, Yadav R, et al : Antineutrophil cytoplasm antibodies directed against myeloperoxidase augment leukocyte-microvascular interaction in vivo. Blood 2005 ; 106 : 2050-2058
10) Bansal PJ, Tobin MC : Neonatal microscopic polyangitis secondary to transfer of maternal myeloperoxidase-antineutrophil cytoplasmic antibody resulting in neonatal pulmonary hemorrhage and renal involvement. Ann Allergy Asthma Immunology 2004 ; 93 : 398-401
11) Schlieben DJ, Korbet SM, Kimura RE, et al : Pulmonary-renal syndrome in a newborn with placental transmission of ANCAs. Am J Kidney Dis 2005 ; 45 : 758-761
12) Riedemann NC, Ward PA : Complement in ischemia reperfusion injury. Am J Pathol 2003 ; 162 : 363-367
13) Walport MJ : Complement-first of two parts. N Engl J Med 2001 ; 344 : 1058-1066
14) Walport MJ : Complement-second of two parts. N Engl J Med 2001 ; 344 : 1140-1144
15) Alberts B(ed) : Molecular Biology of the cell, 4th ed. p1457, 2002

Chapter 17 Case 12

慢性副鼻腔炎術後，蕁麻疹・腹痛・紫斑・関節痛そして血尿・蛋白尿

19歳，男性．この多彩な臨床像の原因は何か

診断に至る思考プロセス

history

　身長175cm，体重55kgのG君は三人兄弟で，姉と弟に挟まれた長男である．両親はともに高校教師だ．ちなみに，父は国語で母は数学教師．大学受験に失敗し，浪人1年目の彼は，これを機会に長年悩まされてきた"鼻づまり"にけりをつけようと手術を受けることに決めた．
　耳鼻科の術前診断は，アレルギー性鼻炎，慢性副鼻腔炎，鼻中隔彎曲症であった．

□ Key
①鼻づまり，術前診断はアレルギー性鼻炎，慢性副鼻腔炎，鼻中隔彎曲症

耳鼻科手術後の経過

　4月13日に耳鼻科手術は無事終了．術後経過はまずまず順調．「僕の手術をする決心は間違っていなかったな」と彼は思ったのだった．
　退院を予定していた術後8日目の4月21日，突然，悪寒に続き39℃の発熱が彼を襲った．WBCは15,170/μlと増加しており，慢性副鼻腔炎の急性増悪としてカルベニン®の点滴が開始された．と，数分で血圧低下と意識障害を来した．一時，病室は騒然となったが，即座にカルベニン®を中止し，輸液コントロールで幸い血圧は安定し意識が戻り，事なきを得た．カルベニン®によるアナフィラキシーショックと診断された．

　その後，循環動態は安定したものの，発熱は40℃に達し解熱の気配もない．提出していた鼻汁培養でMRSAが確認されたので，ミノマイシン®とダラシン®の点滴投与が開始された．抗菌薬は効果があり，3日後に37℃に解熱．ミノマイシン®内服投与に切り替え4月27日に晴れて退院となった．

□ Key
①悪寒，発熱，WBCは15,170μl，カルベニン®によるアナフィラキシーショック，鼻汁培養でMRSA確認，抗菌薬は効果あり，②慢性副鼻腔炎の急性増悪

退院，そして再入院

　ところが，帰宅したものの，一向に食欲が出ない．食事をとると胃がムカムカする．全身倦怠感もある．母親は退院してこの有様ではとひとりごちるが，当の本人は，しんどくて仕方がない．翌日，昨日帰った道をトボトボと病院に向かう．
　耳鼻咽喉科外来で診察と採血を受けた．入院中の主治医だった体格のいいI女医は「熱もないし，血液検査でも炎症反応，貧血なし．大丈夫．ちゃんと頑張って食事しなさい」．ポンと肩をたたかれる．一応，血液検査は大丈夫だったのかと，納得して病院を出たのはいいが，途中で身体が動揺しふらつきが出てきた．「どうなってんだ」と倦怠感だけでなく嫌悪感も加わり，憔悴しきって病院に戻る．"回れ右"の連続ではないか…．結局，"食欲が出るまで"の短期入院となる．昨日退院したはずの病棟のベッドに戻る．同じ病室の同じベッドだ．ぐったりとベッドに横たわっていると，担当ナースが検温と血圧測定にきた．脈をとりながら，「食事をとって，体力と免疫力をつけ

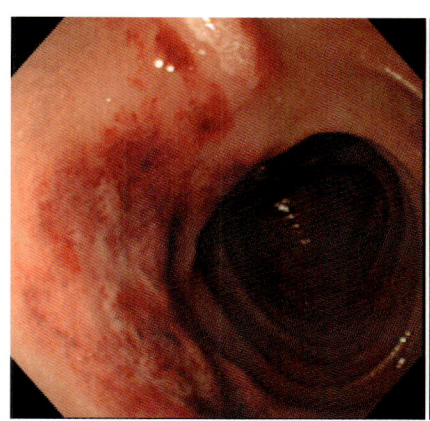

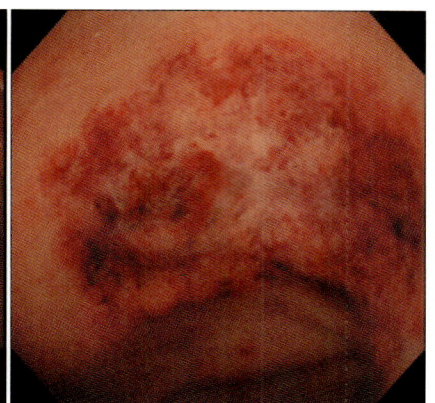

図1　緊急上部消化管内視鏡
十二指腸下行脚に多発性出血性潰瘍あり．

ましょうね」．G君，思わず涙眼となる．5月2日，食事もなんとか1/2は摂取できるようになり退院となった．結局，約3週間に及ぶ"てんやわんや"の耳鼻科入院であった．

■ Key

①食欲不振，全身倦怠感，ふらつき

皮膚科受診

5月6日，退院後4日目のことである．突然，今度は四肢と背部に浮腫性紅斑が出現．しかも，痒くてたまらない．翌日，当院皮膚科を受診．急性蕁麻疹だが，ミノマイシン®による薬疹の可能性もあると診断．内服中止し，セレスタミン®を処方され帰宅．ところが，帰宅はしたものの，皮疹は数を増して広がり，猛烈に痒みが襲う．「なんでなんだよう」．自室にこもり，しくしくと泣き出した．結局，夜間救急外来を再受診．"症状コントロール"を目的に皮膚科短期入院となる．

入院時検査：WBC 12,500/μl，CRP 0.41mg/dl，Hb 14.1g/dl，Plt 44.9×10⁴/μl，肝腎機能正常．

5月9日．蕁麻疹は改善傾向．しかし，発熱に加え心窩部痛出現．その後，38℃台の発熱が持続し，心窩部痛は激しさを増していく．「一体，僕の身体の中で何が起こっているんだ」．G君は次々にわが身に襲いかかる変調を受容できないのだった．

■ Key

①浮腫性紅斑，急性蕁麻疹，②ミノマイシン®による薬疹を疑い内服中止してセレスタミン®を処方，③再入院時には蕁麻疹は改善傾向だが発熱および心窩部痛

消化器科にコンサルト

5月13日．心窩部痛は嘔気を伴い，深夜，嘔吐する．

5月14日．消化器科にコンサルトし，急遽，上部消化管内視鏡施行となる（図1）．

十二指腸下行脚に多発性潰瘍あり．「通常の潰瘍とは異なる．薬剤性の可能性もある．また，粘膜の浮腫が強く，通過障害のリスクあり」と内視鏡担当医の弁．ガスター®の効果はなく，疼痛コントロールにソセゴン®を必要とする．

5月16日．嘔吐する．吐物は800ml．血性ではない．胃管を一時的に挿入．終日，ベッド上生活となり，それ以降，腹痛コントロールにソセゴン®の点滴が必要となる．

5月17日．消化器科へ転科．絶食．輸液管理．38℃は超えないものの37℃前後の発熱は持続している．その後，新たに，下腹部の痛みが出現し，血性の下痢を伴う．

確定診断が下らないまま，時間は空しく過ぎて

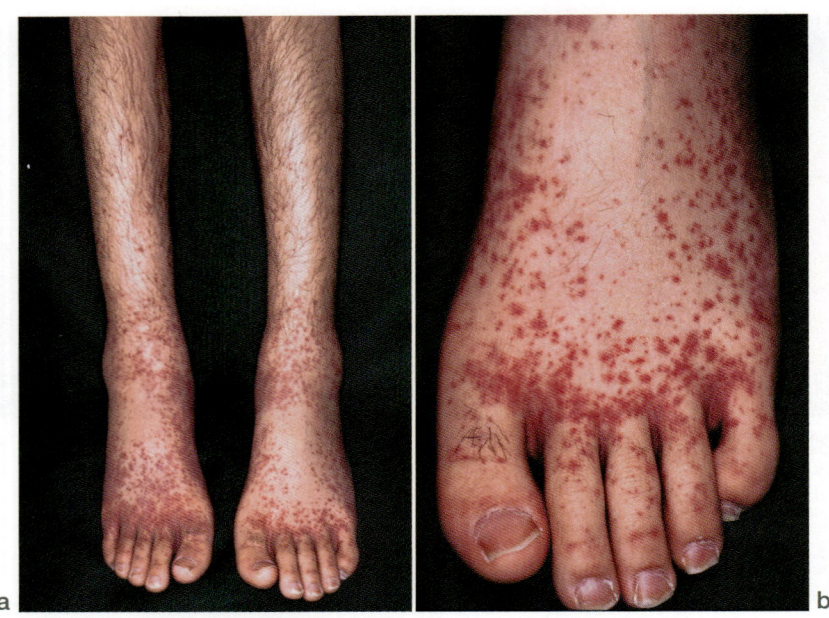

図2　下肢と足に紫斑が出現
関節の腫大もある．

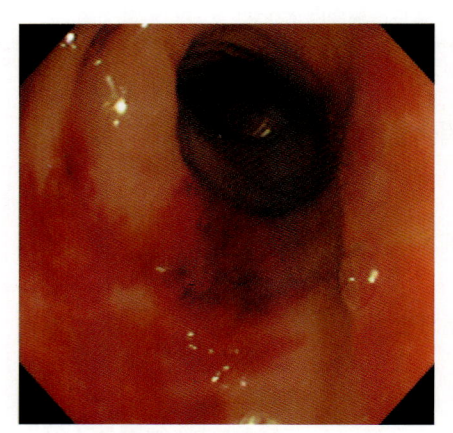

図3　下部消化管内視鏡
S状結腸から直腸に出血斑が多発．

□ Key

①心窩部痛に嘔気が加わる，②嘔吐から上部消化管内視鏡施行，③十二指腸下行脚に多発性潰瘍を確認，薬剤性を否定できず，④吐物800mℓ，⑤疼痛コントロール，⑥絶食，輸液管理，⑦37℃前後の発熱と下腹部痛，⑧両側下肢と足に紫斑，さらに関節痛・関節腫大，⑨下部消化管内視鏡と紫斑部皮膚生検，⑩出血斑，⑪ステロイドパルス療法開始

■ 紫斑出現時の血液データ

いく．

　5月19日．下痢はおさまった．が，夕方から両側下肢と足に，突如，紫斑が出現．徐々に増強し，さらに，関節痛と関節の腫大も現れた(図2)．

　5月20日．下部消化管内視鏡と紫斑部皮膚生検施行．大腸粘膜は浮腫状でS状結腸から直腸にかけて，潰瘍の形成はないが出血斑が多発している(図3)．この時点で，臨床診断は下り，即刻，ステロイドパルス療法が開始された．

　紫斑出現時の血液データをみておこう．
　WBC 25,910/μℓ，白血球分画で好中球85.6％と高度な白血球の増加がみられる．RBC 379×10⁴/μℓ，Hb 11.2g/dℓで軽度貧血．Pltは514×10⁴/μℓで増加．肝腎機能に異常は認めない．
　出血凝固系ではPT 54％とやや低下．そして，凝固第XIII因子が24％（基準値70〜140）と低下している．赤沈は1時間値27mm，2時間値60 mm，CRP 9.46mg/dℓと増加し，強い炎症反応がみられる．
　免疫系はどうだろう．IgG 941mg/dℓ，IgA 312.4mg/dℓ，IgM 37.2mg/dℓでIgAの上昇はな

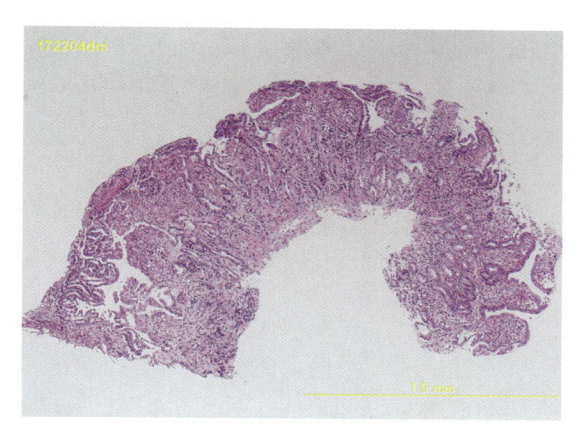

図4 十二指腸粘膜潰瘍部の生検（ルーペ像）
びらんを伴う再生性十二指腸粘膜である．

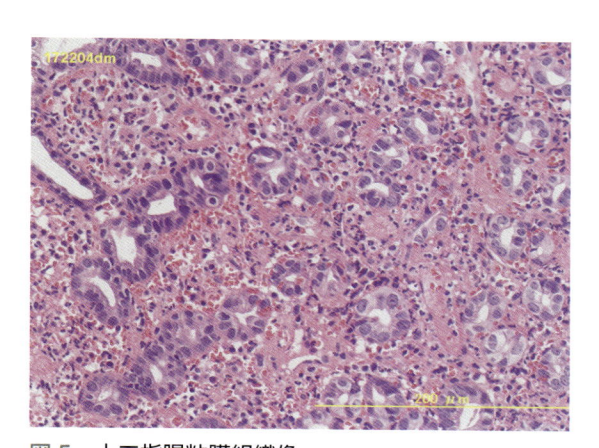

図5 十二指腸粘膜組織像
再生腺管周囲に広がる粘膜固有層の出血と好中球浸潤．

く，IgMが低下している．ASK 320倍，ASO 21 IU/mlで正常．CH50 49.5 U/ml（基準値25.0〜48.0），C_3 123 mg/dl（基準値80〜160），C_4 22 mg/dl（基準値17.0〜45.0）で補体系にさしたる異常はない．自己抗体はどうか．抗核抗体は陰性，P-ANCA（MPO-ANCA），C-ANCA（PR3-ANCA）ともに陰性である．しかし，便潜血反応（低感度）は3+であった．

ステロイドパルス療法に加え，凝固第XIII因子の補充も行われた．紫斑と上腹部痛，そして，関節痛も徐々に軽快していった．しかし，関節痛が完全に消えたのはそれからかなり時間がたってからだった．

ところで，本人を苦しめたわけではないのだが，重要な徴候として，紫斑出現時の尿には蛋白が出現していたのだった．2週間後には1日蛋白量は1.64 g/日にまで上昇し，尿潜血と赤血球円柱，上皮円柱もみられた．その後も，蛋白量は1日1 gを超えないものの持続し，尿潜血2+の状態が続いている．

しかし，G君に活気が戻り，食欲も出て，外出も増えた．「外出しても，もうふらつきません」と，太宰治の文庫本片手に担当ナースに別人のような笑顔で話す．

48.5 kgにまで低下していた体重も54.5 kgに回復している．7月11日，結局，3か月に及んだ長い入院生活は終わった．今後は腎臓内科の外来管理となる．

□ **Key**

①白血球高度増加，軽度貧血，凝固第XIII因子低下，炎症マーカー増加，IgM低下，紫斑出現時の尿に蛋白．その後も高値持続，2週後尿潜血，赤血球円柱，上皮円柱がみられた．②凝固第XIII因子補充

病理組織の検討

では，十二指腸粘膜，下肢皮膚（紫斑部），大腸粘膜から得られた病理組織を検討してみよう．

■ 十二指腸粘膜の潰瘍部

まず，5月14日に採取された十二指腸粘膜の潰瘍部からの標本である．

びらんを伴う再生性十二指腸粘膜である（図4）．

再生腺管の周囲に広がる粘膜固有層には出血と好中球浸潤が目立つ（図5）．

好中球と毛細血管の関連を確認するために，血管内皮細胞を染めるCD34の免疫染色をみると（図6），毛細血管内皮細胞は破壊され好中球の浸潤がみられる．出血の原因は毛細血管炎である．

□ **Key**

①出血の原因は毛細血管炎

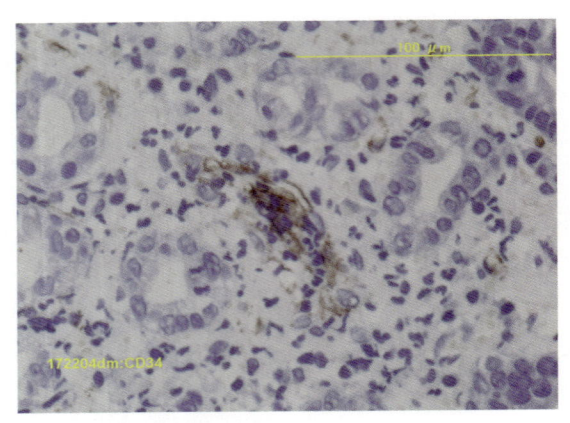

図6　免疫組織染色（CD34）
好中球浸潤は CD 陽性毛細血管内皮細胞が標的であり，毛細血管は破壊されている．出血の原因は毛細血管炎だ．

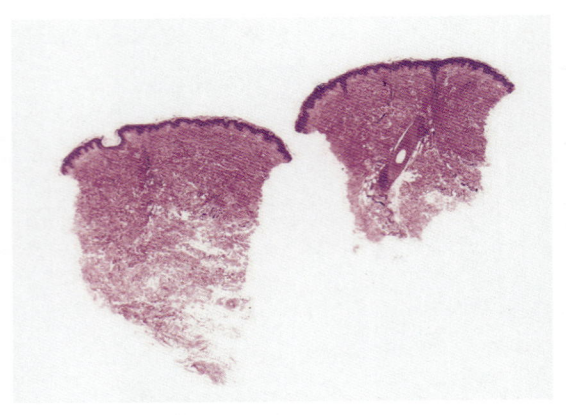

図7　下肢紫斑部の皮膚生検（ルーペ像）
このルーペ像では変化ははっきりしない．

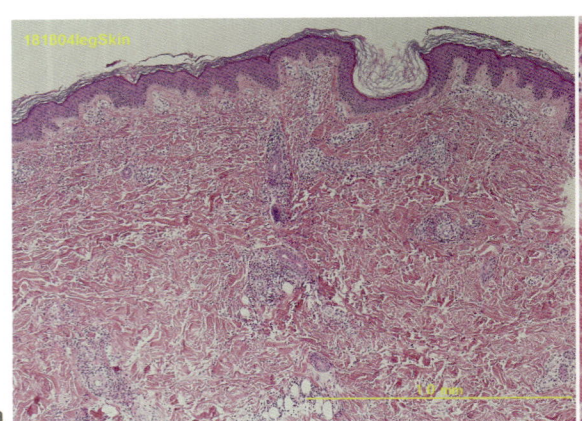

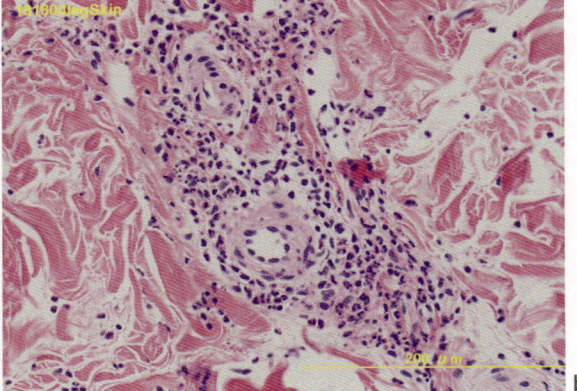

図8　生検皮膚組織像
弱拡大でみると，真皮の上層を中心とする小血管周囲の炎症細胞浸潤だが，強拡大でみると，白血球破砕性血管炎（leukocytoclastic angitis）の所見で，紫斑はその結果だ．

■ 下肢の紫斑部の皮膚生検

次に，下肢の紫斑部の皮膚生検をみよう．まず，ルーペ像（図7）．真皮に出血がありそうだが，詳細は不明である．

弱拡大でみると，真皮の上層を中心として小血管周囲に炎症細胞浸潤がある（図8）．

強拡大でみると，細静脈周囲に多数の好中球浸潤があり，核破砕（karyorrhexis）がみられる．いわゆる，白血球破砕性血管炎（leukocytoclastic angitis）の所見であり，紫斑はその結果である．

□ Key

①白血球破砕性血管炎

■ 大腸粘膜生検

血性下痢の原因となった大腸粘膜生検をみてみよう（図9）．

表層粘膜上皮はびらん性で，粘膜固有層に広範な出血がみられる．

強拡大でみると，フィブリン血栓を容れた毛細血管と周囲に好中球の強い浸潤がみられる．

十二指腸粘膜と同質の，毛細血管炎による出血

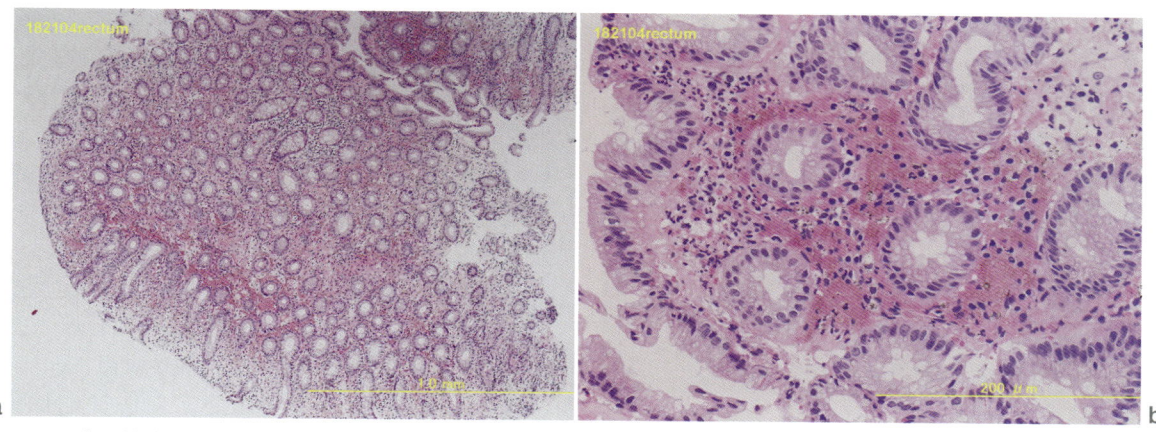

図9 大腸粘膜生検組織像
粘膜固有層の出血は，十二指腸と同様に毛細血管炎だ．

である．

> **□ Key**
> ①毛細血管炎による出血

病理形態学からの結論

ヘノッホ・シェーンライン紫斑病
（Henoch-Schönlein purpura）

▶ 関連科：耳鼻科・皮膚科・消化器内科・腎臓内科・病理科

考察

まさに，踏んだり蹴ったりのG君．その多彩な臨床症状を引き起こしたのは，何もかも，毛細血管と細静脈が傷害標的となった小血管炎（small vessel vasculitis）である Henoch-Schönlein 紫斑病であった．

Henoch-Schönlein 紫斑病は小児の予後良好な疾患と知られている．だが19歳のG君を小児というのは酷だろう．だから，19歳で母親付き添いのもと小児科を受診することはあるまい．しかし，ステロイド治療で軽快したとはいえ，診断がつかなければ，彼はもっと長く苦しみ，消化管出血のコントロールのために無用の外科的手術を受ける羽目になったかもしれず，ヒヤリとする一面をもった疾患といえる．とりわけ，本症例のように，消化器症状が長期間にわたり前駆した場合，診断は揺れ動き遅れることになる．

しかし，幸いにも，内科が紫斑出現時に速やかに皮膚科にコンサルトしたことがポイントであった．他科連携のコミュニケーションが悪く，内科が単独でみていたとすれば，Henoch-Schönlein 紫斑病と即刻診断できていたかは甚だ心許ない．この症例の場合，当院の皮膚科が全身疾患に積極的であり，後半は皮膚科病棟に入院して，消化器内科が常に協力したという経緯がある．

毛細血管炎と細静脈炎の歴史

小血管炎の代表的な標的血管は，毛細血管と細静脈だが，その毛細血管炎（capillaritis），細静脈炎（venulitis）の歴史的な流れをまず抑えておこう．

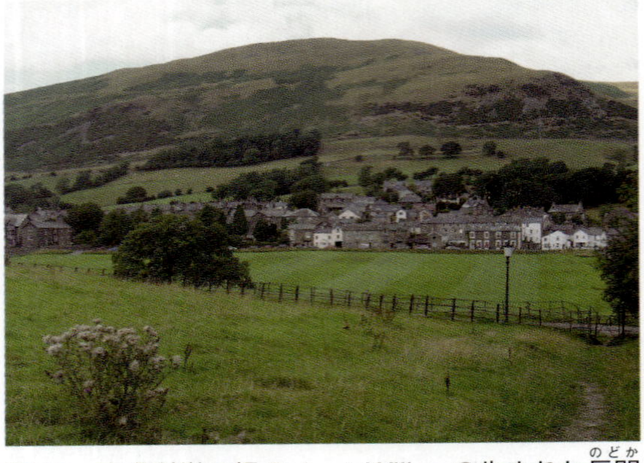

図10 皮膚科学の祖 Robert Willan の生まれた長閑(のどか)な山村 Sedbergh

　紫斑という皮膚徴候が動脈より細い血管の炎症（血管炎）の最も早期の臨床徴候であることは古くから指摘されていた．はるか250年前，1757年に英国ヨークシャー近郊の，いかにも長閑(のどか)な山村 Sedbergh（図10）で生まれた Robert Willan は，皮膚科学の祖といえるだろう．解剖学的な視点から皮膚疾患の分類を初めて試みた彼が，200年前の1808年に著した『On Cutaneous Disease』は皮膚科学の歴史と医学図譜のまさにランドマークであり，皮膚結核の記述に"lupus"という表現を最初に用いた医師としても知られている．彼はその著述のなかで，非感染症性紫斑と感染症性紫斑を明確に区別している．「非感染症性紫斑は下肢に出現しやすく，再発性で全身性疾患と関連していると私は考えている」と．みごとな観察眼というほかない．

　かの Schönlein，Henoch，Osler らが姿を現すのは，Willan 没後，30年，60年，90年も後のことである．そして，彼らは紫斑に関連する，もっといえば，小血管炎に関連する広範なスペクトラムをもつ臨床症状と徴候を明らかにしていく．つまり，関節炎，末梢神経障害，腹痛，肺出血，鼻血，虹彩炎，腎炎などから成り立つ臨床を．そして，Osler はこのような臨床が小血管の壊死性炎症の結果であるという認識に達する．

　1950年代までに，細静脈や他の小血管にみる壊死性血管炎の組織像が盛んに論議され，それは，好中球の核崩壊(leukocytoclasia)が主要な所見であり，白血球破砕性血管炎(leukocytoclastic angitis)という専門用語を生んだのである．ただ，これは非特異的なものであり，原因を特定できるものではなかった．そして，この炎症反応が出血と壊死を引き起こすⅢ型過敏反応（免疫複合体中介過敏反応）であるアルツス反応(Arthus reaction)に類似し，また，壊死性血管炎のなかには薬物や異種蛋白質と関連するものがみられることから，壊死性血管炎の一部は過敏性疾患(hypersensitivity disease)であると考えられるようになったのである．

　そこで，皮膚だけに限局する皮膚白血球破砕性血管炎(cutaneous leukocytoclastic angitis)と全身病としての性格をもつ Henoch-Schönlein 紫斑病に分けて記載してみよう．

■ 皮膚白血球破砕性血管炎（cutaneous leukocytoclastic angitis）

　皮膚に限局する白血球破砕性血管炎の標的は真皮の毛細血管後細静脈(postcapillary venule)である．この真皮小血管炎の組織所見は，全身性小血管炎のそれとまったく同質のものであり，だから，この所見をとらえた医師は，全身病を丹念に否定する作業をしなければならないことになる．

　小血管炎といえば，優先順位の筆頭にくるのは，薬剤による薬剤誘発性血管炎であり，皮膚に限定する場合も薬剤の関与をまず念頭におく必要がある．Ekenstam や Sanchez によれば，皮膚血管炎の約10%は薬剤によるとし，しかも，その出現は，薬物治療開始後7〜21日以内に出現するという．

　具体的な薬剤としては，ペニシリン，アミノペニシリン，スルホンアミド，アロプリノール，サイアザイド，ピラゾロン，レチノイド，キノロン，ヒダントイン，プロピルチオウラシルなどがある．その機序だが，例えば，ペニシリンでは血清蛋白質との抱合や血清病の血管炎と類似した免疫複合体によって起こるし，ストレプトキナーゼやサイトカインや単クローン抗体のような異物蛋白質と免疫複合体形成を引き起こして血管炎を誘

導する場合もあるといわれる．

　臨床的には一回のエピソードで数週間から2～3か月で自然に治まるのが普通だが，10%に再燃がみられ，その間隔は数か月から数年である．全身性疾患でなければ治療は対症療法で対応可能である．

■ Henoch-Schönlein 紫斑病

　Henoch-Schönlein 紫斑病を最初に記載したのは，Henoch や Schönlein ではない．ロンドン生まれの英国医師 William Heberden である．1710年生まれだから，先述した Robert Willan より50年近く年長ということになる．この Heberden は，狭心症（angina pectoris：別名 Heberden angina）や手指第1関節（DIP 関節）の軟骨摩耗による変性性の関節変形であるヘバーデン結節を記載したことでも知られる根っからの臨床医である．その彼はベッドサイドで観察したさまざまな所見を，小さな手帳に克明に細かく書き刻んでおり，1801年に，それは『Commentarii de morborum historia et curatione（病気の経過と治療に関する覚え書き）』として発行されたのだった．1801年というと彼が91歳で亡くなった年である．そのなかに，腹痛，嘔吐，下血，関節痛，紫斑，血尿を来した5歳の小児患者記載がみられるのだ．これは，血液データなど何もなくても Henoch-Schönlein 紫斑病と診断できるほど明らかな症例といえる．まさに，われわれの19歳の G 君とまったく同じではないか．

　その後，1837年，Johann Schönlein は小児の紫斑と関節痛の関連を，"peliosis rheumatica" と記載し，そして，1874年，Schönlein の教え子である Eduard Henoch が腹痛と腎臓障害，さらに皮膚関節症状を訴えた4人の小児を報告したのだった．また，Henoch-Schönlein 紫斑病に異様な興味をもった William Osler は，1895年から1914年にかけて症例を積み重ね，腎炎が約半数にみられることを確認し，アナフィラキシーがその原因に違いないと信じて疑わなかったのである．したがって，この血管炎症候群は，Heberden-Schönlein-Henoch-Osler purpura（HSHOP）とすべきではないのかと筆者には思われるのである．なにゆえ，Heberden と Osler が消え，Henoch が Schönlein の前にあるのか，謎である．なお，"アナフィラキシー様紫斑病（anaphylactoid purpura）" という単語を最初に用いたのは，Frank であり，1915年のことだ．今日でも "アナフィラキシー様紫斑病" が時に用いられているが，Henoch-Schönlein 紫斑病の原因はアナフィラキシーでないことが判明している今日，使用は避けるべきだろう．

Henoch-Schönlein 紫斑病を読み解く

　歴史的経緯はこのぐらいにして，本論に入ろうと思うのだが，Henoch-Schönlein 紫斑病の教科書的な記載は，さまざまな教科書をいつ読んでもきわめてよく似ている，と驚かされる．おそらく，実際に，そのとおりなのだろう．しかし，権威者の孫引き，またその孫引きではないのかと勘ぐるほどに，その記述は似ているのである．基本的に小児の疾患であり，良好な予後を示し，ほとんどが自然寛解していき，思春期・青春期と成長していく小児のその後の人生に障害を残すものではない，云々と．それなら，結構である．

　そのような印象をもつので，ここで使用するテキストは，できるだけ新しく，しかも，明らかに，多数の Henoch-Schönlein 紫斑病を診断し治療した臨床医のものを使ってみる．

　テキストは5つ．① 2005年，イタリア，フローレンス大学小児科学教室の Trapani らによるイタリアの小児150症例を基礎にした総説と，② 2002年，埼玉医療センター小児科 Hitomi Sano らの論文．これは Henoch-Schönlein 紫斑病における腎障害の危険因子に関するものだが，その対象は134例であり，日本の傾向を反映したものとして引用する．そして，③ 2001年，Xeral-Calde 病院小児科の Calvino らによる，北西部スペイン Lugo での20年に及ぶ Henoch-Schönlein 紫斑病78例の経験報告．ちなみに，この Calvino が所属する英国マンチェスター医科大学公衆

衛生学教室の Gonzalez-Gay に率いられた一派は，Henoch-Schönlein 紫斑病の易罹患性に関する遺伝子的な研究も行っている．1つあげるなら，皮膚白血球破砕性血管炎と Henoch-Schönlein 紫斑病では，HLA-DRB1 遺伝子型が異なるとする報告がある．さらに，④ 2007年3月号『Lancet』誌に掲載された，米国バージニア大学健康科学センター小児科学教室免疫リウマチ病学部門の Frank T. Saulsbury の Clinical update: Henoch-Schönlein purpura と，⑤同じく Saulsbury がかつて 1999年に報告した小児 100 例の Henoch-Schönlein 紫斑病の総説である．この総説の対象 100 例は，彼自身が 1979 年 7 月から 1999 年 1 月までに実際に診断治療にあたった症例(treated by the author とあり authors ではないので，彼 1 人で診たという意味だろう)であり，その引用文献は 213 件，12 ページ中 7 ページを割いた "discussion" は微に入り細に入っており，並々ならぬ，そうそうたる論文である．

このSaulsburyは，臨床もさることながら，IgAのサブクラスは，IgA1とIgA2の2つがあるが，そのうちIgA1こそが，小血管壁や腎臓糸球体のメサンギウム基質に沈着し，Henoch-Schönlein紫斑病の幅広い臨床像を形成する基本的な病理学的な所見だと主張した人物でもある．で，あるからこそ，『Lancet』誌にHenoch-Schönlein紫斑病の最新臨床情報の"Comment"の原稿を依頼されたのだろう．しかし，このSaulsbury先生(筆者は百日紅(さるすべり)先生と記憶することにしている)は興味深い人物である．というのは，彼は1983年以降，Henoch-Schönlein紫斑病に関する論文を10本以上世に出しているのだが，そのうち1本を除いてすべて単著で報告しているのである．書物を単著者で書くことはあっても，専門性の高い医学論文を今日たった1人で報告するというのは一体どのような人物なのだろうと興味津々．1人で100人ものHenoch-Schönlein紫斑病の小児の診断治療にあたったという先生なのだから，その基礎研究もまた1人でやった鉄人なのだろうか？ しかし，そのことがこの考察の主題ではない．本論に入ろう．

発症の頻度，その引き金と考えられているもの

Henoch-Schönlein 紫斑病は，病理組織学的に急性白血球破砕性小血管炎(acute small vessel leukocytoclastic vasculitis)である．小児の血管炎として最も頻度の高いものであり，また，Henoch-Schönlein 紫斑病の発症はほとんどが小児である．だから，Henoch-Schönlein 紫斑病は基本的に小児血管炎症候群であるといえる．具体的には，平均 6 歳で，8 歳以下が 75%，10 歳以下が 90% を占める．2 歳以下，15 歳以上となるとその頻度は激減する．ちなみに，最年少は 6 か月である．年齢が高くなるにつれて症状が重くなる傾向がある．本症例の G 君は 19 歳であり，その症状はより強かったわけだ．高齢者でも報告はある(86 歳が最高齢)が，悪性腫瘍と関連した報告が多い．コロンビア大学皮膚科の Zurada らの報告によれば，圧倒的に男性に多く(94%)，固形癌が 61% で，なかでも肺癌(非小細胞癌)と前立腺癌，血液系では多発性骨髄腫が，リンパ系では非 Hodgkin リンパ腫が多い．その場合，Henoch-Schönlein 紫斑病の出現は，癌診断(原発でも転移でも)後 1 か月以内である．したがって，高齢者の場合，原因が定かでない Henoch-Schönlein 紫斑病の出現は，オカルト癌(occult cancer)の可能性を考慮する必要がある．

多くの報告は，男児のほうが女児より多いとする．具体的には，日本，イタリア，米国は男児優位だがスペインは女児が多い(表 2 参照)．一般人口にみる発症頻度は，10 万人に 10 人程度である．

その発症には季節的な変動傾向がみられる．秋から春に多く，暑い夏場に少ない．だから，ウイルス，細菌をはじめとする上気道感染症の関与に疑いの目が向けられてきた．Henoch-Schönlein 紫斑病の引き金を引く病原微生物として取り上げられてきたものは実にさまざまである．少しあげてみようか．A 群 β 溶連菌，*Mycoplasma pneumoniae*, *Yersinia*, *Legionella*, *Helicobacter py-*

lori, *Campylobacter jejuni*, なんと, ヘリコバクタ・ピロリまで顔を出しているではないか. またウイルスではVaricella-Zoster virus, Rubella virus, Hepatitis B, Hepatitis A, EBV, HSV, CMV, HIB, HPV B19と何でもありだ. さらに, ワクチン(麻疹・おたふく風邪・風疹, インフルエンザ, B型肝炎など)が引き金になった報告もある. このなかで最も研究されてきたのはA群β溶連菌で, 咽頭液培養で10～30%が陽性, 抗ストレプトリジン-O抗体の上昇が20～50%にみられたとの報告がある. しかし, 今日, その関与はごく一部に限られると考えられている. 本症例のG君の場合, 高熱を伴ったMRSAによる副鼻腔炎の急性増悪があったことは明らかであり, この細菌感染症(*Stapylococcus aureus*)が引き金になったと考えるのは不自然ではなかろう. しかし, それをコッホの3原則を満足させて確認することは至難の技といえる.

原因物質, つまり, 引き金となる抗原と考えられているものには, 病原微生物やワクチン以外に, 薬剤, 食物, 虫刺され(ダニを含む)などが指摘されてはいるが, 単一病原体(single pathogen)の特定には至っておらず, その詳細はいまだ不明である.

主な臨床症状

では, Henoch-Schönlein紫斑病の臨床像を概括しよう. その主要臨床所見を表1に示す. 自験例と文献からSaulsburyが作成したものである. 出現率が%で示されている. 表中の赤字は本症例のG君にみられたものである. 主要所見をすべて満たしていることになる.

■ 紫斑

まず, 紫斑だが, 血小板減少症がないことが前提になるが, その特徴は浸潤を触れる紫斑(palpable purpura)にある(非血小板減少性浸潤性紫斑 nonthrombocytopenic palpable purpura). 紫斑の径は10mm以下が基本. 出現場所はとにかく下肢である. おそらく物理的な重力や外力の

表1 Henoch-Schönlein紫斑病の主要臨床像

主要臨床症状と徴候	出現率
●紫斑	100%
●関節炎	75
●腹痛	65
●消化管出血	30
・オカルト出血	20
・肉眼的消化管出血	10
●腎炎	40
・顕微鏡的血尿	40
・肉眼的血尿 Gross hematuria	10
・蛋白尿	25
・ネフローゼ症候群	5
・終末期腎疾患	1
●症状の再燃	30

表中の赤字は本症例のG君にみられたもの.
(Saulsbury FT. Clinical update: Henoch-Schönlein purpura. Lancet 2007; 365: 976-978)

影響を受けるのだろう. 上肢や顔面に出現することはあっても軽微である.

ところが, 2歳以下の小児, 幼児に出現する紫斑は特殊である. 体幹がまぬかれる点は同じなのだが, 顔面, 耳, 四肢に出現する. その特殊な紫斑は大きなメダルのようにみえ, 周辺がぼこぼこ盛り上がった標的のような形で, コッケイド("cockade")紫斑といわれている. 筆者は実際にみたことはないのだが, cockadeは英国王室の従僕の花形黒皮帽章という意味だからたいそう大仰な名称がつけられたものであるが, しかし, それほどよく似ているということなのだろう. しかも, 皮膚症状は通常のHenoch-Schönlein紫斑病より紫斑のサイズは大きいのだから激しい. したがって, 病理組織学的には急性白血球破砕性血管炎であることに変わりはないのだが, その病変には, 幼児の急性出血性浮腫(acute hemorrhagic edema of infancy; AHEI)としっかりとした別の臨床名がつけられている. そのそもこの病変は, 1913年, Snowが最初に記載したものだが, AHEIの名づけ親はFinkelsteinである(1938年). だから, Finkelstein病あるいは感染症後コッケイド紫斑(postinfectious cockade purpura)ともいわれる. 紫斑の臨床と手足の疼痛を伴う浮腫が際立っているが, 消化管と腎障害を欠き, 再

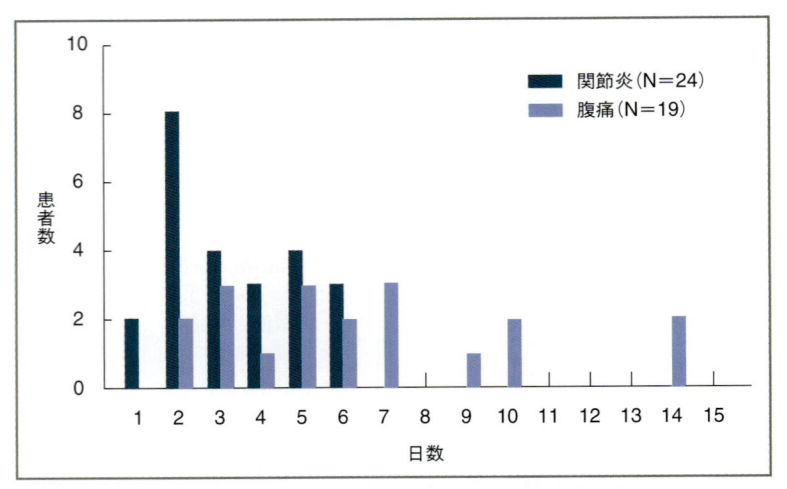

図11 紫斑出現にどのくらい前駆して腹痛と関節炎は出現するのか？
腹痛のほうが関節炎より紫斑出現までの時間が長い．
(Saulsbury FT : Henoch-Schönlein purpura in children ; report of 100 patients and review of the literature. Medicine 1999 ; 78 : 395-409)

発傾向が乏しい点も通常の Henoch-Schönlein 紫斑病と異なっている．また，AHEI では，後述する小血管壁への IgA 沈着がみられるのは 30% にとどまり，この点でも異なっているわけで，今日，両者は異なった臨床疾患単位であろうと考えられている．

■ 関節炎

関節炎は紫斑に次ぐ二番手の重要な臨床である．紫斑と同様に，下肢の膝関節，足関節に出現する．股関節や手関節，肘関節にも出現するが程度と頻度ははるかに落ちる．

■ 腹痛

腹痛は，仙痛で厳しく，嘔気や嘔吐，消化管出血を伴う．G 君も，通常の抗潰瘍薬や抗コリン薬は無効でソセゴン®が必要だった．血管炎による虚血性変化によるのだから当然だが，浮腫や強い出血，時には消化管穿孔の可能性もある．浮腫が消化管狭窄や閉塞の原因である．G 君は十二指腸，大腸 (S 状結腸) が傷害されたが，空腸と回腸が標的となることが多い．また，消化管出血のない腹痛はない．

■ 腎障害

腎障害の基本は，血尿であり蛋白尿ではない．このことは，後述する IgA 腎症と同じである．腎臓の機能が障害されるためには糸球体が 50% 以上機能不全に陥る必要があるわけで，10% や 20% 程度の糸球体が半月体を形成して機能を失ったとしても，血液検査で BUN や Cr が上昇するわけではない．したがって，血尿・蛋白尿の増悪やネフローゼ症候群などがみられるなら，腎生検を施行して糸球体障害の程度を評価する必要が生じる．

初発するのは？

紫斑が診断に不可欠な (sine qua non) 臨床であることははっきりしている．だから，紫斑で発症するなら患者も担当医師もストレスを感じずに済むのだが，問題は，紫斑が後発する場合である．紫斑が初発する症例は，43% (Saulsbury) から 73% (Trapani) の頻度である．したがって，50% 前後は初発症状が紫斑ではないことになる．G 君の場合は，なんと 3 週間にわたる長い消化管症状 (食欲不振，腹痛，嘔気・嘔吐，下血) が紫斑に前

表2 Henoch-Schönlein紫斑病の日米欧の臨床比較

	スペイン	米国	イタリア	日本
症例数	78	100	150	138
男児(%)	46	57	63	53
紫斑(%)	100	100	100	100
関節症状(%)	78	82	74	74
消化管症状(%)	73	63	51	72
腎臓障害(%)	54	40	54	49
血尿(%)	53	40	26	28
蛋白尿(%)	24	25	42	27
血清IgA上昇(%)	57	62	37	22
再発(%)	15	33	35	データなし

（基本テキストとして用いた文献10, 12, 13, 14による）

駆していたのであった．そこで，初発症状の報告をみると，SaulsburyのデータによればIgA関節症状初発は24％，腹部症状初発は19％で，関節と腹部症状の同時初発が7％である．では，どのぐらい紫斑に先駆するのかSaulsburyの図を1つみてみよう（図11）．腹痛のほうが関節炎より紫斑出現までの時間が長い傾向がある．最高で2週間だが，本症例のG君の消化管症状の前駆期間は3週間だったのだから，きわめて長いといえるだろう．また，ここで重要なことは腎障害が初発症状となることはないということである．

腎障害の出現

では，腎障害は紫斑出現後どのくらいで出現するのだろう．出現する場合，1週間以内の出現は40％で，4週間以内がほとんど（75％）である．9週間以降の出現はなかった（Saulsbury）という．

腎障害がHenoch-Schönlein紫斑病の予後を決める最も重要な因子だが，Henoch-Schönlein紫斑病の重要な特徴として，Wegener肉芽腫症もそうだったが，再燃（relapse）がある．報告により差があるが，再発率は15～35％で，そのほとんどが1回の再発である．再燃する場合，症状はより軽くより短期間になる傾向をもち，腎炎を伴った場合に再発率は高くなる．病悩期間は83％が2週間以内，17％は2か月以内に治癒する．腎障害を示したケース，例えば，ネフローゼ症候群の場合でも改善し，腎機能の改善傾向を示す．腎不全に移行するケースはきわめて少ない．しかし，少ないものの，1～7％は腎不全（終末腎）に進むといわれ，血尿より蛋白尿が経過とともに悪化する場合に注意がいる．

検査所見

Henoch-Schönlein紫斑病の検査所見は，Wegener肉芽腫症にはANCAがあったが，そのような指標もなく，まったくお寒い限りである．ちなみに，Trapaniの報告から拾ってみようか．白血球増加（21％），貧血（14％），血沈亢進（57％），血清IgA上昇は5歳以下で51％，5歳以上では26％，血清補体（C_3/C_4）低下はわずか10％，ASO上昇（50％），血尿（26％），蛋白尿（42％），便潜血（20％）となる．このなかで赤沈亢進は記憶しておくべきで，再発の危険因子でもある．

凝固第XIII因子の低下がG君ではみられ，ステロイドパルス療法に加えXIII因子の補充療法も行ったわけだが，1977年，Hendrikssonの報告に始まるこの因子に関する記載は，何故か日本に多い．引用した5つの文献でもその記載は1つの文献のみ（スペインのCalvino論文）で，しかも，日本文献の引用のなかで，わずか1行の記載でしかない．凝固第XIII因子は，フィブリンモノマーにクロスリンクして不溶性フィブリンを安定化する因子だが，好中球のプロテアーゼによって分解

表3　Henoch-Schönlein紫斑病のまれな臨床

- ●神経系
  - 痙攣
  - 麻痺
  - 皮質性盲（cortical blindness）
  - 舞踏病（chorea）
  - 運動失調（ataxia）
  - 脳神経／末梢神経症
- ●消化管系
  - 腸重積（intussusception）
  - 蛋白質喪失腸疾患
  - 膵炎・胆嚢炎
  - 消化管穿孔／狭窄
- ●その他
  - 精巣炎
  - 筋炎
  - 肺出血
  - 前部ぶどう膜炎

(Saulsbury FT. Clinical update : Henoch-Schönlein purpura. Lancet 2007 ; 365 : 976-978)

され，傷害血管周囲のフィブリンによって過剰に消費され低下すると考えられている．白血病，びらん性胃炎，Weber-Christian病などでも低下が報告されている．凝固第XIII因子の低下は腹痛と消化管出血に関連しており，また，腎障害の危険因子の1つと考えられている．

臨床像のまとめ

Henoch-Schönlein紫斑病の臨床像のまとめとして，引用した日本，スペイン，イタリア，米国の比較をみておこう（表2）．

紫斑と関節症状と消化管症状が3大症状であることに異論はなさそうだ．腎障害はおおむね半分といったところか．血清IgAの上昇は日本に少ないようだ．G君もそうだった．おもしろいことに，かのIgAサブクラスの基礎研究をやった米国のSaulsbury（百日紅）先生のデータでは，確かに，IgA上昇例が多い．

Henoch-Schönlein紫斑病が全身疾患であることを考えれば，思いもよらぬ臨床像に遭遇すると考えねばならない．表3にHenoch-Schönlein紫斑病のまれな臨床をまとめておこう．中枢神経症状を含めなんでもありの観がある．これらのなかで，比較的有名なものは腸重積（intussusception）と精巣炎（orchitis）である．腸重積はHenoch-Schönlein紫斑病の重篤な合併症として知られ，その頻度は1～5％だが，普通の腸重積では回腸大腸（ileocolonic）なのだが，回腸回腸（ileoileal）が70％を占め，発生場所が異なる．精巣炎も比較的よく知られ，頻度も高い（6～38％）合併症である．精巣捻転症（精索捻転症；testicular torsion）と誤診されることがある．

本症例のG君は，副鼻腔炎の急性増悪，それは悪寒と40℃に達する発熱でMRSA菌血症のかたちをとり，それが発端となり，予期せぬペニシリンショック，次いで，急性蕁麻疹，長引いた消化管症状，そして，紫斑，関節炎，腎障害の同時出現という，非典型的な臨床経過をたどったことになる．筆者にはこれらすべてが一連の流れにみえる．

Henoch-Schönlein紫斑病としては重症の部類に入るわけだが，表3に示したように痙攣発作や精巣炎といったまれな臨床を経験せずに済んだことは，せめてもの不幸中の幸いといえるだろう．

退院時，血尿と蛋白尿は持続していたのだが，退院後1年で血尿と蛋白尿は消えたと腎臓内科の担当医は報告してくれた．したがって，腎障害を残すことなく完全に治癒したことになる．しかし，再発の可能性が消えたわけではない．

■ 文献

1) Willan R(ed) : Purpura ; On Cutaneous Diseases. Vol I . pp452-471, Kimber & Conrad, Philadelphia, 1808
2) Schönlein JL : Allgemeine und spezielle Pathologie und Therapie, 3rd ed, Vol 2. p48, Herisan, Literatur-Comptoir, Switzerland, 1837
3) Henoch EH : Über den Zusammenhang von Purpura und Intestinal sterongen. Berl Klin Wochenschr 1868 ; 5 : 517-519
4) Henoch EH : Über den Zusammenhang von Purpura. Berl Klin Wochenschr 1874 ; 11 : 641-643
5) Osler W : On the visceral complications of erythema exdativum multiforme. Am J Med Sci 1895 ; 100 : 90629-90646
6) Ekenstam F, Cellen JP : Cutaneous leukocytoclastic vasculitis ; clinical and laboratory features of 82 pa-

tients seen in private practice. Arch Dermatol 1984 ; 120 : 484-489
7) Sanchez NP, Van Hale HM, Su WPD : Clinical and histopathologic spectrum of necrotizing vasculitis ; report of findings in 101 cases. Arch Dermatol 1985 ; 121 : 220-224
8) Heberden W : Commentarii de morborum historia et curatione. Payne, London, 1801 Reprint as Commentaries on the history and cure of disease. pp395-397, The Classics of Medical Library, Division of Griphon Editions, Birmingham, AL, 1982
9) Saulsbury FT. Clinical update : Henoch-Schönlein purpura. Lancet 2007 ; 365 : 976-978
10) Saulsbury FT : Henoch-Schönlein purpura in children ; report of 100 patients and review of the literature. Medicine 1999 ; 78 : 395-409
11) Saulsbury FT : Alterations in the O-linked glycosylation of IgA in children with Henoch-Schönlein purpura. J Rheumatol 1997 ; 24 : 2246-2249
12) Trapani S, Micheli A, Grisolia F, et al : Henoch-Schönlein purpura in children : epidemiological and clinical analysis of 150 cases over a 5-year period and review of literature. Semin Arthritis Rheum 2005 ; 35 : 143-153
13) Calvino MC, Llorca J, Garcia-Porrua C, et al : Henoch-Schönlein purpura in children from northwestern Spain : a 20-year epidemiologic and clinical study. Medicine 2001 ; 80 : 279-290
14) Sano H, Izumida M, Shimizu H, et al : Risk factors on renal involvement and significant proteinuria in Henoch-Schönlein purpura. Eur J Pediatr 2002 ; 61 : 196-201
15) Amoli MM, Thomson W, Calvino MC, et al : Henoch-Schönlein purpura and cutaneous leukocytoclastic angitis exhibit different HLA-DRB1 association. J Rheumatol 2002 ; 29 : 945-947
16) Amoli MM, Mattery DL, Calvino MC, et al : Polymorphism at codon 469 of the intercellular adhesion molecule-1 locus in associated with protection against severe gastrointestinal complication in Henoch-Schönlein purpura. J Rheumatol 2001 ; 28 : 1014-1018
17) Legrain V, Lejean S, Taieb A, et al : Infantile acute hemorrhagic edema of the skin ; study of 10 cases. J Am Acad Dermatol 1991 ; 24 : 17-22
18) Zurada JM, Ward KM, Grossman ME : Henoch-Schönlein purpura associated with malignancy in adults. J Am Acad Dermatol 2006 ; 55 : 565-570

Chapter 18　Addendum 1（Chapter 17 に関連して）

IgA の呪縛
Henoch-Schönlein 紫斑病と IgA 腎症

原因はいまだにあいまい

　臨床的にきわめて明瞭な Henoch-Schönlein 紫斑病という疾患．しかし，その原因はいまだあいまいである．ところが，どの教科書にも，IgA を含む免疫複合体と補体要素（特に C_3）が小血管壁や時に腎臓糸球体のメサンギウム――このメサンギウムにいるメサンギウム細胞は腎糸球体に定住する収縮能をもった平滑筋細胞あるいは組織球のような振る舞いをするといっていい細胞だが――の基質に沈着することがこの疾患の特徴であると，やけに明瞭に記載されている．

　しかし，不思議なことに，今回引用した5つの論文もそうなのだが，一体，何％の症例で IgA の沈着が証明されたのかに関する記載は一切ない．それはそうだろう，きわめて特徴的な浸潤性紫斑（palpable purpura）をみれば，そのつど皮膚生検を施行して，真皮小血管壁への IgA 沈着を確認しなくても臨床的に Henoch-Schönlein 紫斑病の診断はできるからである．しかも，小児患者がほとんどであることを考えれば，生検が避けられるならそれにこしたことはない．だから，診断に苦慮するような非定型の皮疹に遭遇したときだけ皮膚生検が施行されるわけで，例えば，2歳以下の幼児の Henoch-Schönlein 紫斑病にみる紫斑は，異様な紫斑のことがあり，そのようなときには，嫌がる子どもを押さえつけながらでも皮膚生検を試みることになる．

　当院では，Henoch-Schönlein 紫斑病と臨床診断を下した場合，比較的積極的に紫斑部の皮膚生検を実施し，皮膚真皮小血管壁への IgA の沈着を免疫蛍光抗体法で確認している．しかし，その陽性例は意外に少なく，20%以下である．実は，本症例の G 君も，皮膚，胃，十二指腸，大腸粘膜の小血管壁への IgA の沈着は証明されなかったのである．具体的には，彼の皮膚生検材料の真皮小血管（細静脈）壁は IgG, IgM, IgA, C_3, C1q すべて陰性であった．しかし，臨床像から Henoch-Schönlein 紫斑病の診断は十分可能なわけで，IgA 沈着陰性だからといって，この診断を翻すことはできないのである．このような現実からすれば，IgA 沈着というきわめて形態学的に明瞭な所見の本体はいまだ定かでないのが現状である．

視点を変えて眺めると

　Henoch-Schönlein 紫斑病を，白血球破砕性血管炎という視点でみるとき，全身疾患としての Henoch-Schönlein 紫斑病と皮膚にのみ限局する皮膚白血球破砕性血管炎の2つに分けることは Chapter 17 ですでに述べた．全身型血管炎と限局型血管炎ということになろうか．しかし，視点を変えて"IgA の沈着"という"小さな"窓から眺めると，IgA 腎症（IgA nephropathy）という腎臓糸球体に IgA が沈着する確固たる疾患が加わることになる．しかし，ここで，注意しておかねばならないのは，前二者が炎症を起こしている小血管壁に IgA が沈着するのに対し，IgA 腎症では血管壁ではなく，糸球体のメサンギウム基質に沈着するわけで，血管壁が沈着の主座ではないということである．では，Henoch-Schönlein 紫斑病の腎臓障害（Henoch-Schönlein 紫斑腎炎：Henoch-Schönlein purpura nephritis）ではどうだ

ろう．これまでの報告によれば，その IgA の沈着はメサンギウムと糸球体毛細血管壁の両者にみられ，むしろ，毛細血管壁優位の傾向がある．しかも，半月体形成やフィブリン沈着もみられ，急速進行性糸球体腎炎の形をとることもある．したがって，IgA 腎症が Henoch-Schönlein 紫斑病の腎臓限局型とするには形態学的にいささか無理があるように感じるのである．

このような疑問にとりつかれる"IgA 沈着"について，Henoch-Schönlein 紫斑病と IgA 腎症を2つの軸として考察を加えること，それがこのAddendum の目的である．

IgA とは

まず最初に，IgA とはどのような免疫グロブリンかを抑えておこう．

"抗体"がその本体である免疫グロブリンにはIgG，IgA，IgM，IgD，IgE という5つのアイソタイプ（isotype）があるが，IgG と IgA は，さらに，その重鎖（heavy chain；H 鎖）の定常部分に構造的なバリエーションを示すサブクラスをもつ．つまり，IgG は IgG1，2，3，4 の4つの，IgA では IgA1，2 の2つのサブクラスだ．IgG は唯一胎盤を通過する免疫グロブリンだが，その透過性は IgG1，3，4 が強く，古典的経路の補体活性化は IgG3 が最も強い．また，IgG2 は好中球やマクロファージとの結合性が弱い．半減期は約3週間だが，IgG3 は約1週間と短い．というようにサブクラスによって構造だけでなく機能にも違いがある．

粘液中の IgA

では，IgA のサブクラスにはどのような差があるのだろう．IgA と聞けば気道粘膜由来の鼻汁や気管支粘液，消化管粘膜の分泌する粘液，そして，有名な母乳（とりわけ初乳：colostrum），さらに涙や唾液や汗，はたまた泌尿生殖器系からの尿と腟液に大量に存在する免疫グロブリンであり，いわば外界と連なる粘膜面を覆い，侵入してくる病原微生物を筆頭に，さまざまな異物抗原の捕捉，そして，その除去に携わる局所免疫の主役としての姿を連想するだろう．だから，この IgA は消化管や気道粘膜を中心とする分泌腺の粘膜上皮下の形質細胞が産生するものであり，当然外界に排泄されていく運命にあるわけで，血液中に出現することはないと一応考えていいだろう．

確かに，IgA が外界と交通する粘膜面に展開する局所免疫であることはわかった．しかし，それにしてもあまりにも広範な守備範囲ではないか．例えば，汗腺から侵入した微生物に対して汗腺粘膜の形質細胞はその IgA 抗体をつくり出すだろう．消化管に侵入した異物抗原に対してはその IgA 抗体を消化管粘膜上皮下の形質細胞が産生するだろう．では，汗腺に侵入した病原微生物が消化管から侵入した場合，消化管は新たにその IgA 抗体をつくって防御しなければならないのか．それでは，あまりに非効率．しかも，間に合わないではないか？　という疑問が生じる．実は，われわれの免疫システムは，人間が考えも及ばない見事な仕様でこの疑問に答えてくれるのだ．

消化管や気道は病原微生物をはじめとする外来異物抗原の主要な侵入ルートである．例えば，消化管に病原微生物が侵入すると，消化管粘膜上皮下リンパ組織で抗原刺激を受け，その抗原に対する IgA 抗体を産生するように運命づけられた（分化した）形質細胞が増殖し，消化管粘液中にどんどん IgA を産生分泌していくのだが，と同時にこの形質細胞は消化管粘膜固有層にあるリンパ管に入り，胸管を経由して血液中に移動する．そして驚くことに，消化管から遠く離れた気道粘膜，乳腺，唾液腺，汗腺，尿路粘膜，腟粘膜に移動し，その局所でも同じ IgA 抗体をせっせせっせとつくり始めるのである．そして，その仕事を4～6日で終え，もともとのわが家（ホーム）である消化管粘膜上皮下リンパ組織へ何食わぬ顔で帰還するのだ．つまり，病原微生物の侵入がどのような場所であれ，その局所で成立する IgA 抗体

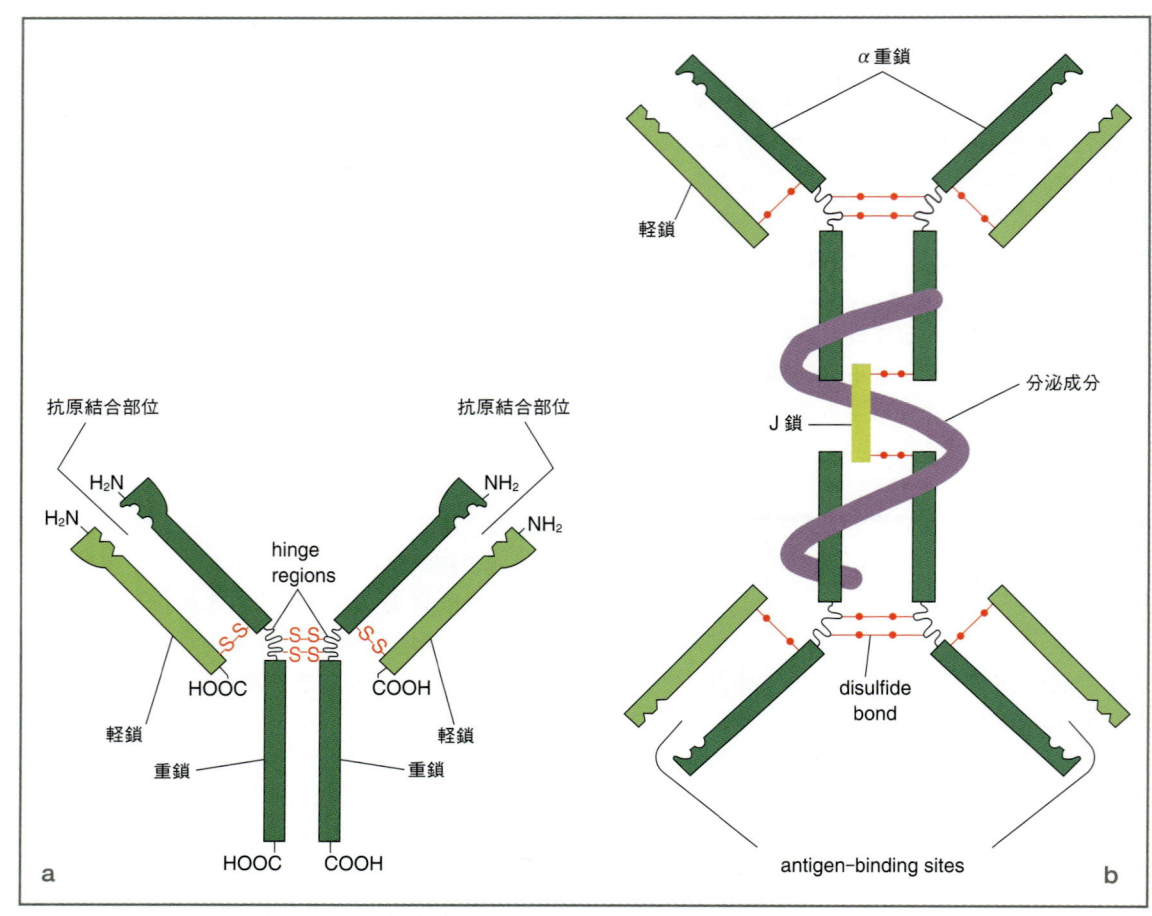

図1 血清型 IgA(a) と分泌型 IgA(b) の構造
血清型 IgA は分子量16万の単量体のかたちをとり，かの IgG と全く同じ形態である．一方，分泌型 IgA は分子量15,000の J 鎖（J chain）により2つの単量体を連結した二量体の構造をなし分泌成分がまといついている．この二量体の意味は，本文参照．
(Molecular Biology of the Cell, 4th ed. p1377, p1379, 2002 より)

による防御は，外界と交通する全身の粘膜面に短時間でコピーされるのである．これはまさに IgA ネットワークといえるきわめて効率のよい防御機構といえるだろう．思い起こしてみれば，新生児が母親から授かる初乳には大量の母体 IgA が含まれている．この初乳を飲む新生児の口腔，咽頭，消化管は，同じ環境に生活する母親が経験した病原微生物に対する多数の IgA 抗体を含む母乳で厚く保護され，最も頻度の高い上気道感染や消化管感染から新生児を守っているのだ．これは，母親の乳腺リンパ組織がつくり出した IgA 抗体を，まったく別の固体の消化管粘膜表面に，あたかもその新生児の消化管が産生した IgA であるかのごとく，何気に提供していることになるではないか．お節介ではなく，偉ぶるわけでもなく，実に，粋なはからいといえるだろう．

ちなみに，この粘膜面に産生放出される IgA の量は，1日体重1kg 当たり40mg に達する．これは50kg の人なら2g に達するわけで，免疫グロブリン界の大御所 IgG の 30mg／kg／日をはるかに上回るのである．

血液中の IgA

粘液中 IgA についてはこれでおくとして，血

液中ではどうなっているのだろう．

　血清中でも，IgG(75%)＞IgA(15%)＞IgM(10%)＞IgD(0～1%)＞IgE(0.002%)の順番，つまり大御所IgGの75%に次ぐ堂々2番目の量を誇る免疫グロブリンとして存在しているのである．したがって，IgAは粘膜面に分泌されるものと血清中に存在するものの2種類があることになる．前者を分泌型IgA，後者を血清型IgAという．分泌型IgAは分子量15,000のJ鎖により2つの単量体(モノマー)を連結した二量体(ダイマー)のかたちをとり，この二量体という意味は，単量体に比べ抗原をより効率よく捕捉することができるということだが，さらに蛋白分解酵素や酸の作用をシャットアウトするために，形質細胞ではなく粘膜上皮細胞がつくり出す分泌成分(secretory component：SC)がからみつき他の免疫グロブリンクラスにはないユニークな形態をしている．一方，血清型IgAは分子量16万の単量体(モノマー)のかたちをとり，かのIgGとまったく変わらぬ形態ということになる(図1)．

■ 血清型 IgA

　血清型IgAの大部分は骨髄，脾臓をはじめとする全身のリンパ組織の形質細胞が産生したものだが，分泌型IgAを産生する消化管や気道の粘膜固有層の形質細胞が産生したIgAの一部も血液中に侵入し血清型IgAのマイナーな構成要素となる．ところで，血清中IgAをサブクラスでみると，その85～90%をIgA1が，残り10～15%をIgA2が占めるのだが，このことを併せ考えると，粘膜以外の全身リンパ組織由来のIgAがIgA1に対応し，粘膜由来のIgAはIgA2ということになる．つまり，2つのIgAサブクラスの違いは構造の差と産生場所の違いということになる．

　そして，もう1つ両者の差をあげるなら，IgA2には，IgA2m(1)とIgA2m(2)と名づけられた2つのアロタイプ(allotype：同種型)があることだ．ちなみに，アロタイプとは，血液型のように他人とは異なる抗原(つまり，他人に対しては抗体産生刺激となる意味)をいい，免疫グロブリンの重鎖か軽鎖(L鎖)の定常部分に存在し，親から子に遺伝していく同種抗原のことである．

■ 分泌型 IgA

　ところで，分泌型IgAにも同じサブクラスがあるはずで，当然その組成は100% IgA2と考えたいところだ．しかし，実際は，分泌型IgAのA1とA2は，ほぼ半々(例えば，A1が40%で残り60%がA2)と記載されることが多いのだが，場所によってかなりバラツキがある．その具体的な内容を，英国Dundee大学病理学教室のKerrの総説「ヒトIgAの構造と機能」から引いておこう．曰く，初乳はA1/A2＝65/35，以下，唾液(63/37)，空腸粘液(63/37)，大腸粘液(35/65)，鼻汁(95/5)，気管支粘液(63/33)，そして，胆汁(74/26)とある．意外にも，IgA1の比率が高いこと，とりわけ，鼻汁ではA1の比率が血清より飛び抜けて高いことに驚く．とまれ，その比率の過多は，ひとまずおくとして，消化管以外の全身リンパ組織で産生されたIgA(IgA1)が，IgA2と渾然一体となって粘膜表面上にも布陣しているとは，なんとも，心憎い仕様ではないか．

　圧倒的に多い分泌型IgAの存在意義は理解しやすいのだが，そもそも，血液中にIgAが存在する理由は何だろう．おそらく，分泌型IgAを大量に含む堅牢な粘液防御機構といえども，その防衛線を密かにくぐり抜け血液中に侵入する抗原がいるに違いない．だとすれば，その密入してくる異物抗原に対する防御機構として血清型IgAはあるということだろう．このAddendumで問題になるIgAは血清型IgAであり，さらに，そのサブクラスであるIgA1が注目されている．

　以上のIgAの基礎知識を携えて，冒頭に述べた疑問に答えてくれるかもしれない数編の論文を引こうと思うのだが，まず，今日，確固たる1つの臨床疾患単位として認められているIgA腎症(IgA nephropathy)を，簡単に概括しておこう．

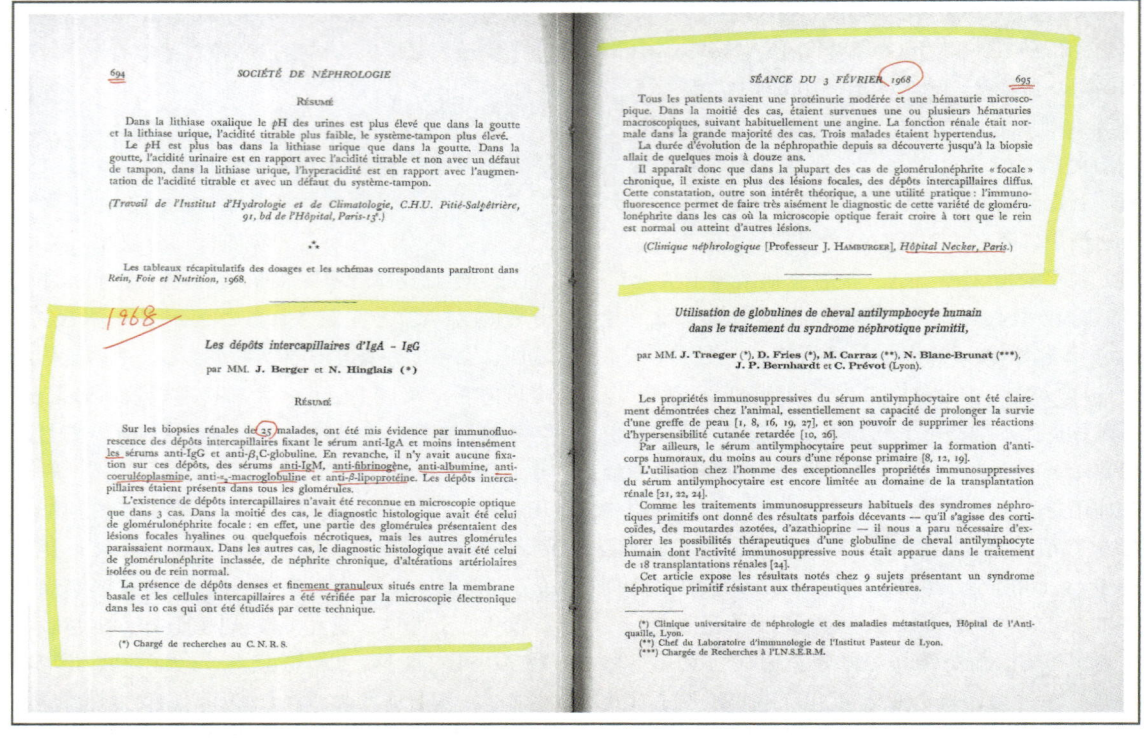

図2　IgA腎症を世に問うた Jean Berger の論文
わずか1頁足らずのこのフランス語の論文により，IgA腎症が腎臓内科の注目を受けることとなった．1968年のことだ．

IgA 腎症とは

　IgA腎症を最初に記載したのは，パリ大学Necker病院のJean BergerとNicole Hinglaisで，1968年のことである．IgA腎症を"Berger病"と呼ぶことがあり，この20世紀フランスの腎臓病学者Bergerの名前は病名のなかに生きていることになる．その報告は，フランス語のわずか1ページに満たない短いものだ（図2）．内容は，腎機能は正常だが顕微鏡的血尿と蛋白尿を認めた25症例からなり，その50％は組織学的に巣状壊死性あるいは硬化性糸球体腎炎（focal glomerulonephritis with segmental necrosis and sclerosis）だが，全例に糸球体の強いIgA沈着と弱いIgGと補体沈着がみられたとある．翌年（1969），Bergerは畳み込むように，300例の腎生検材料から抽出した，メサンギウムにIgA-IgGの沈着を示す腎症（nephropathy with mesangial IgA-IgG deposits）55症例を報告する．そして，そこで，彼はすでに，患者は10〜50歳で，小児疾患ではない．また，急性疾患ではなく，その進行はきわめてゆるやかであると述べる．さらに，14例のHenoch-Schönlein紫斑病の腎症でもよく似た免疫組織学的所見がみられ，フィブリンの沈着が高頻度にみられたことを指摘しているのだ．そして，瞠目すべきは，55例の腎臓組織像の半数は巣状糸球体腎炎だが，残りは程度の一定しない慢性糸球体腎炎であり，病理組織所見にかなり幅があることを指摘し，IgAだけでなくIgGの沈着もあることを強調し，溶連菌感染以外の急性咽頭炎が引き金になっているのではないかと書く．そして，慢性腎不全に陥った3例のうち1例に腎移植が施行されたが，その後，その移植腎にIgA腎症が発症したことも記述しているのである．このBergerのオリジナルな記述のなかには，その後40年にわたる多くの事例の集積に

よって実証されていくエビデンスの種が，すでにばら撒かれているようだ．だから，IgA 腎症の同義語として "Berger 病" は今なお存続しているのだろう．

原発性 IgA 腎症

ところで，ここでいう IgA 腎症は原発性糸球体疾患であり，全身性疾患と関連しないものをいう（原発性 IgA 腎症）．SLE は糸球体に高度な IgA 沈着をみる特別な代表だが，肝疾患，強直性脊椎炎，乾癬，Reiter 病，ぶどう膜炎，炎症性腸疾患，HIV 感染症，そして，悪性腫瘍などで二次性に IgA 沈着を示すものが多数知られている（二次性 IgA 腎症）．なにゆえ，このように原発性 IgA 腎症という明瞭な臨床単位が存在するかというと，それは今日，持続的で潜行性で，しかもゆるやかに腎不全に移行し人工透析が必要となる原因として，糖尿病性腎症を抜き，原発性 IgA 腎症が第 1 位に躍り出ているためなのだ．具体的には，10 年で 10～15%，20 年で 25～35% が腎不全に至り，完全治癒はまれであることがわかっている．したがって，十分な長期管理の必要な腎疾患としての臨床的意義をもつのが原発性 IgA 腎症ということになる．つまり，臨床の現場では Henoch-Schönlein 紫斑病との関連性はひとまずおくとして，"放置しておくと腎不全になる" 確固たる "慢性" 腎疾患として対処されているのが実情なのである．

しかし，臨床現場の実情はそうであっても，IgA 沈着の病理発生を追及することは基本的に重要な課題であるのだから，もう少し進めることにしよう．

ぼんやりとしているようでも，きわめて多彩な症状に苦しめられた Henoch-Schönlein 紫斑病の G 君という具体的な症例に出会うと，そこで生じた疑問は脳裏を去ることはない．よくしたもので，このような状況下にあると，つらつら文献を眺めていても，思わぬ掘り出し物に出会うことになる．

Faille-Kuyper らの報告
(Kidney International, 1976)

1976 年に興味深い論文が発表されている．『Kidney International』誌第 9 巻に掲載されたそのタイトルは，「Occurrence of vascular IgA deposits in clinically normal skin of patients with renal disease（腎臓病患者の臨床的に正常な皮膚血管への IgA 沈着）」である．まったく所見のない正常皮膚をあえて生検して血管への IgA 沈着を調べた研究ということになる．今から 30 年前のこととはいえ，思い切ったことをしたものだとまず思った．

オランダのユトレヒト大学 Faille-Kuyper らの報告である．腎生検が施行され腎疾患の診断が下っている 262 例（小児 79 例，成人 183 例）に，まったく肉眼的に正常な前腕伸側皮膚に生検を行ったものである．残念なことに，その "methods" の記載のなかに，正常皮膚から材料を得ることに対する患者への説明，了承をどのように行ったのかは 1 行の記載もない．

その結果はどうか．45 例の正常皮膚生検材料の真皮表層毛細血管壁に IgA と補体（C_3，C_5）の沈着を認め，C_{1q} の沈着は認めなかった．そして，注目すべきは，その 45 例の内訳である．Henoch-Schönlein 紫斑病 12 例と皮膚所見のない 33 例なのだ．そして，Henoch-Schönlein 紫斑病 12 例中 11 例（92%）に，皮膚所見のない腎疾患 33 例中 24 例（73%）に腎糸球体メサンギウムに IgA の沈着を認め，皮膚と腎臓の IgA 沈着所見はきわめてよく似ている，というのである．

読者はもうおわかりだろう．この 33 例は臨床的にも典型的な IgA 腎症である．腎疾患をもつ 262 例の肉眼的に正常な皮膚組織を調べ，IgA 沈着を認めたもの 45 例，認めなかったもの 217 例と症例を 2 分する．すると，認めた 45 例中 12 例は Henoch-Schönlein 紫斑病で，残りの 33 例は IgA 腎症ということになる．認めなかった 217 例中，腎糸球体メサンギウムに IgA 沈着を認めたものはわずか 3 例にすぎず，その 3 例の具体的

な内訳は，巣状糸球体腎炎と関節リウマチ患者でびまん性増殖性糸球体腎炎，そして，慢性腎盂腎炎だけだったと，217例をその興味の対象から即刻退けている．そして，最も注目すべきは，Henoch-Schönlein紫斑病患者の皮膚生検材料は，紫斑の部位からではなく，正常皮膚から採取されていることである．紫斑のない皮膚の真皮毛細血管壁にも，つまり，血管炎の所見のない血管にも上記IgAを中心とした沈着をみたということになる．

Faille-Kuyperはこう書く．「皮膚にIgA沈着をみたわれわれの患者のほとんどが，anaphylactoid purpura（彼らはHenoch-Schönlein紫斑病という用語は用いていない）か，これまで報告されてきたIgA関連糸球体腎炎（IgA腎症のこと）であった．このことは，皮膚生検が糸球体メサンギウムIgA沈着を間接的に知る手立てとなるかもしれないということだ」と．見事なデータと見事な推論というしかない．正常皮膚真皮毛細血管壁のIgA沈着の存在を知れば，腎メサンギウムへのIgA沈着が起こっている可能性がきわめて高いということになる．

そして，C_{1q}の沈着はなく，C_3，C_5の沈着があることから，Henoch-Schönlein紫斑病とIgA腎症のメサンギウムでは，IgA以外に補体の関与もあり，しかも古典的経路ではなく代替経路の活性化も起こっているのだろうと，両者の病理発生への視座をも与えているのである．

この論文を読み終えたとき，「これだな」と思った．冒頭述べた"IgAを含む免疫複合体と補体要素が小血管壁や時に腎臓糸球体のメサンギウムの基質に沈着することがこの疾患の特徴である"とするHenoch-Schönlein紫斑病のよくみる記載の原典はこれだなと．そして，IgA腎症が皮膚所見を伴わないHenoch-Schönlein紫斑病の腎臓限局型とする潮流の基点になっていると．

実は，このオランダのFaille-Kuyper一派は，わずか3年前の1973年の4月，『Lancet』誌の"編集者への手紙"に，「IgA-deposits in cutaneous blood vessel wall and mesangium in Henoch-Schönlein Syndrome（Henoch-Schönlein症候群における皮膚血管壁と腎臓メサンギウムへのIgA沈着）」という短文を投稿しているのである．このとき，彼らが対象にした腎疾患患者はわずか46名．同じように前腕背側正常皮膚生検を施行し，IgA沈着を認めたもの8例，そのうち4例がHenoch-Schönlein症候群である．Faille-Kuyperは文章の末尾を「IgA腎症とHenoch-Schönlein症候群がvariant of one nosological entityかどうか解明するのは，さらなる研究が必要だ」と締めくくっている．one nosological entity（1つの疾患分類単位）という表現に彼らの思いが込められている．わずか3年の間に，46例から262例に症例を増やし，正常皮膚IgA沈着例を8例から45例に増やしているわけで，"1つの疾患分類単位の異型"の仮説を証明したいという意気込みが伝わってくるのだが，短期間に飛躍的に症例数を増やし，あえて，正常皮膚生検を全例に求めるきわどい手法まで駆使する，こんなにも強烈な探究心をヨーロッパ北西部の立憲君主国オランダの医師たちがもっていたのかと驚く，と同時に危うさも感じるのだ．

ある2つの事例

ここで，深く考えさせられる2つの事例を提示しよう．

事例その1

「編集長に申し上げます．私は，イタリアのアンジェロ・ラヴェリと申します．

Henoch-Schönlein紫斑病とIgA腎症が，基本的に同じ病気であるが臨床像が違うだけなのか，両者はまったく異なった疾患なのか．この件に関しましてはさまざまな議論があり，いまだその解答は得られていません．

私はここに，ある10歳の少年の事を報告しようと思います．いや，現在は22歳で立派な青年．彼は10歳のとき典型的なIgA腎症と診断されま

した．もちろん腎生検の結果です．そして11年後，典型的なHenoch-Schönlein紫斑病を発症したのです．

　彼は10歳のとき，上気道感染症に続き，肉眼的血尿に見舞われ私たちの病院に入院しました．よく聞いてみると，たまたま1か月前に尿検査を受ける機会があり，そのとき，顕微鏡的血尿をすでに指摘されていたのです．皮膚，関節，腹部症状も所見もなく，血圧も85/40mmHgと正常．血液検査では，赤沈が80mm/時と亢進し，腎機能はBUN 134mg/dℓ，血清Cr1.9mg/dℓ，GFR 77mℓ/分/1.73m² と低下していました．血清IgAは410mg/dℓ（基準値：44〜208）と上昇．抗ストレプトリジンO抗体（ASO），補体，抗核抗体は陰性．尿検査では，血尿と蛋白尿（1.8g/日）．胸部X線では右肺底部に気管支肺炎を認めました．腎生検の結果は，巣状分節性増殖性糸球体腎炎（focal segmental proliferative glomerulonephritis）で，IgAとC₃のメサンギウムへの沈着が確認されました．肺炎は抗菌薬（アンピシリンとゲンタマイシン）で軽快しました．そして，15病日には腎機能は正常に戻り，尿は顕微鏡的血尿のみを残すだけで改善しました．その後，何事もなく経過しました．ただ2回，上気道感染症の後に肉眼的血尿が再燃したことがあります．そのときは，血清IgAは上昇していました．

　そして，それから11年の年月がたち，彼が21歳のときのことです．風邪を引いたわけでもなく，とりたてて誘因となるようなものはなかったのですが，手関節と下肢の関節の痛みと腫脹，腹痛と嘔吐，そして両側下肢と臀部にあの典型的な紫斑が出現したのです．これはもう，典型的なHenoch-Schönlein紫斑病．血圧と腎機能は正常でした．しかし，IgAは515mg/dℓ（基準値：59〜311）と上昇．顕微鏡的血尿と蛋白尿（1.5g/日）がみられました．紫斑部皮膚生検は白血球破砕性血管炎と血管壁のIgA沈着が確認されました．1年後，現在の彼は，正常血圧であり腎機能も正常です．ただ，顕微鏡的血尿がみられるだけ，つまり，Henoch-Schönlein紫斑病を発症する前のIgA腎症の状態に戻ったといえるでしょ

う」．

　以上の事例は，イタリアのPavia大学小児科のAngelo Ravelliが，1996年，『Nephron』誌の"Letter to the Editor"に投稿した，「IgA Nephropathy and Henoch-Schönlein Syndrome Occurring in the Same Patient（同一人物に発生したIgA腎症とHenoch-Schönlein症候群）」を，その筆頭著者ラヴェリの語りとして再現したものである．

事例その2

　「私はここにお集まりいただいた皆様に，ある7歳の一卵性双生児が奇しくも経験したことをお話しようと思います．

　ごく普通の英国の家庭で育った元気な子どもたち．まさに，同じ家で，同じ食事をとり，同じ学校へ通い，同じベッドで眠る生活を7年間繰り返してきた双子が身をもって経験した不思議な物語といっていいでしょう．

　ある冬のことでした．鼻水，眼痛，発熱，頭痛そして，嘔気が2人を見舞ったのです．少し症状の強い風邪，といっていい症状でした．

　2人の男の子を仮に太郎と次郎と呼んでおきましょう．この風邪症状の出現は太郎のほうが次郎より5日早かったのです．症状が強いこともあり，ウイルス検査を行いました．アデノウイルスの補体結合抗体価（complement-fixing antibody titer）は，最初2人とも32倍未満でしたが，12日後には，太郎は256倍に，次郎は512倍に達し，アデノウイルスによる上気道感染であることを確認いたしました．発熱期には2人とも同じように腹痛を訴えていました．ところが，その後，2人の病状はまったく別の道に分かれたのです．太郎は重い病状へ，しかし，次郎は軽い症状へと．

　まず，太郎の話からいたしましょう．太郎はその後，膝関節と足関節の痛みを訴え，さらに，特徴的な下肢の紫斑が現れました．まさにHenoch-Schönlein紫斑です．そして，肉眼的血尿が出現

し，そのわずか3週間後にネフローゼ症候群に至ってしまったのです．咽頭炎の局所的な問題が，あれよあれよという間に，全身に広がったわけです．発症後，4週間目に行った腎生検は，残念なことに，びまん性増殖性糸球体腎炎で約30％の糸球体に半月体の形成が認められました．免疫蛍光抗体法でみると，メサンギウムを中心にびまん性のIgA，IgG，C_3の沈着が確認されました．その後，腎機能は低下していきました．今日，4年の月日が経過したのですが，太郎は高血圧の状態にあり，血清 Cr 5.2 mg/dℓ，1日蛋白尿は1.5 mg，そして，上気道感染症を起こすと，時折，肉眼的血尿に見舞われる日々．したがって，現在正常な発育は障害され，厳しい医療管理下にあります．透析か腎移植の選択に迫られる日が近づきつつあるのです．

次に，次郎の経過をお話しましょう．彼には，関節痛も紫斑も出現しませんでした．腹痛も太郎と比べると軽いものでした．肉眼的血尿は太郎より2日早く出現したのです．BUN 140 mg/dℓ，血清 Cr 2.6 mg/dℓ と腎機能の低下が認められたのですが，1週間後には正常に戻りました．今では，蛋白尿はなく顕微鏡的血尿だけが残っています．もちろん，腎機能低下が一時みられましたから，次郎にも腎生検は施行されました．所によって差はあるものの，軽度なメサンギウムの増殖を示すメサンギウム増殖性糸球体腎炎（mesangial proliferative glomerulonephritis）でした．13個の糸球体を免疫蛍光抗体法で観察しますと，メサンギウムを中心に太郎より強いIgAの沈着が確認されました．IgG と C_3 の沈着も散在性にみられました．ただ，IgG の沈着は太郎より弱いものでした．つまり，病状の弱いほうがIgA沈着は強く，IgG沈着は弱かったことになります．

2人の皮膚生検の結果もつけ加えておきましょう．腎生検をする際に，背中の皮膚を採取しました．2人とも，IgAをはじめとする沈着は認めませんでした．また，下肢の皮膚も生検しました．太郎は紫斑の辺縁から採取しました．もちろん血管炎は認めたのですが，フィブリンの沈着だけで免疫グロブリンや補体の沈着は認めなかったので

す．もちろん，紫斑のない次郎の皮膚はまったく正常で沈着物は認めませんでした．

遺伝的に同一の一卵性双生児．同じ生活環境で同じウイルスに感染．しかし，1人は，腎炎を伴った典型的なHenoch-Schönlein紫斑病となり，急速な腎機能の障害に移行し，人工透析か腎移植を待つ身．もう1人は，症状は軽く一過性で典型的なIgA腎症（Berger病）．そして，腎機能は正常で普通の生活を送っている．

皆さん，この2人の運命のあまりに大きな差をどうお考えになりますか…」．

この事例は，1985年，英国 Leeds のセント・ジェームズ大学病院小児科の Meadow と Scott が，『The Journal Pediatrics』誌に投稿した論文の中身である．そのタイトルは，そのものずばり，「Berger disease ; Henoch-Schönlein syndrome without rash（Berger病—紫斑を伴わないHenoch-Schönlein紫斑病）」である．

IgA腎症とHenoch-Schönlein紫斑病の深い関連性

この2つのあまりにもリアルな事例をみると，わずか40年の歴史しかもたないIgA腎症と100年を優に超える歴史をもつHenoch-Schönlein紫斑病，その両者の深い関連性を思わずにはいられない．事実，Angelo Ravelli は，「われわれのこの報告は，Henoch-Schönlein紫斑病とIgA腎症が密接に関連した疾患であることを示す新たなエビデンスである．Our observation provides additional evidence that HSS and IgA nephropathy are closely related disease.」といい，Meadow 教授も「おそらく，Berger病はHenoch-Schönlein紫斑腎炎の異型と考えられる．Perhaps, Berger disease may be considered a variant of Henoch-Schönlein nephritis」と，いとも簡単に両者の関連性を肯定している．

しかし，筆者は，Henoch-Schönlein紫斑病は，

皮膚を主要な標的とする全身疾患（血管炎）であり，その振る舞いは"劇的な急性疾患"であって，しかし，"予後良好な小児疾患"．一方，IgA腎症は，腎臓のみが標的となった疾患で，その振る舞いは"きわめて息の長い慢性疾患"であって，"腎不全に陥っていく予後不良な比較的若い成人の疾患"であるという，その臨床像の決定的な差を無視することはできないのである．

同一人物に，Henoch-Schönlein紫斑病とIgA腎症が発生したとする報告は，Ravelliの報告を含めこれまで4つ報告がある．IgA腎症が先駆したもの2例，Henoch-Schönlein紫斑病が先駆したもの2例である．両者の関連を否定するものではないが，たまたまの偶然であったのではないのか，と筆者には感じられる．

MeadowとScottによる一卵性双生児の希有な報告は衝撃的である．それは，遺伝子に対する考え方に1つの疑問を投げかけるからだ．遺伝子と環境因子がまったく同一な2つの固体に，なにゆえ，まったく違った顛末をみたのかという疑問である．同じアデノウイルス感染により，一方は重篤な腎障害を伴ったHenoch-Schönlein紫斑病を，また一方は軽症なIgA腎症を発症したわけで，まさに，同じ病的過程の結果，ここで問題にしてきた2つの疾患が立ち現れたことになる．だから，2つの疾患は同じ発生機序による臨床像の異なる疾患である，と，まったく異論の余地のない主張にみえる．そして，それでいいのかもしれない．しかし，筆者が衝撃を受けるのは，「これほど環境因子の平等な状態で，その個体の反応と結果がこれほどまでに異なったのはなにゆえなのか？」にある．つまり，遺伝子がその個体のすべての細胞の形態と機能を制御しているとする前提に立つなら，なぜ，こんなことが起こったのか，なのだ．太郎と次郎を比較すると，病状の軽い次郎のほうがアデノウイルス抗体価は，病状の重い太郎の2倍高かった．これは侵入ウイルス量の差なのか，侵入ウイルス量は同じでも，体内での免疫反応の強さに差があるのか，環境因子と遺伝子以外に第三の因子が存在するのか？

筆者には，外見的には瓜2つの一卵性双生児だが，その性格がまったく同じでないように，遺伝子の制御する60兆個の体細胞，その形態はまったく同じであっても，その機能には一定の幅が存在するようにみえるのだ．遺伝子は主張するかもしれない．「君たち人間の側からすれば，2人の子どもに起こった事柄があまりにも異なったものにみえるかもしれない．しかし，われわれからすれば，この程度の差は，いわば，小さな虫に咬まれたか否か，その程度のものなのだよ」と．

IgA沈着の向こうに人体という多様性をもつ世界がある

"IgA沈着"という1つの病理形態から発したこのAddendumだが，さまざまな論文に提示される数々の事例との出会いは，1つIgAに拘泥していたのでは，その本質はまだまだ遠いのだと教える．また逆に，好中球，リンパ球，単球，マクロファージそしてメサンギウム細胞にIgAの受容体が確認されている今日，IgAのこと，とりわけそのクリアランスをはじめとする生理的な機能をもっと深く解明しない限り，これらの疾患の本質はみえてこないのだとも教える．事実，われわれの経験した典型的なHenoch-Schönlein紫斑病のG君は，血清IgAの上昇はなく，紫斑部皮膚血管にもIgAをはじめ，IgGもIgMも補体も沈着していなかったではないか．

それは，人体という深遠なる多様性をもつ世界の門前で強烈に突き放された感慨を誘うのだ．だから，昂然と前方を見据えて語り始めたこのAddendumは，頭を垂れて閉じることになる．

MEMO

　Henoch-Schönlein腎炎とIgA腎症について参考になる3つの総説的な論文をあげておこう．英国，米国，オランダからのものだ．
・White RHR：Henoch-Schönlein nephritis；a disease with significant late sequelae. Nephron 1994：68：1-9
・Rai A, Nast C, Adler S：Henoch-Schönlein purpura nephritis. J Am Soc Nephrol 1999；10：2637-2644
・Davin JC, Berg IJ, Weening JJ：What is the difference between IgA nephropathy and Henoch-Schönlein purpura nephritis？ Kidney Int 2001；59：823-834

　そして，腎臓病理のテキストとしては，定番のHeptinstallの『Pathology of the Kidney』(1993年)もいいが，2005年に発売された『AFIP非腫瘍性疾患病理学アトラスシリーズ 第4巻 "Non-Neoplastic Kidney Disease 非腫瘍性腎疾患"』を参照するのがいいだろう．実は，このテキストの3人の編者に，かのJ. Charles Jennetteが含まれており，ノースカロライナ大学腎臓病理部門で腎生検されIgA腎症と診断された544症例を基礎に論述しているからである．もちろんHenoch-Schönlein(purpura)nephritisの記述も章を変えて記述されている．ちなみに，JennetteはIgA腎症とHenoch-Schönlein purpura(彼はnephritisという表現を用いていない)の関連性に対するコメントは微妙に避けている．

■ 文献

1） Kerr MA：The structure and function of human IgA. Biochem J 1990；271：285-296
2） Berger J, Hinglais M：Les depots intercapillaires d' IgA-IgG. J Urol Nephrol 1968；74：694-695
3） Berger J：IgA glomerular deposits in renal disease. 1969；Transplant Proc 1969；1：939-944
4） Faille-Kuyper EH, Kater L, Kuijten RH, et al：Occurrence of vascular IgA deposits in clinically normal skin of patients with renal disease. Kidney Int 1976；9：424-429
5） Faille-Kuyper EH, Kater L, Kooiker CJ：IgA-deposits in cutaneous blood vessel wall and mesangium in Henoch-Schönlein Syndrome. Lancet 1973；1：829-823
6） Ravelli A, Carnevale-Maffe G, Ruperto N, et al：IgA nephropathy and Henoch-Schönlein syndrome occurring in the same patient. Nephron 1996；72：111-112
7） Meadow SR, Scott DG：Berger disease：Henoch-Schönlein syndrome without the rash. J Pediatr 1985；106：27-32
8） Alberts A, Johnson A, Lewis J, et al(eds)：Molecular Biology of the cell, 4th ed. Garland Science, New York, 2002

Chapter 19 Addendum 2(Chapter 17 に関連して)

Henoch-Schönlein 紫斑病の腎臓障害を具体的に知る

　Henoch-Schönlein 紫斑病を腎臓障害の視点でみるとき，複雑な思いに駆られる．それは，Chapter 17 で述べたように，血尿，蛋白尿をはじめとする腎臓障害が40％に起こるのだが，そのほとんどは，腎機能の障害を残さず改善する．しかし，1～5％の少数ではあるが，急性腎炎やネフローゼ症候群として出現し，末期腎臓病に至る場合があり，予後良好がモットーのHenoch-Schönlein 紫斑病に1つの暗い影を投げているからだ．つまり，その絶対的な予後因子として腎臓障害があることになる．したがって，その腎障害の具体的内容を知ることは重要である．

　また，Henoch-Schönlein 紫斑病における腎障害は，Henoch-Schönlein 紫斑腎炎とか Henoch-Schönlein 腎炎と呼ぶことが多いが，筆者は，Henoch-Schönlein 紫斑病の合併症と考えたほうが妥当のような気がする．

　ここに取り上げる1つの論文は，そんな Henoch-Schönlein 腎炎（彼らはそういう）がどのような経過をたどるのかをみごとにとらえた臨床研究の逸品である．

Goldstein らの論文
(Lancet, 1992)

　1992年2月号の『The Lancet』誌に，英国 Birmingham 子ども病院腎臓部門の Amanda R. Goldstein と Richard H. R. White，そして，ロンドンの Guy's Hospital 小児腎臓部門の Rosamund Akuse と Cyril Chantler が「小児 Henoch-Schönlein 腎炎の長期間にわたる経過観察（Long-term follow-up of childhood Henoch-Schönlein nephritis）」として発表したものだ．対象は1962年から1976年の間に，腎生検で組織の裏づけがとれた78例であり，19年から35年，平均23.4年の長きにわたるその観察記録である．だから，当然，対象患者1人ひとりは，人間の一生におけるさまざまな出来事を経験しながら経過観察されているわけで，特に，そのなかの24名の女性は延べ56回の妊娠を経験している．

　早速，拝見してみようか．

　78名は，1971年，1976年，1990年の3回にわたり臨床状態（clinical status）を評価されている．まず，発症時の状態を，発症時グレード（onset grade）として，1～5にランクづけする．

　グレード1は顕微鏡的血尿のみ，グレード2は顕微鏡的あるいは肉眼的血尿を伴った蛋白尿，グレード3は急性腎炎症候群（高血圧，乏尿，血清BUN あるいは Cr 上昇のうち少なくとも2つを満たす場合），グレード4は，ネフローゼ症候群（体表面積 m^2 当たり1g/日以上で，血漿アルブミン25g/ℓ以下．浮腫の有無を問わない），グレード5は腎炎でネフローゼ症候群を示すものである．

　そして，経過観察の結果は臨床アウトカム（clinical outcome）として，A，B，C，Dの4つのランクに分類される．つまり，Aランクは正常，Bランクは軽度な尿所見異常（蛋白/クレアチニン比が21～200 mg/mmol で顕微鏡的血尿の有無を問わないが，高血圧はなく，血清 Cr 値は正常），Cランクは，活動性腎疾患（蛋白/クレアチニン比が≧200 mg/mmol，高血圧，あるいは，血清 Cr が正常上限を1～25％超える場合），Dランクは，腎障害（血清 Cr が正常上限を125％以上超える場合，末期腎炎あるいは死亡）である．このアウトカム分類で，正常，この正常とは正常血

表1 Henoch-Schönlein 腎炎の発症時所見と臨床アウトカム

発症時グレード	臨床徴候	総数	アウトカムグレード			
			A	B	C	D
1/2	血尿±蛋白尿	39	32	2	2	3
3	急性腎炎症候群	6	5	0	0	1
4	ネフローゼ症候群	10	6	0	3	1
5	腎炎/ネフローゼ症候群	23	8	3	2	10

(Goldstein AR, White RHR, Akuse R, et al : Long-term follow-up of childhood Henoch-Schönlein nephritis. Lancet 1992 ; 339 : 280-282)

表2 Henoch-Schönlein 腎炎の初期組織所見と臨床アウトカム

腎生検グレード	総数	アウトカムグレード			
		A	B	C	D
I	7	7	0	0	0
II	30	22	3	3	2
III	21	15	1	1	4
IV	9	4	0	2	3
V	3	0	1	0	2

(Goldstein AR, White RHR, Akuse R, et al : Long-term follow-up of childhood Henoch-Schönlein nephritis. Lancet 1992 ; 339 : 280-282)

圧で血尿・蛋白尿をみないという意味，のAランクが設定されている点が重要である．まず，表1をみていただこう．

当初，血尿か蛋白尿を認めた(発症時グレード1/2)39例は，その後，32例(82%)がまったく正常(アウトカムグレードA)に改善していることがわかる．しかし，7名はなんらかの障害を残しているのだが，具体的には，その2名がCで高血圧状態にあり，3名(0.8%)はDで1名死亡，2名は腎不全状態に至っている．一方，当初からネフローゼ症候群を示す腎炎であった発症時グレード5の23名はというと，なんと8名(35%)が正常に復帰していることがわかる．そして，1990年時点でDグレードに位置する15名の具体的な内容をみると，10名は生存中で，そのうち6名は延べ11回の腎移植を受け，2例の移植腎にHenoch-Schönlein 腎炎が，術後3年と10年に再発している．死亡した5名のうち4名は発症後2.5年以内に急速進行性糸球体腎炎で死亡している．当時(1960年代)，まだ，小児の腎移植プログラムが整備されていなかったがゆえに，この子

どもたちを救うことができなかったと筆者は語る．この表をみると，Henoch-Schönlein 腎炎発症後の人生にかくも多様な顛末があるのか，と，感じずにはいられない．

では，より客観的な所見と考えられる腎生検から得られた組織所見と臨床アウトカムの関係ではどうなのだろう．発症から1年以上経過してから腎生検されている8例は除外されているので，対象は70例である．1977年の classification of the international Study of Kidney Disease in Children(ISKDC)に基づく，腎生検グレード(biopsy grade)I〜IVでみると表2のようになる．I〜IIIは半月体の形成がまったくないものから49%以下，IV，Vは50%以上に半月体形成をみるものである．I〜IIIとIV，Vの差は統計学的に有意である(p = 0.01)．

しかし，具体的にみると，50%以上の糸球体に半月体(crescent)形成をみたグレードIVの9例中なんと4例(44%)が，アウトカムグレードA(正常)に改善しているではないか．しかし，これは額面どおりには受け取れない．おそらく，半月体の組織構築の差を区別せず，どんな半月体でも半月体としたためだろう．半月体は，ボウマン嚢の1/3〜1/2周以上を2層以上の上皮細胞の増殖によって埋め尽くされた状態をいい，その細胞成分の過多によって，細胞性半月体(cellular crescent)，線維細胞性半月体(fibro-cellular crescent)，線維性半月対(fibrous crescent，無細胞性半月体 acellular crescent ともいう)に大きく分けるのだが，細胞成分の多い cellular crescent なら炎症が去れば，反応性に増殖した上皮細胞と滲出液は消え去りもとのボウマン嚢に戻る可能性が

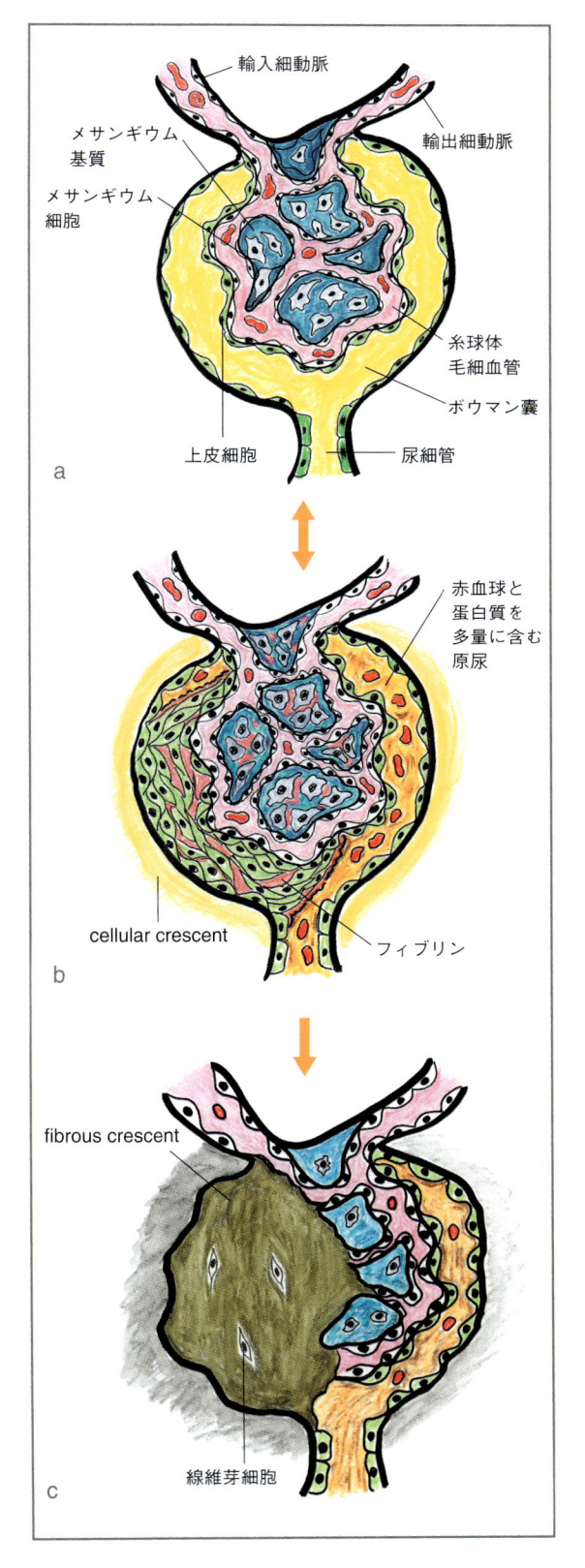

図1 半月体(crescent)の諸相

a：正常な糸球体 糸球体毛細血管はサラサラと血液が流れ，ボウマン嚢腔に超濾過された源尿に赤血球も蛋白質も漏れることはない．メサンギウム細胞も知らん顔をしている．b：cellular crescent 約1/2周を覆う反応性に増殖した上皮細胞(epithelium)が2層以上に重層化し，ボウマン嚢壁に癒着している．フィブリンの析出もみられる．メサンギウム細胞は反応し，その基質には，フィブリンや免疫複合体の沈着がみられる．尿中には多数の赤血球と多量の蛋白質が出現する．c：fibrous(acellular)crescent 糸球体の半分に線維化がおよび，正常epitheliumは消失し，あたかもセメントの中に封入されたように，少数の線維芽細胞がちらほらみえる．この糸球体は非可逆的な障害であり，もう元に戻ることはできない．

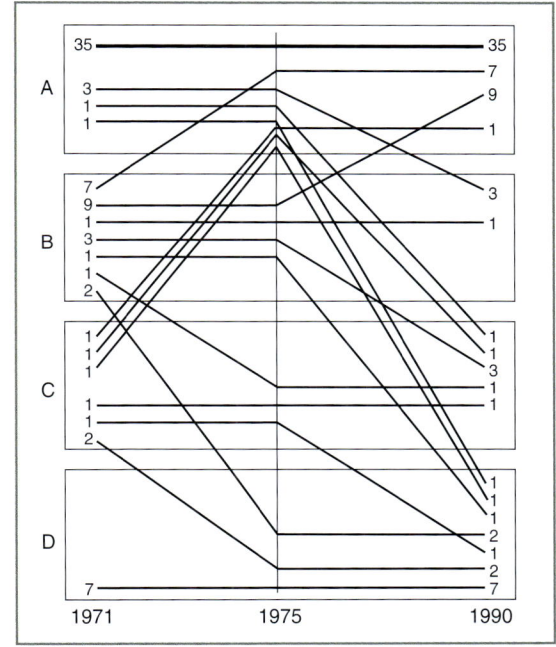

図2 長期にわたる臨床アウトカムの推移

(Goldstein AR, White RHR, Akuse R, et al：Long-term follow-up of childhood Henoch-Schönlein nephritis. Lancet 1992；339：280-282)

十分あるからだ(図1)．

　では，これらの基本的なデータを基礎に作成された1971年，1976年(5年後)，1990年(20年後)の3つの時間の断面でみた78名の臨床アウトカムの推移を如実に示す図2をみることにしよう．

　この図をみていると不思議な思いに誘われる．わずか5年で朗らかな日常が暗く辛い日常に変わる人もいれば，鬱々とした日常が晴天の霹靂のように変わる人もいる．しかし，さらに14年の年月が過ぎ去ってみれば，例外を除き再び病気とと

もにある日々に回帰する．5年後にまったく正常に戻ったAランクの人ですらDランクに移行することがあると，この図は語っているのだ．だから，おおむね発症時の発症時グレードのよい場合予後は良好といえるのだが，具体的な1人ひとりに直接対応するとき，5年，10年，20年後を予測することの難しさを切実に伝える図である．Goldsteinは語る．「予想外に，予後不良（poor outcome）が多かったことになるが，ほとんどが紹介患者であり，その初期の治療歴の情報は十分考慮していないわけで，患者選択基準がかなり曖昧なものだったこと，そして，きわめて長期にわたる観察結果であったことがその理由なのかもしれない」と．

妊娠を経験した24名の内容もみておこう．延べ56回の妊娠で，44例は満期産だった．4例は現在妊娠継続中，流産は7例で，低出生体重児で生まれたが新生児期に死亡した1例の母親は慢性腎不全であった．そして，幸い満期産であった44例中16例（36％）は高血圧か持続的蛋白尿か，その両方をもっていた．しかし，この16名の臨床アウトカムは12名（75％）が完全に回復しランクA，2名はB，そして，Dは2名（13％）であった．

「小児Henoch-Schönlein腎炎は，5年以上の経過観察が必要であり，その妊娠は，とりわけ長期にわたる緻密な経過観察と医療的な対応が求められる」．Goldsteinらの結論である．

そして，Henoch-Schönlein紫斑病における腎障害を考えるとき，この論文はHenoch-Schönlein腎炎には，かなり"変動する臨床像の多様性"があることを示し，IgA腎症のように，きわめてゆるやかだが着実に腎障害が進行する臨床像とはその質が異なっていることを教えているように見える．

多様性とは具体的であることだ

筆者が，常々考えることに，「不特定多数からなる統計的な情報と具体的な確固たる一個人の情報は，一体，どのようにリンクし得るのか」という一事がある．

一般論は，美味しい弁当をつかいながらスタンドで観戦している気分を誘い，具体的な一個人と対峙する個別論はというと途端に，口の渇きを強く感じながら素手で戦うような情況を想起する．だから，病気をもつ患者との直接的なかかわりは一般論で高みの見物を決め込むわけにはいかない．具体的な症状を訴える1人の患者を前にして，キラメキ輝く冬の星座の展開する美しき宇宙論で，よも，対応するわけにはいくまい．

このAddendumで取り上げた1本の論文は，そのことをリアルに伝えるものであり，人間を対象とする医学がどのような方向性をもつべきなのかを提示しているように筆者は感じるのである．

「疾病の多様性は人間の多様性に似ている．多様性とは具体的であることだ」．

Goldstein論文の読後感である．

■ 文献

1) Goldstein AR, White RHR, Akuse R, et al : Long-term follow-up of childhood Henoch-Schönlein nephritis. Lancet 1992 ; 339 : 280-282

Chapter 20　Case 13

疼痛を伴った肢端紫藍症で始まり，壊疽へ，そして指趾切断

84歳，女性．壊死はなぜ起こったのか？

診断に至る思考プロセス

history

　年末も押し迫った，12月28日．働き者のお梅ばあさんは，冷水もものともせず，せっせと御節料理の仕度に忙しい．さて，準備万端．年が改まり，晴れて元旦となりました．ところが，だ．突然，両手指先端に疼痛が出現．しかも，指先が紫色に変色しているではないか．さすったり温めたりするが，色は戻らず，痛みも去らない．元旦早々，近医を受診．「これは凍傷だね」と内服薬を処方される．しかし，一向に痛みは取れず，さらに足趾にも同様の症状が出現してきた．

□ Key
①両手指先に疼痛かつ紫色に変色．足趾にも同様の症状．
②近医診断は凍傷．内服薬処方

　1月23日，当院皮膚科を受診．両手第2〜5指と右足第1，2趾に肢端紫藍症（acrocyanosis）と強い痛みを訴える．とにかく，その手の写真をみていただこう（図1）．第2〜5指のPIP関節より末梢は紫色に変色し，冷感あり（サーモグラフィーでは10℃低い），本人は激痛を訴える．それ以外はまったく正常な皮膚の色である．橈骨動脈は左右ともよく触れる．凍傷Ⅰ度と診断され，消炎鎮痛薬と塩酸ジルチアゼムの内服とユベラ軟膏が処方された．しかし，症状はコントロールされず，1月30日精査，加療目的で入院となる．

□ Key
①肢端紫藍症，痛み，②冷感，③皮膚科医診断は凍傷Ⅰ度．内服薬と軟膏を処方するも改善せず加療入院

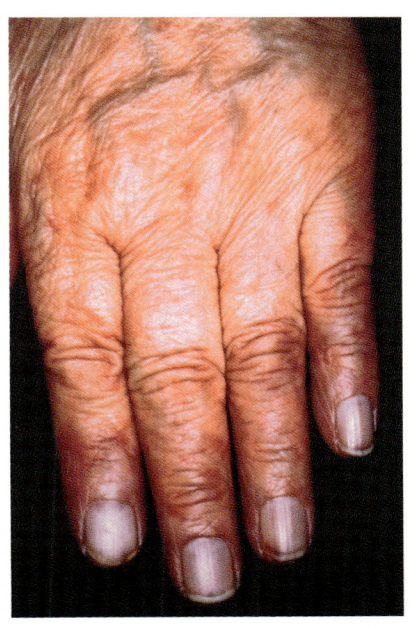

図1　第2〜5指尖に出現した肢端紫藍症

入院時の検査データ

　入院時の検査データをみてみよう．TP 6.8 g/dℓ，アルブミン 2.8 g/dℓと栄養状態は不良である．痛くて食事どころではなかったのだろう．だから，RBC 370×10⁴/μℓ，Hb 7.8 g/dℓと軽度な貧血もある．WBC 15,560（好中球85.2％，リンパ球6.7％，好酸球0.8％）/μℓと増加している．CRP 12.47 mg/dℓ，赤沈128 mm/時と著明に亢進している．Pltは55.8万/μℓとやや増加し，凝固系はPT 12.9秒，APTT 30.8秒，フィブリノゲン595.8 mg/dℓ（基準値：150〜400），FDP 10.8 μg/

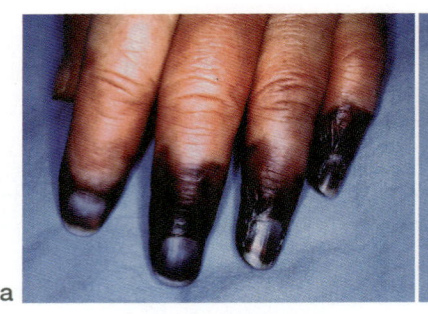

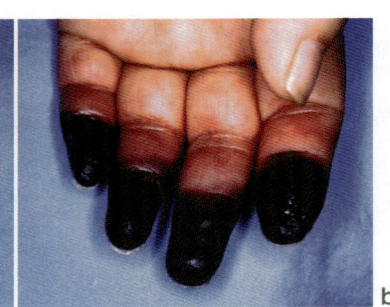

図2　指尖の急速な壊死の出現

mℓ（基準値：＜10.0，Dダイマー1,578 ng/mℓ（基準値：＜150）で凝固能の亢進がみられる．免疫グロブリンはどうか？　IgG 2,448 mg/dℓ（800〜1,800），IgA 587 mg/dℓ（80〜410），IgM 366 mg/dℓ（55〜285）とそれぞれ増加している．しかし，単クローン性の増加はない．補体はCH_{50} 43 U/mℓ（30〜40），C_3 93 mg/dℓ（55〜115），C_4 30.7 mg/dℓ（15.0〜50.0）で低補体血症はない．IgGのFc部分に対する自己抗体であるリウマチ因子は，RAHAで640倍（＜40），RFでは最高437（＜151）と明らかに増加している．しかし，抗核抗体，抗カルジオリピン抗体などその他の自己抗体はすべて陰性．ANCAも陰性であった．肝機能は正常で，B，C型肝炎ウイルス抗体も陰性．腎機能はCr 1.26 mg/dℓと正常だが，尿蛋白と潜血反応は陽性（2＋）である．

白血球増加，高度な炎症反応，リウマチ因子の増加と免疫グロブリンの上昇，凝固能亢進が，高度な四肢末端の紫藍症と疼痛，そして，尿蛋白と顕微鏡的血尿とともにある．これは，皮膚と腎臓を標的にした全身性疾患を考えねばならないだろう．

□ Key
①皮膚と腎臓を標的にした全身疾患

■ 異常血漿蛋白質の発見

読者はもうおわかりだろう．血液中に異常血漿蛋白質（paraprotein）が発見されたのだ．異常蛋白の代表は，Bence Jones蛋白だが，確認されたのは，寒冷刺激により，沈殿，ゲル化，結晶化するクリオグロブリンである．実は，お梅ばあさんの場合，クリオグロブリンだけでなくクリオフィブリノゲンも同時に同定されたのだった．したがって，血液の粘稠度の亢進（hyperviscosity syndrome）が起こっていたことになる．ちなみに，本症例のクリオグロブリンはIgG・IgM混合型であった．

□ Key
①クリオグロブリンとクリオフィブリノゲンの同定．血液の粘稠度亢進

■ 治療

入院後，プロスタグランジン製剤，ヘパリン，星状神経節ブロック，硬膜外ブロックなど濃厚な治療を進めるが，手指末端の壊死は急速に進行した．図2は初診後10日の状態である．

□ Key
①手指末端の壊死が急速に進行

病理学的検討

保存的治療は限界に達し，疼痛はコントロールされず，そして，感染のリスクが高いと判断し，2月16日に右手第2〜5指切断，骨形成術を施行した．

□ Key
①指切断，骨形成術施行

その切断指の骨を含む縦断のルーペ像（図3）と

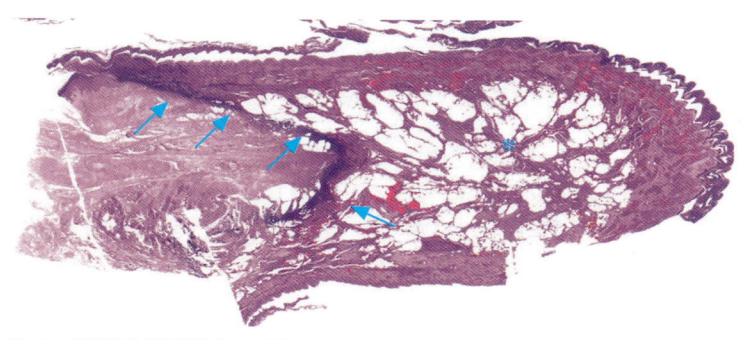

図3 切断手指縦断ルーペ像
壊死部と正常部を境するヘマトキシリン好性の分界線（→）．真っ黒に変色した末梢の壊死部は中に脂肪組織を抱き込む（＊）．

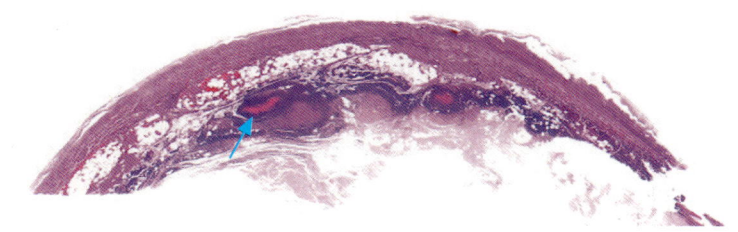

図4 切断手指横断ルーペ像
縦断と同様に分界線が明らかだ．ちょうど，その分界線の直上の横断である．矢印（→）は中動脈である（図6参照）．

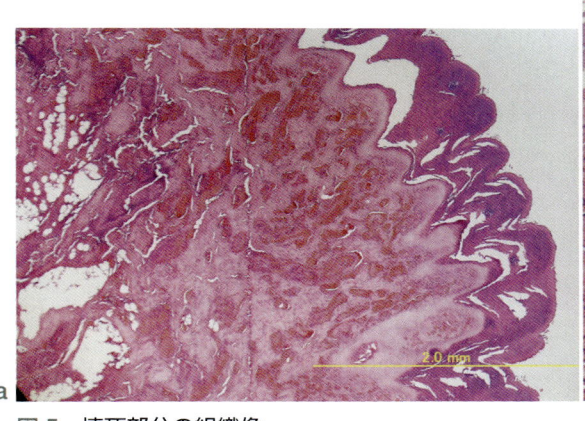

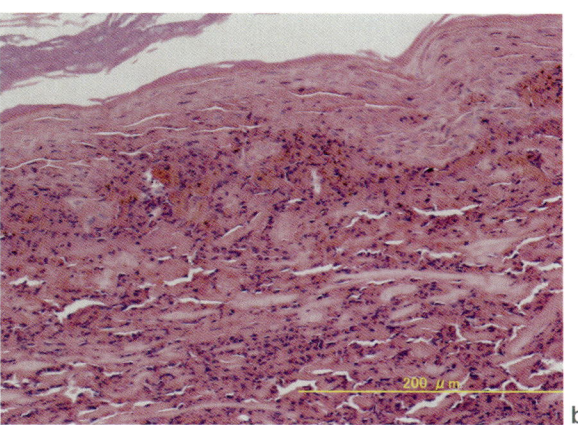

図5 壊死部分の組織像
真皮乳頭部から深層まで，毛細血管と細静脈には鋳型のようなフィブリン血栓の充塡（a）．強拡大（b）でみると，毛細血管と細静脈に好中球浸潤がみられ，白血球破砕性血管炎の所見である．

骨を含まない横断ルーペ像（図4）を示そう．
　縦断の図3では壊死部と正常部を境する分界線がヘマトキシリン好性に青い線条として見える．真っ黒に変色した末梢の壊死部は中に脂肪組織を抱き込むように壊死領域が取り囲んでいる．

その壊死領域の組織構築を観察してみよう（図5）．真皮乳頭部から深層まで，毛細血管と細静脈には鋳型のようにフィブリン血栓が充塡されている．これでは血液は流れまい．しかも，強拡大でみると，毛細血管と細静脈には好中球の浸潤が

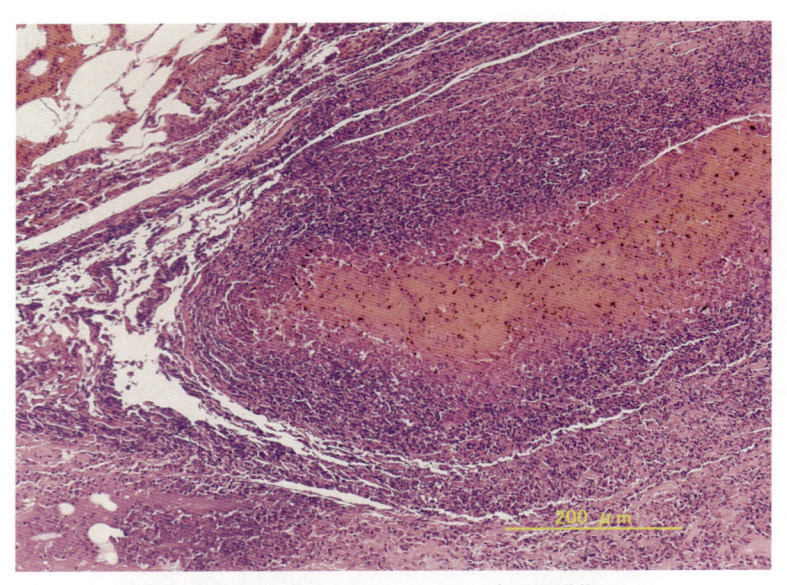

図6 中動脈壊死性血管炎(necrotizing angitis)の組織像
これは図4の矢印(→)で示した動脈である．この動脈は肉眼でみえる400μm径の動脈である．その壁は高度な好中球浸潤を伴い壁既存構造は完全に破壊されている．

みられ，いわゆる，白血球破砕性血管炎(leukocytoclastic vasculitis)の所見である．この小血管炎(small vessel vasculitis)所見は，分界線より中枢側でも軽度ながらみられる．

□ Key
①壊死部と正常部の分界線がヘマトキシリン好性，②毛細血管と細静脈にはフィブリン血栓，強拡大すると好中球浸潤．白血球破砕性血管炎の所見

では，分界線部分を観察してみよう．
横断の図4は，まさに分界線上で切り出された断面となっている．真皮小血管の夥しい血栓形成は同様だが，皮下結合識内の比較的太い血管にも血栓が存在するようだ．強拡大で観察してみよう．径200〜300μmの中動脈(medium-sized vasculitis)の動脈壁は夥しい好中球の浸潤を伴い，壊死性血管炎(necrotizing angitis)の所見である(図6)．弾性線維染色(EVG)でみると，内外弾性板は著明に破壊されている．周辺の動静脈の内皮細胞は反応し，内膜の肥厚が著明であり，側副血行路の形成を支持する所見である．

□ Key
①壊死性血管炎，②弾性線維染色で内外弾性板が著明に破壊，③側副血行路形成

二次性のクリオグロブリン血症の原因となる，慢性感染症(特にB型，C型肝炎)，リンパ血液系腫瘍(多発性骨髄腫，マクログロブリン血症)，膠原病やSLEなどの免疫複合体病は否定された．

病理形態学からの結論

本態性クリオグロブリン・クリオフィブリノゲン血症性血管炎
essential cryoglobulinemic and cryofibrinogenemic vasculitis
（壊死性小中血管炎）
(small and medium-sized vessel necrotizing vasculitis)

▶ 関連科：皮膚科・内科・形成外科・病理科

術後経過

　冷却した二重濾過血漿交換（cryofiltration）とプレドニン®30mg/日の内服を開始．クリオグロブリン（基準値：<80.6μg/dℓ）は最高419.6μg/dℓであったが，3回の二重濾過血漿交換後，279μg/dℓに低下し，プレドニン®投与後13日で77.4μg/dℓに激減した．クリオフィブリノゲンは，その主要成分であるEDA陽性フィブロネクチン（基準値：100〜400）を測定．当初，819ng/mℓであったが，3回の二重濾過血漿交換後，506ng/mℓまで減少した．なお，足趾は切断を免れ，改善した．

　1年後，お梅ばあさんに再発の徴候はなく．また，腎機能障害の進行はなかった．

　あれから，すでに12年．生きておられれば96歳のはず．その顛末はわからない．

考察

　クリオグロブリンの現象を初めて記載したのは，M. Heidelbergerで1929年のことだが，この物質が病気の原因となると最初に発表したのは，かの血液病学の泰斗，ユタ大学内科学教授Maxwell M. Wintrobeで，1933年のことである．彼はその報告のなかで，多発性骨髄腫の56歳女性が進行性のRaynaud現象，紫斑，肝脾腫，網膜静脈血栓症に見舞われたのだが，その血清中に特徴的なクリオグロブリン蛋白質を確認したと記載したのだった．しかし，"クリオグロブリン"という名称をつけたのは，初めて寒冷で出現する不溶性蛋白質（cold insoluble protein）を系統的に研究したLernerとWatsonである（1947年）．

　そして，1962年，クリオグロブリンが1つ以上の免疫グロブリンを含み，その寒冷析出物のなかにリウマチ因子活性があることをLospalutoが指摘し，さらに，1974年，Brouetが86例の分析から，クリオグロブリンを3つに分類したのである．曰く，Ⅰ型は，単クローン性の免疫グロブリン（通常，IgM）からなるもの．Ⅱ型は，多クローン性と単クローン性の混合からなる免疫グロブリンで，リウマチ因子活性をもつもの．Ⅲ型は，多クローン性の混合からなる免疫グロブリンである．したがって，混合型クリオグロブリンはⅡ型とⅢ型ということになる．

　本症例は，IgM・IgG混合型であり，リウマチ因子が高値であったことから，Ⅱ型ということになる．クリオグロブリン血症の本体は，クリオグロブリンが原因となる免疫複合体によって惹起する全身性血管炎（immune-complex mediated systemic vasculitis）である．だから，皮膚に限定せず多彩な臨床像を示していいのだが，お梅ばあさんの場合，四肢末端という限定した皮膚と腎臓にのみ臨床徴候が出現し，とりわけ，皮膚は浸潤を触れる紫斑（palpable purpura）ではなく，指尖の急速に進行する虚血性壊死が特徴であった．この原因は，本症がクリオグロブリンのみではなくクリオフィブリノゲンが同時に存在したため，より粘稠度が高く，血栓形成傾向がより強かったこと．しかも，毛細血管と細静脈という小血管だけに血管炎が限定したのではなく，内径200μm以

上の中動脈にも壊死性血管炎が発生したためだろう．

■ 文献

1) 橋本慶子，池田美智子，吉野博子，他．指趾切断に至ったクリオフィブリノーゲン・クリオグロブリン血症の一例　臨床皮膚科 1997；51：1033-1036
本症例の当院皮膚科主治医橋本の詳細な報告．

2) Heidelberger M, Kendall FE：A quantitative study of the precipitin reaction between type Ⅲ pneumococcus polysaccharide and purified homologous antibody. J Exp Med 1929；50；819
クリオグロブリンの最初の記載．

3) Wintrobe MM, Buell MV：Hypoproteinemia associated with multiple myeloma. Bull Johns Hopkins Hosp 1933；52：156-165
クリオグロブリンの病理的意味を初めて報告．

4) Lerner AB, et al：Studies of cryoglobulin. Am J Med Sci 1947；214：416．
"クリオグロブリン"の名づけ親．

5) Lospaluto J, Dorward B, Miller W, et al：Cryoglobulinemia based on the interaction between a gamma macroglobulin and 7S gamma globulin. Am J Med 1962；32：142-147
クリオグロブリンの本体は免疫グロブリンであることを指摘．

6) Brouet JC, Clauvel JP, Danon F, et al：Biologic and clinical significance of cryoglobulins；a report of 86 cases. Am J Med 1974；57：775-788
クリオグロブリンを3つに分類．

7) Rieu V, Cohen P, Andre MH, et al：Characteristics and outcome of 49 patients with symptomatic cryoglobulinemia. Rheumatology 2002；41：290-300
クリオグロブリン血症の臨床総説の最新版．1978年から1998年にクリオグロブリンが確認された179例中，臨床症状を示した49例のクリオグロブリン血症のフランスからの報告．HCV＋とHCV－群に分けて分析している．全身性疾患としてのクリオグロブリン血症の臨床像がよくわかる．また，1966年(10例)，1974年(86例)，1980年(40例)，1994年(63例)と4つの文献を引き，年代的な変遷を知ることができる．本症例のように指の急速な壊死に陥った報告はここには見当たらない．

8) Kallemuchikkal U, Gorevic PD：Evaluation of cryoglobulins. Arch Pathol Lab Med 1999；123：119-125
クリオグロブリンの検査と同定についての総説．

Chapter 21 Case 14

HCV陽性硬変肝に出現した結節
74歳，男性．針生検の結果は腺癌であった

診断に至る思考プロセス

history

脊椎管狭窄症で手術の既往がある74歳の男性．10年来，HCV陽性の肝硬変として近くの医院に通院している．定期的な腹部超音波検査で，S6にSOLを認め精査加療目的で当院に紹介された．

■ Key
①脊椎管狭窄症の手術既往，②HCV陽性の肝硬変

入院時の検査データ

入院時の検査データをみてみよう．TP 6.9 g/dℓ，アルブミン3.3 g/dℓと低アルブミン血症がある．WBC 5,290/μℓ，Hb 13.4 g/dℓだがPlt 11.3×10^4/μℓで血小板は減少している．凝固系はPT 12.9秒，APTT 36.9秒で凝固能異常を認めない．LD 179 IU/ℓ，AST 58 IU/ℓ，ALT 39 IU/ℓ，γ-GT 44 IU/ℓ，ALP 694 mg/dℓと肝胆道系酵素の軽度な異常をみるが，総ビリルビン1.1 mg/dℓと黄疸は認めない．身体所見上，腹水なし．つまり，アルブミン3.5 mg/dℓ以下ではあるが，肝硬変Child-Pugh分類A(軽症)といったところだ．

腹部超音波検査では，S6に17×16 mm，雪だるま状の低エコーSOLあり．いわゆる，nodule in noduleパターンなどはみられず，肝細胞癌としてはそぐわない．また，単純(plain)CTで低吸収(low density)，造影CTでは，早期相(early phase)で不均一，後期相(delay phase)で不鮮明化する像としてみられる．造影ダイナミックCTでの肝細胞癌典型所見は，血管に富み(多血性 hypervascular)，早期相で高吸収(high density)，後期相で低吸収パターンのはず．だから，本症例のCT所見は，肝細胞癌としては非典型である．なお，血管造影でこの腫瘍は上腸間膜動脈と腹腔動脈の右肝動脈で栄養されている．

超音波ガイド下肝腫瘍針生検が施行された．肝組織と異なり，線維性間質を背景に異型腺管の浸潤を示す組織が採取されている(図1)．異型腺管はきれいな管状構造を示すものといびつで管状構造が不明瞭な腺管からなる．中等度分化型管状腺癌である．となると，この腺癌が転移性か原発性かの判断が必要となる．単発であることは原発性，つまり，胆管細胞癌を考えていい情報である．全身検索の結果，肝臓以外に腫瘍性病変を認めなかった．

ところで，腫瘍マーカーは，1つの疑問を投げかけていた．CA19-9は205.5 U/mℓ (基準値<37)と上昇，CEAは4.7 ng/mℓ (<5 ng/mℓ)で正常，したがって，胆管細胞癌を強く支持する結果である．ところが，AFPが70.9 ng/mℓと上昇している．つまり，肝細胞癌が別にあるのか？ という疑問である．

■ Key
①低アルブミン血症，②血小板減少，③腹部超音波で低エコーSOLあり，④超音波ガイド下肝腫瘍針生検で異型腺管の浸潤を示す組織採取．中等度分化型管状腺癌，⑤腺癌が転移性か原発性か判断必要，⑥CA19-9，AFPの上昇，⑦腫瘍マーカーの動きから肝細胞癌の可能性を考える

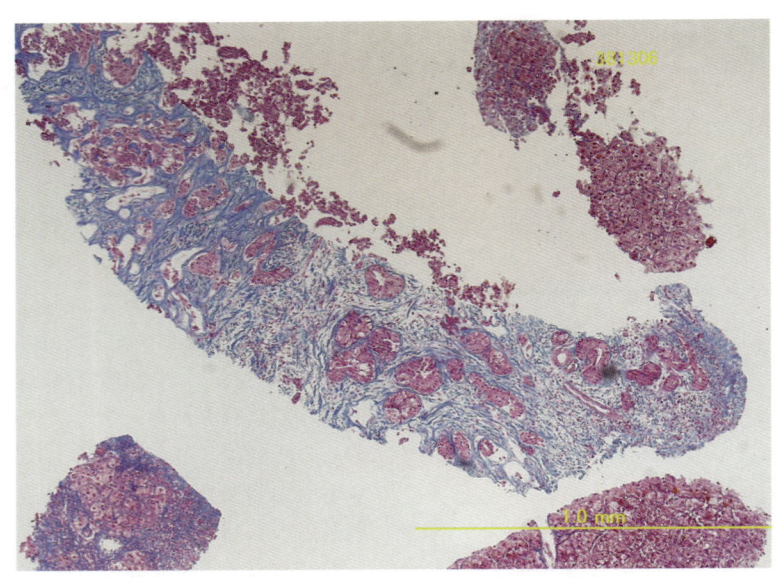

図 1　超音波ガイド下肝腫瘍針生検（アザン染色）
線維性間質を背景に異型腺管の浸潤をみる．

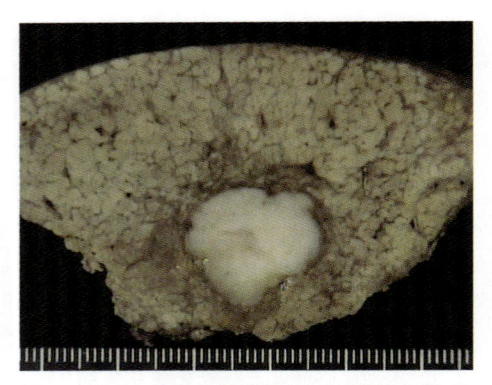

図 2　肝 S6–S7 切除術標本肉眼所見（ホルマリン固定後割面）
ほぼ完成した乙型肝硬変を背景に，24×13 mm の白色結節がみられる．これは肝細胞癌の肉眼所見ではない．

切除術施行

　肝硬変はあるが切除可能な胆管細胞癌としてS6–S7 切除術が施行された（図 2）．
　背景は，薄い線維性隔壁で囲まれた 2 mm 程度のよく揃った再生結節からなる，典型的な乙型肝硬変（薄い隔壁で中から小結節性の肝硬変 thin-septal, meso-micro nodular liver cirrhosis）である．その中に白色結節が単発でみられる．最大割面は 24×13 mm である（図 3）．比較的間質成分の少ない高分化から中分化の管状腺癌（胆管細胞癌）である（図 4）．粘液産生は認めなかった．免疫染色では CA19-9 が腺菅腔の細胞表面に陽性である．

◻ Key

①典型的な乙型肝硬変，②胆管細胞癌を確認，③免疫染色で CA19-9 陽性

　ところが，だ．術中超音波検査でこの胆管細胞癌から 3 cm 離れた S7 に別の結節が見つかったのだった．したがって，当初 S6 のみの切除予定が S7 の一部も切除することになったのである（切除材料の肝重量は 250 g である）．図 5 のホルマリン固定後割面をみていただこう．境界不明瞭な 5 mm の白色結節がみえる．さきほどの胆管細胞癌とよく似た色調である．ルーペ像（図 6）でみると被膜はなく，中心部分から辺縁に伸びる線維化がみられる．したがって，肉眼所見からは，これも胆管細胞癌で肝内転移巣だろうと考えていたのだが…．組織をみると，肝細胞に似た腫瘍細胞の索上配列からなり，核内グリコーゲンが目立

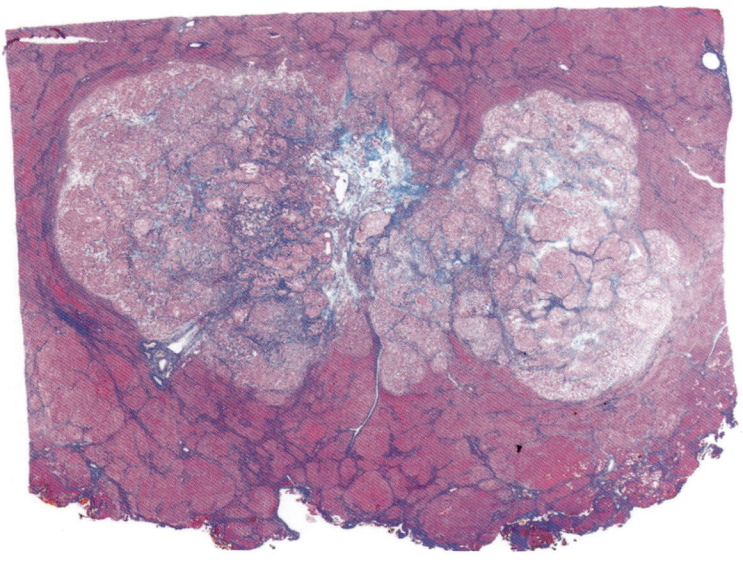

図3 切除標本のルーペ像（アザン染色）
腫瘍結節は小結節の癒合の様にみえる．

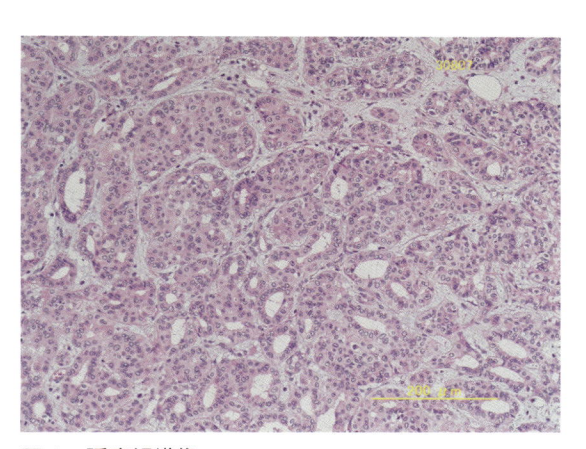

図4 腫瘍組織像
間質成分の少ない高分化から中分化の管状腺癌（胆管細胞癌）である．

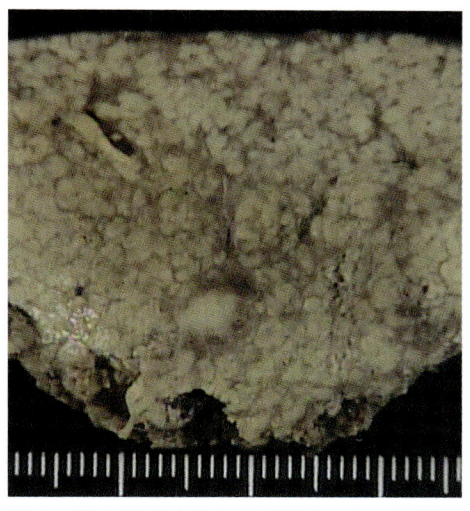

図5 術中超音波検査で偶然見つかった別の結節（S7）切除標本
肝硬変を背景に境界不明瞭な5mmの白色結節．胆管細胞癌とよく似た色調である．

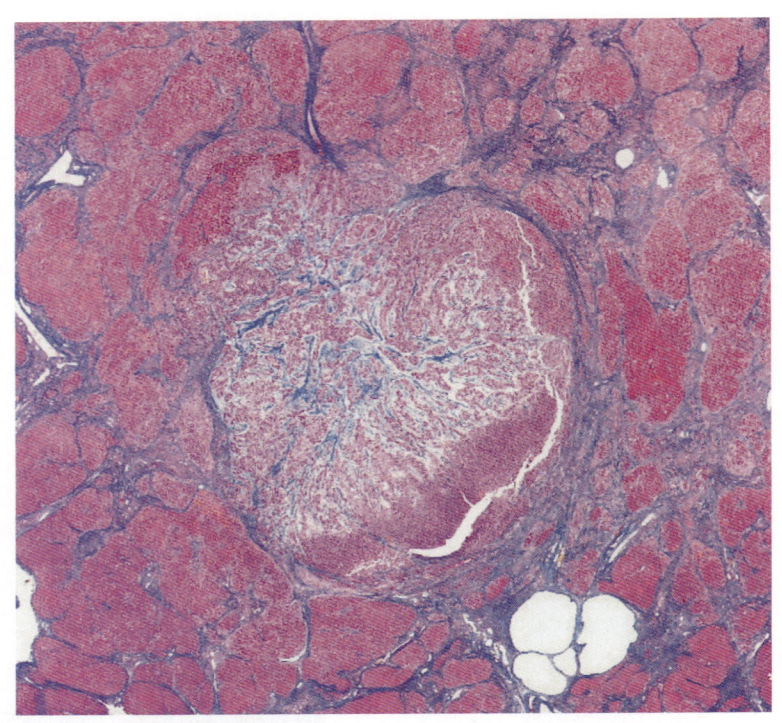

図6　S7結節のルーペ像
被膜はなく，中心部分から辺縁に伸びる線維化がみられる．だから，これは胆管細胞癌の肝内転移巣だろうと考えた．

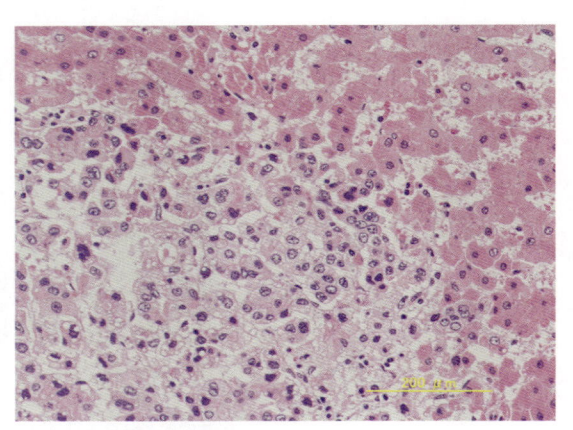

図7　S7結節辺縁の組織像
肝細胞に似た腫瘍細胞の索上配列がみられる．

ち，微細胆管様構造も観察される．これは肝細胞癌である．辺縁部は置換型増殖を示す高分化型で，中心部はやや太い索状構造をなす中分化型肝細胞癌である．少数だが偽胆管構造（pseudo-glandular structure）もみられるが，胆汁産生は認めない（図7，8）．

AFPの免疫染色はその癌細胞の胞体に強く発現している（図9）．だから，ここに至って初めて，血液検査でなぜAFPが上昇していたのかという疑問が解けたことになる．

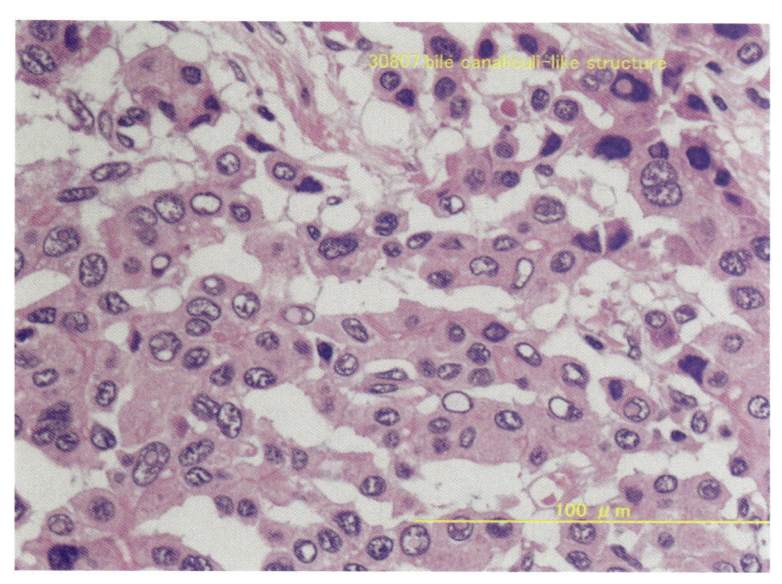

図8　拡大したS7結節の組織像
腫瘍細胞の胞体はエオジン好性で，核内グリコーゲンが目立ち，微細胆管様構造も観察される．少数だが偽胆管構造もみられるが，胆汁産生は認めない．だから，結節が緑色でなかったのだ．これは，もう，肝細胞癌そのものである．

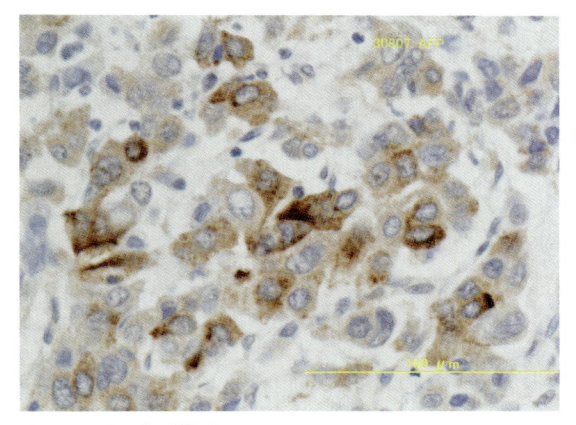

図9　AFP免疫染色
しっかりと胞体にAFPが確認される．血液中AFPの上昇の原因はこれだ．

◻ Key

① S7に別の結節，組織像で核内グリコーゲンが目立ち微細胆管様構造を観察．肝細胞癌を確認．② AFPの免疫染色は肝癌細胞の胞体に強く発現

病理形態学からの結論

肝臓の重複癌：肝細胞癌と胆管細胞癌の混合型
（double cancer of the liver：combined hepatocellular and cholangiocellular carcinoma）
乙型肝硬変（HCV 陽性）
（type B liver cirrhosis associated with HCV）

▶関連科：消化器内科・外科・放射線科・病理科

考察

10年来定期的な外来管理を受けてきたHCV陽性の肝硬変症例である．そして，フォローアップ超音波検査で単発のSOLが確認された．よくある経過だ．当然，肝細胞癌（HCC）が発生したと考えるだろう．しかし，画像診断（CT，US）では肝細胞癌として典型的な画像ではなかった．果たして，肝腫瘍針生検は肝細胞癌ではなく腺癌（胆管細胞癌；CCC）であった．腫瘍マーカーもCEA正常，CA19-9上昇であり，胆管細胞癌を支持しているのだが，同時に，AFPが上昇していたことが1つの"疑念"として手術直前まで尾を引いていた症例ということになる．

この疑念を拭ったのは，術中超音波検査だった．体外超音波に比し，直接肝臓に探触子を当てるがゆえに解像度の高い術中超音波は，まったく別の，わずか5mmの小結節をしっかり捉えたのだった．そして，この微小結節が，なんと肝細胞癌であったことになる．

同一肝臓内に2つの異なった組織型の原発性悪性腫瘍が同時に存在する場合，混合型肝癌（combined liver carcinoma）といい，1949年のAllenの報告に始まるめずらしい肝細胞癌の存在様式である．今日では，より明瞭に，"肝細胞癌と胆管細胞癌の混合型（combined hepatocellular and cholangiocarcinoma）"（WHO分類：2000年）と表現され，通常，ウイルス性肝硬変を背景に発生し，肝細胞癌の"特殊型"に分類される．その頻度は，日本肝癌研究会の第10回全国原発性肝癌追跡調査報告（1992年）によると，手術例の0.2％，剖検例の1.3％であり，やはりまれな組織型ではある．その内容をみると，①重複癌（double cancer）：2つの腫瘍が空間的に離れて存在する場合，②衝突癌（collision cancer）：別個の2つの腫瘍が正面衝突している場合，③衝突癌が互いに混じり合い渾然一体となったもの（combined type：混合型），④1つの腫瘍として発生したと判断できる肉眼所見をもっていながら，2つの組織型がシャッフルされたような組織構築を示すもの（mixed type）の4つに大別される．したがって，本症例は①の重複癌ということになる．

術中超音波検査で見つけ出した肝細胞癌は，わずか径5mmなのだから，きわめて早期に（通常の体表からの超音波検査でも確認できない，いまだ臨床的に姿を現す前subclinical stageに）発見された肝細胞癌ということになる．ところが，異常高値とはいえないがAFPが70.9ng/mlと上昇していた．AFPの基準値は10ng/ml以下であることを考えると，結構な値である．つまり，わずか5mmの微小肝細胞癌であるにもかかわらず，その腫瘍肝細胞はAFPを旺盛に産生分泌していたことになるわけで，そのことを血液検査はとらえていたことになる．したがって，AFP上昇の臨床的な意味はきわめて重要であることをこの症例は示しているのだ．そして，もっとこの症例に即していうなら，ウイルス性肝硬変患者でCA19-9とAFPが同時に，あるいは，異時性に上昇が認められたときには，混合型肝癌を疑ってかかるべし，ということになろうか．

■ 文献

1) Allen RA, Lisa JR : Combined liver cell and bile duct carcinoma. Am J Pathol 1949 ; 25 : 647-655
2) 中原俊尚：混合型肝癌の臨床病理学的研究．肝臓 1986 ; 27 : 1431-1438
3) 植草利公，松本利治，福田芳郎：肝細胞癌・胆管細胞癌の混合型．病理と臨床 1988 ; 6 : 284-289

Chapter 22 Addendum 1（Chapter 21 に関連して）

純粋形態学的にみるとこの肝細胞癌はフィブロラメラ肝細胞癌に似ている

診断に至る思考プロセスをもう少し

　術中超音波検査で，思いもよらぬありがたい拾い物—わずか5mmの微小肝細胞癌—をしたのだが，この肝細胞癌の組織像を見たとき，「あっ，あれに似ている」と思わず呟いたものだ．Chapter 21 で記載したルーペ像の所見（図6→186頁）を思い起こしていただきたい．中心部分から辺縁に放散する線維領域があることを，つまり，筆者は，そのことで，間質の線維化が少し目立つもう1つの胆管細胞癌ではないかと考えたのだが，組織をみて肝細胞癌であると判断したのだった．

　筆者が"あれに似ている"と瞬間的に感じた組織像を，その気で見直してみよう．まず，肝細胞癌索を分けるように流れる青き線維束が見事である（図1）．そして，索状配列をとる癌細胞の胞体には，有名なスリガラス封入体（ground glass inclusion），またの名を"pale body"（抗フィブリノーゲン抗体で染色されることからフィブリノーゲンがその本体と考えられている細胞質内蛋白含有空胞）に似た胞体内構造物が目立つ（図2）．肝細胞はもともとミトコンドリアに富んでいるのだから好酸性の胞体をみせるが，その気になってみると，好酸性が強く好酸性顆粒細胞（oncocytic polygonal cell）にみえないでもない．

　つまり，かの肝細胞癌の特殊型であるフィブロラメラ肝細胞癌（fibrolamellar hepatocellular carcinoma 線維層板肝細胞癌と訳されているが，日本語で表現する病理医はおそらくいないだろう．後述の Craig, Peter, Edmondson らによって，eosinophilic hepatocellular carcinoma with lamellar fibrosis と呼ばれたこともある）に病理組織形態学的によく似ているのである．しかし，これは，純粋形態学的な問題である．

Edmondson と AFIP

　フィブロラメラ肝細胞癌という特殊な肝細胞癌を最初に記載したのは，Edmondson である．この Edmondson の名前を知らずして肝臓癌は語れない，といえるほど肝臓癌では有名な先生である．何しろ，彼は 1954 年の『Cancer』誌第 7 巻に 48,900 の病理解剖例から抽出した 100 例の肝細胞癌の研究を発表しているのだから．その彼が，これまた，人体病理学における腫瘍病理学のまさに権威あるアトラス『Armed Forces Institute of Pathology（AFIP）腫瘍病理学アトラスシリーズ "Tumors of the liver and intrahepatic bile duct" 肝臓および肝内胆管の腫瘍』初版本でフィブロラメラ肝細胞癌を記載しているのだ（1958 年）．この AFIP は 2001 年に第 3 版へと進化し，筆者も発売と同時に購入し常に紐解いている座右の書の一冊．しかし，フィブロラメラ肝細胞癌の病理形態および臨床病理的内容を世に問うたのは，22 年後の 1980 年，同じ雑誌に別々に投稿したロサンゼルス USC 医科大学病理学教室の Craig らとコネチカット Hartford 病院病理科の Berman らの論文である．そして 23 例を報告した Craig 論文の共著者のなかには，先ほどの Hugh A. Edmondson と日本の小俣政男が入っており，ある種の感慨に打たれる．

「似ている」という直感の検証

　さて，このフィブロラメラ肝細胞癌の臨床像を一言でいえば，「ウイルス感染やアルコールと無

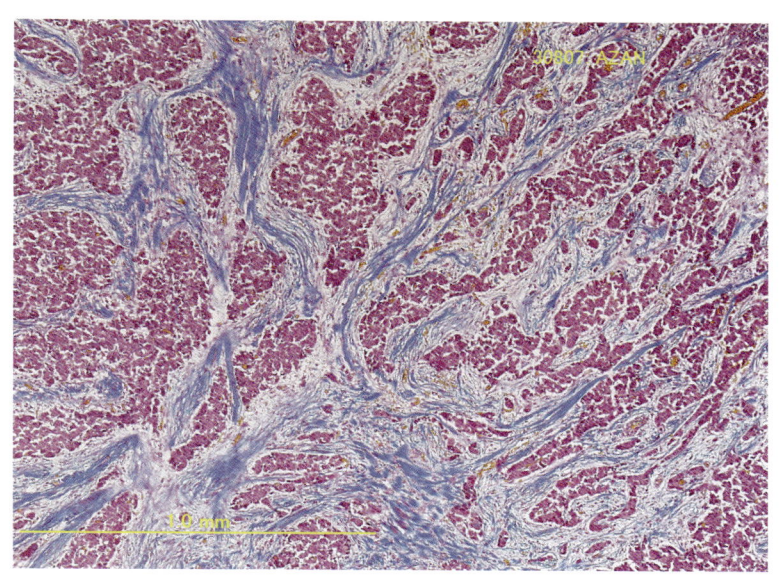

図 1 fibrolamellar hepatocellular carcinoma を想起させる組織構造（アザン染色）
肝細胞癌索を分けるように流れる青き膠原線維束.

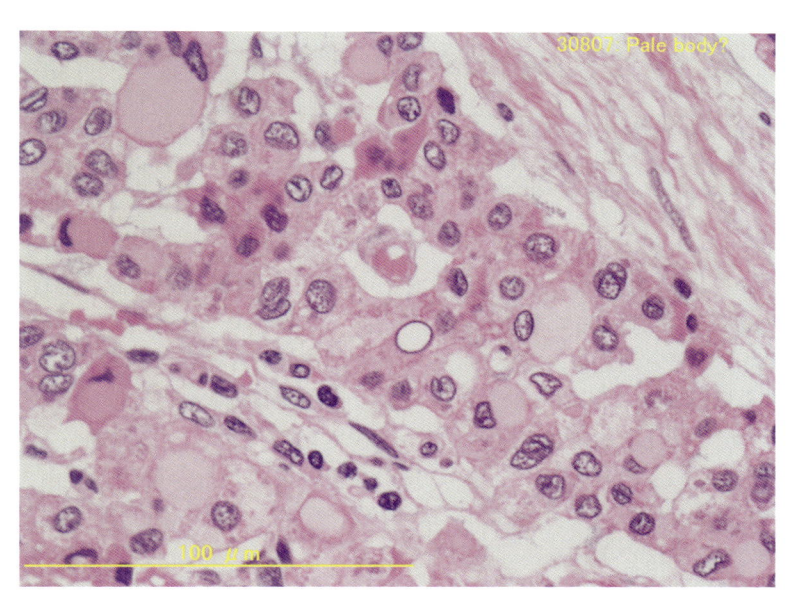

図 2 fibrolamellar hepatocellular carcinoma を想起させる細胞性状（HE 染色）
索状配列をとる癌細胞の胞体には，有名な ground glass inclusion (pale body) に似た胞体内構造物が目立つ.

縁で，肝硬変のない正常肝に発生する小児から若年者(3〜35歳)の肝細胞癌．結構大きくなる腫瘍で肝左葉に発生することが多い．発育はゆるやかで予後は通常の肝細胞癌よりはるかに良好．欧米に多く，日本を含むアジアやアフリカにはきわめて少ない肝細胞癌」であるということになる．
『AFIP 腫瘍病理学アトラスシリーズ第 3 版(2001年)』中の表を参照して，通常の肝細胞癌との差を

表1　フィブロラメラ肝細胞癌と通常の肝細胞癌の比較

	フィブロラメラ肝細胞癌	通常の肝細胞癌
●臨床像		
年齢（歳）	5～35	50～70
性差	男性＝女性	男性＞女性
原因	不明	ウイルス，アルコール，アフラトキシン，ヘモクロマトーシス，など
診断後の平均生存期間	32～68か月	6か月未満
●肉眼所見		
単発または多発	単発が多い	単発あるいは多発
硬度	堅牢で硬	軟あるいは堅牢（firm）
線維性隔壁	あることが普通	ない
肝硬変	－	＋
組織所見		
線維性層版 fibrous lamella	＋	－
索状配列	＋	＋
微小管腔 canaliculi	＋	＋
腫瘍細胞	大型，多角形（polygonal）	小型あるいは大型，多角形，円形，あるいは不正形
腫瘍細胞質	好酸性，粗大な顆粒状	好酸性，明瞭で細かな顆粒状
細胞質内封入体	pale bodies，小滴，マロリー小体（まれ）	小滴，マロリー小体
細胞分裂像	まれ	多いまたはまれ
●電子顕微鏡所見		
ミトコンドリア	多数（"back to back"）	散在性
細胞質内管腔	＋	－

赤字は本症例の肝細胞癌に一致する所見である（ただし，電子顕微鏡所見は除く）.
（Ishak KG, Goodman ZD, Stocker JT : Tumors of the Liver and Intrahepatic Bile Duct. Atlas of Tumor Pathology. 3rd Series, Fascicle 31. Armed Forces Institute of Pathology, Washington DC, 2001）

浮かび上がらせてみよう（表1）.
　この表を一瞥すれば，本症例の肝細胞癌がフィブロラメラ肝細胞癌ではないことを納得いただけるだろう．いくら，形態学的に似ていようとも，である．純粋形態学からだけで，結論を出すことの危険性を如実に示しているといえる．
　そして，筆者が注目するのは，わずか5mmの微小肝細胞癌の中に，フィブロラメラ肝細胞癌を想起させる形態が存在したということだ．背景肝が正常のことが普通で，その発育が緩やかであることから，フィブロラメラ肝細胞癌は孤立性の大きな腫瘍として発見されることが多いだろうから，その組織構築像はかなり大きな腫瘍の観察から割り出されたものであるだろう．腫瘍が大きくなればなるほど，本来の性格はさまざまな二次的な修飾を被らないことはないという前提に立てば，その組織構造は変容を遂げるに違いない．とすれば，腫瘍のサイズを度外視した組織形態に関する議論はよほど慎重でなければきわめて危険性を孕んでいることになる，と教える．
　術中超音波検査で，臨床では見えなかった微小病変をとらえたことにより，結果として，病理組織像からこの症例が肝細胞癌の特殊型ではないか，という思索を引き出したことになる．ちなみに，その特殊型は，①小児肝癌，②肉腫様肝細胞癌，③フィブロラメラ肝細胞癌，④腫瘍随伴症候群（paraneoplastic syndrome）を伴った肝細胞癌，⑤肝細胞癌と胆管細胞癌の混合型，の5つに分けるのだが，このうちの③と⑤の2つを同時に深く考えさせていただいたなんともありがたい症例ということになる．なかでも，フィブロラメラ肝細胞癌という日本ではめずらしい肝細胞癌を疑似体験させられたことは，現物を眼前に見ている役得というものであろうか．

■ 文献

1) Edmondson HA, Steiner PE : Primary carcinoma of the liver ; a study of 100cases among 48900 necropsy. Cancer 1954 ; 7 : 462-503
2) Edmondson HA : Tumors of the Liver and Intrahepatic Bile Duct. Atlas of Tumor Pathology. 1st Series, Fascicle 25. Armed Forces Institute of Pathology, Washington DC, 1958
3) Craig JR, Peters RL, Edmondson HA, Omata M : Fibrolamellar carcinoma of the liver ; a tumor of adolescents and young adults with distinctive clinicopathologic features. Cancer 1980 ; 46 : 372-379
4) Berman MM, Libbey NP, Foster JH : Hepatocellular carcinoma ; polygonal cell type with fibrous stroma—an atypical variant with a favorable prognosis. Cancer 1980 ; 46 : 1448-1455
5) Ishak KG, Goodman ZD, Stocker JT : Tumors of the Liver and Intrahepatic Bile Duct. Atlas of Tumor Pathology. 3rd Series, Fascicle 31. Armed Forces Institute of Pathology, Washington DC, 2001

フィブロラメラ肝細胞癌の参考書を2冊あげておこう．

1) Rolfes DB : Fibrolamellar carcinoma of the liver. In : Okuda K, Ishak KG(eds) : Neoplasmas of the Liver. pp136-142, Springer-Verlag, Tokyo, 1987
2) Craig JR : Fibrolamellar carcinoma ; clinical and pathologic features. In : Okuda K, Tabor E(eds) : Liver Cancer. pp255-262, Churchill Livingstone, New York, 1997

Chapter 23　Case 15

入院時，彼は『すでに身体は死んでおり，脳だけで生きていた』
急性呼吸不全でなくなった摂食障害の 37 歳，男性

診断に至る思考プロセス

history

　印刷業を営む家に生まれた K さんは，三人兄弟の末っ子である．彼は公立高校卒業と同時に文具メーカーに就職し，営業一筋に働いてきた．そして，22 歳頃から便秘に悩まされるようになったのだが，当時，彼の身長は 181 cm で体重は 67 kg，したがって，$67 \div (1.81)^2 = 20.45$，すなわち BMI（body mass index）は 20.45 ということになり，少しやせてはいるが，いわゆる，"至適体重（20＜BMI＜25）" の身体状況にあった．

　24 歳で 4 歳年上の女性と職場結婚をし，27 歳のとき女の子を授かった．家族は，妻の両親と同居しており 5 人である．元来，几帳面で凝り性の彼は，30 歳頃から健康志向が強くなり，食生活が和食中心に変わっていった．34 歳のとき，会社が吸収合併された．その後，職場環境が変化したためか，以前からあった便秘に対するこだわりがより強くなり，やせが目立つようになっていったのだった．35 歳のとき，会社の健診で肝機能異常と白血球減少を指摘され，自ら内科，消化器科，血液内科などを受診したのだが，その原因は不明であった．そして，ある医師から精神科受診を進められたのだった．その医師の助言に特別逆らうわけでなく，精神科を受診したという．しかし，その詳細はわからない．

　それから 3 年，37 歳になったときだ．彼によれば，特別な誘因もなく突然 1 か月で 10 kg もの体重減少が彼を襲ったのだ．体重は 41.5 kg（BMI ＝12.67）にまで低下していた．さすがに，家族も尋常ではないと心配し，某大学病院の精神科を受診．診断は神経性食思不振症（anorexia nervosa）であった．投薬なしで外来通院を続けながら，血液検査，X 線検査，心電図，上部消化管内視鏡検査と内分泌系および内臓悪性腫瘍の精密検査を受けたのだが，低栄養状態と肝臓機能障害が確認されただけだった．このとき，すでに初診から 1 か月以上の時間が経過していた．便秘へのこだわりはさらに強くなっていたのだが，そのことより，生命的危機があると判断され入院の方針が固まった．しかし，その大学病院は満床とのことで，自宅からかなり離れた当院の精神科に紹介入院となった．

□ Key
①精神科受診歴あり，②1 か月で 10 kg もの体重減少（BMI 12.67），③診断は「神経性食思不振症」，④投薬なしで外来通院，⑤便秘へのこだわりが強い，⑥生命的危機から精神科入院となった

入院当日の彼

　5 月 14 日，入院当日の精神科担当医の診察記録に眼を通してみよう．

　「一見して，顔色は悪く激しくやせている．なんとか自分で歩いて診察室に入ってきたのだが，椅子から立ち上がるには介助が必要であった．しかし，対応は穏やかで自然であり，意思の疎通は良好である．食欲不振，便秘，腹満感を訴え，自分としては頑張って食事をとっているのだが体力が回復しないと話す．しかし，彼の話の内容，とりわけ時間経過に関してはあいまいな点が多く，病識の低さがうかがわれた．精神科疾患の家族歴

は見当たらない．ストレス因子は明らかではなく，不安，抑うつ状態は否定．やせ願望，拒食，偏食，過食，自己誘発性の嘔吐，下剤濫用，過活動は確認できず，神経性食思不振症の診断基準を満たさない…」

著しいやせがあるのだが，そのことにこだわるわけでもなく，やけに穏やかで静かに進行する患者と医師の会話の光景が浮かび上がってくる．

当院精神科は，BMIを除いて神経性食思不振症の診断基準を満たさないので，特定不能の摂食障害（DSM-IV-TR：307.50，神経性食思不振および神経性大食症の基準を満たさない摂食障害）と診断した．そして，身体的な状況はかなり厳しいものがあるとの認識をもっていた．

□ Key
①診察時のKさんの話の内容にあいまいな点が多い，②神経性食思不振症の診断基準を満たさない，③診断は「特定不能の摂食障害」

■ 入院時の身体状況をみてみよう

身長181cm，体重44kg，で，BMI 13.4と高度な低体重（BMI 17.5以下）である．血圧は120/80mmHg，脈拍80/分（整），血圧の低下や頻脈を認めない．

血液検査は，WBC 6,780/μl，Hb 11.9g/dl，Ht 36.1%，Plt 13.2×10^4/μlと軽度な貧血程度である．しかし，TPは5.3g/dl，アルブミン2.3g/dlで低栄養状態は明らかである．Na 142mEq/l，K 4.4mEq/l，Cl 104mEq/lと電解質のバランスは保たれている．Crは0.55mg/dlと正常だが，BUNは37.8mg/dlと増加し異化の亢進がうかがわれる．血糖は96mg/dlと正常．CK 146IU/l（男性基準値：61〜255）で横紋筋傷害はない．しかし，肝機能は，総ビリルビン2.3mg/dl，AST 509IU/l，ALT 583IU/l，LD 455IU/lと明らかに異常値が出現している．この肝機能障害は低栄養によるものと考え，栄養状態の改善を第一に入院治療が開始された．

入院環境への適応は良好で，食事も8〜10割の摂取が確認された．したがって，経静脈的な高カロリー輸液（IVH）の導入は避け，1日アミノフリード®500ml1本の輸液だけが行われた．また，向精神薬の投与は行わなかった．

入院後，腹水貯留と両側下肢の浮腫が顕在化した．循環器科の評価では心機能に異常はなく，低アルブミン血症によるものと判断された．

その後，体重は49.5kg（5月23日），49.0kg（5月26日）と入院当初より増加していった．当然，腹水や下肢の浮腫による体液貯留がその一因であることは担当医の脳裏にはあったのだが…．

□ Key
①高度な低体重，②血液検査，肝機能検査でも低栄養状態は明らか，③栄養状態の改善を第一に入院治療を開始，④食事は8〜10割摂取，⑤入院後，腹水貯留と両側下肢の浮腫

精神科病棟にて

入院後2週間目，5月27日のことである．

精神科病棟にて午前3時．ナースコールあり．「脚が痛くて，眼が覚めてしまいました，すみませんが睡眠薬をください」睡眠薬（マイスリー®5mg）を頓用し，再び眠りにつく．

午前8時．下顎呼吸状態で発見される．意識レベルはⅢ-300で除脳硬直姿勢．血圧96/60mmHg，脈拍120/分（整），S_{pO_2} 100%であった．

午前8時15分．血圧は76/54mmHgと低下，S_{pO_2}も60%に低下し，呼吸は微弱となり，速やかに呼吸停止．気管内挿管し，イノバン®による昇圧が開始された．血圧は110/70mmHgと改善．しかし，意識は戻らない．

午前9時．緊急採血結果が出た．血糖値8mg/dlと極度の低血糖であることが判明．あまりの低値に担当の検査技師は3回検査を繰り返したという．しかし，8mg/dlに間違いはなかった．だから，意識障害の原因は低血糖発作だったことになる．速やかに，50%ブドウ糖20mlが静注された．すると，弱いながらも自発呼吸が戻ってきたのだ．

午前10時．ICUに移動．

□ Key
①睡眠薬（マイスリー®5mg）を頓用，②下顎呼吸状態で発見．意識レベルはⅢ-300で除脳硬直，③極度の低血糖，④50%ブドウ糖20mℓ静注により自発呼吸が戻った

ICUにて

　転科時の身体所見をみてみよう．意識レベルは，JCS Ⅲ-300，GCS E1V1M2で，まったく改善なし．除脳硬直も同じである．片麻痺はない．瞳孔は左右正円同大で2.5mm，対光反射も両側とも迅速．つまり，脳幹レベルの障害はないことになる．血圧は150/70mmHg（イノバン®投与下），脈拍130/分．体温36.8℃．S_pO_2は97%（F_IO_2=0.5）である．胸部聴診上，心音と呼吸音に異常所見を認めない．腹部は波動を触れ腹水の貯留あり．四肢末梢には高度な浮腫をみる．つまり，自発呼吸がゆるやかに回復した以外は大きな変化はないことになる．

　血液検査はどうか．WBC 9,010/μℓ（好中球94.1%，リンパ球2.4%，単球2.5%）で細菌感染が疑わしいが，CRPは1.49mg/dℓと正常を維持している．Hb 9.6g/dℓ，Ht 28.0%と貧血は悪化している．Pltは11.4×10⁴/μℓで変化なし．凝固系では，PT 22.8%（基準値：70～130），APTT 46.0秒（基準値：28.0～40.0），Dダイマー6.16μg/mℓ（基準値：<1.50）で，PTの短縮とDダイマーの上昇がみられ，凝固能の亢進傾向がうかがえる．

　生化学検査のデータはどうか．Na 135mEq/ℓ，K 3.5mEq/ℓ，Cl 104mEq/ℓ，Ca 6.5mEq/ℓ，Mg 1.8mEq/ℓと電解質は全体に低値であり，TPは3.6g/dℓ，アルブミン1.3g/dℓと食事はかなり摂取されていたはずなのに，栄養状態は入院時より極度に悪化している．Cr 0.31mg/dℓ，BUN 28.1mg/dℓと腎機能の悪化はない．そして，驚くべきは，総ビリルビン1.0mg/dℓ，ALP 572IU/ℓ，γ-GT 132IU/ℓ，AST 78IU/ℓ，ALT 141IU/ℓ，LD 296IU/ℓと，ビリルビン値が正常化し，肝機能が改善傾向を示していることだ．栄養状態は悪化しているのに，肝機能はデータ上改善している

わけで，どのように解釈すればいいのだろう．

□ Key
①血液検査：貧血の悪化，凝固能の亢進傾向，②生化学検査：栄養状態は入院時より極度に悪化しているのに肝機能はデータ上改善

■ そして，その翌日

　5月28日，なんと意識レベルはJCS Ⅱ-10～20に改善し，自発呼吸もしっかりしてきたのだ．気管チューブを抜管し，胃管を挿入し栄養補給を開始し，同時に，早期リハビリを開始．すると，翌日29日には，両上肢の固縮は残っているものの，「頭は痛くありませんか？」の問いかけに，「痛くありません」と，単純な会話ができるまでに意識の回復がみられたのである．さらに30日には，「今日は何月何日ですか？」「えっ，わからないですよ」「5月30日です．明日は何日ですか？」「6月1日ですかね」と答えているのだ．低血糖発作による非可逆的な脳症が後遺したに違いないと内心考えていた内科担当医は，驚きを禁じ得なかった．脳内評価のために行ったCT検査では，両側前頭葉の萎縮傾向を認めた以外所見はなく，血糖値はその後70～200mg/dℓで安定し，内科病棟に移ったのだった．ところが1週間後….

□ Key
①意識回復，②CT検査：両側前頭葉の萎縮傾向を認めた以外に所見はない

内科病棟にて

　内科病棟に移って1週間後の6月5日，午前7時．意識レベルの低下が再び出現．しかも，呼吸不全を伴っていた．S_pO_2は20%．再度気管内挿管が施行された．今回の血糖値は正常だ．ポータブル胸部X線は胸水の大量貯留を示していた．低アルブミン血症による肺水腫と診断され，利尿薬が投与された．すると，2,000mℓの排尿後，酸素飽和度は改善し，意識もしっかり改善してきたので，同日，抜管．その後，経鼻カニューレによ

る酸素 3ℓ 投与で呼吸状態は安定した．

担当医は，回復してくれたのはいいのだが，この K さんの身体状況を理解できないまま，呆然としていた．

□ Key

①意識レベル低下，②呼吸不全，③胸部 X 線で胸水の大量貯留確認，④低アルブミン血症による肺水腫と診断．利尿薬投与

■ しかし，また，ところが，4 日後

6 月 9 日．しかも，先回と奇しくも同じ午前 7 時．S_pO_2 60％と低下．ポータブル胸部 X 線は，先回同様大量の胸水貯留を示し，さらに，肺水腫様所見とエアブロンコグラム（air bronchogram）が新たに加わっていた．意識レベルの低下と呼吸状態の悪化あり，再再度の気管内挿管後，人工呼吸器管理とし，心エコーで心囊水貯留も確認されたので，心囊水穿刺と胸水穿刺が施行された．だが今回は，呼吸状態に改善はなく，6 月 10 日午前 0 時 20 分に永眠．

□ Key

①酸素飽和度低下，②胸部 X 線：大量の胸水貯留，肺水腫様所見とエアブロンコグラム，③心エコー：心囊水貯留，④心囊水と胸水穿刺

■ 不思議な血液検査データが残った

そして，ここに，不思議な血液検査データが残っている．

6 月 9 日午前 8 時，急変 1 時間後，WBC 12,010/$\mu\ell$，Hb 8.0 g/dℓ，Plt 14.2 × 10^4/$\mu\ell$．

6 月 9 日午後 3 時，さらに悪化した時期，WBC 360/$\mu\ell$，Hb 4.9 g/dℓ，Plt 6.7 × 10^4/$\mu\ell$．わずか 7 時間後に，赤血球と血小板は半減し，白血球は 360 と末梢血から姿を消しているのだ…．検査を担当した臨床検査技師 Z 君は，この白血球数が信じられず，3 回やり直したという．あの血糖値 8 mg/dℓ を繰り返し検査し報告したのも，同じ Z 君だった．内科主治医は，「なんだ，この汎血球減少症は？」．突如，背後から頭を殴られたような，不気味な気持ちになったという．

□ Key

①血液検査：急変 1 時間後と 7 時間後を比較すると赤血球と血小板は半減，白血球は末梢血から姿を消した

肉眼解剖による検討

死後，10 時間 40 分で病理解剖が施行された．

この摂食障害をもつ男性の身体の中で，一体，どのような病態が成立していたのだろう．そして，果たして，病理形態によってその成り立ちを説明し得るのだろうか？

貧血の強い極度にやせた成人男性死体である．眼窩は大きく窪み，眼窩の脂肪の消失が明らかだ．眼球はその真ん中で，本来の眼球の姿を晒している．腹部は膨満し，はっきりと波動を触れる．四肢は高度な浮腫．長期間にわたる浮腫の存在を示すように皮膚は硬い．体重は 53.5 kg で入院時に比べ約 10 kg 増加している．

■ 腹水を除くと

型のごとく，T 字型の皮切を加え，胸腹部の皮膚を剥がしていくと，皮下の脂肪は消失し，ただ，褪せた黄色の薄い線条としか確認できない．開腹すると 1,200 mℓ の比較的蛋白含量の多い黄色透明の腹水がある．

そして，この腹水を除くと異様な光景が眼に飛び込んできた．大網，小網，腸間膜の脂肪は完全に消失し，それは血管網が浮かび上がった半透明な膜と化している．そのため消化管の漿膜面はむき出しとなり，貧血の強い蒼白な色調で消化管の全貌が浮かび上がっている．そして，後腹膜の臓器である膵臓，副腎，腎臓もまた，周囲の脂肪が消え去り，各々の臓器の姿が露わとなっているのだ．膵臓はその特徴的なクリーム色の実質の分葉構造までが見える（図 1）．つまり，後腹膜の脂肪も消失しているのである．したがって，いとも簡単に次々と臓器を摘出できるのだった．

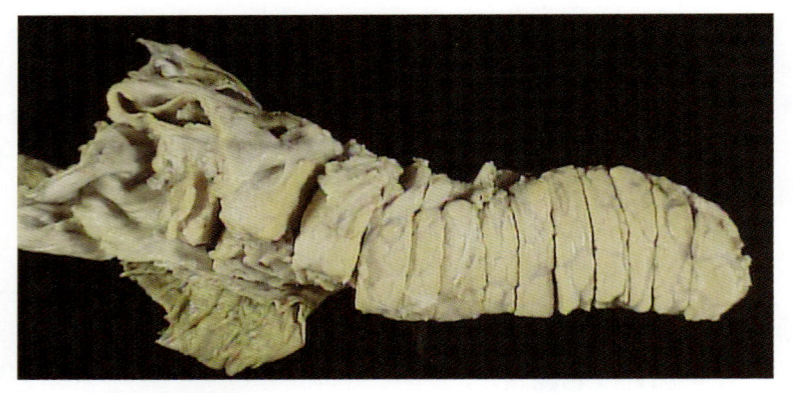

図1　膵臓の肉眼所見
摘出したそのままの状態のホルマリン固定標本．周囲の脂肪は枯渇し，膵臓の実質が直接みえる．

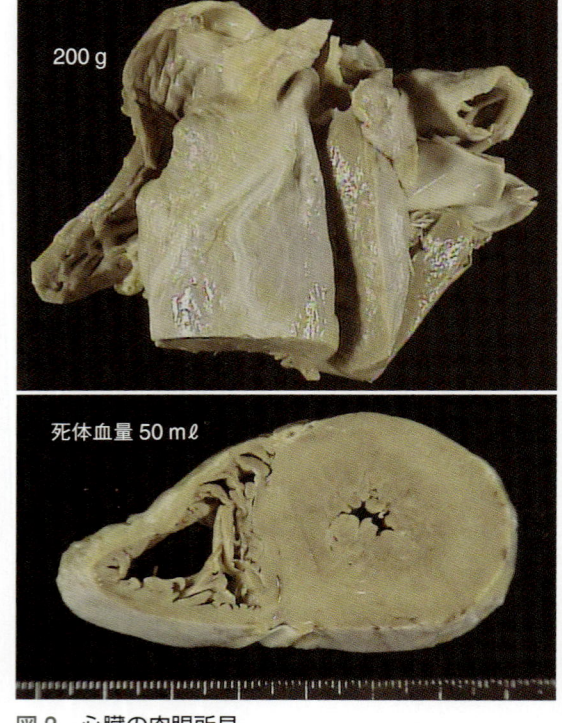

図2　心臓の肉眼所見
心臓表面を覆う心外膜下脂肪(epicardial fat)は完全に消失し，臓側心膜である心外膜を通して，冠状動脈前下行枝と心臓の筋肉が直接みえる．

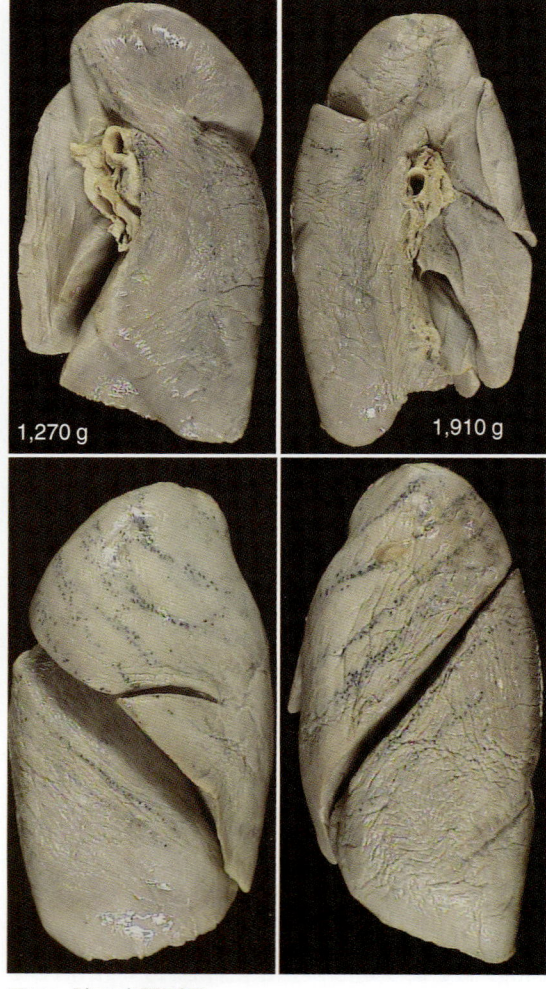

図3　肺の肉眼所見
上段：内側面，下段：外側面
病気を感じさせないきれいな肺．しかし，蒼白で血量が乏しい肺だ．

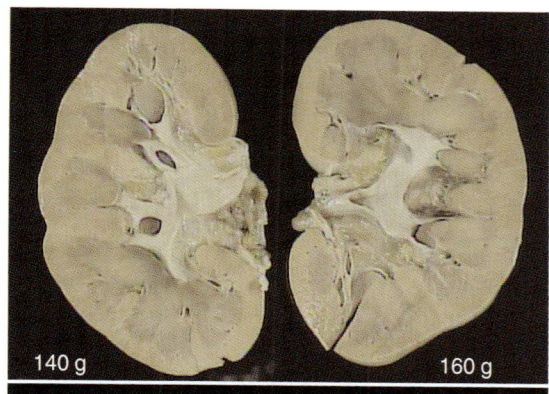

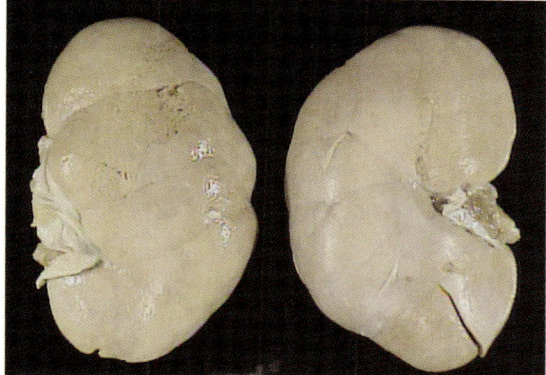

図4　腎臓の肉眼所見
血量の乏しい貧血腎．しかし，基本的な構造にいささかな崩れもない．

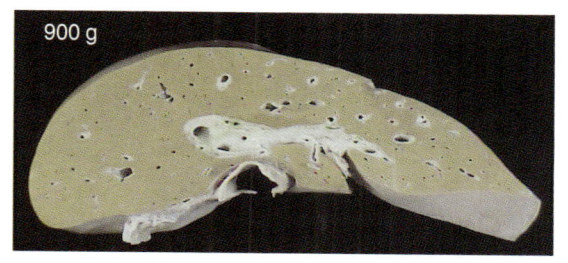

図5　肝臓の割面
肺，腎同様血量が乏しいだけだ．

□ Key
①脂肪は完全消失

■ 縦隔と胸腔そして肺

　肋骨と胸骨を取り去ると，脂肪のほとんど消失した縦隔が現れる．心囊腔を開くと，心囊水はなく（心囊穿刺後），心外膜脂肪（epicardial fat）の消失した小さな心臓（200g）がみえる（図2）．したがって，心外膜脂肪に通常埋もれてみえない冠状動脈を，褐色の心筋表面に直接観察できる．そして，死体血量はわずか50mLしかない．血液はどこにいったのか．

　胸水は腹水と同じ性状であり，左700mL，右1,000mL．胸水穿刺後だから，もっと多くの胸水が貯留していたことになる．肺は胸膜の癒着も炭粉沈着もない外見的にはまことにきれいな肺であるが，むしろ，蒼白で血量に乏しい貧血の肺といえるだろう（図3）．しかし，その重量は，左1,910g，右1,270gときわめて重く，水槽の底に急速に沈んでいく．肺門に脂肪はみられず，肺動脈の拡張もない．

□ Key
①死体血量：50mL，②多量の胸水貯留

■ 腎臓と肝臓

　腎臓はどうだろう．脂肪性被膜がほとんど消失した腎臓の重量は，左160g，右140gで通常より少し重い．線維性被膜を剝離したその剝離面は平滑で，いささかも病気の存在を感じさせない．皮質と髄質はあまりにも明瞭であり，その微細構造を浮かび上がらせるように美しい．しかし，腎門部の脂肪は消失し，蒼白である．つまり，血液がほとんど存在していない高度貧血腎なのだ（図4）．

　肝機能異常を示した肝臓はどうだろう．重量は900gで1kgを割っている．肝門部，下大静脈周囲の脂肪は消えている．黄疸はない．門脈域と肝静脈域はすっきりとみえ，なんら構造的な異常を感じさせない．ただ，血の気が失せた貧血肝である（図5）．

□ Key
①腎臓：高度貧血腎，②肝臓：貧血肝

　読者はもうおわかりだろう．肉眼解剖は，体脂肪の完全消失と高度な貧血，そして，体腔水腫と皮下浮腫をみるのみで，臓器そのものの形態は

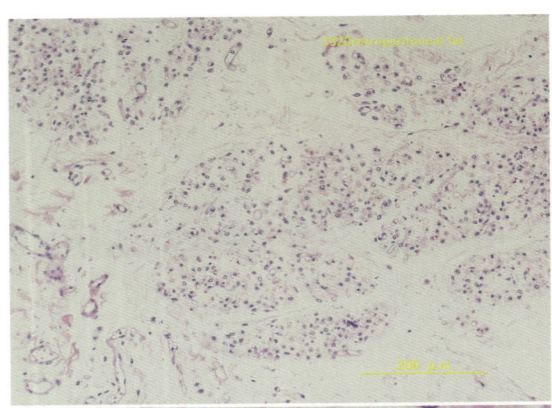

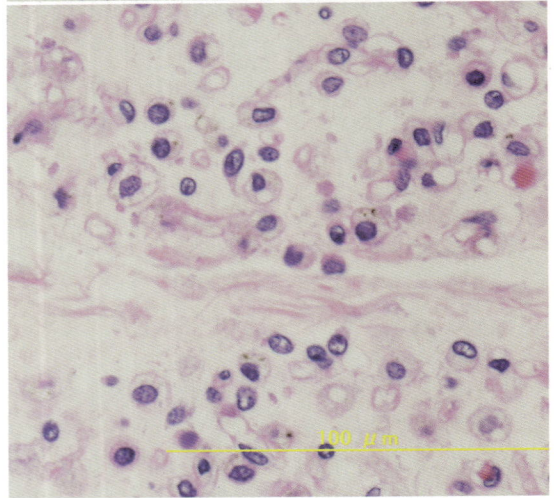

図6　後腹膜脂肪の組織像
通常みられるたっぷりと胞体内に脂肪を蓄えた成熟脂肪細胞の姿はどこにもない．胞体内の脂肪が枯渇したみるも無惨な消耗性脂肪が，弱々しい集団をなしてみられる．

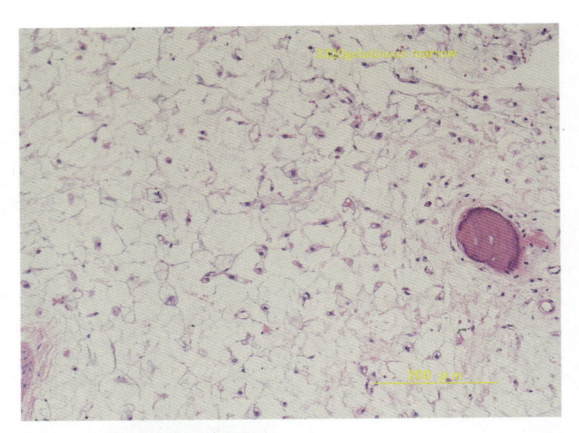

図7　大腿骨髄の組織像
細胞成分は消失し，消耗性脂肪がさらに変性して膠様髄に変わっている．

まったく正常であると結論していると．
　では，その体脂肪完全消失と貧血の実態を組織学的に見てみよう．

病理組織学的検討

■ 副腎

　図6は副腎の周囲の組織である．ここは元来，後腹膜脂肪の真っただ中にある場所である．細胞質内に中性脂肪を充満させ，核は辺縁に圧平される成熟脂肪細胞(mature adipose cell)はどうなっているのか？　浮腫液でスカスカになった疎な間質を背景に，みたこともないような細胞がパラパラと散在している．それは，微小な空胞がまばらな弱々しい胞体と，真ん中に位置する核をもつ．この細胞こそが消耗性脂肪細胞であり，あの脂肪の充満した成熟脂肪細胞の形態の片鱗さえうかがうことのできない，落ちぶれた脂肪細胞の姿である．そして，心外膜，消化管壁，膵臓周囲組織等々，身体のどこをみても，あの緊満した成熟脂肪細胞をみることはなく，みすぼらしい消耗性脂肪細胞が，ただ申し訳程度にみられるだけである．つまり，糖新生に必要な中性脂肪の備蓄は枯渇していることになる．

□ **Key**
①副腎：消耗性脂肪細胞

■ 貧血

　貧血の状況はどうだろう．
　大腿骨髄は細胞成分が消失し，消耗性脂肪がさらに変性して膠様髄(gelatinous marrow：酸性ムコ多糖類が蓄積し，肉眼的に膠状となった骨髄)に変わっている．椎体骨髄は混合髄で，一応3系統みられるが，骨髄球系(myeloid line)は少なく，赤芽球島の形成はみられない(図7)．つまり，造血能は形態的に明らかに低下している．
　では，貧血がどれほどのものか，腎尿細管周囲毛細血管をみてみようか(図8)．通常，この毛細

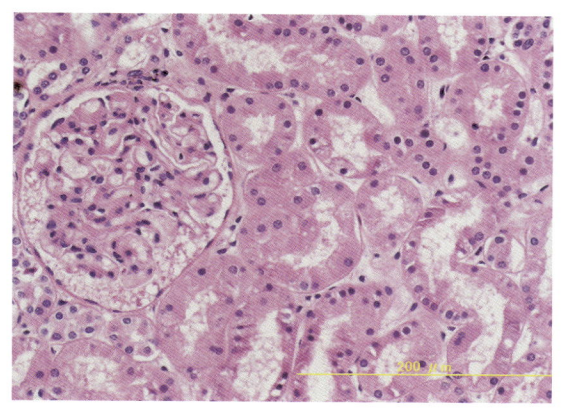

図8 貧血の実相
腎尿細管周囲毛細血管から赤血球の姿が消え，毛細血管の存在すら確認が難しい．糸球体毛細血管も空虚である．

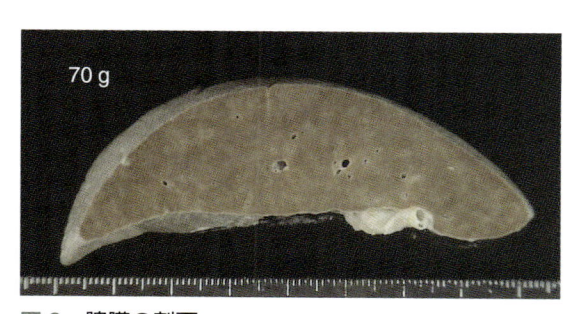

図9 脾臓の割面
血量が乏しく，白脾髄も弱々しい．

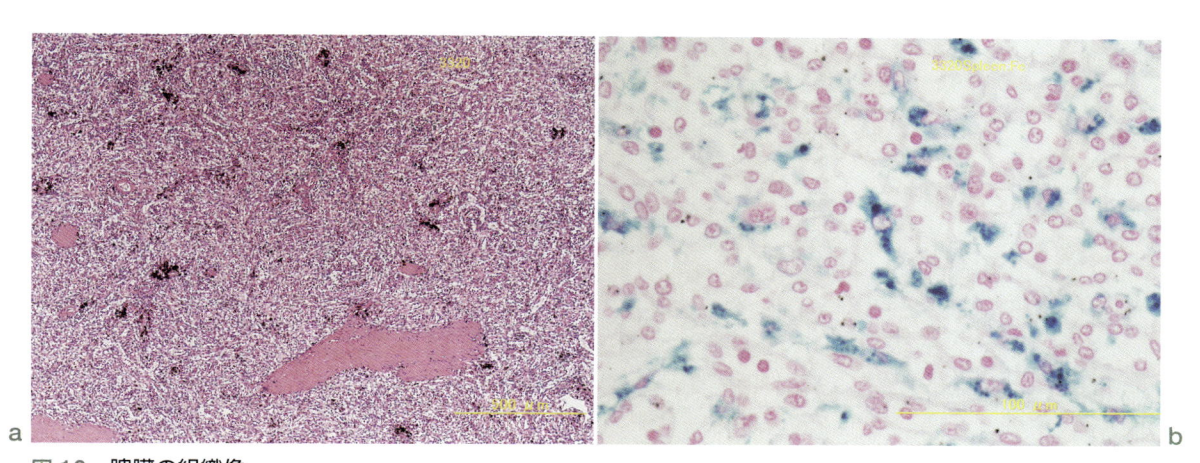

図10 脾臓の組織像
高度なヘモジデローシスがほぼ赤脾髄全域にみられる(a)．b は鉄染色である．

血管には赤血球が充満しているのだが，赤血球は姿を消し，空虚な毛細血管と化している．これだけ貧血が高度となれば，それを代償するために，脾臓，肝臓，リンパ節などで髄外造血(extramedullary hematopoiesis)が起こるものだが，その形跡はない．

□ **Key**
①造血能は形態的に明らかに低下

■ **脾臓**

脾臓をのぞいてみよう．70 g で重量は普通である．割面は血量が少なく，白脾髄の形成も弱々しい(図9)．そして，組織像は1つの明らかな所見をみせている．それは高度なヘモジデローシス(hemosiderosis)である(図10)．鉄染色でみると，局所的な鉄沈着だけでなく，ほぼ赤脾髄全域に鉄の沈着がみられる．さらに，組織球の赤血球貪食(hemophagocytosis)も目立ち，赤血球の破壊亢進を示している．

□ **Key**
①鉄染色で赤脾髄に鉄沈着，②赤血球の破壊亢進

■ **肝臓**

臨床的に肝機能障害がみられ，低栄養によるも

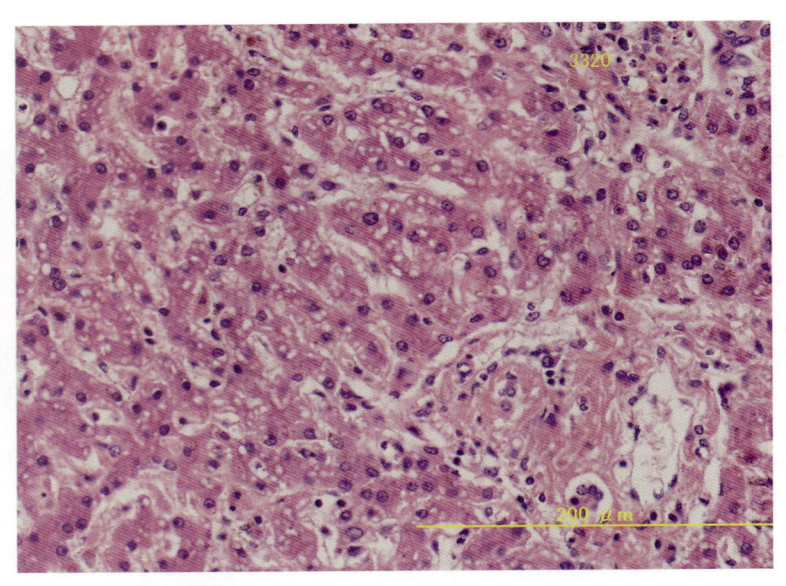

図11　肝臓の組織像
やせた肝細胞の胞体内に弱々しい微小空胞がみられる．小滴性脂肪変性である．

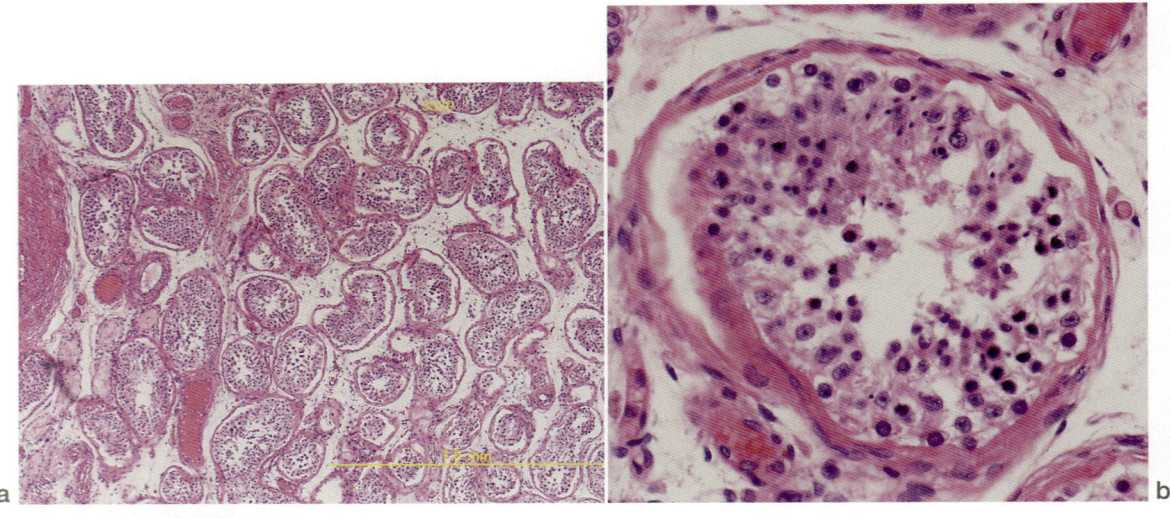

図12　精巣で胚細胞の状態をみる
精巣の間質細胞もまばらである(a)．精細管を強拡大でみると成熟した精子は激減し，高度な精子形成性の低下である(b)．

のと考えられていたのだが，それはどうだろう．肝臓の組織を観察したとき，肝細胞索がやせて核内グリコーゲンもみられず，萎縮した肝臓だなとまず思った．しかし，よくみると，やせた肝細胞の細胞質内に弱々しい微小空胞が確認できるのだ（図11）．つまり，肝細胞は小滴性脂肪変性（microvesicular fatty metamorphosis）の状態にあるわけで，低栄養による肝臓の小滴性脂肪肝の状態にあると考えていいわけだが，その細胞質内小滴脂肪さえも，消耗し変性していることになる．

▫ Key

①細胞質内小滴脂肪さえも消耗し変性

■ 胚細胞

体細胞は無惨な状況に陥っていることが明らか

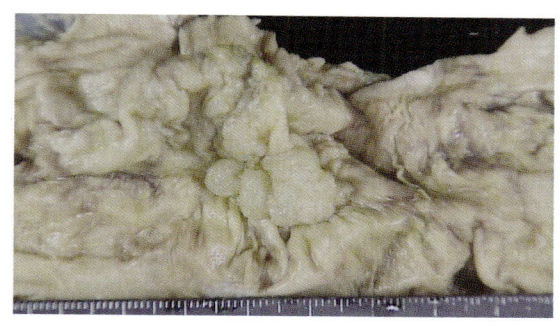

図13　気腫性腸炎の肉眼所見
粘膜上皮下の空気貯留.

になったのだが，胚細胞もこの極度な低栄養の影響を受けているのだろうか．精巣の精細管(seminiferous tubules)上皮における精子形成性をみてみよう(図12)．37歳という年齢を考えれば，豊富な精子形成がみられてしかるべきなのに，成熟した精子を確認することが困難なほど精子形成性(spermatogenesis)は低下している．したがって，胚細胞も体細胞と同様に極度な障害を受けているのだ．

□ Key
①精子形成性の低下

■ 細胞内の状況

　腹水や胸水といった体腔への水腫や，上下肢の皮下浮腫はわかりやすいのだが，内臓の浮腫状態はどうなのだろう．回腸と上行結腸の写真をみていただこう(図13)．これは，粘膜上皮下の粘膜固有層から粘膜下層にかけて空気が貯留した気腫性腸炎(emphysematous colitis)の状態である．腸管粘膜上皮細胞の結合が浮腫で疎になり，腸管内ガスが容易に侵入したと考えられ，内臓間質の高度な浮腫状況を示す1つの所見といえるだろう．

　このように，間質の高度な浮腫と脂肪，肝臓そして心筋などのやせた細胞をみれば，高度な"細胞内"脱水の存在を想像せずにはおれない．

臨床での3つのエピソード

　では，臨床でみられた3つのエピソードの解析に移ろう．

　まず，1つ目のエピソード．入院後2週間目の5月27日に起こった意識消失発作だが，血糖値8mg/dlという血液データ，および，ブドウ糖の静注による改善という，すでに述べた臨床経過から低血糖発作が原因であったことは間違いないだろう．この異様な低血糖が事実であったことは，これまでみてきたように，体脂肪の完全消失という極度の栄養不良，むしろ，飢餓状態といっていい身体状況から想像することは難しくない．

　ICU転科後の内分泌関連のデータをみると，インスリン0.3μIU/ml(基準値:1.84〜12.2)，C-ペプチド0.08ng/ml(基準値:0.61〜2.09)と極度に抑制され，成長ホルモン30.7ng/ml(基準値:<0.17)，コルチゾール141μg/dl(基準値:4.0〜18.3)と強く分泌刺激されている．しかし，この血糖値を上昇させんとする強いホルモン刺激にもかかわらず，血糖はまったく上昇しなかったことになるわけで，これは糖新生の反応が起こり得なかったことにほかならない．つまり，臨床血液データは備蓄グリコーゲンと中性脂肪の枯渇の存在を示唆し，解剖から得られた病理形態は，確かにそれは完全に枯渇していたと臨床の推論を裏づけたことになる．

　2つ目のエピソードは1週間後の6月5日に起こった呼吸不全を伴った意識障害であった．血糖値は正常であり，初回発作とはまったく異なった病態が新たに発生したと考えていい．さらに，4日間という一時的な小康状態の後に起こった3回目の同様の発作(3つ目のエピソード)は，一連のものと考えていいだろう．そして，この急性呼吸不全が直接死因となったことは間違いない．

□ Key
①直接死因は急性呼吸不全

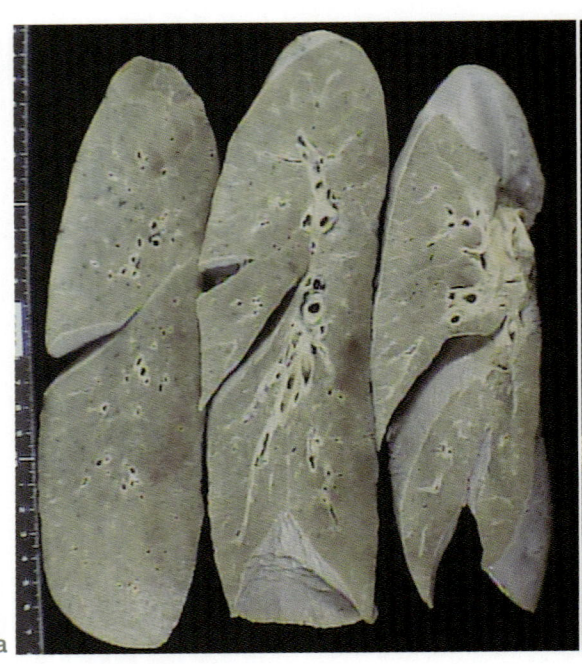

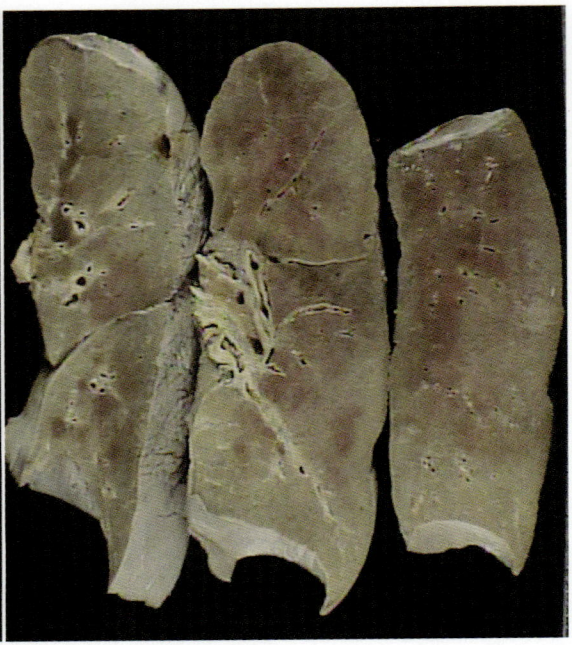

図14　肺の割面
a：右，b：左
左右上下葉に出血を伴う巣状肺炎がある．左のほうが肺炎は強い．

肺を検討する

　では，その問題の肺を検討しよう．
　外表面所見はすでに述べた．割面をみると，左右上下葉に出血を伴う巣状肺炎(focal pneumonia)がある．左のほうが肺炎は強い(図14)．全域に浮腫が強く含気はほとんど認めない．フィブリンの析出は肉眼的あるいは触診で認めない．左右の出血性肺炎の代表的な領域をルーペ像でみておこう(図15)．とりたてて特異な肺炎ではない．ところが，顕微鏡下に組織像をみた瞬間，なんともいえぬ"違和感"を感じたのだ．それは，肺胞内に高度な好中球浸潤を伴った"肺胞性肺炎"の所見なのだが，炎症細胞の浸潤に比べやたらに細菌のコロニーが目立つことだった(図16)．確か死後時間は10時間40分だったな…．と，ふっと考えた．つまり，死後変化がかなり加わっているようだと単純に解釈したのだ．しかし，拡大倍率を上げて浸潤している炎症細胞をよくみると(図17)，一応，好中球と認識できるのだが，その核の分葉は弱く幼若な骨髄系細胞に似ている．しかも，マクロファージがかなり目立つのだ．つまり，細菌の増殖に対して好中球の反応が数段弱いのである．一応，健気にも，好中球たちは感染症の現場に集まってきてはいるのだが，細菌と果敢に戦っている姿がまるでみえないのだ．このことが，最初みたときの違和感の原因だった．つまり，この肺炎所見はHIV感染症に代表される免疫不全状態における肺炎像に似ている．
　しかし，急性呼吸不全の原因は急性肺炎であることは確認されたことになる．そして，おそらく，その原因は吸引(誤嚥)だったのだろうと．これが，2つ目のエピソードの病態生理である．
　そして，肺炎部分以外の肺を全域にわたって観察してみると，ある所見に出会ったのである．それは，硝子膜(hyaline membrane)である(図18)．しっかりと肺胞内面を覆う硝子膜ではないが，上葉・下葉あるいは前方・後方を問わず程度の差こそあれ弱々しい硝子膜が散見されるのだ．

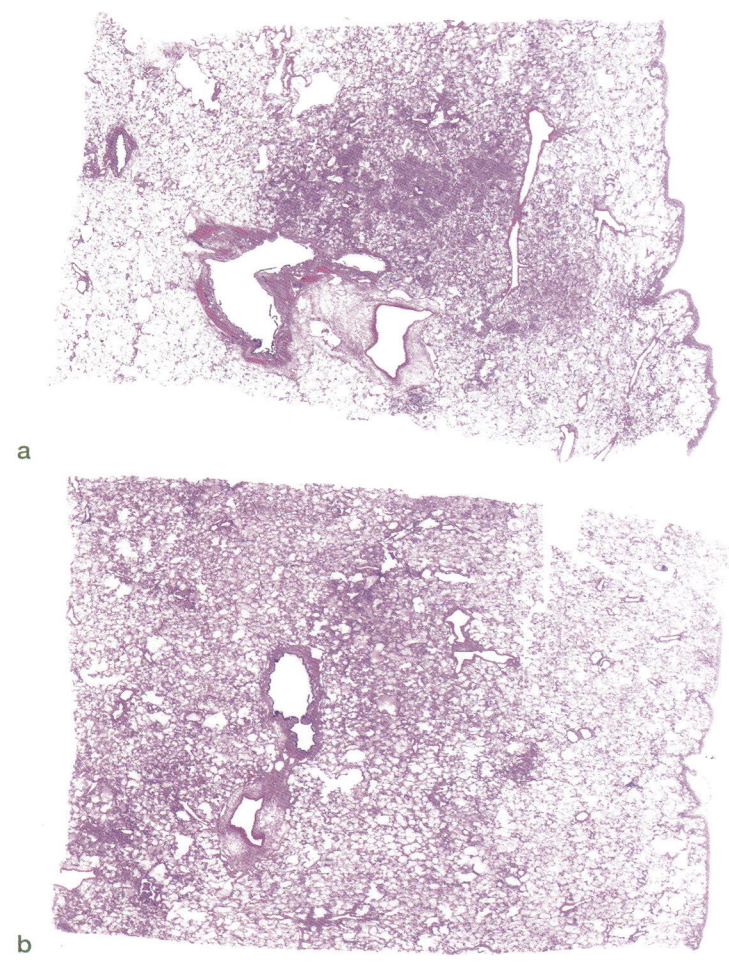

図 15　肺炎部分のルーペ像
a：右下葉後方部分，b：左下葉後方部分
出血と浮腫で含気がほとんど消失していることがわかる．

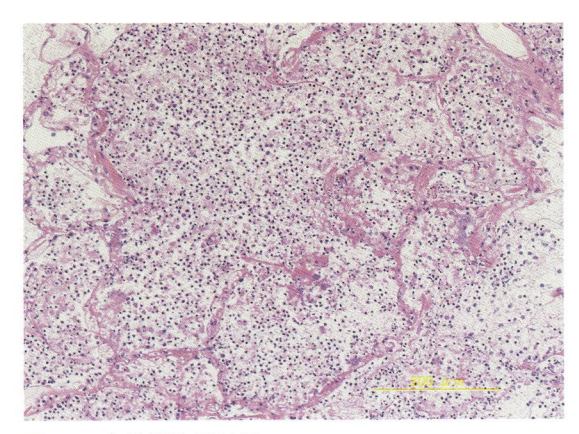

図 16　急性肺胞性肺炎
好中球の浸潤と細菌のコロニーが目立つ．

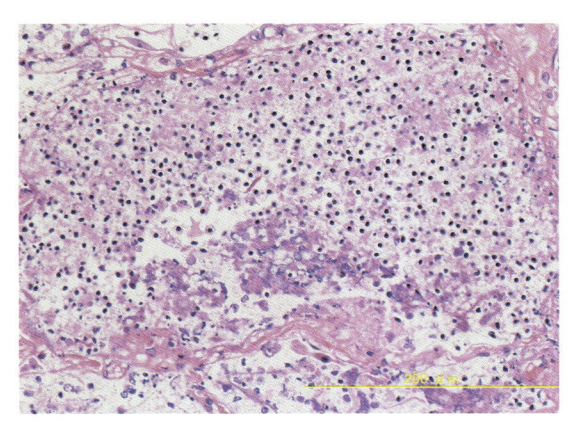

図 17　組織像の違和感の本体
好中球の核分葉が貧弱でマクロファージの浸潤が目立つが，細菌コロニーのほうに勢いがある．

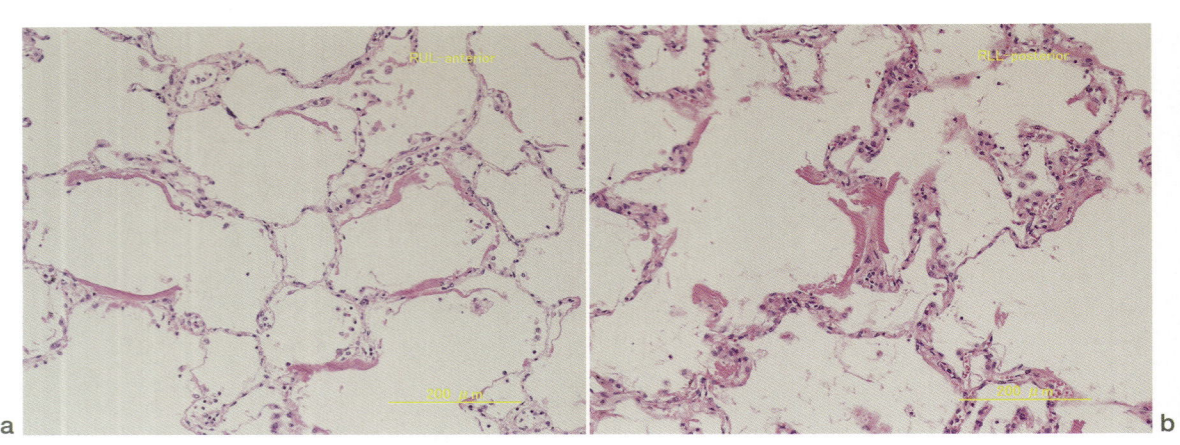

図18　肺炎領域以外の背景の肺
全域に硝子膜の形成がみられる．しかし，Ⅱ型肺胞上皮の反応は弱い．図15ルーペ像の肺胞性肺炎周囲の一見正常にみえる領域が硝子膜のみられる領域である．

表1　びまん性肺胞障害の原因

ショック
感染症：細菌血症，ウイルス性肺炎，真菌性肺炎，ニューモシスチス肺炎，重症細菌性肺炎．
外傷：脂肪塞栓，肺挫傷，胸部以外の外傷，頭部外傷
胃液誤嚥
吸入性傷害；煙，酸素，腐食性化学物質
薬剤：アミオダロン，アミトリプチリン，アザチオプリン，BCNU，ブレオマイシン，ブスルファン，CCNU，コカイン，コルヒチン，シクロホスファミド，金製剤，メトトレキサート，マイトマイシン，ペニシラミン，ストレプトキナーゼ，スルファチアゾール，ビンブラスチン……*
代謝性傷害：膵炎，尿毒症，パラコート摂取（誤飲，自殺，殺人）
放射線照射
血液疾患：血管内凝固，輸血関連急性肺障害，心肺バイパス
その他：熱傷，高地，造影剤の静脈投与，白血病細胞崩壊，妊娠性絨毛性疾患，溺死寸前，腹腔静脈シャント，リンパ管造影後，膠原病性血管傷害，トキシックショック症候群，静脈空気塞栓
特発性：急性間質性肺炎（Hamman-Rich 症候群）

*：Drug-induced pulmonary reaction の情報は，インターネットで検索可能である．最新情報が入手できる（http://www.pneumotox.com/）．

肺胞上皮の反応も弱いながらにある．しかし，炎症細胞の浸潤はほとんどなく，肺胞内には線維芽細胞の増殖を伴う修復過程は確認されない．これは，びまん性肺胞障害（diffuse alveolar damage；DAD）の滲出期初期，すなわち，浮腫期から硝子膜形成期にあたり，DAD 発症後2～3日の状態である．まさに，2つ目エピソードの後，4日目に起こった3つ目エピソードの原因はこのDADだと病理形態は教えている．当然，このDADの原因は先駆する肺胞性肺炎（おそらく吸引による）に求めていいだろう．

したがって，直接死因は，急性肺炎に続発したDADである．

Key
①所見は免疫不全状態における肺炎像に似ている，②硝子膜が散見，③直接死因は急性肺炎に続発したDVD

ちなみに，DADは原因が確認できる急性間質性肺炎をいう．その原因を表1に示そう．DADの原因は実に多様で広範囲にわたっている．

参考に，DADの発症から修復過程の時間的経過をわかりやすく描いた『AFIP 非腫瘍性疾患病

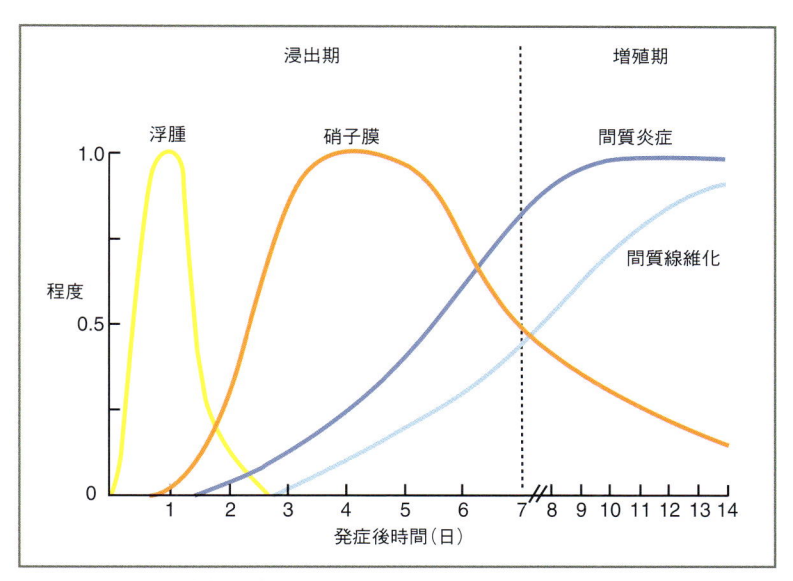

図19 DAD組織像の時間経過のシェーマ
この時間経過図によれば，本症例は，硝子膜は目立つが浮腫があまり目立たず，間質の炎症と線維化はいまだ出現していないので，DAD発症2～3日後の組織像で浸出期の初期と考えられる．
〔Katzenstein ALA(ed)：Katzenstein and Askin's Surgical Pathology of Non-neoplastic Lung Disease, 3rd ed. WB Saunders, Philadelphia, 1997, p17の図2-1による〕

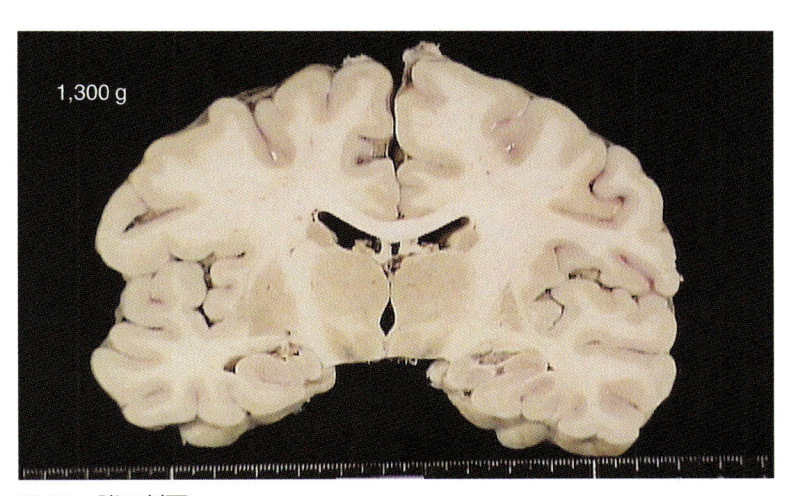

図20 脳の割面
視床と海馬を通る割面．肉眼的に粗大病変はない．

理学アトラスシリーズ 第2巻 "Non-Neoplastic Disorders of the Lower Respiratory Tract" 下部気道の非腫瘍性疾患』93ページの図を引用させていただこう(図19)．この図の原典は，KatzensteinとAskinによる非腫瘍性肺疾患外科病理学(第3版 WB Saunders, 1997)である．本症例のDADが，発症後の時間経過がいかに短いかが理解できるだろう．

以上のように，肺所見から高度な免疫不全状態

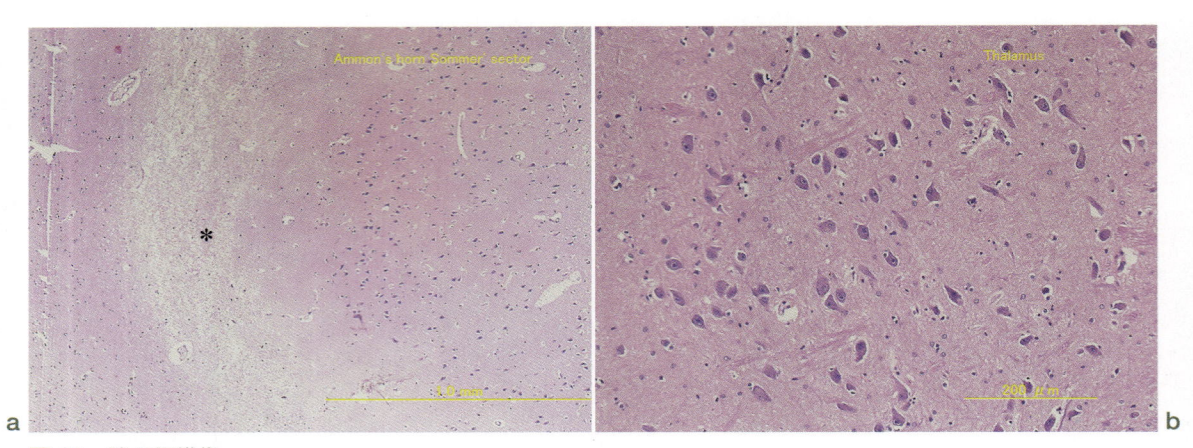

図 21　脳の組織像
a：海馬アンモン角の層状の梗塞巣（＊），b：視床の生き生きとした神経細胞．

の存在が明らかになったわけで，ホメオスタシス破綻の1つの側面を如実に示しているといえるだろう．そういえば，全身のリンパ組織は"貧弱"で，累々とした二次濾胞を形成したリンパ節を見かけなかったことが思い起こされる．

中枢神経の状況

最後になったが，中枢神経の状況をみてみよう．

しっかりした1,300 gの脳である（図20）．萎縮，脳ヘルニア，くも膜下出血を認めず，脳底動脈に動脈硬化性変化を認めない．割面もしっかりしており，腫瘍や出血や梗塞巣はない．中脳や橋の青斑核（locus caeruleus）は黒く，神経メラニン含量の低下はない．松果体もしっかりしている．

組織はどうだろう（図21）．まず，高度な低血糖発作があったわけでその影響は神経細胞に出ているのだろうか．海馬のアンモン角を観察してみよう．確かに両側とも小さいが層状の梗塞巣が確認できる．そして，アンモン角内のSommer扇形部（Sommer's sector）の神経細胞は萎縮・変性傾向がみられ，血圧の低下あるいは低血糖発作の影響をわずかにうかがい知ることができる．ところが，食欲中枢の存在する視床下部や視床の核内および大脳皮質の神経細胞は生き生きとしており，脳以外の臓器がみすぼらしくやせこけ，その構成細胞は喘いでいたのと対照的である．

そして，脳の直接支配下にある，脳下垂体（0.5 g），副腎（8.5：6.5 g），甲状腺（16 g）は重量の低下もなく，その構成細胞は，他臓器の細胞に比較してしっかりしているようにみえる．ちなみに，膵臓は，その外分泌腺が萎縮しているにもかかわらず，ランゲルハンス島の細胞群に所見はなかった．

病理形態学からの結論

1. 高度栄養障害（特定不能の摂食障害）… "餓死"と考えていい
2. 急性肺炎とびまん性肺胞障害

▶ 関連科：精神科・呼吸器内科・放射線科・病理科

考察－身体と心（精神）

筆者は，この37歳の若さで亡くなった大変な症例を，今，総括しようとしているのだが，1つのフレーズを反芻している．それは，"身体と心（精神）"ということである．いや，もっと具体的にいえば，"身体と脳"ということになろうか．

"体重"という指標で振り返ってみる

まず，死亡時の彼の身体状況を"体重"という1つの指標で振り返ってみたい．

身長181cmの彼の死亡時の体重は，53.5kgであった．そこから，まず，腹水1,200g，胸水700＋1,000＝1,700gを差し引こう．すると，50.6kgとなる．そして，上肢と下肢の高度の浮腫をおよそ2,000gとしよう．さらに，肺重量は左右合わせて1,910＋1,270＝3,180gだから，正常の肺重量を400gとすれば，肺の間質にたまった水分は3,180－400＝2,780gになる．すると，"実質"体重は50,600－2,000－2,780＝45.82kgとなる．しかし，それだけではない．肺以外の主要臓器と支持組織の間質に，少なくとも，5.0kgの水分は移動していただろう．心臓腔内に残った死体血液はわずか50mℓしかなかった．通常200mℓ以上はある死体血がである．つまり血管内を流れていた血

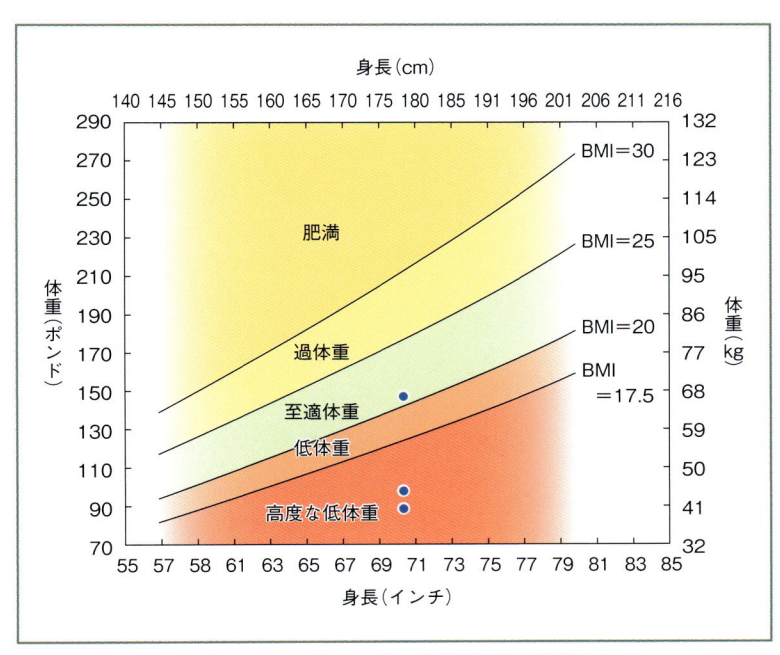

図22 BMIに基づく体重区分図で彼の身体状況の推移をみる
3つの●が縦に並んでいる．一番上の●は元気だったころ，一番下の●は死亡時．
(National Eating Disorder Screening Program Body Weight Assessment Tool, Harvard Eating Disorder Center, Boston)

液量は想像できないぐらい少量だったことが予想される．血液の非細胞成分である血漿部分が大量に血管外に移動していたことを意味し，そのことも考慮すれば，実質的なKさんの死亡時体重は，45.82－5.0＝40.28 kg以下であっただろう．つまり，40 kgを割っていたかもしれない極度な低体重の状態にあったことになる．そして，40 kgで計算するとBMIは12.2となり，入院時の13.4を大きく下回る結果になるのだ．

そこで，この体重の時間的な変化を1つのグラフの中にプロットしてみよう．身長と体重，そして，BMIを同時に表示した体重の区分図である（図22）．図の中に3つの●が縦に並んでいる．最も上の●は，Kさんが22歳当時で67 kgの体重であり，元気に営業の仕事にいそしんでいたころだ．真ん中の●は，それから15年，摂食障害が顕在化し，今回入院時のもの．そして，最も下の●が，病理解剖の所見から割り出されたものである．高度な低体重の領域を下へ下へと●は移動している．これを見ていると，"体重"というものを身体の恒常性（ホメオスタシス）の総合的な1つの指標とするなら，もうこれは"恒常性の破綻"そのものとしかいいようのない身体状況である．

それにしても，彼は一生懸命経口摂取に励み，カロリーはそれなりに補給されていたはずなのに，そのカロリーは一体どこに消えたのか？　解剖時，腸管にはかなりの量の便を確認している．だから，確かに，彼は食べていたのだ．

Kさんとかかわった人たち

この症例は，東京厚生年金病院臨床病理検討会で検討され，参加者は研修医をはじめ，精神科病棟の看護師，検査部の臨床検査技師，そして栄養士など多職種かつ多数の参加を得た検討会であった．それは，なぜ，穏やかに入院生活を送っていた彼が急に亡くなってしまったのか．そのことが了解できず，なんとか理解したいという思いが強かったからだろう．事実，医師以外の参加者の多くは，Kさんの医療看護に直接間接にかかわりを

もった人たちであった．

そして，その検討会終了後の質疑応答でなされた，1人の精神科M看護師の発言は，参加者に深い感銘を与えたのだった．

■ 精神科看護師のことば

「今，詳細な病理解剖の結果をお聞きして，私は残念でなりません．というのは，Kさんはあまりにも"いい人"だったのです．入院当日から環境に順応し，いつも，にこやかに私たちに挨拶して，一生懸命頑張って食事をしておられました．確実に咀嚼していることを確認することは，精神科の看護師にとって重要な観察事項であり，確かに，Kさんは食事を十分ではないにしろとっておられました．しかし，彼の本当の身体状況を私は理解していなかったのです．思い起こしてみれば，Kさんは，トイレに座り込んでしまうと自力で立ち上がることも，自分で寝返りをうつこともできなかったのです．つまり，筋力の低下が進行しているという事実を，日々，目の当たりに観察しながら，そのことを最重要課題と理解することができなかったのです．

Kさんは，実に，私たちにとって"都合のよいお客様"だったのです．訴えはすべて飲み込んで，礼儀正しいお客様を演じておられたのです．これが，常連の患者さんであれば，言いたい放題，したい放題で，どんな些細なことでも，おおげさに，私たちに訴えるでしょう．いつも出入りしている患者さんにとって，私たちの病棟は，最も気の置けない，リラックスできる場所なのです．しかし，Kさんは，遠い県外から紹介された初めての患者さんでした．そのことに，なぜ，気づかなかったのか．どんなに，Kさんが私たちに気兼ねしながら入院生活を日々送っていたのか．どんなに身体を動かすことが辛いことであったのか．その想像力がもてなかったこと．そのことが，残念でならないのです」．

Kさんの入院生活がリアルに迫ってくる．常に，患者に接している看護師ならではの述懐である．しかし，実際に，Kさんはどうだったのだろうか．

■ 管理栄養士から渡されたメモ

　臨床病理検討会終了直後，管理栄養士のKTさんが近づいてきた．そして，1枚の紙を渡してくれたのだった．

　彼女が渡してくれたその1枚のルーズリーフには，10×7cmの用紙が8枚連続して貼りつけてあった．それは，毎日の食事のトレイに添えられる，病棟名，患者名，日付，主食量が記載された"食札"であった．その札の余白に，彼は毎日コメントを書き込み，食後のトレイにメッセージとして置かれたものなのだ．それを，栄養部の栄養士が見つけて，ルーズリーフに添付して保存していたというわけだ．

　そこには，入院後，5月19日から，5月26日までの彼のコメントが刻まれている．

　そう，急変して意識障害を来したあの5月27日，その直前の彼の肉声である．

　ここに，そのメモをそのまますべて再現してみる（ゴシック体が彼自身の言葉である）．そして，そのメモには，彼が自らを描いた絵が片隅にしっかりとはめ込まれている．彼の内面世界を伝える貴重な資料として，その絵を添えておくことにする．

5月19日：夕食，ご飯120g．**ご馳走さまです．また，多めに残してごめんなさい．今日はやっぱり，苦し〜ので．**

5月20日：朝食，パン60g．**ご馳走さまです．もう，お腹パンパン．でも，おいしかった．＊＊さん，トースト焼き加減絶妙!! うますぎ，焼き名人!!**

5月20日：昼食，ご飯120g．**ご馳走さまです．どれも，これもおいしい！ 全部食べたいけど，苦しくてごめんなさい．うすい紺色の里いもきれい．初めて見た，うまい．**

5月20日：夕食，ご飯120g．**栄養部ご一同様．ご馳走さまです！ こちらこそ，まさか返事が来るなんて，感謝感激雨あられ!! うれし〜い！ 今日の「切り干し大根」おいしかったなあ．それと白い三角形の「とり肉つくねみたいな」これなんだろう？ めちゃめちゃうまいっす．回復のお気づかいありがとうございます．早く退院したいんだけど，ここのごはんたべられなくなっちゃうね，う〜ん（笑）（お腹苦しいっす）**

5月21日：昼食，ご飯120g．**栄養部さ〜ん．ごちそうさまでした!! 私，カレーライス大大大好きなんです！ 久しぶりに食べて本当涙出る，おいしかったですよ〜！ 実は私趣味でスパイス調合からカレー（インド系）作るんですよ．カレーって健康食ですよね．クミンやクローブ，コリアンダー，カルダモン，ターメリック，シナモン，レッド，ブラックペッパー等々，健胃，滋養，強壮，消化促進，スパイスはすばらしいですね．お昼のカレー全部食べきれないのがくやしい!! でも食べ過ぎたみたいくるしい．**

5月24日：昼食，ご飯120g．**ごちそうさまでした．「おそば」なんて何十日ぶりかなあ．おいしかった〜．貝，おかずも色彩で食欲をそそりますよ．栄養部さんありがとう〜．**

5月25日：昼食，ご飯120g．**ご馳走さまでした．マーボ豆腐おいしいね．お腹苦しかったので食べやすくて助かったです．残っしちゃってゴメンなさい．**

5月26日：昼食，ご飯120g．**ご馳走さまです．中華風の鮭さんおいしいね．あさりもおいしかったな．1粒多く入っていたみたい（笑） ラッキーでした．（潮干狩り〜）**

このメモを読み，漫画の自画像を眺めていると，不思議な感慨に襲われる．それを言語化することはかなり難しいのだが，強いていえば，「空々しい」であり，「無性に寂しい」ということになろうか．

■ 一瞬の夢

ある日，Kさんの住むアパートを尋ねる．ドアをノックするが応答がない．しかし，テレビの音が聞こえている．あっ，いるんだ．と，ドアのノブに力を入れると，ふっと，ドアが開く．「失礼します，Kさん，Kさん！」．しかし，彼の姿は現れず，調度一つない居間の真ん中に置かれた，古びた白黒のテレビが短いビデオを繰り返している．にこにこ顔のKさんが，「ご馳走様でした．ご馳走様でした．こんなに美味しい食事は，残してはいけません．いけません」．と，繰り返しているのだ….

■ メモから見えてきたこと

しかし，もう少し，詳しくこのメモを読んでみると，1つの事実につきあたる．それは，"ご馳走様でした"に象徴される感謝の表現は，8枚すべてのメモに見えるのだが，「苦しい」「お腹パンパン」「お腹苦しいっす」「食べ過ぎみたいに苦しい」という身体の苦痛の表現は，最初の5枚だけで，5月24，25，26日の，急変前3日間はほとんど消えているのだ．つまり，紋切り型の感謝の表現だけが，最後の3日間，空しく響いている．

そして，描いた絵はすべてステレオタイプの同じ笑顔である．だが，最後の彼の自画像は象徴的である．さも，美味しそうに，ペロリと舌を出しているではないか．「見抜けなかった？　僕の演技」と，まるで謎解きしているようだ．

そう，5月23日に彼の"身体"は，すでに死んでいたのかもしれない．

"身体"の死

■ 脳の傲慢

病理解剖から得られた病理形態所見を思い起こしてみよう．

体脂肪は完全に消失．肝臓は1kgを割っている．どの臓器をみても高度な貧血に見舞われ，蒼白化している．間質には大量の水分と蛋白質が漂い，体細胞も胚細胞も細胞内脱水の状態で喘いでいる．ただ，脳だけがみずみずしく生き生きとしている．

この有様を一言で言うなら，足を知らぬ，貪欲な脳の姿であり，"脳の傲慢"そのものである．栄養状態が極度に悪化しても，脳を生存させるために，他の一切の臓器が餓えに耐えながら，なけなしの栄養を脳に捧げている姿である．低栄養状態でホメオスタシスが破綻してもなお，脳だけは特別に温存維持された状況である．と，この症例は教えている．しかし，この脳の振る舞いは明らかに異常である．それは"癌"に似ている．

"ご馳走様でした．ありがとうございます"は「もっと食べたい，もっと欲しい」という脳の言葉であり，"苦しい，お腹パンパン"は，「もう提供するものは何もありません，勘弁してください」という身体のつぶやきだ．

■ 臓器に優先順位はあるのか

元来，60兆個の細胞で構成される人体の臓器に，優先順位というものはないはずだと考えたいのだが，それは違う．緊急事態に陥ると，臓器の優先順位が明らかとなる．例えば，血圧が急に低下するショックでは，脳と心臓の血液循環を維持するために，他の臓器の血液循環が次から次へと犠牲になっていく．これを脳と心臓の"自動調節"という．つまり，ショックでは脳と心臓はVIP待遇なのである．このショックにおける脳と心臓の"自動調節"反応の存在から，極度な低栄養状態では，唯一，脳に栄養の"自動調節"が

働いていると考えていいのだろうか？　それは，違うだろう．あくまでも，この"自動調節"反応は，ギリギリの状況における生命維持のための"生理的"な反応であり，"病理反応"ではないからだ．

　突然の肉親の死に直面したときの喪失体験に代表されるように，想像を絶する悲しみに出会うとき，人は急速にやせていく．このことは，日常のなかで決してめずらしい現象ではない．悲しみで食事がとれないことによる"やせ"とするには，そのやせは急速であり激しいものだ．つまり，強烈な悲しみと絶望は，とてつもないカロリーを消費するということになる．当然，このカロリー消費は"脳"の消費であるだろう．おそらく，それは，42.195 km を走り抜けるマラソンで"身体"が消費するカロリーを超えるかもしれないほどの消費に違いない．だから，外傷で傷つく身体と同じように，脳を場にする"精神"もまた，悲しみと絶望という衝撃に出会うとき，真っ赤な血を流し，深く傷つくということなのだ．しかし，その傷は，傷ついた身体と同様に必ず回復のプロセスに裏打ちされており，長い時間がかかるだろうが修復されていくはずであり，この修復に必要な栄養（カロリー）こそが，大量に脳が消費するカロリーと考えることができるだろう．したがって，とてつもない悲しみに打ちひしがれたとき，栄養が脳にシフトするということは，経験的に了解できることであり，生理現象なのだ．だから，そのやせは，その結果であり，回復が保証されたやせといえるだろう．

　しかし，Kさんの場合，明らかに違う．その脳の"栄養の独占"は明らかに病的である．いくら"いい人"を演じてみせても，彼の脳（精神）は病んでいる．

Kさんの精神

　彼の精神の障害はどのように考えればいいのだろう．一挙に襲ってくる強烈なものから，意識することもなく，いつの間にか長い時間をかけて沈殿してくるものまで，その環境的な誘因あるいは原因は広く深いだろう．また，自らの精神のなかに構築されていくものもあるだろう．一体，彼の病める精神を了解する術はあるのだろうか？

　管理栄養士のKTさんは，彼が，あまりにも几帳面に毎日コメントを添えてくるので，何か気になり，ある日，彼の病室を訪れたという．すると彼は，本当にうれしそうで，病院食を大変ほめてくれたという．しかし，それよりも，自分にわざわざ会いに来てくれたという行為が，意外であり，だからこそ，喜びが強かったようだとKTさんは語る．そして，何回か面会に行ったのだが，「親（義理の）とソリが合わない」とチラリともらしたという．食事は妻と義母が作ってくれている．しかし，その実態は不明である．毎日パートで働いている妻に，食事の配慮を求めることは辛いだろう．子どもはまだ10歳だ．家庭のことを語ったのは，わずか，このひと言だった．

　このようにみてくると，タバコはやらないが350 mlの缶ビールは毎日2本飲んでいたというKさんの何か寂しげな後ろ姿が立ち現れてくる．

　精神科の診断は，「特定不能の摂食障害」であった．その摂食障害の本体は，脳の栄養の持続的な独占という形をとっていたと病理形態は1つのエビデンスを与えている．しかし，この彼の病んだ精神の状態を，"摂食障害"で終止符を打つことにためらいを感じるのだ．精神科には再評価を望みたい．

筆者の推論と仮説

　それにしても，彼を悩まし続けた，あの腹部膨満感（満腹感といっていいだろう）とは一体なんだったのだろう．胃の中に大量の食物を入れ込んだときに感じる感覚だけが満腹感あるいは腹部膨満感ではない．自らが納得できない行為や考え方，そして，感覚を無理やり飲み込んだときにも，同様に，満腹感は身体的な症状として現れるだろう．だから，「これ以上食べることはできません」の意味は，これ以上，「今の自分にはできません，わかりません，いやです」という意思表示でもあるだろう．このことを，傍らに置きなが

ら，以下に，筆者の総括的な推論と仮説を述べることにしよう．

　生理的に食欲は，生存への意志を支える重要な情動であるが，大脳深部の系統発生的に古い視床下部内側にある満腹中枢（摂食抑制）と外側に位置する空腹中枢（摂食促進）のバランスの上に成り立っている．したがって，腹部膨満と便秘に苦しみ，通常の食欲が持続しなかったＫさんの場合，35歳ころから，満腹中枢が持続的に刺激される病態が成立していたと考えられる．そして，その満腹感に逆らって，空腹中枢を強引に刺激しようとする信号を，彼は理性的に大脳皮質に要求し続けたのだろう．そして，その理性的な信号を持続させようと過剰なカロリーが消費されたということではなかろうか．その絶え間ない刺激の持続は，いつしか，受動的に反応していた視床下部と大脳皮質の神経細胞が，自動的でかつ持続的な異常摂食促進信号を発するように変質したのではな
いか．この大脳の能動的ではあるが，身体のホメオスタシスを無視した振る舞いが，Ｋさんの病理の根にあるのではないか．

　"身体はすでに死んでいて，ただ，脳だけが生きていた"．

　Ｋさんの病理解剖から得られた病理形態は，大脳皮質の神経細胞のいわば"癌化"と考えるのが最も妥当であると教える．

■ 文献

1) Travis WD, Colby TV, Koss MN, et al : Non-Neoplastic Disorders of the Lower Respiratory Tract. Atlas of Nontumor Pathology, 1st Series, Fascicle 2. Armed Forces Institute of Pathology, Washington DC, 2002
2) 井上　泰：なぜがなるほど絵解き病態生理ゼミナール．pp67-86，メディカ出版，2008
3) Katzenstein ALA(ed) : Katzenstein and Askin's Surgical Pathology of Non-neoplastic Lung Disease, 3rd ed. p17, WB Saunders, Philadelphia, 1997

Chapter 24　Addendum 1（Chapter 23に関連して）

われわれは，Kさんを救うことはできただろうか？

　われわれは，果たして，Kさんを救うことはできたのだろうか？

　実は，当院では，高度な肝機能障害を示し，高度なやせを伴った神経性食思不振症の54歳女性を経験している．入院時，BMIは11.0で，その後，なんと9.8まで低下し，血糖値15 mg/dlの低血糖発作で意識障害も来している．肝機能は悪化し，AST，ALTは3,000 IU/l以上，総ビリルビン4.8 mg/dlと黄疸が顕在化した．そして，速やかにIVHによる静脈栄養管理が導入され，その後，速やかに肝機能は改善し，体重も徐々に正常化し，退院できたという症例である．その詳細は，当院消化器科佐藤の論文を参照していただきたいが，BMIが9.8というとてつもない飢餓状態からIVHで生還できたという報告である．

　この症例とKさんを比べると，低血糖発作を起こしたことは共通しているが，BMIと肝機能はKさんのほうがよいことになる．したがって，KさんもIVHによる静脈栄養管理をすれば改善し救命できた可能性がある．

　しかし，IVHによる強制的な栄養管理をこのKさんに納得させることが，果たして，できただろうか？

　「食事はある程度入っているのですが，十分ではありません．静脈から高カロリーの輸液をしないと，命にかかわります．ぜひ，高カロリー輸液をやりましょう」と話しかけると，彼はおそらく，こう言うだろう．「持続点滴ですか？　どうしてですか？　僕はこんなに頑張って食べていますよ．もう少し待ってくださいよ，もっと頑張りますから」と．

　そして，実に，ここが，医師の正念場なのだ．

　彼の偽りの"いい人"の仮面の下に息づく，血まみれになって傷ついている，本来の彼に話しかけることができるか．

　「私に任せてください．私はあなたを絶対に救いたい．何も言わずに，私の言うとおりにしてください」と．

　そして，IVHの導入を了解してくれたなら，1つの山を越えたことになる．つまり，身体の救出の糸口を得たことに．そして，

　「少し，眠りましょう．あなたの精神は深く傷ついている．眠って，精神の傷を癒してやりましょう」と．

　そして，向精神薬の投与が受け入れられたなら，精神（脳）の救出の手がかりを得たことになる．

　しかし，Chapter 23で考察したように，彼は精神を深く病んでいたわけで，容易には，その仮面を脱ぐことはないだろう．しかし，だからといって，あきらめることはない．徹底的に患者と向き合い，なんとかなるはずだという確信をもって対応できるかどうかだ．そこで，道は2つに分かれる．これが，医師の正念場だといった理由である．

　身体だけ救うことはできない．精神だけを救うこともできまい．だから，大変なことだが，精神も身体も一緒に治療しなければいけないのだと筆者は考えている．具体的には，この症例は精神科救急であり，同時に，厳重な身体管理が必要な症例だったと．

　医師はもっと患者の身体と心を診なければならないのだろう．人間をトータルに診ることの厳しさ，医学が本来的に背負う基本的なその厳しさを，この症例は鋭く問うている．

■ 文献

1）佐藤芳之，池田有成：検査値の読み方─著明なるいそう患者にみられた重度の肝機能障害．臨床消化器内科 19：743-747, 2004

Chapter 25　Case 16

下部食道の粘膜生検で腺癌が出た
58歳，男性．この食道腺癌をどう解釈するか

診断に至る思考プロセス

history

58歳の彼が消化器科を受診した理由は，突然のタール便だった．上腹部痛，嚥下障害，胸焼け，吐血などの先駆する症状はなかった．そして，上部消化管内視鏡検査で下部食道に浅い潰瘍を伴った2型腫瘍が見つかり，粘膜生検の結果，腺癌と診断されたというわけだ．

Key
①タール便，②内視鏡検査で下部食道に2型腫瘍，粘膜生検で腺癌

食道亜全摘標本の検討

■ 肉眼所見

遠位食道亜全摘標本(ホルマリン固定後)をみてみよう(図1)．白色で明瞭な縦皺をみる食道粘膜が途絶えるレベルから，赤い粘膜に変わっているが，その赤色粘膜が始まるところから2.0×0.8cmの潰瘍をもつ2.8×1.5cmの2型腫瘍がanal(肛側)方向に伸びている(図2)．まさに，この腫瘍は"赤色粘膜内"にみられる．その部分での食道狭窄はない．一見，白色粘膜(扁平上皮)が赤い粘膜(単層円柱上皮)に忽然と変わるその境界を横に走る不規則なライン(Z-line あるいは ora serrata とも呼ばれる)は，食道噴門接合部〔esophagocardiac junction(ECJ)．もっと大まかな表現としての食道胃接合部 esophagogastric junction(EGJ)と同義である．組織学的には扁平上皮円柱上皮接合部 squamocolumnar epithelial junction という〕にみえるのだが，これが本来のECJなら，通常の位置より5cm以上も oral(口側)に移動していることになる．もし，本当にそうなら，横隔膜裂孔ヘルニア(hiatal hernia)で縦隔内に逸脱した胃そのものということになり，"胃癌"の診断になる．しかし，その部分をよくみると，管状の食道の形態が保たれており，胃であれば囊状の形態をとるはずだが，そうではない．だから，肉眼所見からは，食道の位置に発生した"食道腺癌"といえる．しかし，その確認には"赤い粘膜"の組織所見を待たねばならない．

Key
①腫瘍は"赤色粘膜内"にみられる

■ "赤い粘膜"の組織所見

2型腫瘍が存在する，その"赤い"周辺粘膜の組織を確認してみよう．

杯細胞(goblet cell)が混在する1層の円柱上皮が，いわゆる，絨毛状(villiform)表面をなし，陰窩(crypt)様腺管を従えた上皮構造(図3)が，癌の周囲に広範に広がっている．これは，Barrette上皮(epithelium)として最も信頼性の高い杯細胞を混じる不完全型腸上皮化生円柱上皮(incomplete intestinal metaplastic columnar epithelium)であり，"特殊円柱上皮(specialized columnar epithelium)"と呼ばれるものである．この杯細胞はアルシアン・ブルー染色(pH 2.5)で強く染まり，酸性糖蛋白(シアロムチン，スルホムチン)を含む酸性粘液を容れていることがわかる．さらに，その肛側には，これも一応，Barrett上皮と

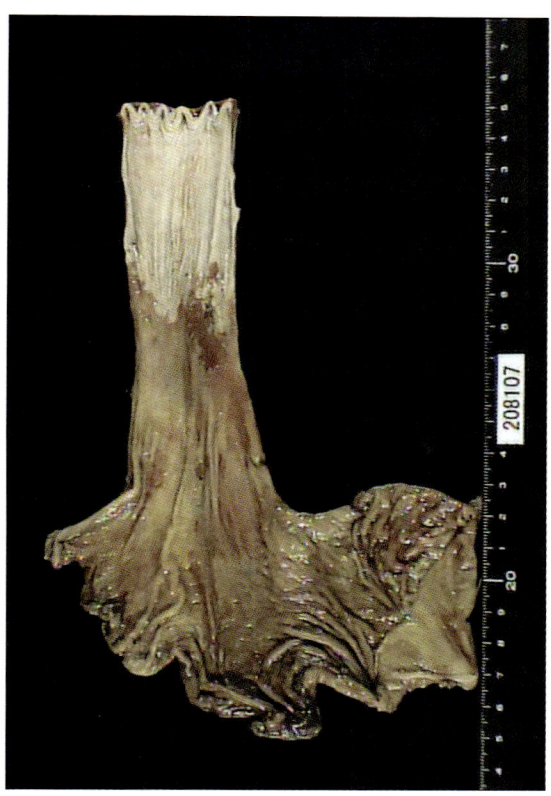

図1 遠位食道亜全摘標本（ホルマリン固定後）
白色で明瞭な縦皺をみる食道粘膜が途絶えるレベルから，赤い粘膜に変わっているが，その赤色粘膜が始まるところから肛門側に伸びる腫瘍がみえる．

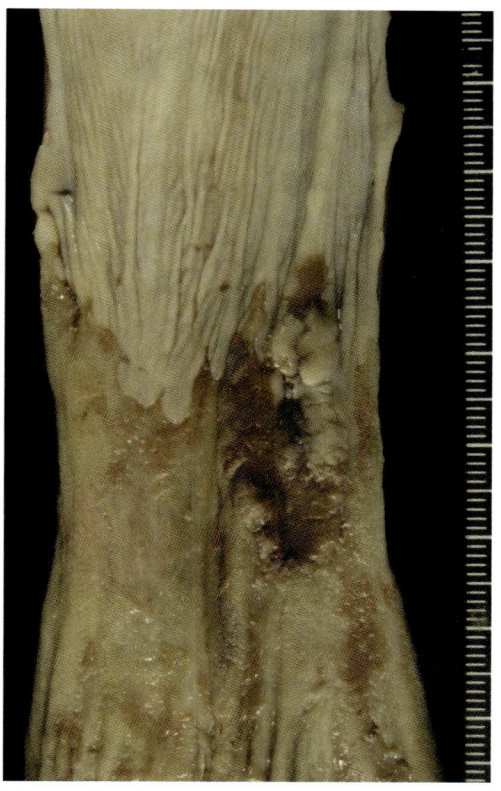

図2 腫瘍部分の拡大
食道の重層扁平上皮に一部かかる潰瘍性病変がみられる．

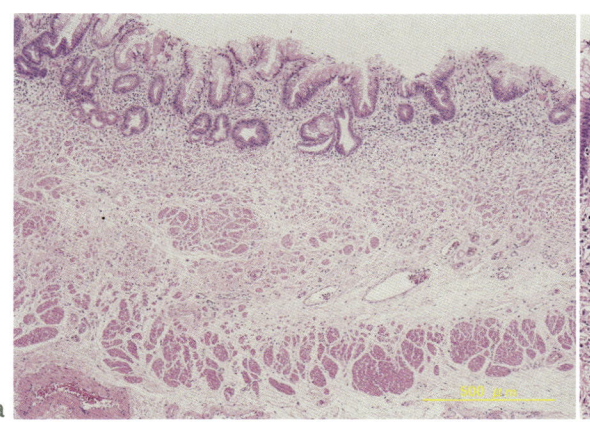

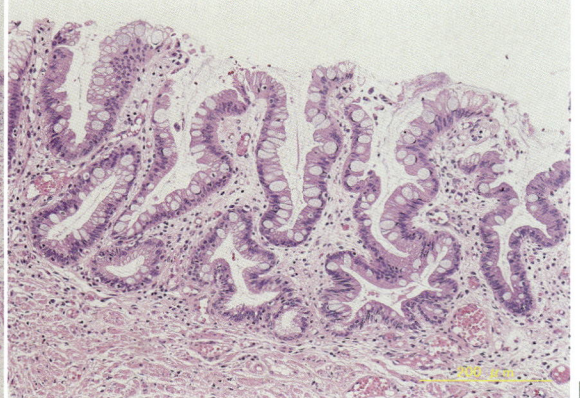

図3 "赤い"周辺粘膜（Barrette上皮）の組織像（1）
杯細胞を混じる不完全型腸上皮化生円柱上皮を示すBarrette上皮．"特殊円柱上皮"と呼ばれるものである．

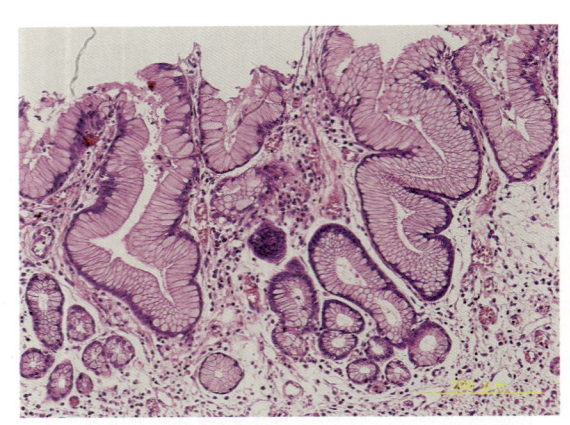

図4 "赤い"周辺粘膜(Barrette 上皮)の組織像(2)
噴門腺粘膜類似の"接合部型上皮".

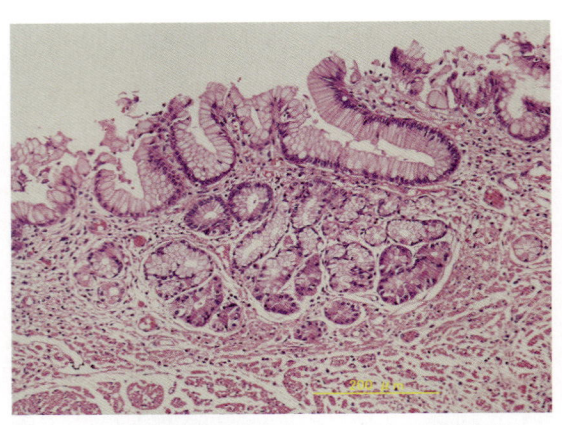

図5 "赤い"周辺粘膜(Barrette 上皮)の組織像(3)
萎縮性の胃底腺粘膜上皮に類似した"胃底腺型上皮".

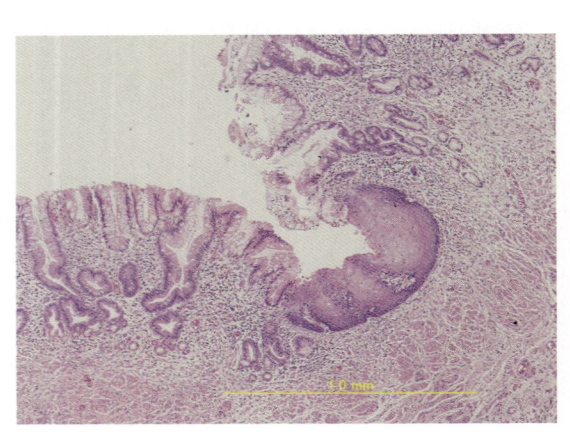

図6 扁平上皮島(squamous island)

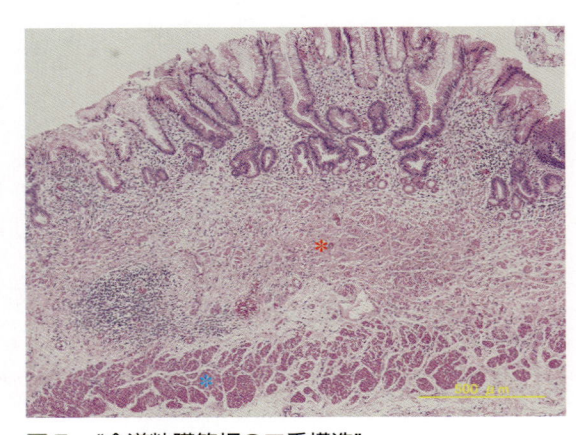

図7 "食道粘膜筋板の二重構造"
既存のしっかりした筋板〔深層粘膜筋板(*)〕の上に比較的疎な平滑筋束がみられる〔浅層粘膜筋板(*)〕.

みなされている噴門腺粘膜(cardiac gland mucosa)に似た"接合部型上皮(junctional-type epithelium)"(図4)と萎縮性の胃底腺粘膜上皮に類似した"胃底腺型上皮(gastric fundic-type epithelium)"(図5)の混在する局面が広がっている.また,この円柱上皮に混在して,既存の扁平上皮が島状に残存している.これは扁平上皮島(squamous island)といわれる所見だ(図6).そして,この円柱上皮下には,"食道粘膜筋板の二重構造"がみられる.つまり,既存のしっかりした筋板〔深層粘膜筋板(deep muscularis mucosae;DMM)〕の上に比較的疎な平滑筋束がみられる〔浅層粘膜筋板(superficial muscularis mucosae;SMM)〕所見で,かつて上皮の脱落があったという過去の証と考えていいだろう(図7).残念ながら,ここが食道であるという決定的な所見としての食道固有腺はみられなかったが,癌の周囲に広がり胃粘膜に連続する"赤い粘膜"は,Barrett上皮と考えていい.では,その広がりを,癌の最も深く浸潤する部分で横断したルーペ像でみておこう.

□ Key

①食道粘膜筋板の二重構造,②かつて上皮脱落があった過去の証,③"赤い粘膜"は Barrett 上皮

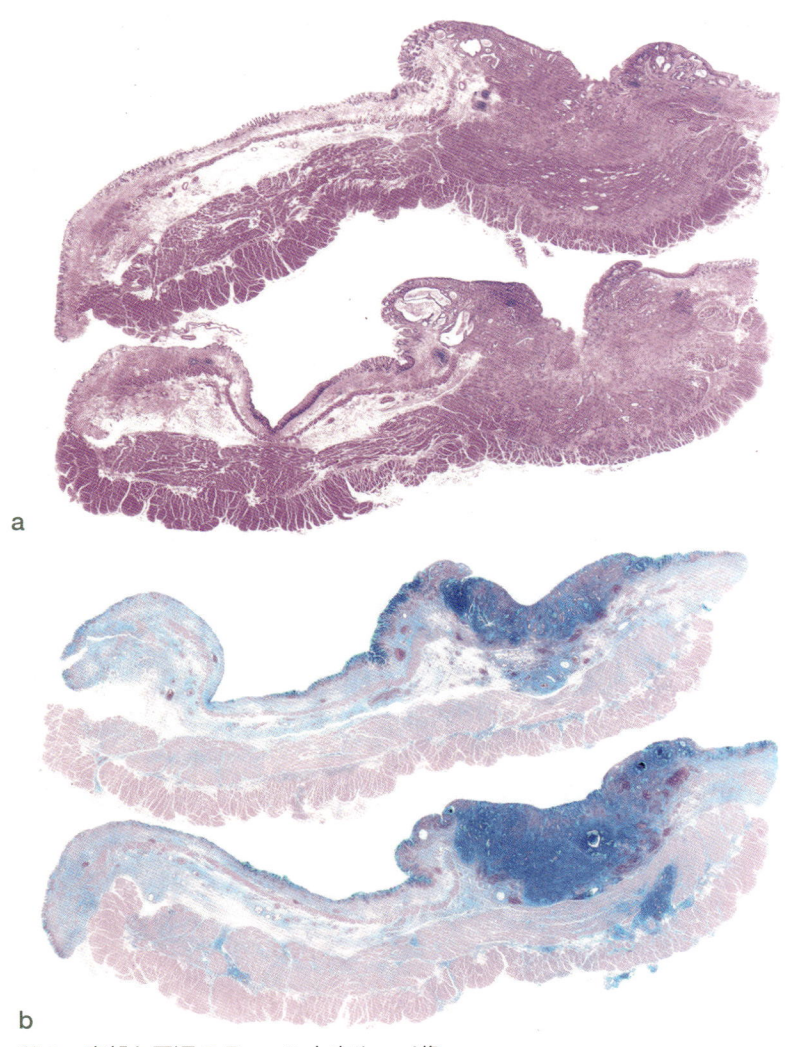

図8 癌部と周辺の Barrett 上皮ルーペ像
a：HE 染色，b：コロイド鉄染色　潰瘍を形成する2型癌で，固有筋層に浸潤が及んでいる．

■ 癌のルーペ像と組織所見

　腫瘍部分のルーペ像を HE 染色と粘液染色でみておこう（図8）．癌は表面に浅い潰瘍をもつ2型癌である．組織学的には高〜中等度分化管状腺癌であり（図9），IFN-β で固有筋層深部にまで浸潤するが，外膜には達していない（T2）．リンパ管侵襲を認めるが，所属リンパ節65個に転移はない（N0）．静脈侵襲をみるが，遠隔転移は確認されていない（M0）．したがって，進行度は Stage II となる．　なお，周辺の Barrett 上皮に上

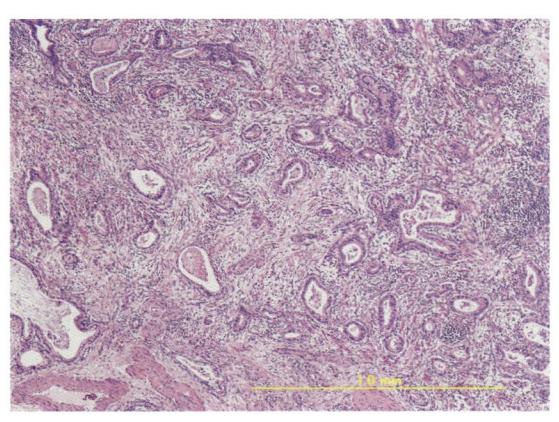

図9 組織像　管状腺癌の広範な浸潤．

皮内癌や異形成（dysplasia）の所見はなく，既存食道扁平上皮に別の扁平上皮癌は認めなかった．

病理形態学からの結論
バレット食道上皮から発生した下部食道腺癌
adenocarcinoma of the lower esophagus, arising in the Barrett epithelium

▶ 関連科：消化器内科・外科・病理科

考察

食道と直腸

　咽頭に続き，縦隔の最も深いところを下降する食道．前方は気管膜様部と，後方は椎体骨に直に接するその長さは25cmだ．この食道，実に直腸と似ている．ともに漿膜をもたず，奥深い疎な結合組織の中を貫く管という意味で似ている．そして，その下端にはともに括約筋で取り囲まれた領域があり，そこでは内面を覆う上皮が突如変化する，扁平上皮円柱上皮接合部が存在するという点でも似ている．本症例で問題となる食道胃接合部領域は，直腸では，肛門管に対応する領域であり，ともに腺癌の発生する場所という点でも似ているのだ（肛門管の肛門腺由来腺癌は Case 1 を参照されたい）．

病理医 Barrett

　Barrett食道あるいはBarrett上皮に名を残すBarrettとはいかなる人物なのか？　Norman R. Barrett，1903年生まれの英国ロンドンの病理医である．ところが，奇異なことにその没年は不詳である．その彼が47歳のとき（1950年），『The British Journal of Surgery』誌に発表した，「慢性消化性食道潰瘍と食道炎（黒丸引用者）」という論文のなかで，「下部食道に発生する潰瘍は"消化性"の胃潰瘍そのものであり，下部食道の異所性胃粘膜（ectopic gastric mucosa）から発生したものだ」という記載に"Barrett食道"は端を発している．この彼の論文の主張は，下部食道の狭窄が"逆流性"食道炎（このとき，すでに彼は"reflux"という表現を使っている）から潰瘍に至った結果であり，縦隔へ挙上（つまり，今でいう横隔膜裂孔ヘルニア）された胃の消化性潰瘍の結果ではないというもので，特に異所性胃粘膜を強調したものではなかったのだが…．そしてつけ加えるなら，彼はその論文のなかで，異所性胃粘膜が"上部"食道の気管輪状軟骨に面した部分にも存在することをすでに記述しており，また，胃と食道の解剖学的な区別は正確になされねばならないと熱く語る．曰く，「私は強調したいのだ．正確な外科手術は，しっかりとした病理学の上に成り立つのだから，胃潰瘍と食道潰瘍の区別は厳格でなければならないと．I urge that, as accurate surgery must rest upon accurate pathology, we must distinguish between gastric and oesophageal ulcers」．この論文を読む限り，病理医Barrettは，謙虚に物事をみる眼とパッションをともにもっていた人物にみえる．だから，"没年不詳"の謎は深まるばかりだ．しかし，そのことが主題ではない．本題に戻ろう．

食道腺癌とは

　食道癌は扁平上皮癌と相場は決まっているのだが，腺癌も発生する．Barrett食道が今日注目されるのは，その食道腺癌発生母地としてである．つまり，食道腺癌のリスク因子は，肥満，喫煙，Barrett上皮，反復する逆流性食道炎，乳癌の放

射線治療歴の5つがあげられているのだが，そのなかで危険度の最も高いのがBarrett上皮というわけだ．ちなみに，本症例の彼は167 cm，76 kgでBMI＝27.25 kg/m²となるから，肥満(obesity：BMI≧30)ではないが，過体重(overweight：25≦BMI＜30)にあり，2年前まで1日60本のヘビースモーカーだった．このところこの食道腺癌の発生頻度が，とりわけ米国と欧州の白人でうなぎのぼりという状況があることもBarrett上皮への関心を高めているのかもしれない．しかし，逆に，黒人ではその発生頻度がきわめて低いことも知られている．また，扁平上皮癌もそうだが，男性に多い(約7倍)．そして，10歳以下の小児ではすべて男児といわれる．

食道腺癌の発生は，①下部食道のBarrett上皮，②上部食道の異所性胃粘膜(Barrettも指摘していた粘膜)，そして，③食道(固有)腺(粘膜内および粘膜下)に由来するのだが，圧倒的にBarrett上皮が多い．しかも，その存在が下部食道であることから，当然，胃の噴門部癌の食道浸潤との鑑別が常に問題となる．つまり，食道原発の腺癌か否かの判断に際して，その発生部位が，本当に"食道なのか"という視点を維持しなければならないということであり，その際，胃粘膜と同じ1層の円柱上皮からなる"赤い粘膜"としてBarrett上皮があるからだ．

Barrett以降，さまざまな考え方が論議されてきたのだが，今日，このBarrett上皮は，逆流性食道炎の反復により既存の食道扁平上皮が脱落し，その再生上皮として，おそらく固有食道腺の導管上皮に由来する粘膜上皮がその修復として姿を現したものという考え方，つまり，後天説(acquired)が主流である．先天説(congenital)についてはAddendumで後述する．

Barrett食道腺癌の発生部位

Barrett食道の小児を含む疫学と臨床に関しては，文献にあげた総説を参照いただくとして，ここでは，本症例の手術材料を用いて，Barrett上皮の分布状態をマッピングし，元来の食道胃接合部(esophagogastric junction；EGJ．解剖学的には，食道筋層と胃筋層の境界)の位置を推定し，食道下端を取り巻く括約筋の領域〔わずか長さ2〜3 cm．いわゆる，下部食道括約筋領域(lower esophageal sphincter；LES region)，これはまさに直腸下端の肛門管に相当する〕を配慮しつつ，Barrett食道腺癌の発生部位を浮かび上がらせてみよう．

■ 術前の食道内視鏡像

ホルマリン固定切除標本の観察に入る前に，術前の食道内視鏡像をみておこう(図10)．白色調の食道扁平上皮領域が，赤い，紅鮭色(salmon-colored)の異常粘膜によって"虫食い"状に中断せしめられている．まさに，ここが，Barrett上

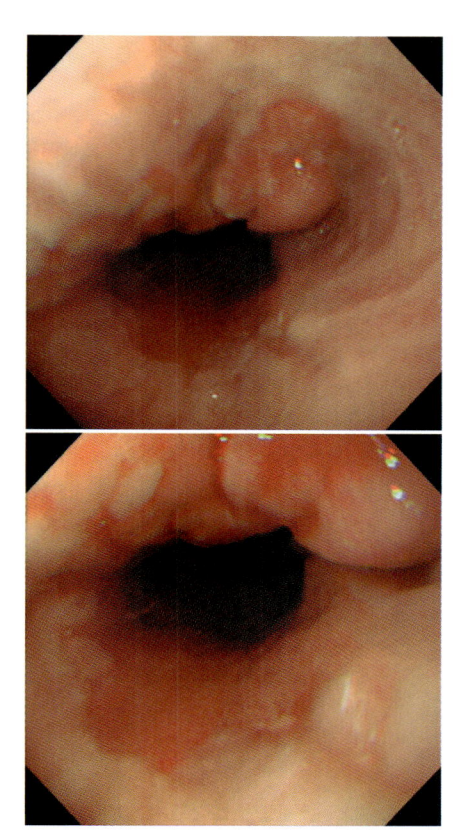

図10 術前の食道内視鏡所見
白色調の食道扁平上皮領域が，紅鮭色の異常粘膜によって"虫食い"状に中断している．ちょうどその位置に隆起性の腫瘍がみえる．この視野では潰瘍はみえない．

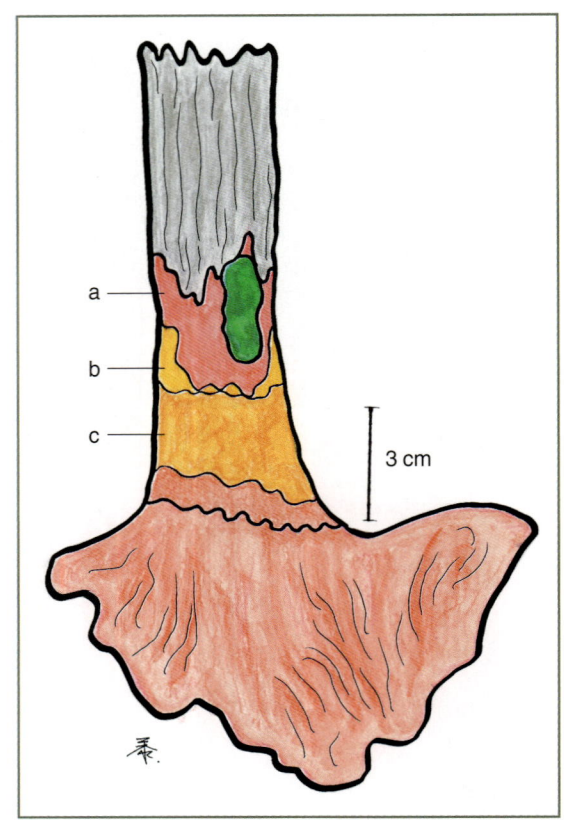

図11 切除標本上に組織所見をマッピングする
肉眼的に，管状構造の食道が，囊状構造の胃とつながる部分をEGJとした（太いジグザグ線）．紅鮭色(a)は，典型的なBarrett上皮である「特殊円柱上皮」領域．癌（緑色）はこの領域に存在している．黄色(b)は，「接合部型上皮」領域．オレンジ色(c)は，「胃底腺型上皮」領域．この「胃底腺型上皮」と本来の胃底腺上皮の境界は，（胃底）腺成分が萎縮性の上皮を「胃底腺型上皮」とみなして仮に想定したものである（細いジグザグ線）．

■ 解剖学的かつ病理組織学的な考察

　では，切除標本上に組織所見をマッピングしてみよう（図11）．まず，本来の食道胃接合部（EGJ）の位置だが，本症例では組織的な扁平上皮円柱上皮接合部をもってEGJとするわけにはいかないので，肉眼的に，管状構造の食道が，囊状構造の胃とつながる部分とした（太いジグザグ線）．紅鮭色(a)は，典型的なBarrett上皮である「特殊円柱上皮」の領域である．癌（緑色）はこの領域に存在していることがわかる．黄色(b)は，「接合部型上皮」の領域である．そして，オレンジ色(c)は，「胃底腺型上皮」領域ということになる．この「胃底腺型上皮」と本来の胃底腺上皮の境界は，（胃底）腺成分が萎縮性の上皮を「胃底腺型上皮」とみなして仮に想定したものである（細いジグザグ線）．この境界線とEGJのラインは，およそ1cmの隔たりがある．このマッピングから，いわゆる，食道括約筋の存在する下部食道括約筋領域（LES region）は，その幅を3cmと考えると，その上皮は扁平上皮ではなくすべて「胃底腺型上皮」に置き換わっていることがわかる．

　今日では，このLES領域の上皮は，正常でも，単層の円柱上皮が胃粘膜から指状突出（finger-like projection）で伸びてくることがわかっている．したがって，LES領域の円柱上皮部分をBarrett上皮とみなさないとする考え方が出てくるわけだ．このあたりの事情は，Boston Veterans Administration Medical Center消化器病科のSpechlerの明快な図をみれば理解できるだろう（図12）．左2つが正常，右2つがBarrett上皮である．この図は，赤色粘膜がLES領域を越えて口側に広がっている場合に限り，Barrett上皮とみなすべきだと教えている．しかし，このLESの領域は，切除され伸展固定された標本ならともかく，臨床での確認は容易ではない．それは，内視鏡で観察しても特に粘膜色調が変化するわけではないのだから，本来のEGJからおよそ3cm長として，内視鏡を施行する医師がその気になって観察するしかない領域としてあるからだ．ちなみに，Spechlerの図ではLES領域があ

皮の口側端に相当するわけで，組織的には扁平上皮円柱上皮接合部（squamocolumnar junction）であり，Barrett上皮が生じていなければ，EGJに対応することになる．1時の方向に癌の頭側の隆起部分が見え，Barrett上皮と既存の扁平上皮が混在して表面を覆っている．また，11時の方向には扁平上皮島がみえる．この写真ではみえないが，他の写真では胃の粘膜襞がのっぺりした白色の食道上皮に移行している部分が遠くに観察されているので，その移行部（元来のEGJに対応する）から口側へ約6〜8cm伸びる紅鮭色の異常粘膜として，内視鏡はとらえたわけだ．

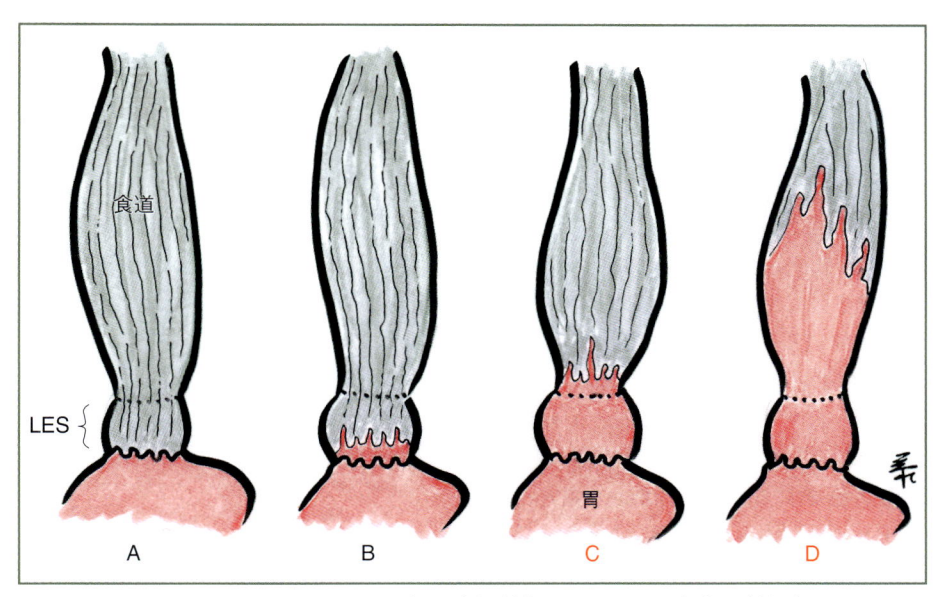

図12 lower esophageal sphincter(LES)を考慮したBarrett上皮の考え方
正常上皮(A,B)とBarrett上皮(C,D)
〔Spechler SJ, Goyal RK : Barrett's esophagus ; medical progress. N Engl J Med 1986 ; 315 : 362-371〕

たかも"くびれ"て存在するかのように描かれているが，実際は，肉眼的に明らかなくびれをみることはない．

図13に典型的なBarrett上皮の存在様式を示しておこう．図の色は，図11で用いた色で区分けしてある．Barrett上皮はすでに述べたように，①特殊円柱上皮，②接合部型上皮，③胃底腺型上皮の3つに分類される．しかし，この3つがすべて出現するとは限らない．この図は3つの上皮が帯状に，①→②→③の順番に出現する典型的な場合を描いたものである．このなかで，特殊円柱上皮が最も特異的で，頻度の高いものである．ただし，小児では成人ほど頻度は高くないという．この図を傍らに置き，本症例(図11)をみると，各上皮の辺縁が虫食い状で，一応，典型例に準じた3つの上皮の出現をみているので，本症例は，ほぼ典型的なBarrett上皮であり，特殊円柱上皮領

図13 典型的なBarrett上皮の存在様式
図の色は，図11に準じる．Barrett上皮は，①特殊円柱上皮，②接合部型上皮，③胃底腺型上皮の3つに分類されが，この3つがすべて出現するとは限らない．この図は3つの上皮が帯状に，①→②→③の順番に出現する典型的な場合を描いたものである．

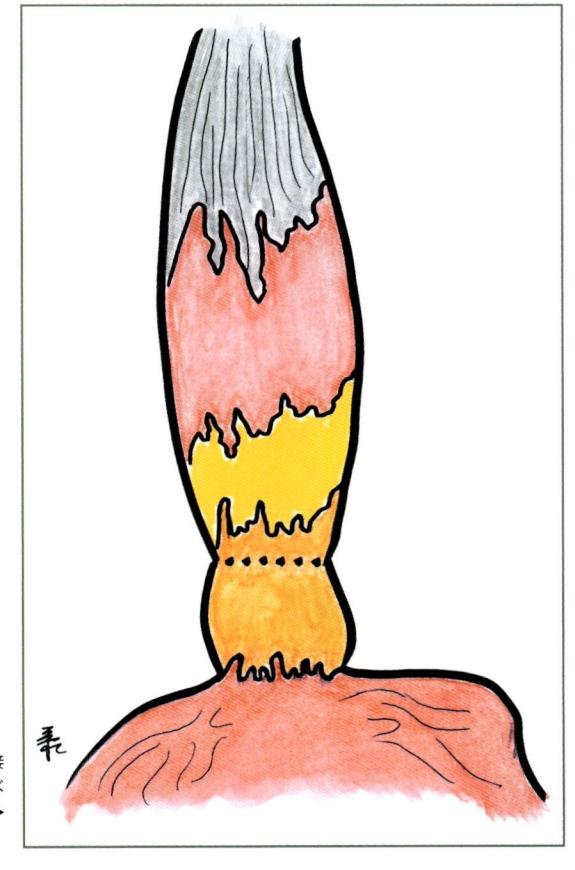

域に発生した食道腺癌と診断できる．

　そして，このようにBarrett上皮が食道の長軸方向に帯状に存在していることを知れば，ホルマリン固定Barrett食道材料の切り出しは，同時に部分切除された胃を含め，縦断（長軸方向に切り出す）にすべきことがわかる．

　なお，今日ではBarrett上皮を，EGJからの距離と分布様式で2つに分類する．全周性でEGJから3cm以上に伸びるものをlong segment Barrett esophagus(LSBE)，一部が3cm未満か，非全周性のものをshort segment Barrett esophagus(SSBE)と呼ぶ．3cm未満だが，単発あるいは多発する指状粘膜突出(finger-like columnar mucosal protrusion)の場合はSSBEに分類する．この分類の臨床的意義はLSBEのほうがSSBEより腺癌発生のリスクの高いことにある．そして，読者はもうおわかりだろうが，"3cm"という長さは，LES領域の長さを基準にしていることが…．本症例は，7cmに及ぶ全周性のBarrett上皮だから，LSBEに分類され，まさに腺癌が発生した症例というわけである．

　最後に，1つ指摘しておこう．それは，Barrett上皮は，3つの上皮が1つの直線的なラインで区切られているわけではなく，虫食い状でジグザグの境界をなすわけで，内視鏡下粘膜生検で採取されてくる材料を病理組織学的にみると，その採取範囲が狭くても多彩な組織所見に出会う可能性をもつことだ．だから，Barrett上皮の診断は，内視鏡を施行する医師の情報と病理医の所見を十分つき合わせて検討する必要がある．

　病理医だけで診断できる，あるいは，内視鏡医が即刻診断できる上皮ではない上皮．それがBarrett上皮である．

■ 文献

1) Barrett NR : Chronic peptic ulcer of the oesophagus and'oesophagitis'. Br J Surg 1950 ; 38 : 175-182
2) Sjögren RW, Johnson LF : Barrett's esophagus ; a review. Am J Med 1983 ; 74 : 313-321
3) Spechler SJ, Goyal RK : Barrett's esophagus ; medical progress. N Engl J Med 1986 ; 315 : 362-371
4) Hassal E : Barrett's esophagus ; new definition and approaches in children. J Pediatr Gastroenterol 1993 ; 15 : 345-364
5) Phillips RW, Wong RKH : Barrett's esophagus ; natural history, incidence, etiology, and complications. Gastroenterol Clin North Am 1991 ; 20 : 791-816
6) Enzinger PC, Mayer RJ : Esophageal cancer; review article(Medical Progress). N Engl J Med 2003 ; 349 : 2241-2252
7) Haggitt RC : Barrett's esophagus, dysplasia, and adenocarcinoma. Hum Pathol 1994 ; 25 : 982-993

Chapter 26　Addendum 1（Chapter 25に関連して）

昔の姿をみる
胎児期の食道粘膜上皮

　上部消化管内視鏡検査で，食道上部（頸部食道）の上部食道括約筋（upper esophageal sphincter）のレベルに，重層扁平上皮粘膜の中で島のように浮かび上がってみえる円柱上皮からなる領域が4～10％にみられると報告されている．"inlet patch"という．内分泌細胞の免疫染色態をとる細胞が混在しており，胎児期の胃粘膜（embryonic gastric mucosa）の遺残（rest）と考えられている．このinlet patchから発生する食道腺癌の報告はあるがきわめて少ない．
　ところで，Barrettが"上部"食道の異所性胃粘膜の存在を，すでに57年前に記載していたことを思い出していただきたい．しかも，"食道の前壁の気管軟骨に接する領域"ときわめて具体的な記載を残している．これはもう，"inlet patch"の原典としていいだろう．したがって，Barrettは食道の始まりと終わりを押さえた病理医といえる．
　「食道は胎生期，原始消化管の前方である前腸（foregut）の内胚葉から生じる．当初，食道内面は円柱上皮に覆われている．そして，胎生5～6か月の間に，徐々に扁平上皮に置き換わっていく．この置換は食道中部から始まり，口側と肛門側に広がっていく．そして，まず，肛門側への置換が完了するのだが，口側置換の完了はその後である．そして，この扁平上皮による完全置換は出生前に完了する．したがって，この発生過程が何らかの理由で停止（arrest）したなら，後に，Barrett上皮やinlet patchとして発見される可能性があることになる」これが，教科書的な胎生期食道の記載である．
　器官発生学の形態学的研究は地味で手間がかかる仕事である．胎生期食道研究の，いわば古典であるが，今なお，上記のような教科書的記載にも引用される論文を紐解いてみよう．
　それは，英国ヨークシャー南部の工業都市SheffieldにあるSheffield大学解剖学教室のB.A.E. Johnsが，Barrettに遅れること2年，1952年，『The Journal of Anatomy』誌に発表した「ヒト食道上皮の発生学的な変遷」である．
　対象にした胎芽（human embryo：胎生2か月末まで）と胎児（fetus：胎生3か月から出生まで）は，最小3mm長，最長230mm長で総数25例である．42mm長までの胎芽は10μm幅の横断連続切片を作製し，それより大きい胎児は，咽頭，喉頭，気管の付着した状態で胃噴門部レベルまでの全食道を摘出し，同じく10μm幅で横断連続切片を作製している．論文の"材料と方法"の項には記述されていないが，これらの標本は，おそらく流産組織中の胎芽と胎児を用いたものだろうが，通常，完全な形で回収できることは少なく，また死後時間が長い場合が多いことを考えると，材料の収集は困難を極めただろうことが，人体病理学にたずさわる筆者にはリアルに了解される．
　その食道横断面の詳細な観察記録が1952年のJohns論文なのである．添付された写真はいささかピントが甘いが，その数24枚．その記述は，単調で，ただひたすらに事実を刻みつけたもので，一挙に読み切るのがなんとも辛いのだが，例えば，3mmの胎芽からは300枚の連続切片標本が作製されているはずで，25例ともなると，その標本数は夥しいものだったろうと想像すれば，読み切らねばなるまい．
　では，彼の結論をまとめてみよう．
　「胎生期食道粘膜上皮は，まず，3層の多列円柱上皮として現れる．次いで，それは2層に変わり，およそ40mm長の胎芽で線毛をもつ多列円

柱上皮に変化する．そして，130mm長の胎児で，食道中部から重層扁平上皮が現れ，この多列線毛円柱上皮に置き換わっていく．一方，粘膜固有層の表層食道腺は，ほぼ同じ時期に，この円柱上皮の陥没によって生じるが，粘膜下の固有食道腺は，出生時未分化で，生後，その完成をみる」ということになる．

白き重層扁平上皮に覆われた粘膜のイメージしかないヒト食道粘膜だが，その胎生期に，刻々と変化し，線毛円柱上皮を含む幾多のステージを経てこの姿にたどり着いたことに思いを馳せれば，食道病理形態の成り立ちの解釈に，えもいえぬ深みを与える．

参考に，当院での11週流産胎児の矢状断標本（ルーペ像）を添えておこう．心臓と肝臓と下行大動脈に囲まれ，横隔膜の上に，やや斜に縦断された胎児食道（→）がみえる（図1a）．その粘膜上皮は，多列線毛上皮である（図1b：強拡大写真）．

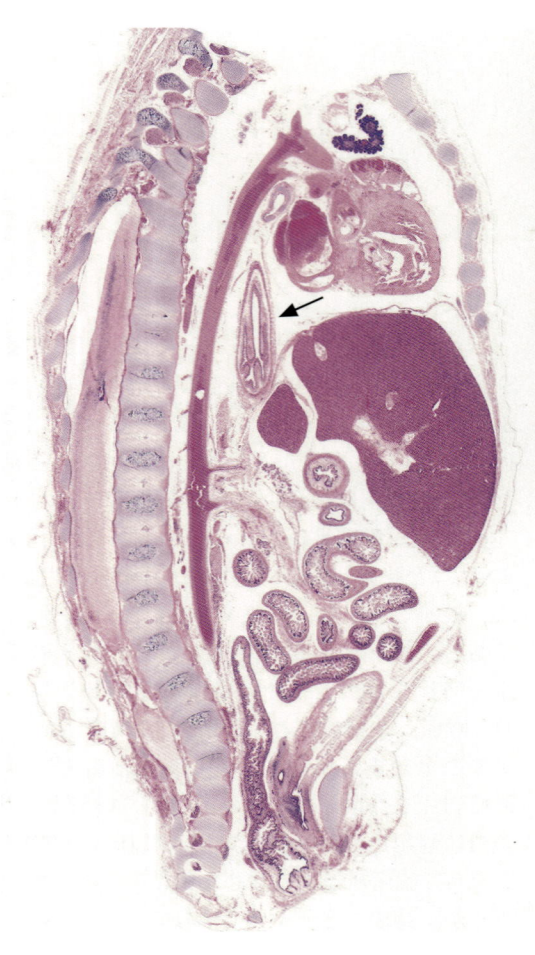

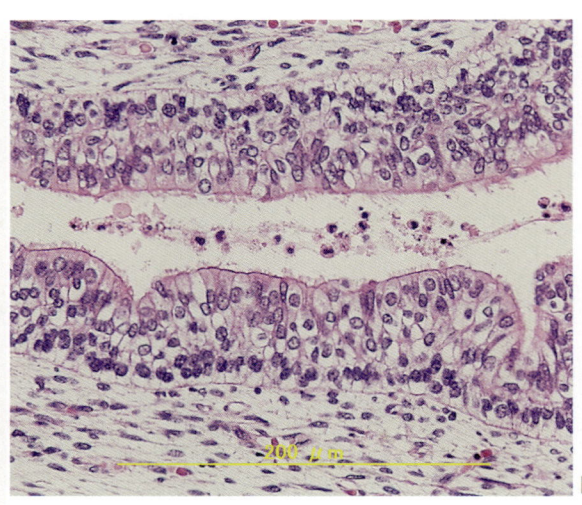

図1　11週流産胎児の正中矢状断標本（ルーペ像とその食道粘膜上皮）
胎児食道を矢印（→）で示す（a）．その粘膜上皮は，多列線毛上皮である（b）．

■ 文献

1) Jabbari M, Goresky CA, Lough J, et al : The inlet patch ; heterotopic gastric mucosa in the upper esophagus. Gastroenterology 1985 ; 89 : 352-356
2) Borhan-Manesh F, Farnum JB : Incidence of heterotopic gastric mucosa in the upper oesophagus. Gut 1991 ; 32 : 968-972
3) Christensen WN, Sternberg SS : Adenocarcinoma of the upper esophagus arising in ectopic gastric mucosa. Am J Surg Pathol 1987 ; 11 : 397-402
4) Johns BAE : Developmental changes in the oesophageal epithelium in man. J Anat 1952 ; 86 : 431-442

Chapter 27　Addendum 2 (Chapter 25に関連して)

これは使えるかもしれない
Barrett CK7/20 pattern

　Chapter 25で述べたように，下部食道粘膜生検で得られる材料は1mm前後の小さなものであり，その組織所見だけで，それがBarrett上皮のものなのか否かの判断は内視鏡所見を参考にしなければ難しい．この態度は基本的に変わるものではないが，一片の粘膜組織から得られる情報がより多くなるにこしたことはないだろう．

　"染まってなんぼ"の世界が免疫組織染色である．とりわけ，目的とする蛋白質が細胞膜であれ細胞質内であれ，はたまた核であっても，検者の推論を裏づける場所に発現すれば，その情報の価値は高い．

　Barrett上皮にみられる腸上皮化生と胃粘膜にみられる腸上皮化生の区別は，その採取された場所の情報がなければ，きわめて難しいのだが，この両者を免疫染色パターンで鑑別することができるという論文が，『Human Pathology』誌の1999年3月号に出た．Cleveland Clinic Foundation人体病理学部門のOrmsbyらの報告である．2つのサイトケラチン(cytokeratin；CK)を用い，その染色パターンが両者で明らかに違うという，大変わかりやすい論文だ．

　中間型フィラメントは，細胞の分化に深くかかわる細胞質内の構造蛋白質である．そのなかで上皮細胞に関連が深いサブグループとしてCKがある．その種類は今日20種確認されているのだが，この論文で白羽の矢が立てられたのは，そのなかのCK7とCK20の2つである．

　CK20は腸上皮細胞への分化のマーカーであり，正常な大腸，小腸の表層と陰窩上皮に発現する．しかし，胃では腸上皮化生を示す表層粘膜上皮には発現するが，小窩(pit)や腺の上皮には発現しない．一方，CK7は導管上皮への分化のマーカーであり，食道・胃・小腸・大腸の上皮細胞には発現しない．このような明瞭な発現態度の差を利用し，今日，2つの組み合わせで原発不明癌の原発探しに威力を発揮している．とりわけ，CK7(−)/CK20(＋)は大腸直腸癌を強く支持する免疫染色結果である．

　この2つを，Barrett上皮と胃の腸上皮化生に用いたわけだが，次のような結果が得られたのだ．なお，Barrett食道はChapter 25で述べたLSBEが対象である．
① Barrett CK7/20 パターン
　　上皮の表層を帯状にCK20は発現し，CK7は表層のみならず深部の腺までびまん性に強く発現．
② gastric CK7/20 パターン
　　不完全型腸上皮化生(incomplete intestinal metaplasia)の場合，CK20は上皮の表層と深部の腺に斑点状(patchy)な発現を示し，CK7は同様に斑点状に発現するがその染色性は弱い．完全型腸上皮化生の場合，CK20は表層のみならず深部の腺まで強く発現するが，CK7はまったく発現しない．

　というものである．対象にしたBarrett食道(LSBE)は34例と比較的少数だが，両者の鑑別における，その感度は97％，特異度は100％だと，Ormsbyらの鼻息は甚だ荒い．

　では，実際に，本症例のBarrett上皮の腸上皮化生を示す特殊円柱上皮をCK7，CK20で染色してみよう．右がCK7で左がCK20である(図1)．

　なるほど，確かに，Barrett CK7/20 パターンを示しているではないか．

　これなら，腸上皮化生を示す粘膜が，Barrett上皮か否かの病理組織判断をするとき，1つの具体的な情報とみなしてよさそうだ．

　したがって，今後，そのような食道粘膜生検材

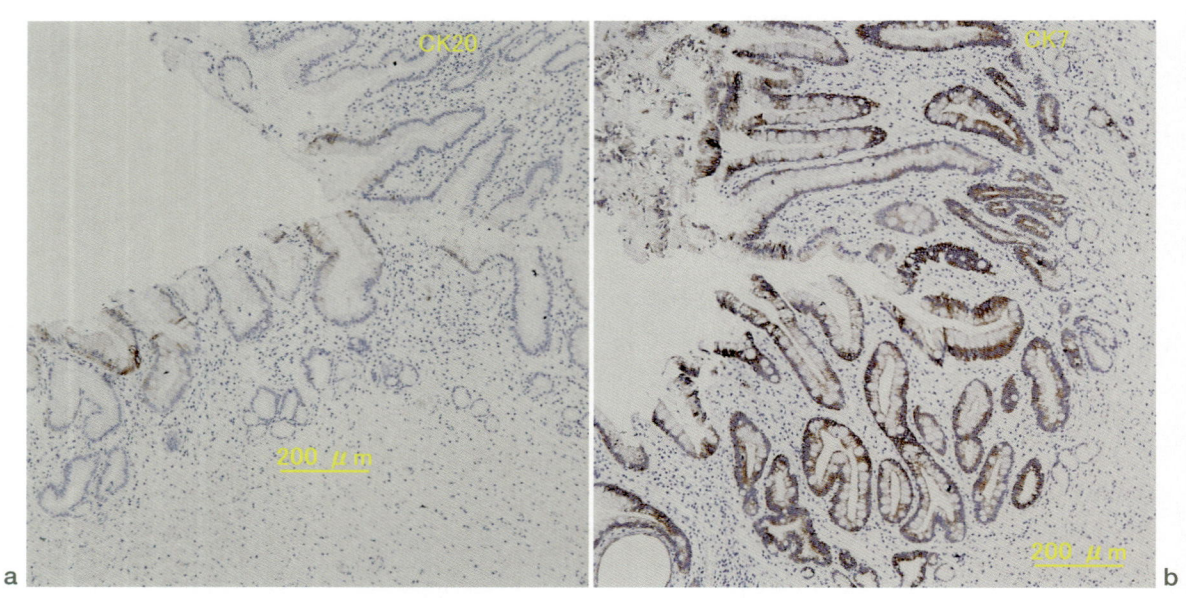

図1 Barrett上皮のCK7/20免疫染色パターン
上皮表層を帯状にCK20は発現し(a),CK7は表層のみならず深部の腺までびまん性に強く発現(b). 胃粘膜上皮ではCK7の発現はほとんどない.

料にCK7/20免疫染色を使ってみることにしよう.

一応,CK7とCK20の抗体の購入価格をみておこう. 老舗Dako社の場合,7mlの希釈抗体で,それぞれ,35,000円. 後発新興のニチレイ社では,6mlでそれぞれ29,800円. 1ml換算で両社とも5,000円となる. 希釈倍率を変えれば,100回は使えるだろう. つまり,1回500円前後の費用がかかるわけだ. この価格,読者はどうお考えだろう.

■ 文献

1) Ormsby AH, Goldblum JR, Rice TW, et al : Cytokeratin subsets can reliably distinguish Barrett's esophagus from intestinal metaplasia of the stomach. Hum Pathol 1999 ; 30 : 288-294
2) Moll R, Lowe A, Laufer J, et al : Cytokeratin 20 in human carcinoma ; a new histodiagnostic marker detected by monoclonal antibodies. Am J Pathol 1992 ; 140 : 427-447
サイトケラチンの種類は多いが,そのなかでCK20を発現する上皮細胞の種類は比較的限られている. つまり,胃・小腸・大腸の表層上皮と尿路表層上皮および皮膚のMerkel細胞が発現していることに注目し,それらの癌病理診断における有用性を示した,ドイツのマインツ医科大学病理学研究所 Mollらの重厚な論文.

Chapter 28　Case 17

中学生男子が，鼻血が止まらないと受診した

15歳，男性．この鼻血の原因は何だろう

診断に至る思考プロセス

history

　彼は，何も同級生と殴り合いの喧嘩をしたわけではない．特別の誘因もなく，右の鼻血が出現し，なかなか止まらないので近くの耳鼻咽喉科を受診したのだった．そこで出血性の鼻茸が見つかり，手術目的で当院紹介となった．

　鼻茸は中〜下鼻甲介の後部に茎（stalk）をもつ腫瘍性病変であった．鼻腔内タンポンで止血可能だったので，塞栓術（embolization）は行わず，全麻下に腫瘍摘出術が施行された．

Key
①出血性鼻茸

摘出腫瘍の検討

　摘出腫瘍は，4×2×1.8cmで，弾性硬（elastic firm），灰白色（white-gray）で一部褐色調．そのルーペ像を示そう（図1）．HE染色のルーペ像は，豊富な線維成分の存在を示している．

　組織をみてみよう．腫瘍表面は，既存の鼻腔粘膜上皮である多列線毛上皮が覆っている．ところどころに扁平上皮化生とびらん（erosion）がみられる．この上皮下に腫瘍が発生しているわけで，いわゆる，非上皮性の粘膜下腫瘍の形態をとっていることになる．腫瘍の組織像は単純で，線維芽細胞と膠原線維成分からなる間質を背景に大小の血管に富んだ腫瘍である（図2）．血管内皮細胞は

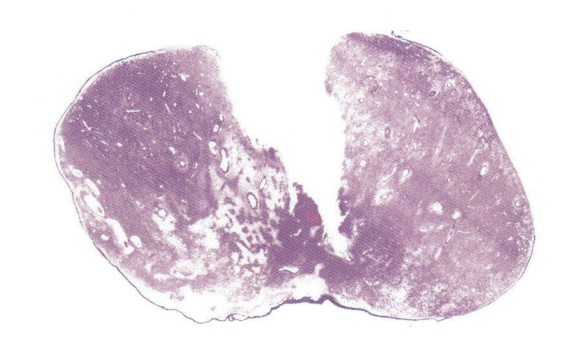

図1　摘出腫瘍のルーペ像（HE染色）
4×2×1.8cmで，弾性硬の灰白色腫瘍で，線維に富んでいる．

しっかりしており，血管内皮細胞のマーカーである第Ⅷ因子とCD34は強く発現している．しかし，中膜にあたる平滑筋層をもつものは比較的太い血管に限られ，より小さな血管では1〜2層の平滑筋細胞が，あたかも血管周囲細胞（pericyte）のように付着している．だから，"血管周囲細胞腫（hemangiopericytoma）様"にみえるという病理医がいてもおかしくないわけだ（事実いるのだが）．また，どの血管も弾性板を欠いている．したがって，正常血管への分化を欠く異常血管である．上皮直下では毛細血管網の密な構築がみられ，ここから出血したなら止血が難しいだろうことが容易に想像される（図3）．線維性の間質にみられる線維芽細胞は通常の紡錘型は少なく，より多形で，星型（神経細胞に似ている），オタマジャクシ型，あるいは組織球に似た細胞質が豊富なものまであり，多核細胞もみられる．しかし，核の異型性はみられない（図4）．炎症細胞（リンパ球，形質細胞）の浸潤は軽度で，肥満細胞が散見される．

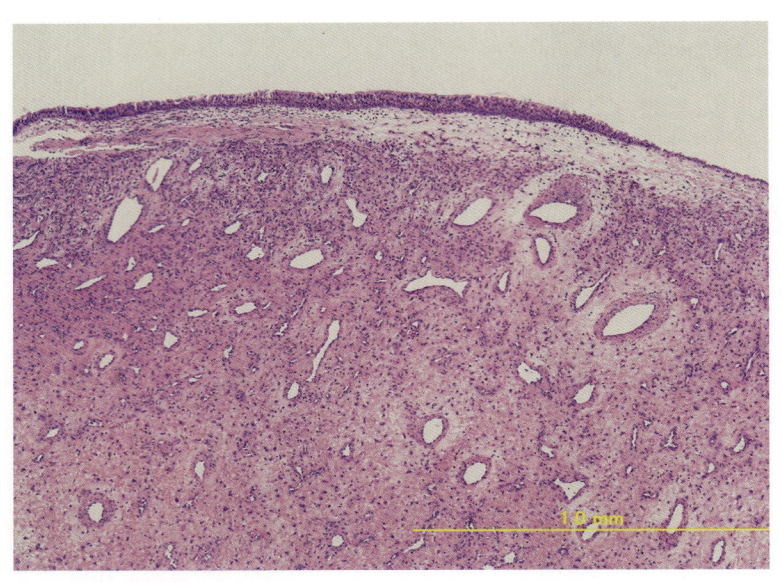

図 2　腫瘍組織（弱拡大）
多列線毛上皮下に，線維性間質を背景にもつ大小の血管に富んだ腫瘍である．

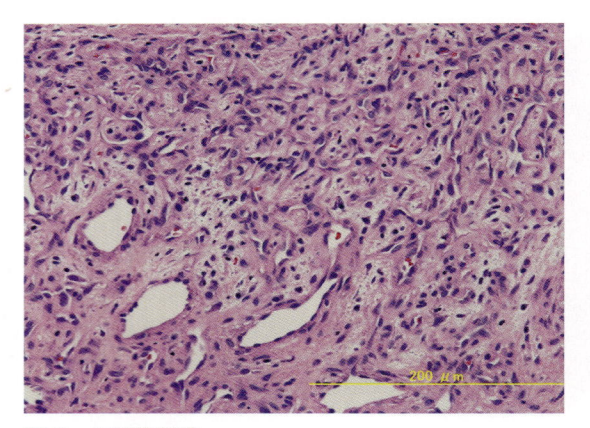

図 3　血管組織像
比較的密な毛細血管網があり，一見，血管周囲の細胞が増殖しているかにみえる．

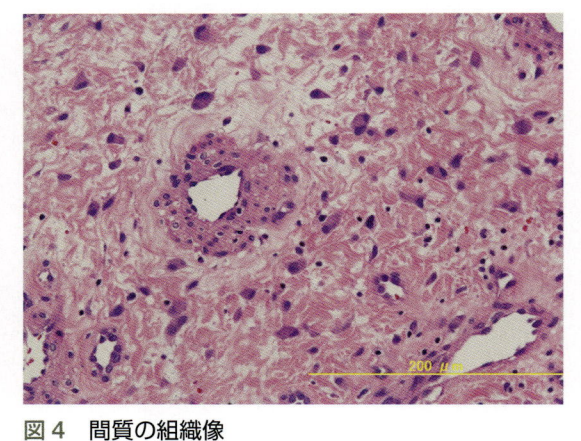

図 4　間質の組織像
線維芽細胞は，通常の紡錘型は少なく，星型（神経細胞に似る），オタマジャクシ型，あるいは組織球様のものまであり，多彩である．軽度なリンパ球や肥満細胞の浸潤もみられる．

◻ Key

①ルーペ像：線維成分が豊富，②組織像：腫瘍表面は多列線毛上皮に覆われ，線維芽細胞と膠原線維成分からなる間質に大小の血管が豊富，③血管内皮細胞マーカー（第Ⅷ因子，CD34）は強陽性，④血管：小さな血管では平滑筋細胞が血管周囲細胞腫様に付着．弾性板を欠き，上皮直下では密な構築

病理形態学からの結論

鼻腔に発生した鼻咽頭血管線維腫
nasopharyngeal angiofibroma, nasal cavity

▶関連科：耳鼻科・放射線科・病理科

考察

　若年性鼻咽頭血管線維腫（"juvenile"nasopharyngeal angiofibroma）ともいうこの血管線維腫は，鼻腔後壁か鼻咽頭壁に発生する．周囲への局所浸潤性は強く，約20％に再発をみるのだが，遠隔転移はなく，一応"良性"腫瘍に分類される．その頻度は鼻咽頭腫瘍の1％以下で，むしろまれな腫瘍だ．しかし，その臨床像はきわめて特徴的で，知っていれば適切な対応が即座にできるが，その知識がないと"鼻血"というありふれた症状をもつ患者を前にして，その対応を決定的に誤ることになる．

　この腫瘍は，男性にしか発生しない．しかも，少年期から若年成人にみられ，そのピークは20歳代にある．色白で赤毛の男性に多い．もし，女性に鼻咽頭血管線維腫がみられたら，外見は女性かもしれないが実は男性であることになる．つまり，"彼女"は，精巣性女性化症候群（testicular feminization syndrome．男性仮性半陰陽の一型で，正常男性の核型をもち，X染色体劣性遺伝．外陰部は女性であるが，腟の形成は不十分で痕跡的な子宮と卵管をみる．思春期になっても恥毛はまばらで無月経．精巣は腹腔内か鼠径管か大陰唇中に埋没している．アンドロゲンとエストロゲンの分泌はあるが，標的組織のアンドロゲン反応性を欠く）を示す"男性"と考えねばならない．

　腫瘍内の間質細胞〔stromal cell（fibroblastoid cell）〕や内皮細胞（endothelial cell）は，一定しないが，アンドロゲン，エストロゲン，プロゲステロンレセプターの発現がみられること，また，エストロゲン，プロゲステロンレセプターの阻害薬によって腫瘍増殖が抑制されることがある，とい

う事実から，ホルモン環境の関与が考えられているものの，いまだその原因は不明である．ちなみに，本症例の免疫染色の結果は，線維芽細胞の核に弱いアンドロゲンレセプターの発現を散在性に見たが，エストロゲンレセプター／プロゲステロンレセプターの発現はなかった．

　そして，なぜか家族性大腸腺腫症（familial adenomatous polyposis；FAP）の患者では鼻咽頭血管線維腫の発生頻度が上昇する（25倍高いという報告がある）といわれ，FAP遺伝子の体細胞突然変異の関連からも研究が進んでいる．

　臨床症状と徴候は，鼻閉（92％），鼻血（70％），鼻漏（21％），顔面変形（19％），難聴・中耳炎（13％），口蓋突出（10％），眼球突出（8％）となる．この明瞭な臨床所見をみれば，この腫瘍の局所浸潤性が強いことが理解できるだろう．

　本症例は鼻血が唯一の主訴であったが，当院では，もう一例，2年間にわたり鼻閉が続き，その後，滲出性中耳炎による右耳閉感が出現した22歳男性の鼻咽頭血管線維腫の症例も経験している．脳血管造影で左中硬膜動脈と右蝶口蓋動脈が栄養血管（feeder）となっており，術前に塞栓術とジエチルスチルベストロールの投与を行い，6cm大の腫瘍は完全摘出がなされ，術後経過は順調であり，局所再発はない．

　主訴が"鼻血"で，初診が耳鼻科ならいいのだが，実際には，内科の救急外来を初診する場合が多いことを考えれば，内科医がこの鼻咽頭血管線維腫の知識をもつことの意義は高い．

　女性はいいのだ，"色白で赤毛の少年"の鼻血には注意せよ．

■ 文献

1）Neel HB, Whicker JH, Devine KD, et al : Juvenile angiofibroma ; review of 120 cases. Am J Surg 1973 ;

126 : 547-556
2) Giardiello FM, Hamilton SR, Krush Aj, et al : Nasopharyngeal angiofibroma in patients with familial adenomatous polyposis. Gastroenterology 1993 ; 105 : 1550-1552
3) Mills SE, Gaffey MJ, Frierson HF : Nasopharyngeal angiofibroma. In : Tumor of the Upper Respiratory Tract and Ear. Atlas of Tumor Pathology, 3rd Series, Fascicle 26. pp251-258, Armed Forces Institute of Pathology, Washington DC, 2000
4) Thompson LDR, Fanburg-Smith JC : Nasopharyngeal angiofibroma. In : Pathology and Genetics of Head and Neck Tumours. World Health Organization Classification of Tumours. pp102-103, L International Agency for Research on Cancer, Lyon, 2005

Chapter 29　Case 18

左腰部疝痛発作起こる．
1回目は耐えたが，2回目は無理だ
57歳，女性．これは腎結石発作なのか？

診断に至る思考プロセス

□ Key
①左腰部に激痛，翌日にも腰痛発作，②諸検査の結果，左腎臓に大きな腫瘍

history

　卓球が趣味で明るい性格のMさんは，1日3回歯を磨く．身長154cmで60kgの体重だから，まあ，小太りといっていいだろう．夫と子ども2人の円満家族．特に持病はなく，便秘のときにセンナを頓服するぐらいだ．

　11月9日午後6時30分頃パートから帰って，さて夕食の用意にとりかかろうとフッと腰を浮かした途端，左腰部に激痛が走った．あまりの痛さに背中を壁に押しつけて呼吸を整えていたのだが，その痛みは徐々に治まり跡形もなく消えてしまった．「何，これ??」と首を傾げたが，痛みはまったく失せている．だから，夜遅く仕事に疲れて帰宅した夫にも，その腰痛発作のことは話さなかった．

　そして，2日後の11月11日午後5時頃，2回目の腰痛発作が彼女を襲った．今回は，尋常の痛みではない．そして，2回目ということからくる強い不安を伴っていた．電話のところまで這っていき，自ら救急車を呼んだのだった．

　某大学病院に搬送されたが，満床だと断られ，都内のK病院に入院となった．諸検査の結果，腎結石ではなく，左腎臓に大きな腫瘍が存在していることが判明．

　11月21日，精査と手術目的で当院に紹介入院となる．

臨床所見―入院前・入院時の検査データ比較

　入院時の身体所見では，腫大した左腎臓をしっかりと触れる．発熱はない．

　時系列で臨床検査データをみてみよう．

■ 11月16日（2回目発作後5日）

　RBC $281 \times 10^4/\mu\ell$, Hb 8.8g/dℓ, Ht 26.4%, WBC 7,400/$\mu\ell$, Plt $29 \times 10^4/\mu\ell$と貧血が明らかである．腫瘍からの出血を支持する所見だ．生化学検査では，AST 34IU/ℓ, ALT 14IU/ℓ, LD 1,284IU/ℓ, CK 676mU/mℓ（基準値10〜110），BUN 20.7mg/dℓ, Cr 1.1mg/dℓとLDとCKの異常高値がみられ，組織破壊を物語っている．

■ 11月21日（入院時）

　RBC $33 \times 10^4/\mu\ell$, Hb 9.9g/dℓ, Ht 29.8%, WBC 6,300/$\mu\ell$, Plt $68 \times 10^4/\mu\ell$と貧血は改善しており，再出血が起こっていないことを意味している．血小板の増加は出血に伴う反応性のものだろう．生化学検査は，AST 39IU/ℓ, ALT 57IU/ℓ, LD 1,637IU/ℓ, BUN 20.7mg/dℓ, Cr 1.1mg/dℓと大きな変動はない．CRP 4.9mg/dℓ, 赤沈108mm/時と炎症反応がみられる．尿検査では，蛋白（−），糖（−），潜血（+）であり，肉眼的血尿は認めなかった．

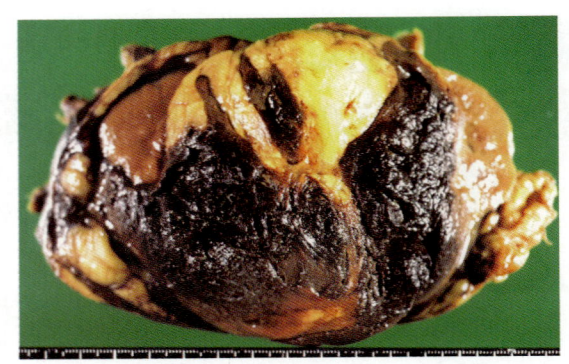

図1 左腎臓摘出標本（ホルマリン固定後）
広範な出血がみられる脂肪に富んだ腫瘍が腎臓を占拠している．

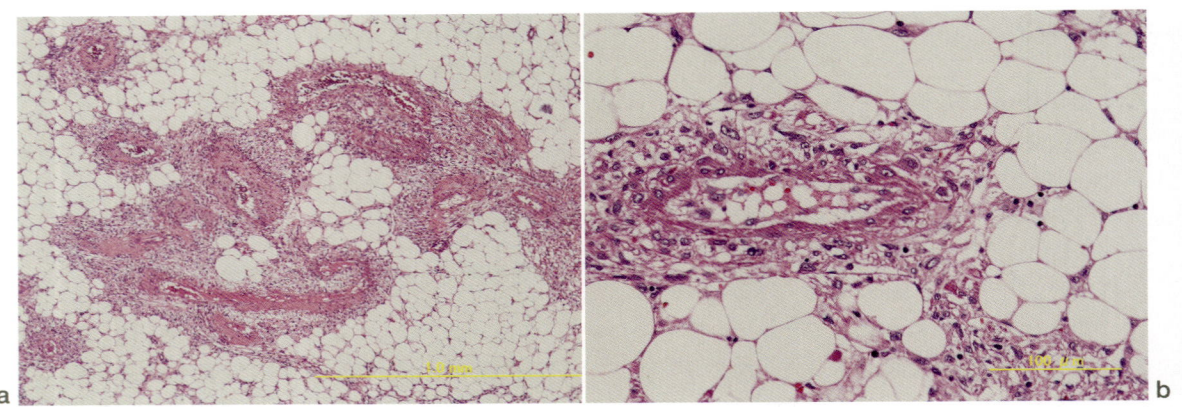

図2 腫瘍組織像
成熟脂肪を背景に，血管と平滑筋細胞とおぼしき細胞の混合からなる．

◻ **Key**

①入院前：組織破壊を物語る検査結果，②入院時：貧血は改善し再出血はない，炎症反応あり

摘出腎をみる

12月5日，根治的左腎臓摘出術施行．術中所見では，後腹膜への出血はなく，Gerota筋膜を含む腎臓の可動性は保たれていた．

摘出腎の固定標本をみてみよう（**図1**）．

重量は780gもある．通常の腎重量は120g程度だから，腫瘍重量は660gとなる．腫瘍のサイズは10×12×7cmで，腎臓中心部を占拠している．既存の腎臓は周辺に圧排され，両者の境界は明瞭である．割面は膨隆し，腫瘍内圧の上昇をうかがわせる．腫瘍内には広範な出血が起こっている（腫瘍の60％を占める）．しかし，線維性被膜は保たれており，出血は脂肪性被膜に及んでいない．出血により腎臓内圧が急激に上昇し，線維性被膜の強い伸展が起こったことが容易に想像される．それが腰痛の原因である．

鮮やかな黄色い領域が腫瘍内にみられ，肉眼的には出血した"脂肪性腫瘍"である．この"黄色"は脂肪の黄色であって，明細胞（clear cell）からなる典型的腎細胞癌にみる，腫瘍細胞質内グリコーゲンを反映するあの鮮やかな"橙色"と異なる．だから，肉眼的に腎細胞癌ではない．

◻ **Key**

①重量780g，②腫瘍内に広範出血，③線維性被膜が保たれている，④黄色い脂肪性腫瘍

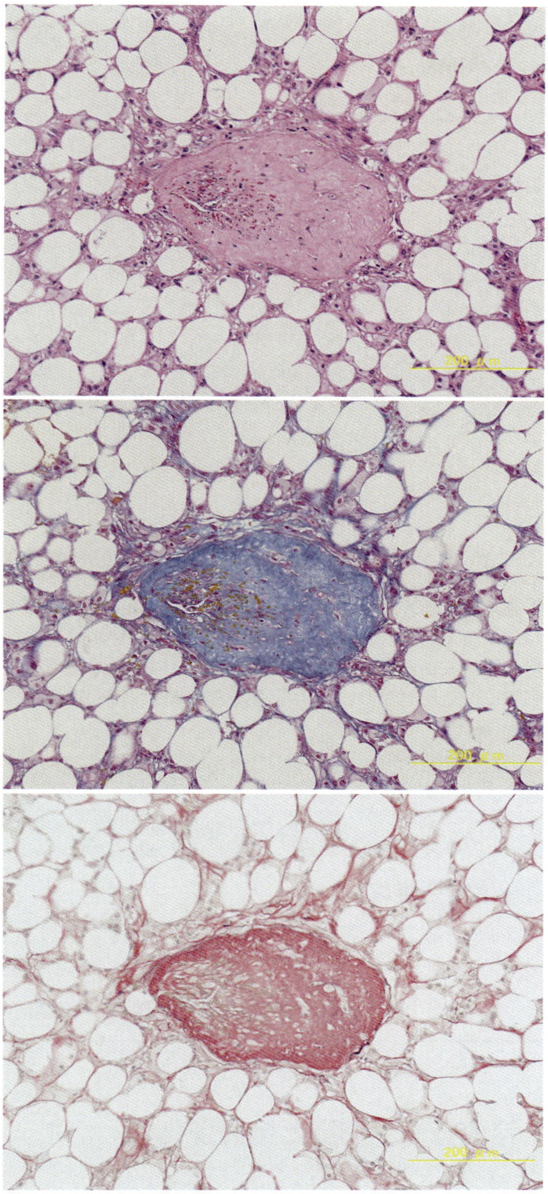

に，血管と平滑筋細胞が入り混じっている．この三者の混在は，必然性を欠き，"てんで出鱈目"である（haphazard fashion という）．

■ 血管

血管は，小さなものからかなり大きなものまであるのだが，素直な形態ではない．血管壁は厚いが不規則で硝子化したものが多く，弾性線維染色でみると，内外弾性板として2本もつものはなく，おおむね1本である．つまり，「静脈のようにみえるが，通常の静脈ではない．一見動脈にみえるが，何か違う」血管なのだ（図3）．このような異常な構造をみると，血管内圧の変化に余裕をもって反応することのできない，出血しやすい異常血管（anomalous vessel）であることがうかがわれ，その類似性を動静脈奇形（arteriovenous malformation；AVM）でみる血管に求めることができる．現に，今回の大出血領域以外にも，ヘモジデリンの沈着が散見される．

■ 平滑筋細胞

平滑筋細胞は，中央に"紙巻タバコ"のような核をもち，エオジン好性の細胞質をもつ紡錘形細胞の形態を示す典型的な平滑筋細胞は少なく，上皮性結合性を示す円形細胞（epithelioid smooth muscle cell）あるいは幼若な平滑筋芽細胞（leiomyoblast）に似た形態のものが多い．また，核に異型をもつものも散見され，多核巨細胞もある．この平滑筋細胞は血管の周囲（外膜）から不規則に広がり，血管周囲細胞腫様パターン（hemangiopericytomatous pattern）と表現できるが（図4），この脈管・平滑筋細胞増殖パターンは，若年女性の肺に発生するリンパ管平滑筋腫症（lymphangioleiomyomatosis；LAM）によく似ている．

■ その他

脂肪細胞の変性壊死に伴う，黄色肉芽腫性（xanthogranulomatous）な反応もみられる．また，梗塞による広範な凝固壊死巣がみられ，このことも腰痛の原因となったはずだ．

臨床的に，痙攣発作の既往はなく，顔面脂腺腫

図3　いびつな形態を示す腫瘍血管
200μm の比較的細い血管である．壁の厚さはきわめて不均一で（a，HE 染色），硝子化あるいは線維化したものが多く（b，アザン染色），弾性線維はほとんどみられない（c，EVG 染色）．

組織像をみる

組織像をみよう（図2）．背景腎との境界には薄い線維帯をみるが，明瞭な被膜の形成はない．腫瘍は成熟脂肪細胞の増殖が主体である．その中

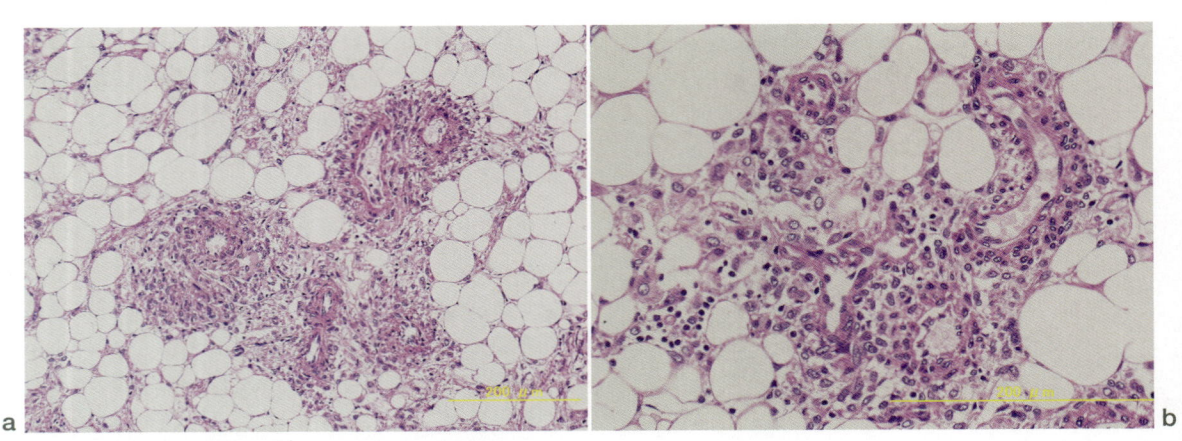

図4 血管周囲細胞腫様パターンを示す平滑筋細胞
平滑筋細胞は紡錘形のものは少なく，円形のものが多い．

(adenoma sebaceum)などの皮膚過誤腫性病変は確認されない．したがって，結節硬化症(tuberous sclerosis)の合併はないと考えていいだろう．

□ **Key**

①腫瘍は成熟脂肪細胞の増殖が主体で，血管と平滑筋が入り混じっている，②血管が素直な形態ではない，③平滑筋細胞は上皮性結合性を示す円形細胞または幼若な平滑筋芽細胞に似た形態が多い，④平滑筋細胞は血管周囲細胞腫様パターン

病理形態学からの結論

左腎臓の巨大血管筋脂肪腫の出血—単発性，結節硬化症合併なし
giant angiomyolipoma of the left kidney, ensuing massive hemorrhage；solitary and nontuberous sclerosis type

▶ 関連科：泌尿器科・放射線科・病理科

考察

　腰痛／側腹痛(flank pain)，血尿(hematuria)，そして腫瘤(palpable mass)を腎血管筋脂肪腫(angiomyolipoma)臨床の古典的3徴(classical triad)という．本症例はこの3徴を満たした典型的な腎血管筋脂肪腫である．そして，この腫瘍，組織的構成要素もまた，脂肪・血管・平滑筋の3つからなる．組織学的3徴(histological triad)といってよかろう．だから，腎血管筋脂肪腫は，臨床も3つなら組織も3つというわけだ．

腎血管筋脂肪腫と結節硬化症

　この腎血管筋脂肪腫は von Recklinghausen 病，常染色体優性囊胞疾患(autosomal dominant polycystic disease)，結節硬化症(tuberous sclerosis)などの遺伝性疾患との関連性がつきまとう腎臓腫瘍である．とりわけ，結節硬化症との関連は強い．今日，腎血管筋脂肪腫を語るとき，この結節硬化症合併例と非合併例に分けて対応することが基本である．

　腎血管筋脂肪腫の記載は今から100年前，ドイツの Fischer に始まる．1911年(明治44年)のこ

表1 腎血管筋脂肪腫66例の特徴

	全例	結節硬化症あり	結節硬化症なし
患者数	66	15(23%)	51(77%)
診断時年齢(範囲)	48(1〜74)	32(1〜71)	53(19〜74)
性別(女/男)	84/16(5:1)	75/25(3:1)	87/13(7:1)
片側性(右)	38%	0	54%
片側性(左)	32%	8%	40%
両側性	30%	92%	6%
腫瘍サイズ(範囲)	5.1 cm(1〜19)	6.9 cm(1〜19)	4.4 cm(1〜15)

(Steiner MS, Goldman SM, Fishman EK, et al : The natural history of renal angiomyolipoma. J Urol 1993 ; 150 : 1782-1786. Kennelly MJ, Grossman HB, Cho KJ : Outcome analysis of 42 cases of renal angiomyolipoma. Urol 1994 ; 152 : 1988-1991に基づく)

とである.彼はこの腫瘍が平滑筋と血管と脂肪と結合組織からなる良性腫瘍で,それは過誤腫(hamartoma)であると記載した.しかし,彼がこの腎腫瘍を血管筋脂肪腫と表現したわけではない.40年後の1951年,米国のGlenn S. Morganらが,結節硬化症のない70歳女性の右腎下極に発生した腎腫瘍の1例報告のなかで"血管筋脂肪腫"という病理組織診断名を初めて用いたのだった.そして,この腎腫瘍を結節硬化症との関連で報告したのは,なんと,さきほどのFischerである.なにしろ,彼の論文の題名は「結節脳硬化症にみられた腎腫瘍 Die Nierentumoren bei der tuberosen Hirnsklerose」なのだから.

一方,結節硬化症の記述はさらに古く,1880年フランスのBournevilleによるもので,精神遅滞(mental retardation),てんかん(epilepsy),皮脂腺腫(これは誤った認識に基づく診断名で,今日では過誤腫の血管線維腫であることがわかっている)がその3大徴候であるとした.だから,結節硬化症にはBourneville(ブルヌヴィーユ)病の別名がある.今日,この結節硬化症は,さまざまな場所に過誤腫を生じる母斑症(phacomatosis)と考えられており,先述した3大徴候に加え,粒起革様斑(shagreen skin),白斑(depigmented spots),爪周囲線維腫(subungual fibroma of fingers)などの皮膚病変や脳室周囲の石灰化(CTで確認できる)を含む多彩な臨床を示す常染色体優性遺伝性疾患と理解され,結節硬化複合体症(tuberous sclerosis complex ; TSC)と表現することが多い.

腎血管筋脂肪腫の頻度

この腎血管筋脂肪腫の頻度はどのくらいかというと,Mayoクリニック外科病理部門のGeorge M. Farrow(1968年)の報告によれば,50年間に切除された腎腫瘍2,409例中23例(0.9%)であり,ニューヨークのJames Ewing病院病理科のSteven I. Hajdu(1969年)らは,結節硬化症のない8,501例の剖検例で27例(0.3%)にみられたという.この27例は剖検時にすべて偶然発見されたincidentalもので,ほとんどが1cm以下である.そして全例に,少なくとも1つ悪性腫瘍(乳癌が最も多い)が発生していたという注目すべき内容をもつ報告である.

今日的にも,腎血管筋脂肪腫は切除された腎腫瘍の約1%で,比較的まれな間葉系(mesenchymal)の腎腫瘍であるが,40年前と比べてその頻度は増加してはいないことになる.これは,おもしろい事実である.というのは,腎血管筋脂肪腫は,癌腫のように発生頻度が経年的に増加することの多い腫瘍と異なり,昔も今もほとんど同じ頻度で発生しているということであり,環境因子より遺伝的な要因が深くかかわっている腫瘍であることを,この"発生頻度の不変性"は物語っているからだ.

腎臓摘出術の適応

　この40年間，超音波とCTに代表される画像診断は急速に進歩し，腫瘍の存在診断のみならず質的診断の精度も向上した．だから，1cm以下の腎腫瘍を発見することは難しいことではない．とりわけ，この腎血管筋脂肪腫は腫瘍内に脂肪が含まれているので，超音波では高エコー結節として，CTでは脂肪減衰による低吸収結節（low density nodule）としてとらえられ，この2つの画像診断所見に血管造影と臨床的事項（結節硬化症の合併など）を組み合わせれば，その正診率はかなり高くなる．したがって，病理組織的な裏づけがとれないとしても，良性腫瘍で腎血管筋脂肪腫だろうとして経過観察となる場合がほとんどだろう．ということは，この腫瘍の増大速度は遅く，無症状で経過していくケースが多いわけで，持続する腰痛や血尿の持続といった臨床像が出現しない限り，あるいは腎細胞癌を否定できない場合を除き，あえて腎臓摘出術の対象とならないということである．

　では，結節硬化症合併の有無で腎血管筋脂肪腫の臨床がどのように違うのかみてみよう（表1）．

　この表をみると，結節硬化症を伴わない孤発例（sporadic case）のほうが多く，約3/4を占める．年齢は結節硬化症合併例が20歳若い．性別は女性に多い（5：1）．とりわけ，孤発例では圧倒的に女性が多い．ところが，腎血管筋脂肪腫を発生した結節硬化症例では性差を認めないといわれる．そして，結節硬化症合併例は，両側性で多発する傾向があり，また非合併例でも両側性が少ないといえども存在しており，この腫瘍発生の多中心性（multicentricity）が治療方針に深くかかわってくる．つまり，発見したからといって腎機能の温存維持という面から安易に腎臓摘出術を施行できないことになる．さらに従来，無症状で小さく剖検で偶然見つかるものは結節硬化症合併例，大きくて症状をもつものは結節硬化症非合併例（孤発例）とする単純明快な臨床2分類法があるのだが，ことはそう単純に割り切れるものではなく，むしろ，結節硬化症合併例のほうが診断時の腫瘍サイズが大きい傾向にあることもこの表1は示している．

治療の選択基準

　腫瘍からの出血のリスク因子として，4cm以上の腫瘍と"妊娠"の2つが指摘されている．診断時の腫瘍サイズが4cm以下か超えるかで，治療内容（経過観察，選択的腎動脈塞栓術，腎部分切除，腎臓摘出）が異なり，"4cm"というサイズが1つの目安になるとジョンズ・ホプキンス大学のSteinerらの報告もある．そのなかで彼らは，平均4年間（0.5〜14年間）の経過観察の結果，サイズ不変のものが，4cm以下で73％，4cm以上で54％あり，一方，10年で10cm，3.5年で5cmも大きくなった症例も存在することを指摘している．また，妊娠と腎血管筋脂肪腫の出血（破裂）は臨床的に重要な事項である．Medlineデータベースによる検索で，1952〜2004年の間に72例の腎血管筋脂肪腫と妊娠合併症例の報告があり，58例（81％）に出血がみられたという．2005年，フランスのRaftらの報告である．事前に腎血管筋脂肪腫の診断が下っていたのはわずか26％で，初回妊娠に限らず起こり，平均27週で出血している．腹圧の上昇やホルモン環境が関与しているといわれるがその原因は定かではない．

　ひと言で，腎血管筋脂肪腫といっても，その発育速度は極端に遅いものから，逆に急速なものまであるわけで，診断時点でその将来を予測することは，甚だ難しい．また，本症例のように，腫瘍の出血により初めて顕在化するものから，病理解剖で偶然に見つかる本人の生前の日常生活にまったく無縁だった小結節まで，その臨床スペクトラムは，甚だ広い．ただ，腎腫瘍として見出されたとき，結節硬化症合併の有無を十分検討することは重要事項といえるだろう．そして，結節硬化症といっても，先述したような典型的な臨床が揃っているわけではない．むしろ，ごく一部がチラリと顔をのぞかせている場合のほうが多いことをわきまえておかねばなるまい．

"木を見て森を見ず"．これは，臨床でもそうだが，とりわけ，病理形態学の最も避けねばならない事項である．

■ 文献

1) Morgan GS, Straumfjord JV, Hall EJ : Angiomyolipoma of the kidney. J Urol 1951 ; 65 : 525-527
2) Farrow GM, Harrison EG, Utz D, et al : Renal angiomyolipoma ; a clinicopathological study of 32 cases. Cancer 1968 ; 22 : 564
3) Hajdu SI, Foote FWJ : Angiomyolipoma of the kidney ; report of 27 cases and review of the literature. J Urol 1969 ; 102 : 396
4) Steiner MS, Goldman SM, Fishman EK, et al : The natural history of renal angiomyolipoma. J Urol 1993 ; 150 : 1782-1786
5) Kennelly MJ, Grossman HB, Cho KJ : Outcome analysis of 42 cases of renal angiomyolipoma. Urology 1994 ; 152 : 1988-1991
6) Raft J, Lalot JM, Meistelman C, et al : Influence of pregnancy and renal angiomyolipoma. Gynecol Obstet Fertil 2005 ; 33 : 898-906

Chapter 30 Addendum 1（Chapter 29 に関連して）

血管筋脂肪腫は本当に腫瘍なのか？
外見はその本質の姿ではない…個体発生を垣間みる

腫瘍とは何者？

腫瘍は，魑魅魍魎たる存在物だ．そも，腫瘍とは何者ぞ…．

腫瘍は"tumor(tumour)"というけれど，tumorには，腫瘤，腫脹の意味もある．どうやらtumorは，身体のどこか(ある局所)に突如出現した，通常はみられない球状の存在物のことらしい．

古代ローマ医師 Celsus．彼のいう炎症の4徴，すなわち，calor(heat：発熱)，dolor(pain：疼痛)，rubor(redness：発赤)，tumor(swelling：腫脹)のなかにも，しっかりと刻まれているではないか．つまり，"腫瘍"と対極をなす病理現象である"炎症"を表現するものとしても，tumorはあるわけだ．

腫瘍の定義

腫瘍(tumor)は新生物(neoplasia)と同義で用いられる．ある日，身体を構成する1個の細胞が，これまでの組織の一員としての秩序ある振る舞いを放棄し，自ら勝手気ままに増殖を始める．つまり，有限増殖細胞が無限増殖細胞に変わる，致死細胞が不死細胞に豹変することから始まる．それが腫瘍(新生物)だ．だから，腫瘍は1つの腫瘍細胞の増殖集団として出現するわけで，これを，単クローン性(monoclonal)という．すると，monoclonal tumor が腫瘍(新生物)ということになる．

炎症の実体

翻って，炎症はどうだろう．例えば，細菌や真菌のような病原微生物が，とある局所に侵入すれば，好中球が先陣を務めるものの，好酸球，形質細胞，肥満細胞，リンパ球もその炎症現場に馳せ参じ，さらにマクロファージの参加もみられるだろう．毛細血管の透過性は高まり，間質には蛋白質に富んだ滲出液が充満し，病原微生物との戦いで焼け野ヶ原となった局所の修復に，線維芽細胞がおもむろに姿を現してくる…．さまざまな細胞が入り乱れた，まさに，"てんやわんやの大騒ぎの村"，これが炎症の実体である．このように多数の細胞が集結した状態を，多クローン性(polyclonal)という．したがって，炎症による腫脹はpolyclonal tumor となる．だから，膿瘍や結核，サルコイドーシス，ウェゲナー肉芽腫症などにみられる顕微鏡的な小さな肉芽腫もまた，腫瘍という視点で表現するなら，minute polyclonal tumorといい得るが，それは，真の腫瘍(新生物)ではない．

とすれば，血管筋脂肪腫は，脂肪細胞，血管，平滑筋細胞のpolyclonalな増殖を示すtumorなのだから，当然，真の腫瘍(新生物)といえないだろう．

腎血管筋脂肪腫は過誤腫？

古来，このような病変は，腫瘍類似性病変(tumor-like lesion)というまことに都合のいい表現で対処されてきた．この腫瘍類似性病変には過誤腫(hamartoma)，分離腫(choristoma)，炎症性偽腫瘍(inflammatory pseudotumor)などが含ま

れる．過誤腫と分離腫は先天性異常病変 (congenital anomalous lesion) であり，過誤腫は，その発生母地に元来存在している細胞要素の過剰な増殖によるものだが，分離腫は，その発生母地に存在しない細胞要素の増殖で形成される腫瘍類似性病変をいう．したがって，脂肪細胞，血管，平滑筋細胞は，腎実質内に元来存在する要素とみていいわけで，腎血管筋脂肪腫は過誤腫とみなされる．

Morgan の思い

このように述べてくると，"腎血管筋脂肪腫は過誤腫である"ということで，すでに決着をみているかにみえる．しかし，この"tumor"が，過誤腫（先天的な形成異常）であるか，はたまた，腫瘍（新生物）であるかの議論は，連綿と静かに続いてきた歴史がある．例えば，かの angiomyolipoma という表現を最初に用いた Glenn S. Morgan ですら，今から 56 年前のその論文の最後を以下のように締めくくっているのだ．

曰く，「まさに，今詳細に述べた症例だが，この腫瘍が単なる過誤腫であるか，それとも，平滑筋と成熟脂肪の増殖を主体として新たに発生した真の腫瘍なのか，と問われれば，誰しも首をかしげるのではなかろうか？ In the case just described, one wonders whether the tumor is merely a hamartoma or a true new growth consisting in the main of smooth muscle and adult fat」と書き起こし，「この腫瘍は，まず，腎臓の既存構造である区域を破壊して増殖している．そして，腎臓の実質限界を超えて周囲の脂肪組織にまでその細胞は及んでいる．さらに，腫瘍の細胞密度の著しく高い領域では，平滑筋細胞が最も中心的な細胞にみえる．このような所見をみれば，われわれは，この腫瘍を新たに発生した腫瘍と考えたくなる．Favoring the latter diagnosis are : (1) the interruption of a segment of the kidney, destroying it completely, (2) extension of the cells beyond the limits of the kidney into the surrounding fat, and (3) the great cellularity of parts of the mass, the most prolific cells appearing to be smooth muscle.」と，平滑筋細胞の増殖からなる"腫瘍説"の立場で締めくくっている．理屈としては，過誤腫として納得しているつもりでも，実際，その腫瘍をみると，「これは腫瘍以外の何者でもない」という思いが募ることを，Morgan は正直に記載しているわけだ．まったく，筆者は同業者として Morgan に深い同情を禁じ得ないのである．「血管筋脂肪腫は，腫瘍だ，腫瘍だ，と病理形態が耳元でささやくのですね」と．

そして，血管筋脂肪腫は，腎臓以外に，肝臓・脾臓・卵管をはじめ，腎臓と連続しない後腹膜や所属リンパ節での発生も知られており，また，腎静脈内への侵入，下大静脈から右心房へまで伸展した症例，さらに，血管筋脂肪腫が悪性化（肉腫化）したと考えられる報告まである．このような増殖態度に触れると，血管筋脂肪腫が多中心性の発生とみなされているにしても，まさか，転移ではなかろうかと不安になるのもうなずけるのである．だから，血管筋脂肪腫の組織発生 (histogenesis) が，過誤腫なのか腫瘍なのか，あるいはとんでもない機序によるものなのか，その最終的な決着はいまだついていないのが実情だろう．

Bonetti の思考

さて，ここで，Morgan から約 50 年の時空を超え，長身痩軀で猫背の Franco Bonetti 先生にご登場願おう．彼は，イタリアはローマ，Istituto di Anatomia Pathologica, Universita di Verona の人体病理学者である．Bonetti 一派はこの 10 数年，腎血管筋脂肪腫の組織発生におけるオピニオンリーダーとして発言し続けている．彼は HMB-45 の発現パターンの解析を基礎に，血管周囲に不規則に増殖する平滑筋細胞を perivascular epithelioid cell (PEC) という概念で抽出し，従来過誤腫とみなされてきたさまざまな腫瘍類似性病変の解釈に一石を投じているのだ．

■ HMB-45 という抗体

1986 年，ワシントン大学病理学教室の Allen

M. Gown らは，癌腫，肉腫，悪性リンパ腫にはまったく反応せず，悪性黒色腫(melanoma)にのみ反応するモノクローナル抗体を発表した．HMB-45という．これは，メラノーマ細胞質内のプレメラノソーム関連糖蛋白質(メラノサイトの分化誘導に特異的な蛋白質と考えられている)に対する抗体である．従来のS-100蛋白質に対する抗体と比べると，そのメラノーマ特異性は圧倒的であり，その後のメラノーマ診断の有力な手法として定着している．そして，このHMB-45が成人メラノサイトには発現しないが，胎児および新生児メラノサイトには発現するという興味深い事実も記述されている．ところが，その後このHMB-45が確かにメラノーマに発現することが確認されていくのだが，乳腺上皮，汗腺上皮，腺癌，悪性リンパ腫，肺の明細胞腫(clear cell tumor)などでも発現することがあるとする報告がみられるようになり，HMB-45のメラノーマ特異性は崩れたといえる．

　Bonetti は，このHMB-45が腎血管筋脂肪腫の平滑筋細胞の特殊な形態として知られる類上皮平滑筋細胞(epithelioid smooth muscle cell)に強く発現することを発見したのである．そして，このHMB-45の発現性は類上皮平滑筋細胞→紡錘形平滑筋細胞→脂肪細胞と減弱していくこと，また，平滑筋のマーカーとして知られる平滑筋アクチン(smooth muscle actin；SMA)は，当然のことながら，紡錘形平滑筋細胞に最も強く発現するのだが，上皮細胞様平滑筋細胞と脂肪細胞にも弱いながら発現がみられることがわかっていくのである．つまり，上皮細胞様細胞，紡錘形細胞，たっぷり脂肪を宿す脂肪細胞の3つの細胞は，その外見の大きな差にかかわらず，免疫表現型(immunophenotype)という尺度でみると，同じ性質をもつ細胞であることになるわけで，免疫表現型における単クローン性の事実をとらえたことになる．

■ 電子顕微鏡による超微形態の観察から

　一方，電子顕微鏡による超微形態の観察から，腎血管筋脂肪腫における平滑筋細胞のなかに脂肪

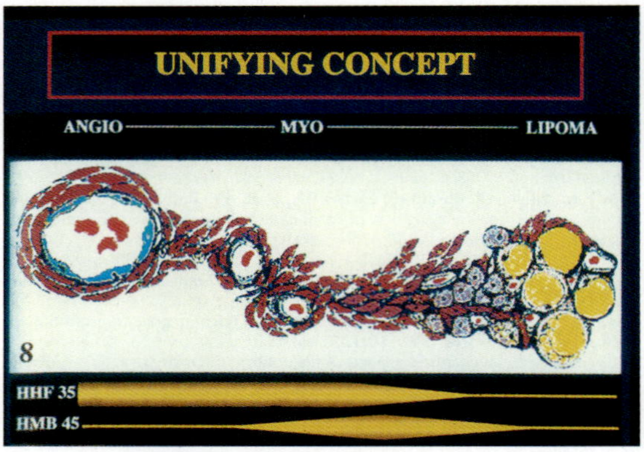

図1　腎血管筋脂肪腫の統一概念
(Stone CH, Lee MW, Amin MB, et al : Renal angiomyolipoma ; further immunophenotypic characterization of an expanding morphologic spectrum. Arch Pathol Lab Med 2001 ; 125 : 751-758)

滴をもつものが見つかり，平滑筋細胞と脂肪細胞の移行形態(transition form)の存在が確認され，さらに類上皮平滑筋細胞におけるメラノソーム前駆体様結晶構造物(premelanosme-like crystalloid structure)の確認などがさまざまな研究者から報告されるようになっていく．このような超微形態所見が先の免疫染色所見とほぼパラレルな関係がありそうなことから，ここに，腎血管筋脂肪腫を構成する3つの細胞は，1つの細胞に由来する(single cell lineage)腫瘍であるという，よりしっかりした"腫瘍説"が提起されたのである．形態と免疫表現型が二次的な分化を来した平滑筋細胞の単クローン性腫瘍と考えるわけだ．したがって，脂肪細胞は平滑筋細胞が脂肪化生を来したものであって，その根は同じということになる．つまり，超微形態的にも，その単クローン性の形跡がとらえられたわけだ．このような，時代背景を押さえながら，2001年Henry Ford病院病理学科のChad H. Stone らは，Bonettiの考え方を支持する結果を得た論文を発表している．その論文中にあって，一見ポスターにみえる腎血管筋脂肪腫の統一概念(unifying concept)の図を引用しておこう(図1)．図中のHHF-35は筋肉特異性アクチンのことである．不要物をそぎ落とした単純明快なこの図は"美しく"さえある．

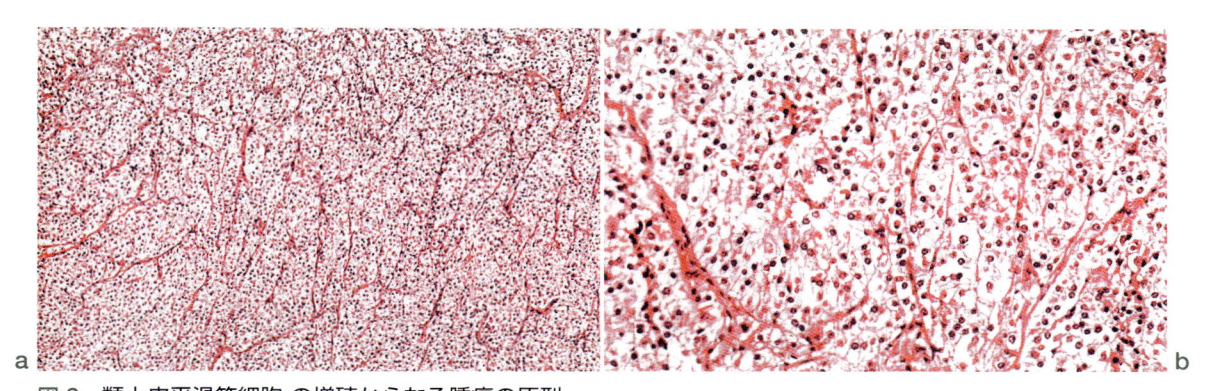

図2　類上皮平滑筋細胞の増殖からなる腫瘍の原型
充実性の胞巣状構造をとり(a)，腫瘍細胞の胞体は淡明である(b)．
clear cell "sugar" tumor, perivascular epithelioid cell tumor(PECT), monotypic epithelioid angiomyolipoma は，同義語で用いられる．
(Eble JN, Sauter G, Epstein JI, et al : Pathology and Genetics Tumours of the Urinary System and Male Genital Organs. World Health Organization Classification of Tumours. pp65-67, International Agency for Research on Cancer, Lyon, 2004　p221)

■ Bonetti が出会った"一例"

しかし，Bonetti の思考はこれで終わったわけではない．彼は HMB-45 が最も強く発現する類上皮平滑筋細胞に注目していく．それは，腎血管筋脂肪腫や肺のリンパ管平滑筋腫症(LAM)にその典型がみられるのだが，その平滑筋細胞が血管(外膜)から周囲に増殖していくように見える組織形態とリンクした思考であり，通常の紡錘形の平滑筋細胞ではなく，上皮細胞形態をとる平滑筋細胞，すなわち類上皮平滑筋細胞が舞台の主役を演じているという確信を彼が得たからに違いない．

そんな彼の前に，1つの症例が現れる．1996年『The American Journal of Surgical Pathology』誌6月号の「膵臓の淡明"砂糖"腫瘍：血管周囲上皮様細胞で特徴づけられた病変のファミリーとしての新たなる一員 Clear cell "sugar" tumor of the pancreas ; a novel member of the family of lesions characterized by the presence of perivascular epithelioid cells」がその報告である．なんとも，ものものしい題名だが，彼の興奮が伝わってくる表現ではある．筆頭著者は Bonetti ではなく，同門の Zamboni である．一派のリーダーとなったのであろう Bonetti は著者の末尾に位置している．上腹部痛を訴えた60歳女性の膵臓体部に見つかった2cmの境界明瞭な腫瘍のたった"一例"の報告であるが，その組織を顕微鏡で観察したときの Bonetti の興奮はいかばかりだっただろう．

では，その病理組織像をのぞいてみようではないか．あの"類上皮平滑筋細胞"が一様(monotonous)かつ髄様(medullary)に増殖している．それ以外の細胞要素はなく，ただ類洞様の毛細血管がみられるだけである．類上皮平滑筋細胞は淡明あるいはエオジン好性の豊富な胞体をもち，中央に異型性の乏しい円形の核をもつ．その中央に小さな核小体をもっている．HMB-45 は胞体に強く発現している．平滑筋特異アクチンも陽性である．しかし，サイトケラチン，ビメンチン，NSEは陰性である．電子顕微鏡でみると上皮細胞的な所見(junction, microlumina, microvilli など)はみられず，夥しい膜結合性顆粒(350～750nm)がみられる．ただ，この顆粒はメラノソームやプレメラノソームの形態ではない．また，グリコーゲン顆粒もある．おそらく，これほどみごとな類上皮平滑筋細胞の単クローン性増殖を示す"腫瘍"に出会うとは Bonetti も予想だにしなかっただろう．しかし，ここに，類上皮平滑筋細胞の増殖からなる腫瘍の原型(prototype)を彼は手中におさめたことになる．この貴重な症例の病理組織の実物を提示したいのだが．この論文の写真は白黒なので，WHO 腫瘍シリーズ(2004年)からその

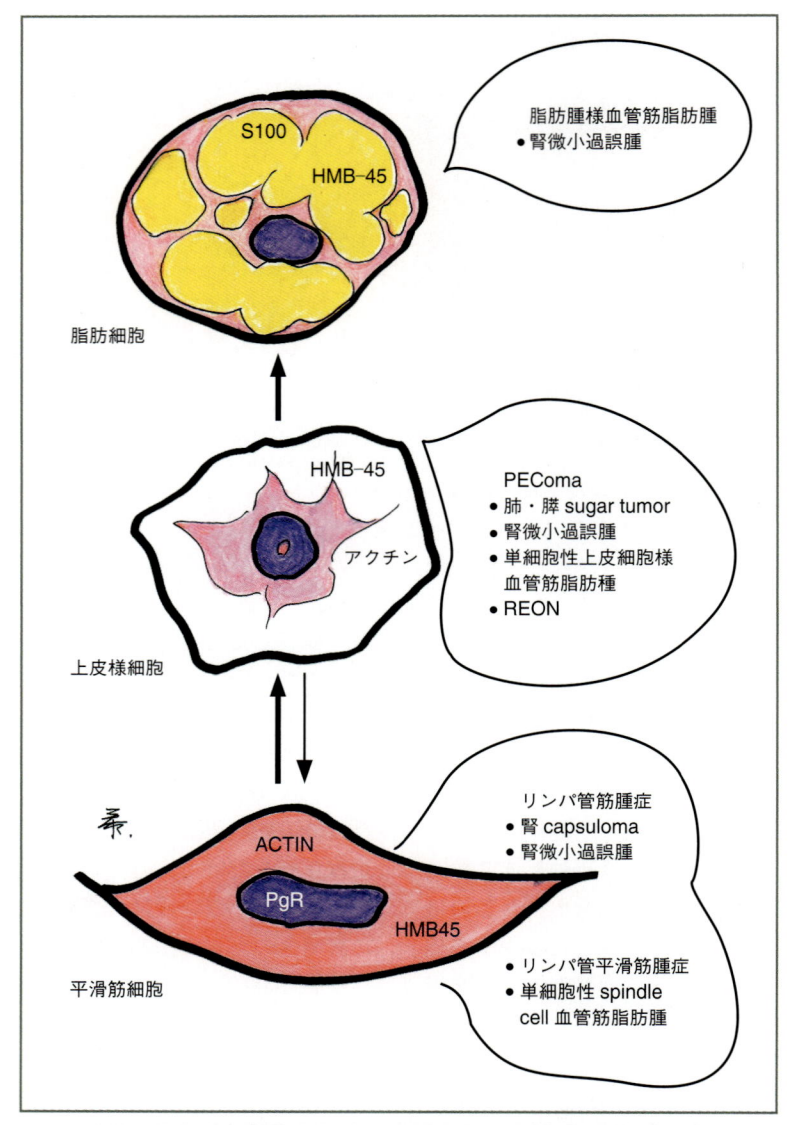

図3 血管周囲類上皮細胞(PEC)の形態と免疫表現の変化と関連腫瘍の概念

REON：renal epithelioid oxyphilic neoplasm, PgR：progesterone receptor.

まったく同じ組織像のカラー組織写真を引用しておこう(図2).

■ 彼の結論

そして，Bonettiは，筋肉の性質をもち，HMB-45陽性，細胞質内膜結合性顆粒の存在，上皮系マーカーは陰性だが，上皮細胞様形態をとり，血管周囲に出現する細胞を血管周囲類上皮細胞(perivascular epithelioid cell；PEC)と命名したのである．そして，このPECが出現する腫瘍群には，腎血管筋脂肪腫と肺リンパ管平滑筋腫症が主要なものだが，肺と膵臓のclear cell"sugar"tumor，腎好酸性上皮様腫瘍(renal oxyphilic epithelioid neoplasm；REON)，腎微小過誤腫(microhamartoma)といった希な腫瘍もその一員に含まれ，まさに，1つのファミリーを形成すると

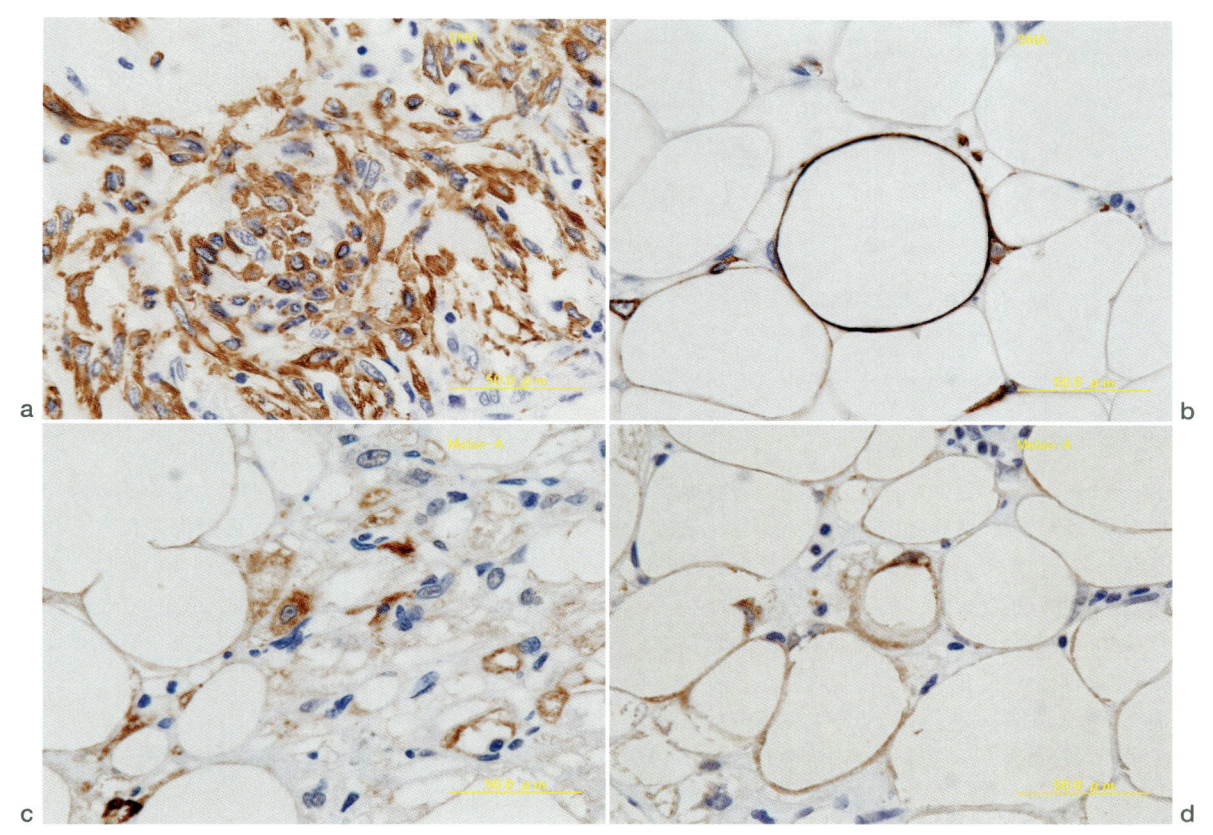

図4　血管筋脂肪腫の免疫態度
上段(a,b)はSMA，下段(c,d)はMelan-A．
左列(a,c)は類上皮細胞，右列(b,d)は脂肪細胞．

結論している．さらに，PECが単クローン性増殖を示す腫瘍は血管周囲類上皮細胞腫(perivascular epithelioid cell-oma；PEComa)と命名してはと提案している．図3に彼らが提案する，PECの関与する腫瘍の統一概念の図を参考に描いた絵を添えておこう．

Case18の場合

さて，このように話を進めてくると「ところで，君が扱った腎血管筋脂肪腫の免疫染色の結果はどうなの？」という質問が投げかけられるのは当然のなりゆきだろう．われわれの症例の免疫染色結果は，以下のとおりである．

メラノサイトのマーカーとして，MART-1/Melan-Aを用いた(当院にはHMB-45を常備していないため)．Melan-Aは成熟脂肪細胞の細胞質に強い発現がみられた．脂肪滴によって周辺に圧排された線状の細胞質が，同じく扁平化した核を取り巻くささやかな細胞質に連なり，連続した明瞭な染色性が得られている．紡錘形の平滑筋細胞と類上皮細胞(epithelioid cell)の細胞質にも発現しているが，その数は少なく，脂肪細胞の染色性に比べて見劣りがする．一方，平滑筋アクチンは，3つの細胞すべてに強く発現した(図4)．したがって，3つの細胞の平滑筋的な性格が免疫染色的に確認され，Melan Aの染色性は類上皮平滑筋細胞が最も強いとするBonnettiらの報告と異なったものの，3つの細胞すべてで一応確認されたことになる．ただ，われわれの症例の免疫染色態度からすると，腫瘍細胞の主役は，類上皮平滑筋細胞というより脂肪細胞なのではないの

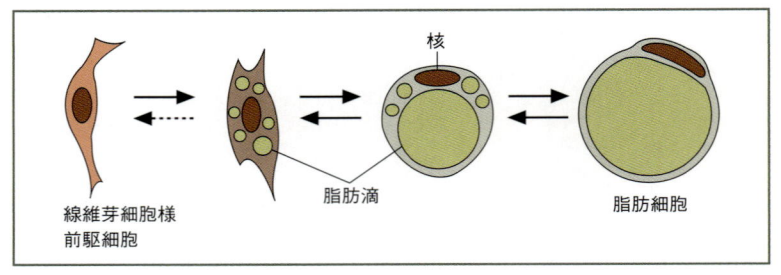

図5 脂肪細胞の発生分化
線維芽細胞に似た前駆細胞から分化してくる．矢印の実線は可逆性を示す．
〔Alberts B, Johnson A, Lewis J, et al(eds)：Molecular Biology of the Cell, 4th ed, Garland Science, New York, 2002, p1303〕

か，という一抹の疑問が湧く．脂肪細胞が線維芽細胞に似た前駆細胞(fibroblast-like precusour cell)から分化してくるという正常個体発生の過程（図5）を思い起こせば，脂肪細胞が主役でもいいじゃないかという気になるが，平滑筋細胞もまた線維芽細胞から分化してくるわけで，どちらでもよくなってくる．いずれにしろ，免疫染色態度は従来の報告と大きく矛盾しない結果であった．

病理形態学の宿命

一度，仮説上の標的が捕捉されると，病理研究者の眼はその標的に注がれていく．1990年代の後半期になると，なんとか人間の視覚にとらえられる免疫染色や電子顕微鏡に基づく形態レベルの知見を超え，まったくみえない遺伝子レベルの変化を分子生物学的分析手法(molecular analysis)でとらえた報告が出現してきた．それは，遺伝子レベルの単クローン性の証明である．このレベルとなると，それはもう，蛋白質あるいはアミノ酸のレベルであり，その結果は，数値かバンドかヒストグラムかグラフで提示されるしかない．したがって，味も素っ気もない図表があるだけで，即刻，そうですかと了解できるものではないのだが，正確な検体処理とデータの解析が信用できるものであれば，主観が入りやすいHE標本から得られる情報に比べ，きわめて客観的な情報として誰もが共有できるものとなる．言い方を変えれば，従来，"アート"であった病理形態学が"サイエンス"となるわけだ．だから，この手の研究結果は，誰がやっても同じ結果が得られるもの（再現性のあるもの）でなければならないという厳しい宿命を背負っていることになる．でなければ，これほど捏造が容易な研究はなく，百鬼夜行の魔界に転落するだろう．

腎血管筋脂肪腫の分子生物学的分析

ちなみに1つみてみよう．1998年，フランスはパリのビストル大学人体病理学部門(d'Anatomie Pathologie, Hopital de Bicetre)のValerie Paradisらが『Human Pathology』誌10月号に投稿したものである．題名は「腎血管筋脂肪腫孤発例のクローン分析 Clonal analysis of renal sporadic angiomyolipoma」である．材料は，7例の腎血管筋脂肪腫（手術例）ですべて女性．平均年齢は59歳で，結節硬化症の合併はない．ただ，そのなかの1例は，下大静脈に腫瘍栓を伴っており，この腫瘍栓も分析対象にしている．腫瘍のサイズは平均53mm（18～110mm）である．通常のホルマリン固定標本のパラフィンブロックから腫瘍部分と背景の正常腎部分を採取しDNAを抽出．コントロールとして，1例の腎細胞癌を用いている．この抽出したDNAで彼らは何をやったのか？

遺伝子レベルにおける単クローン性の証明は，その人の身体を構成するすべての細胞の核内にある遺伝子上に，正常細胞とまったく異なった遺伝

子異常が腫瘍を構成する細胞だけに均一(clonal)に存在することを証明すればなる．したがって，その方法は多数存在するのだろうが，ことはそう簡単ではない．その疾患に最も関連性の高い遺伝子領域に照準を合わせる必要がある．

X染色体の不活化(X-chromosome inactivation)という現象がある．これは女性の胎生初期に起こるもので，各体細胞の中にある2つのX染色体の一方でメチル化(methylation)が起こることにより，ランダムに発生する．そして，このランダムなメチル化パターンは子孫に受け継がれていく．したがって，このX染色体の不活化のランダムパターンは正常の細胞にも非腫瘍性の反応性病変を構成する細胞にも等しく引き継がれていることになる．一方，単クローン性に増殖を示す真の腫瘍では，このX染色体の不活化は非ランダムに起こっている．このX染色体の不活化の分子生物学的マーカーとして，ヒトアンドロゲン受容体遺伝子(human androgen receptor gene；*HUMARA*)のマイクロサテライト多型の近傍にある *Hpa* II領域のメチル化がある．彼らは，この領域を用いてX染色体不活化の非ランダムパターンを確認する分子生物学的分析を行ったわけだ．結果はどうか．対照の7例中2例は *HUMARA* 遺伝子のアレル(allele，対立遺伝子)がホモ(同型)接合型(homozygous)であり，5例はヘテロ(異型)接合型(heterozygous)であった．分析対象は，このヘテロ接合型5例である．そして，4/5(80%)に完全な単クローン性が確認されたのだった．分析対象が，結節硬化症合併例でない孤発例であったことは意義深い遺伝子分析報告といえるだろう．その分析の具体的な方法論は，文献を参照されたい．

■ Morganの直感

上皮様細胞，平滑筋細胞，そして脂肪細胞というまったく外見の異なる細胞が，同じ細胞から分化してきているというエビデンスが蓄積され，腎血管筋脂肪腫は腫瘍であるという認識が固まってきているようにみえる．外見の差は，その本質を素直に表現したものではないという1つの事例だ

ろう．しかし，考えてみれば，私たちの身体は，精子と卵子の偶然の結合による，わずか1つの受精卵がおよそ50回で必ず止まる体細胞分裂の結果でき上がった，60兆個という想像を絶する細胞集団であること．しかも，その集団は250種類以上はあるであろう，実に多彩な形態の細胞集団である．この個体発生(ontogeny)における細胞の多様性に思いを馳せれば，平滑筋と脂肪細胞の外見的な形態の差など"たかがしれたもの"といえるのかもしれない．

あのMorganの1951年に書かれた論文を読むと，結節硬化症を合併した過誤腫に，当時，"dysontogenic"tumor(個体発生異常性腫瘍)という表現も用いられていたことがわかる．慧眼である．むしろ，細かいことがよくわかっていなかった昔のほうが，ことの本質を直感的につかむ力が育まれていたのかもしれない．

そして，この個体発生という言葉は，自ずと系統発生(phylogeny)という言葉を呼び込み，かのドイツの医師であり生物学者であり哲学者であったエルンスト・ヘッケル[Ernst Heinrich Philipp August Haeckel(1834-1919)]の「個体発生は系統発生を反復する．ontogeny recapitulates phylogeny」という言葉が聞こえてくるのだ．彼の描いた100点を越す生物界の華麗な絵は「自然の芸術的形態 Kunstformen der Natur,"Artform of Nature"」として残っており，みる者に衝撃を与える．しかし，このヘッケルの想像力に依存しすぎた絵と学説(反復説)は，今日その大半は科学的には認められてはいないのだが….

東北のある寒村，時は春．坊主頭の餓鬼どもが，ワイワイガヤガヤ，田んぼの畦道を一列縦隊で進んでいく．と，先頭の少年が真っ青な顔で振り向いた．すると，縦隊は崩れ，みんな一目散に走り去った．ところが，真っ先に逃げた少年が石につまずき，なんとも見事に転んだものだ．

と，どこから現れたのか，その子の手を取り，「どうしたんだい，そんなにあわてて」と静かに問いかける一人の大人．彼も又，丸坊主で鳥打ち帽をかぶり，黒いマントを着ている．「蛇じゃ，蛇

じゃ，どでかい蛇じゃ」と，赤い喉さらして，訴える．確かに，畦道の真ん中に，とぐろを巻き，悠然と構える実に大きな青大将が居る．「しかし，なにも，しておらんぞ．そんなに，蛇が怖いのか？　気持ち悪いか？」．少年は恨めしげに，大きくうなずいた．

「蛇が怖くて，気持ち悪い理由がわかるか？」と間の抜けたような小さな声で，その大人は問いかけた．少年は，きょとんと，唾液を飲み込んだ．

「おまえの昔の姿をみたからじゃ」，大人は，眼を細め，澄み渡った草木の溢れるばかりの香にたゆとう空を眺めながらつぶやいた．

彼の名は，宮沢賢治(1896-1933)．種(species)の系統発生の多様性のなかに，ヒトの個体発生を垣間みた人間，日本のヘッケルである．

■ 文献

1) Morgan GS, Straumfjord JV, Hall EJ : Angiomyolipoma of the Kidney. J Urol 1951 ; 65 : 525-527
2) Gown AM, Vogel AM, Hoak D, et al : Monoclonal antibodies specific for melanocytic tumors distinguish subpopulations of melanocytes. Am J Pathol 1986 ; 123 : 195-203
3) Pea M, Bonetti F, Zamboni G, et al : Melanocyte-marker HMB-45 regularly expressed in angiomyolipoma of kidney. Pathology 1991 ; 23 : 185-188
4) Bonetti F, Pea M, Martignoni G : PEC and sugar〔letter〕. Am J Surg Pathol 1992 ; 16 : 307-308
5) Bonetti F, Chiodera PL, Pea M, et al : Transbronchial biopsy in lymphangiomyomatosis of the lung. HMB45 for diagnosis. Am J Surg Pathol 1993 ; 17 : 1092-1102
6) Mukai M, Torikata C, Iri H, et al : Crystalloids in angiomyolipoma ; a previously unnoticed phenomenon of renal angiomyolipoma occurring at a high frequency. Am J Surg Pathol 1992 ; 16 : 1-10
7) Zamboni G, Pea M, Martignoni G, et al : Clear cell "sugar" tumor of the pancreas ; a novel member of the family of lesions characterized by the presence of perivascular epithelioid cells. Am J Surg Pathol 1996 ; 20 : 722-730
8) Pea M, Martignoni G, Zamboni G, et al : Perivascular epithelioid cell〔letter〕. Am J Surg Pathol 1996 ; 20 : 1149-1153
9) Bonetti F, Pea M, Martignoni G, et al : New unifying concept ; the perivascular epithelioid cell and related lesions. Adv Anat Pathol 1997 ; 4 : 343-358
10) Stone CH, Lee MW, Amin MB, et al : Renal angiomyolipoma ; further immunophenotypic characterization of an expanding morphologic spectrum. Arch Pathol Lab Med 2001 ; 125 : 751-758
11) Ferry JA, Malt RA, Young RH : Renal angiomyolipoma with sarcomatous transformation and pulmonary metastasis. Am J Surg Pathol 1991 ; 15 : 1083-1088
12) Paradis V, Laurendeau I, Vieillefond A, et al : Colonial analysis of renal sporadic angiomyolipoma. Hum Pathol 1998 ; 29 : 1063-1067
13) Allen RC, Zoghbi HY, Moseley AB, et al : Methylation of *Hpa* II and *Hha* I site near the polymorphic CAG repeat in the human androgen-receptor gene correlates with X chromosome inactivation. Am J Hum Genet 1992 ; 51 : 1229-1239
14) Eble JN, Sauter G, Epstein JI, et al : Pathology and Genetics Tumours of the Urinary System and Male Genital Organs. World Health Organization Classification of Tumours. pp65-67, International Agency for Research on Cancer, Lyon, 2004
15) Alberts B, Johnson A, Lewis J, et al(eds) : Molecular Biology of the Cell, 4th ed, p1303, Garland Science, New York, 2002

Chapter 31　Addendum 2(Chapter 29 に関連して)

結節硬化症とはどのような病気なのか

結節硬化症から腎血管筋脂肪腫を俯瞰する

　腎臓に発生した血管筋脂肪腫という，なんとも得体のしれない腫瘍性病変について，縷々述べてきたのだが，いつも，ちらちらと結節硬化症(tuberous sclerosis)という，これまた，皮膚，中枢神経，腎臓，肺臓，心臓といったその組み合わせの必然性がさっぱりわからぬさまざまな臓器に，腫瘍性病変とそれに基づく多彩な臨床像の複合体(complex)を形成する疾患が見え隠れしていた．したがって，ここではっきりと結節硬化症という疾患の地平に立ち，逆に腎血管筋脂肪腫をその一部に取り込んで俯瞰してみることにしよう．

The New England Journal of Medicine から

　よくしたもので『The New England Journal of Medicine』誌の2006年9月28日号に，「これを読みなさい」と言わんばかりに"結節硬化症"の総説が掲載されている．ペンシルバニア大学医療センター神経学部門のPeter B. Crinoと医療遺伝学部門のKatherine L. Nathanson，そして，フォックス・チェイス癌センター腫瘍学部門のElizabeth Petri Henskeの3人によるもので，題名はズバリ「The Tuberous Sclerosis Complex」である．ところが，読み始めようとした途端，興味深い1行が眼に飛び込んできた．著者は3人だが，「この3人のなかで，CrinoとHenskeのこの論文への貢献度は同等である．Drs. Crino and Henske contribute equally to this article」とある．であるなら，この2人を第1と第2の著者にすればすむのに，Crinoが筆頭著者に，Henskeは第3番目の著者となっている．では，Nathansonが2番目におさまった意味はなんだろうといろいろ勘ぐってしまう．筆頭著者を誰にするのかに関して，この総説論文の重要性をよく知る3人の間で激しい議論があったのだろうか．とまれ，のっけから人騒がせな論文だ．しかし，興味津々たるものがある．では，実際はどうなのか．

　この論文を，筆者なりに要約すると，①臨床徴候あるいは症状をその出現時期と関連づけて(胎児期から成人期を細かく分けて)語っている，②遺伝子に関する記述が簡潔である，③腎血管筋脂肪腫の"組織発生モデル"を肺リンパ管平滑筋腫症とリンクさせて提起している，ということになる．つまり，"期待を裏切らない内容"である．したがって，これを基本的なテキストとして読み込みながら，結節硬化症の今日的な意味を学習してみよう．1880年のBournevilleの発表から127年，結節硬化症の理解は，どのくらい深まったのだろう．

結節硬化症の定義

　今日，先天性発生異常疾患(congenital developmental disorder)のなかで，中枢神経と皮膚が標的となる，いわゆる，神経皮膚症候群(neurocutaneous syndrome)は40種類以上知られているが，そのなかで，最も重要な疾患は4つある．神経線維腫症(von Recklinghausen病)，結節硬化症，Sturge-Weber症候群，von Hippel-Lindau病(中枢神経血管腫症)である．しかし，このなかで結節硬化症は，その臨床像の成り立ちの複雑性において抜きん出ている．

　その結節硬化症を，Crinoらはどう定義してい

るのか．曰く，「結節硬化症複合体は，多数のシステムを障害する常染色体優性遺伝性疾患であり，その発現は子どもから成人に及ぶ．The tuberous sclerosis complex(TSC), a multisystem, autosomal dominant disorder affecting children and adult」と．この定義は従来のものとなんら目新しいものではない．しかし，それに続く表現は違う．曰く，「この疾患は，ハマルチンという蛋白質をコードする遺伝子 TSC1 か，ツベリンという蛋白質をコードする遺伝子 TSC2 のどちらかの遺伝子突然変異で発症する．Results from mutation in one of two genes, TSC1(encoding hamartin) or TSC2(encoding tuberin)」ときわめて断定的にいい切っているのだ．そんなに強気でいっていいのかなと，お節介にもいささか心配になる．結節硬化症に関連する遺伝子が同定されたからといって，それが，この2つだけといい切ることは，この世界では危険だからである．しかし，これらの遺伝子の発見が，長年結節硬化症の研究にたずさわってきた著者たちにとって，これほどの表現を生む気分的高揚を引き起こすものであったということなのだろう．

臨床像の成り立ち

まず，臨床像の成り立ちをみてみよう．

結節硬化症の臨床像の特徴は，明瞭な発生時期(developmental point)をもっていることである．その具体的な姿を時間の流れのなかに位置づけて記述すると，おおよそ以下のようになるだろう．

最も初期に立ち現れてくるのは，大脳皮質の結節(cortical tuber)と心臓の横紋筋腫(cardiac rhabdomyoma)である．その発現は胎生期にさかのぼる．したがって，幼児期に典型的な出現をみる．一方，有名な皮膚病変は90%以上にどのような年齢でも発生するのだが，そのなかで，低色素斑(hypopigmented macula : ash-leaf spots)は幼児期から早期の小児期に現れ，粒起革様斑(shagreen patch)は5歳以降経年的にその頻度は増加する．また，爪周囲線維腫(ungual fibroma)は思春期後が典型だが，成人でも出現する．有名

表1 結節硬化症の診断基準

基準	発生年齢
●大徴候	
顔面血管線維腫	新生児期から成人期
爪周囲線維腫	青春期から成人期
粒起革(鮫皮)様斑	小児期
低色素斑	新生児期から小児期
大脳皮質結節	胎児期
上衣下結節	小児期から青年期
上衣下巨細胞腫	小児期から青年期
網膜過誤腫	新生児期
心臓横紋筋腫	胎児期
腎血管筋脂肪腫	小児期から成人期
リンパ管平滑筋腫症	青年期から成人期(女性)
●小徴候	
歯エナメル質の多発性小窩	
過誤腫性直腸ポリープ	
骨嚢胞あるいは硬化症	
大脳白質放射状 migration line	
歯肉線維腫	
網膜無色斑	
"confetti(紙ふぶき)"皮膚病変(一群の小色素スポット)	
多発性腎嚢胞	

(Roach ES, Gomez MR, Northrup H : Tuberous sclerosis complex conference ; revised clinical diagnostic criteria. J Child Neurol 1998 ; 13 : 624-628 に基づく)

な顔面血管線維腫(facial angiofibroma．以前は皮脂腺腫と呼ばれた)は，青年期が多いが年齢を問わない．脳の上衣下巨細胞腫瘍(subependymal giant cell tumor)は小児期から青年期．腎嚢胞(renal cyst)は幼児期から早期小児期だが，腎血管筋脂肪腫は小児期から成人期のどの時期にも発生する．そして，肺のリンパ管平滑筋腫症は青春期から成人期の女性に発生する．

このような発生時期を踏まえた臨床徴候に基づいて，結節硬化症の臨床診断基準はつくり出されるわけだが，重要な大(major)徴候とそれほどではない小(minor)徴候に分けた診断基準を表1に示そう．

確実な臨床診断(definite clinical diagnosis)には，2つの大徴候か1つの大徴候と2つの小徴候が必要．1つの大徴候と1つの小徴候なら，おそらくそうだろう(probable diagnosis)．1つの大

徴候か2つ以上の小徴候だと，可能性はある な(possible diagnosis)となる．そして重要なこと は，単独の，わずか1つの臨床徴候だけでは確定 診断(definite diagnosis)にならないということで ある．たとえ，それが大徴候であったとしても． そして，今日では，後述するTSC1あるいは TSC2遺伝子座(loci)の分子生物学的遺伝子検査 が，その診断の裏づけとして利用されることにな る．

腎・肺・中枢神経・心病変

それでは，結節硬化症における皮膚を除く主要 標的臓器である，腎，肺，中枢神経，心病変につ いてもう少し補ってみよう．

■ 腎

結節硬化症における腎血管筋脂肪腫の頻度は， 55～70％である．腎血管筋脂肪腫における結節硬 化症の合併頻度が20％程度だったことを考える と，結節硬化症における腎血管筋脂肪腫の意味は 重いのだが，記憶しておくべきは，結節硬化症に おける腎病変は血管筋脂肪腫だけではないという ことである．腎上皮性嚢胞(renal epithelial cyst)，多発性嚢胞腎(polycystic kidney)そして， 腎細胞癌の発生である．このうち嚢胞疾患は，血 管筋脂肪腫よりむしろ高血圧や腎不全の原因とし て無視できないものである．特に，結節硬化症の 2～3％程度に発生すると考えられている2本の TSC2遺伝子がともに傷害される生殖細胞(胚細 胞)系における欠失があると，常染色体優性遺伝 疾患としての多発性嚢胞腎が出現する．その場 合，幼児期に嚢胞腎が発見され，20歳代早期に 腎不全に至ることが普通である．一方，悪性腫瘍 である腎細胞癌の発生頻度は2～3％で，一般人 口の発生頻度とほとんど変わらないのだが，発生 年齢は平均28歳で，一般の発生年齢より25年若 い．そしてその組織型はきわめて多彩で，一般的 な明細胞だけでなく，乳頭型，色素嫌性などさま ざまである．この若年発症と組織型の多彩性の事 実は，一般的な腎細胞癌が，通常の癌腫といささ

か趣の違う臨床経過をとる，例えば，自然退縮が 時にみられるとか，インターフェロンが効果を示 すことがあるなどという生物学的態度をとること からも，腎細胞癌の発生に遺伝的な要因が比較的 重いことをうかがわせる．

■ 肺

肺のリンパ管平滑筋腫症(lymphangioleiomyomatosis；LAM)は**Chapter 29**で少し触れたが， 脈管とその周囲に増殖する平滑筋様細胞のパター ンが腎血管筋脂肪腫ときわめて似ている疾患であ る．既存の肺構造を異常な平滑筋細胞とリンパ管 が緩やかに置換していく．発症は女性に限られる が，緩やかな増殖なので，長期間にわたり無症状 期が続き，呼吸困難や気胸といった臨床像が出現 するのは比較的若い成人期になってからである． 結節硬化症の女性の26～39％に発症する．この 頻度は腎血管筋脂肪腫よりかなり低い．Mayoク リニックの報告によれば，結節硬化症に関連した 死亡49例中，4例がこの肺リンパ管平滑筋腫症 であり，腎臓病変，中枢神経病変による死亡に次 ぐ，第3番目の死因であったという．非可逆的に びまん性に広がっていく病変の性格からして，呼 吸不全に陥ってしまうと肺移植しか治療の選択肢 がなくなる厳しい病態である．

■ 中枢神経

中枢神経所見として最も重要なものは，大脳皮 質結節(cerebral cortical tuber)である．この結 節は，正常な大脳皮質にみられる6層の細胞構造 が失われるもので，形態異常を示す神経細胞 (dysmorphic neuron)，大きな星状膠細胞，おも しろい形態を示す巨細胞から成り立っている．胎 生20週の胎児脳に出現する．この結節(tuber)は 生涯にわたって存続する．石灰化したり嚢胞変性 することはあっても，腫瘍化することはない．

結節硬化症の中枢神経症状として，日常生活を 障害し臨床的に問題になるのは，①てんかん，② 認識障害(cognitive disability)，③行動異常〔neurobehavioral abnormalities. 例えば，自閉症(autism)〕である．このような障害を示す患者の

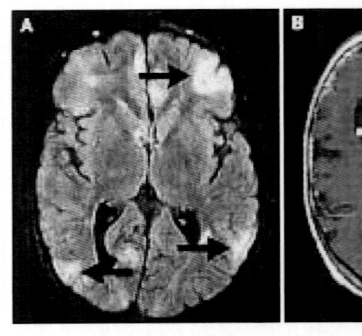

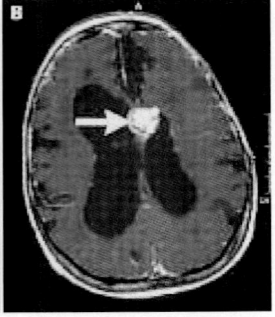

図1 大脳皮質結節(A)のMRIと上衣下巨細胞腫瘍(B)のCT像
(Crino PB, et al : Medical Progress ; the tuberous sclerosis complex. N Engl J Med 2006 ; 355 : 1345-1356)

80％以上に，先ほどの皮質結節が確認されており，これらの症状がこの結節と関連している可能性がある．とりわけ，てんかんは深刻な臨床症状で，結節硬化症の80％以上にみられる．しかも，薬物治療抵抗性であることが多く，大脳皮質結節がてんかん誘発巣(epileptogenic focus)になり得るとの考えに基づき，コントロール不能例に大脳皮質結節切除術が施行されることもある．幼児期の治療抵抗性痙攣として知られる幼児スパスム(infantile spasm)は，結節硬化症の幼児の20～30％に発生する．高度な精神発育遅延の原因となり，生命予後も不良である．臨床的な研究だが，これら重篤な痙攣は大脳皮質結節の数と関連するようだ．とりわけ，その数が7個以上となると発生しやすいという．いずれにせよ，人格，知能，記憶など高次脳機能に深くかかわる新皮質に存在する結節が，結節硬化症の中枢神経症状の成り立ちにかかわっている可能性があることは確かだろう．

大脳皮質結節以外で記憶しておくべきは，上衣下巨細胞星状神経膠細胞腫(subependymal giant cell astrocytoma)である．結節硬化症の10％に発生する脳腫瘍で，側脳室や第Ⅲ脳室壁から突出する腫瘍を形成し，水頭症や頭蓋内圧亢進の原因となる．当院にも結節硬化症例で大脳に石灰化を認めた症例があるのだが，画像が今ひとつなので，Crino論文から大脳皮質結節と上衣下巨細胞腫瘍のMRIとCT像を引用しておこう（図1）．

■ 心臓

休むことなく激しく運動を繰り返す心臓．この心臓に腫瘍が発生することは，原発性にしろ転移性にしろきわめてめずらしいことだ．しかし，結節硬化症では心臓に横紋筋腫が高頻度に発生することはよく知られている．しかも，その自然経過はユニークだ．この心臓横紋筋腫を初めて記載したのは，遺伝的な神経線維腫症であるフォン・レックリングハウゼン病に名を残す，von Recklinghausenその人で，1862年のことである．しかも，彼の報告が結節硬化症例にみられた心臓横紋筋腫症例であることを知れば，"むべなるかな"とうなずいてしまう．

胎生期から小児期における心臓横紋筋腫のまとまった報告は，カナダのトロント大学から，1990年と2003年に出ている．心臓病理学部門のSmytheらと小児科のBaderらによるものである．この2つの論文を引きながら，心臓横紋筋腫を簡単に要約してみよう．

心臓横紋筋腫は，確かに，きわめてまれなものではあるが，小児心臓腫瘍の代表である．とりわけ結節硬化症とのかかわりは深く，結節硬化症幼児の50～70％にみられる．今日，その存在の確認は容易で侵襲性のない心臓超音波検査による．心臓内腔に突出するか心筋壁内にみられ，単発より多発することのほうが多い．その存在場所によって，臨床像は変わってくるのだが，心不全を引き起こすような重篤な症例は少なく，心雑音（多くは症状を伴わない）と不整脈（心房・心室頻拍症，ブロック，WPW症候群）が最も一般的で，47％にみられる．

Baderらの報告によれば，妊娠経過中の超音波検査で，平均28週で出産前診断された胎児心臓横紋筋腫20例のうち，18例（90％）は多発性であり，左室壁と心室中隔に多く，サイズは3mm×4mmから50mm×32mmである．出生後，この18例はすべて結節硬化症と確定診断されている．女児9例，男児9例で性差はない．そして，単発例は出生後診断で結節硬化症は否定されているのだ．また，同時に行っている，出産後に心臓横紋

筋腫と診断された26例の分析では，その後25例（96％）が結節硬化症と確定診断されている．つまり，妊娠中の胎児超音波診断で，多発性の心臓腫瘍が確認されるとき，結節硬化症である可能性がきわめて高いことになるわけで，このことは臨床的に重要な事項である．

■ あることが気がかりになってきた

このようにみてくると，筆者は，あることが気がかりになってきた．胎児という小さな生命体の超音波検査となると，何も心臓だけが映像化されるわけではなく，全身，とりわけ脳が映像化されるのは当然のことであり，むしろ，運動のない脳の超音波像は容易に観察できることを．つまり，結節硬化症の徴候のなかで，胎生期に確認できるものは心臓横紋筋腫だけでなく，重要な大脳皮質結節があったではないか，という思いである．だから，脳所見の記載がどこかにあるはずだと注意しながらBaderとSmytheの論文を読んでいたのだが…．果たして，見つけました．Bader論文のなかに，胎児期に心臓横紋筋腫と診断され，結節硬化症と出生後確定診断された症例のうち，5例（33％）に胎児脳超音波異常所見がみられたとある．そして，その具体的な内容は，腫瘍閉塞によると考えられる脳室拡大，大脳星状膠腫（cerebral astrocytoma），上衣下結節，大脳皮質腫瘍などだとある．病理組織学的な詳細は不明ながら，やはり，よく知られている大脳病変を想像させる所見が，同時に得られていたのである．この事実からすると，胎児期に出現する大脳所見は，皮質結節（cortical tuber）だけではなく，腫瘍性病変もその片鱗をすでに胎児期に表している可能性があることになる．とまれ，大脳と心臓の腫瘍性病変を示唆する超音波検査異常所見が同時に存在するとなると，先述した臨床確定診断基準の2つの大徴候に匹敵するかもしれない超音波所見の可能性が出てくるわけで，胎児期における心臓と脳を標的とする超音波検査は，結節性硬化症の診断に重要な役割を果たすことになるだろう．

この心臓横紋筋腫のもう1つの重要な側面は，その自然史にある．それは，出生後いつしか完全に腫瘍が消失する（complete spontaneous regression）ことが多いという事実だ．Smytheらは，出産前診断された3例を含む9例の新生児から幼児（生後1日から7か月）にみられた24個の心臓横紋筋腫の経過を観察している（観察期間1.9〜15.3年）．そして，その20個（83％）に完全消失がみられ，3個は50％以上の縮小，1個は2年間の経過観察で30％の縮小がみられたという．つまり，大きくなるものはなく，すべてが完全あるいは不完全縮小を見たことになる．診断時の腫瘍サイズが大きかろうが小さかろうが，みんな小さくなっていくのだ．心臓横紋筋腫による臨床症状が意外にも重篤になる場合がきわめて少ないことと合わせ考えると，外科的治療の適応には十分な理由が必要となるだろう．残念ながら，この腫瘍の自然消退に関するSmytheの考察はない．

遺伝子の話—TSC遺伝子

遺伝子の話に移ろう．CrinoとHenskeが強調した遺伝子 TSC（遺伝子はイタリック体で記載される）のことだ．

骨髄から巣立って末梢血中に出るとき，その重い核を放り投げて（脱核という）身軽になる赤血球，そして，骨髄中にある母たる巨核球（megakaryocyte）の肉体（細胞質）の断片として生まれる血小板の2つの細胞を除けば，体細胞にしろ胚細胞にしろすべての細胞は，その細胞質内に独立する核膜に包まれた核をもつ．この直径5μm程度の核内に想像を超える巧妙さで重厚にたたみ込まれた二重螺旋構造をもつDNAが染色体を構成して存在する．例えば，最も長い第1番染色体のDNAを引き延ばせば7.5cmになり，最も短い第22番染色体ではその長さは1.4cmといわれる．すると1個の核内にある性染色体を含む全23対（46個）の染色体を構成するDNAの長さの総和は2mに達する．いわば，2mの紐が直径5μmの球体の中におさまっているのだから，想像を超える巧妙さとしか表現できまい．

このDNAの上に遺伝子が約2万5千個存在している．しかし，この遺伝子領域は30億個の塩

基からなる全DNAのわずか2％にすぎない．このわずか2％中に，結節硬化症の発症にかかわる遺伝子TSC1とTSC2があるというわけだ．一方，残りの98％を占めるのは，ジャンク（がらくた）という不名誉な名前をつけられた未知の領域だが，最近では，このジャンクのなかに未知のRNAになる蛋白質を誘導する領域〔ノンコーディングRNA（non-coding RNA；ncRNA）があるという．塩基分子数が最大で22個と短い配列ではあるが，1つで発癌を抑制する機能を含む10以上の役割を果たすと考えられているマイクロRNAはその1つの例である〕が遺伝子の数より多い4万種類以上見出され，さらにその数は増加する勢いである．一夜にして，"がらくた"の山が"宝"の山に変貌したといっていいだろう．だから，遺伝子領域の研究は，今後，大きな発展と変貌を遂げていくことは間違いなく，現在の遺伝子知見で疾病の発生機序に関する結論を急ぐわけにはいかないことを，わきまえておかねばなるまい．

遺伝子TSC1は第9番染色体の短腕34番地（クロモソーム9q34）に位置し，23個のエクソン（exon）を含み核内DNAのわずか55kbにあたる．一方，遺伝子TSC2は第16番染色体の長腕13番地（クロモソーム16q13）に位置し，41個のexonを含み核内DNAの40kbにあたる．このように記述してしまえば，はいそうですか，で終わるのだが，実際にこの遺伝子を同定した科学者たちの苦労はなまなかなものではない．遺伝的影響の濃い症例を対象に，連鎖分析（linkage analysis）とポジショナルクローニング（positional cloning）いう方法を駆使して同定がなされている．筆者はその分析の経験はないので，その具体的な方法は文献を参照されたい．

今日，TSCの突然変異はきわめて広いスペクトラムを示すことが知られており，突然変異が集中する特別な遺伝子領域はない．ただし，TSC2のArg611（exon 16），Pro1675Leu（exon 38）におけるミスセンス突然変異とexon 40のフレーム欠失（frame depletion）は比較的多数の患者に確認されるという．また，ミスセンス突然変異と大型の欠失はTSC1よりTSC2に明らかに多い．特にTSC2のミスセンス突然変異は，GTPase活性化蛋白質〔GTPase-activating protein（GAP）〕結合ドメインに集中する傾向がある．さらに，大型の欠失や再構成（rearrangement）がTSC2に起こると近くにある多発性囊胞腎疾患遺伝子（PKD2）に影響を与え，早期に多発性囊胞腎疾患（polycystic kidney disease）が発生する．

結節性硬化症の家族でのTSC1突然変異は10～30％である．しかし，遺伝歴のない孤発例（sporadic case）の突然変異は15％である．つまり，TSC1突然変異は，家族性で孤発性の約2倍ということになる．しかし，TSC2の突然変異はそれより多いことがわかっている．どうも，TSC2のほうがTSC1より突然変異が発生しやすいようだが，その両者の遺伝子突然変異率の差は何によるのだろう．おそらく，体細胞（だけではなく胚細胞系における突然変異率がTSC2のほうが高いのだろうと考えられている．事実，TSC2突然変異例のほうが立ち現れる疾病はより重篤なことが多い．一方，結節性硬化症と診断された15～20％に遺伝子突然変異は確認できないという報告がある．そして，そのような症例では，痙攣発作，精神発育遅延，皮膚所見の発現頻度が，遺伝子突然変異例に比べて明らかに低い傾向があるという．

もう1つ重要な遺伝子異常がある．LOH（loss of heterozygosity：ヘテロ結合性の喪失）と呼ばれるもので，1対で存在している対立遺伝子（allele）の一方が消失し，結果としてヘテロ結合性が失われる現象．癌の発生とも関連性の深い遺伝子異常だが，TSC1あるいはTSC2のLOHが結節硬化症に関連する腫瘍病変である腎血管筋脂肪腫，心臓横紋筋腫，肺リンパ管平滑筋腫症，上衣下巨細胞腫の多くに確認されている．しかし，興味深いことに，大脳皮質結節ではLOHをほとんど認めないのだ．

遺伝子につけられる名前が，"病気の名前"であることが意外に多いのだが，結節性硬化症に関連する遺伝子も，結節性硬化症複合体（tuberous sclerosis complex；TSC）遺伝子と名づけられ，

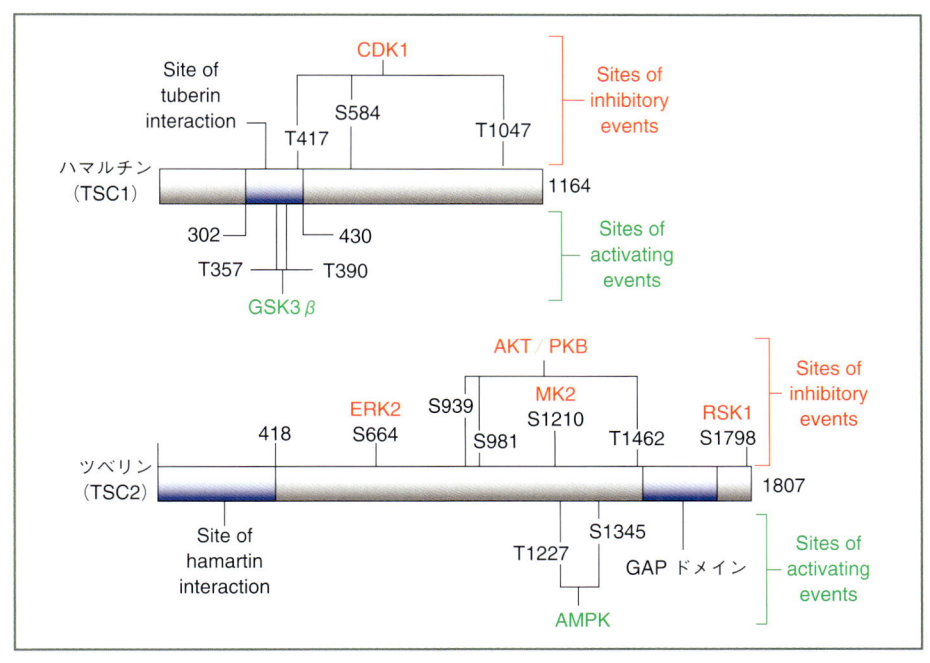

図2 ハマルチン(TSC1)とツベリン(TSC2)の構造
(Crino PB, et al : Medical Progress ; the tuberous sclerosis complex. N Engl J Med 2006 ; 355 : 1345-1356)

*TSC*とイタリック体で記述される．遺伝子の同定という作業が，さまざまな疾患，つまり病的な表現形(phenotype)を手がかりに追究されていくという事情を反映しているのだろうが，あたかも，その遺伝子があればその病気が発生するかの印象を与えるので，筆者はいつも違和感をもつ．その遺伝子が，たとえ病気の名前の遺伝子であっても，実は，人体を構成する60兆個の細胞核内にすべからく正常に存在しており，その遺伝子がコードする固有の蛋白質合成を必要とする場の中で制御し，その場における組織を構成する細胞の発生・分化・死・再生など細胞レベルの恒常性を維持しているということの理解を危うくしかねないからである．病気の名前のついた遺伝子に突然変異という異常が生じたときに初めて，そのつけられた名前の病気の原因あるいは誘因になり得るということを再認識しておく必要がある．

したがって，ここではすでに染色体上の存在位置が判明している，*TSC1*と*TSC2*の正常な機能に触れておこう．

遺伝子の働きはそのつくり出す蛋白質に託されている．遺伝子のつくり出す蛋白質は，ローマ字体で記載されることが普通である．だから，遺伝子*TSC1*のつくり出す蛋白質はTSC1と表現され，ハマルチンの別名がある．同様に，遺伝子*TSC2*ではTSC2であり，ツベリンという呼び名をもつ．ハマルチンは140kD，ツベリンはGAPドメインをもつ200kDの蛋白質で，前者は1,164個の，後者は1,807個のアミノ酸からなり，ツベリンのほうが大きいが，両者の間に相同性(homology)は存在しない．遺伝子サイズは*TSC2*のほうが小さいのに，つくり出される蛋白質のサイズはTSC2のほうが大きいことになる．重要なことは，この2つの遺伝子産物は強い親和性をもって結合して異二量体(heterodimer)の形で機能を発揮することで，各々が独立して勝手に作用するのではない点だ．実際，TSC1(ハマルチン)とTSC2(ツベリン)の2つは，腎臓，脳，肺臓，膵臓をはじめとするさまざまな器官の細胞に同時発現していることが確認されている．さらに，ツベリンはゴルジ装置と核に，ハマルチンはセントロソーム(centrosome)にみられたとするより具

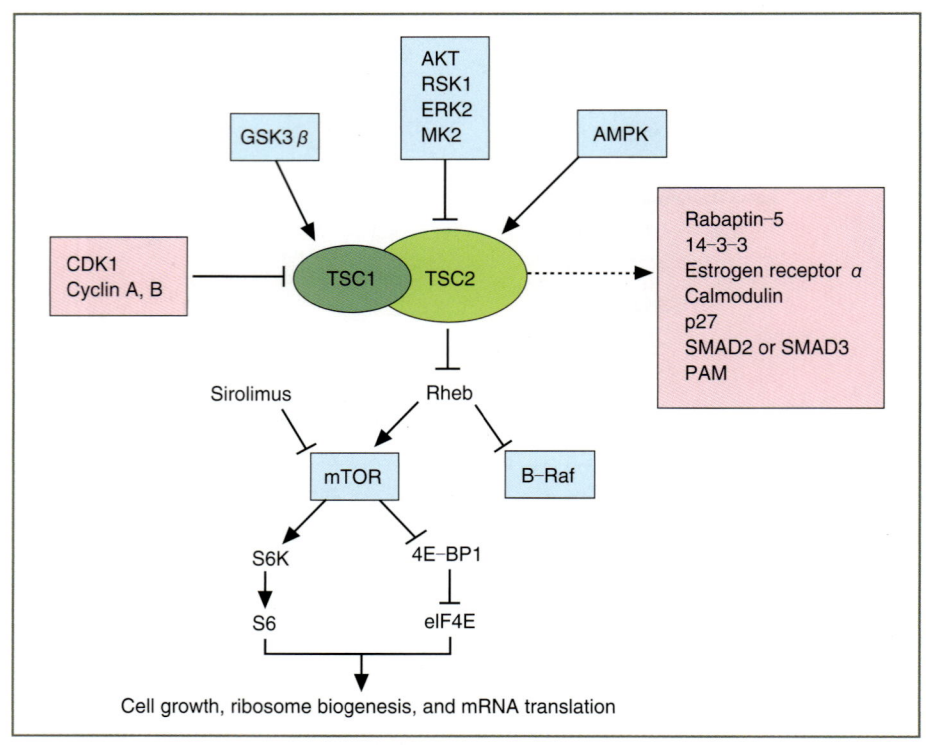

図3 TSC1-TSC2複合体のかかわるさまざまな細胞経路
(Crino PB, et al : Medical Progress ; the tuberous sclerosis complex. N Engl J Med 2006 ; 355 : 1345-1356)

体的なその局在部位の報告もあるが，異二量体を形成して存在するはずのこの2つの遺伝子産物が離れて存在していることになるわけで，矛盾するではないかと考えてしまうが，おそらく，活性化されまさに仕事を始める際に二量体を形成するのであって，活性化されない状態では別個に存在するのだろうという想像も働くのである．この2つの遺伝子産物のイメージを，この手の定番の図ではあるが，Crino論文から引用しておこう（図2，3）．さまざまな重要蛋白質の相互作用がこまごまと記載されているが，そのことにあまりこだわらずこの図をみれば，遺伝子と遺伝子産物の理解の助けになるだろう．

黄色ショウジョウバエ（*Drosophilia melanogaster*）を用いた基礎実験におけるデータが中心ではあるが，ハマルチン・ツベリン（TSC1-TSC2）複合体は，さまざまな蛋白質〔特に，ツベリンのGAPドメインの標的となるRas族の一員である

RhebやRhebによって活性化されるキナーゼであるmTOR．このmTOR系は細胞のサイズの制御にかかわり，その活性化により細胞が大きくなる（cytomegaly）ことが知られている〕との相互作用により細胞の成長と分化にかかわっていることがわかっている．TSCの突然変異によって細胞の成長と分化の異常が起こると考えれば，その遺伝子異常をいわば個体発生異常とみなし得る結節硬化症の表現形と結びつけることは，あながち無理な想像ではないだろう．

分子生物学的検討

では，分子生物学的なTSC1-TSC2シグナル伝達という今日的な成果のうえに，腎血管筋脂肪腫と肺リンパ管平滑筋腫症の病理発生（pathogenesis）を考察してみよう．

血管筋脂肪腫の3つの構成要素である，血管，

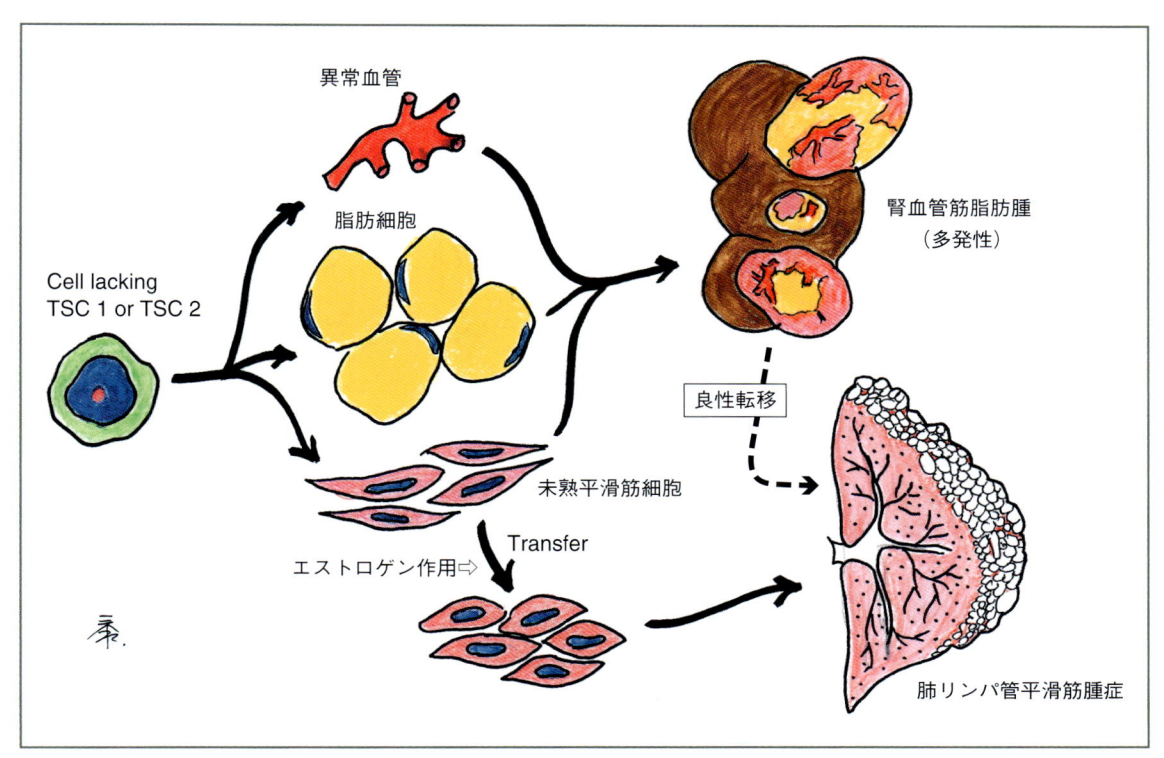

図4　腎血管筋脂肪腫と肺リンパ管平滑筋腫症の病理発生モデル
TSC1 あるいは TSC2 の欠損した細胞からの発生仮説.

平滑筋細胞，脂肪細胞すべてに TSC1 あるいは TSC2 遺伝子座の LOH とリボソーム蛋白 S6 の過リン酸化 (hyperphosphorylation) が確認されている．このことは，3 つの細胞が共通した前駆細胞 (progenitor) に由来すること，そして，TSC1-TSC2 複合体が間葉系細胞 (mesenchyme) に由来する細胞の分化を制御していることを暗示している．また，腎血管筋脂肪腫の平滑筋細胞が，組織形態学的にも免疫表現形でも肺リンパ管平滑筋腫症の平滑筋細胞と同質のものであるという事実は，両者の関連性を想起させる．

ところで，肺リンパ管平滑筋腫症の孤発例では，胚細胞系の TSC1 あるいは TSC2 突然変異は確認されていない．そして，そのような孤発例の 60％ に腎血管筋脂肪腫が発生している．しかも，その合併例では，肺と腎臓の異常細胞にまったく同じ体細胞 TSC2 突然変異が起こっているが，正常細胞では起こっていない．このことは，2 つの疾患が遺伝的にも関連性があり，共通した前駆細胞に由来する可能性を強く示唆している．そして，ここに，移植肺にリンパ管平滑筋腫症が再発した事例の検討から，いわゆる，"良性転移" 仮説 (benign metastasis hypothesis) が生起するのである．つまり，TSC1 あるいは TSC2 の突然変異をもっているが，組織形態学的には良性に見える腎臓の血管筋脂肪腫細胞が，肺に移動する能力をもつに至る．というものだ．この仮説の基礎となるエビデンスは「TSC1 あるいは TSC2 を発現しない細胞は，その運動 (motility) と移動 (migration) 能力が変容する」というものだ．これは，TSC1 と TSC2 の細胞発現が，アクチン細胞骨格 (actin cytoskeleton) や細胞接着を制御する小型の GTPase である Rho の活性化に関与しているという報告や TSC2 が欠乏した平滑筋細胞が in vitro でその移動能亢進を示したとする報告から導かれたものである．そして，肺リンパ管

平滑筋腫症が女性にしか発生しないという事実から,「エストロゲンはTSCシグナルを制御し, TSC2欠乏異常平滑筋細胞の移動に影響を与える」という仮説が姿を現す. TSC2(ツベリン)の炭素末端がエストロゲン受容体αに作用するという報告がこの仮説にもっともらしさを与える.

この2つの仮説から導き出された腎血管筋脂肪腫と肺リンパ管平滑筋腫症の病理発生モデルをみてみよう(図4). この図はCrino, Nathanson, Henske論文の図を元に, 筆者が加工したものである.

TSC1あるいはTSC2の発現が欠乏している細胞を共通する前駆細胞として, 腎と肺というまったく連続性のない場所に腫瘍性病変を形成する. 腎臓では, 形態のまったく異なる, 血管・脂肪・未熟平滑筋細胞からなる血管筋脂肪腫を, 肺には脂肪細胞と異常血管の誘導を伴わない未熟平滑筋がエストロゲンの影響下にリンパ管平滑筋腫症という病変を構築する. しかし, 肺病変は, 腎血管筋脂肪腫の細胞が遊離し血流に乗って肺に定着するという"良性転移"で生じる別の経路が存在するという内容がこの図に盛り込まれているわけだ.

仮説モデルとはいえ, うなずかせる明快さが漂う. その明快さはひとまずおくとして, Crino, Nathanson, Henskeの疾患モデルが提起するものは, "結節性硬化症"という重き疾患の臨床的な広がりと, その遺伝子異常が関与する深みの世界, その2つを, 意識させるモデルとして目の前に現れたもののように筆者には感じられるのだ.

とまれ, 1880年のBournevilleの発表から127年, 結節硬化症の理解は, ここまで到達している.

■ 文献

1) Crino PB, Nathanson KL, Henske EP : Medical Progress ; The Tuberous Sclerosis Complex. N Engl J Med 2006 ; 355 : 1345-1356
2) Roach ES, Gomez MR, Northrup H : Tuberous sclerosis complex conference ; revised clinical diagnostic criteria. J Child Neurol 1998 ; 13 : 624-628
3) Smythe JF, Dyck JD, Smallhorn JF, et al : Natural history of cardiac rhabdomyoma in infancy and childhood. Am J Cardiol 1990 ; 66 : 1247-1249
4) Bader RS, Chitayat D, Kelly FE, et al : Fetal rhabdomyoma ; prenatal diagnosis, clinical outcome, and incidence of associated tuberous sclerosis complex. J Pediatr 2003 ; 143 : 620-624
5) Van Slegtenhorst M, de HoogtR, Hermans C, et al : Identification of the tuberous sclerosis gene(TSC1) on chromosome 9q34. Science 1997 ; 277 : 805-808
6) Kandt RS, Heines JL, Smith M, et al : Linkage of an important gene locus for tuberous sclerosis to a chromosome 13 marker for polycystic kidney disease. Nat Genet 1992 ; 2 : 37-41
7) Dabora SL, Jozwiak S, Franz DN, et al : Mutation analysis in a cohort of 224 tuberous sclerosis patients indicates increased severity of TSC2, compared with TSC1, disease in multiple organs. Am J Hum Genet 2001 ; 68 : 64-80
8) Johnson MW, Kerfoot C, Bushnell T, et al : Hamartin and tuberin expression in human tissue. Mod Pathol 2001 ; 14 : 202-210
9) Carsillo T, Astrinidis A, Henske EP : Mutations in the tuberous sclerosis complex gene TSC2 are a cause of sporadic pulmonary lymphangioleiomyomatosis. Proc Natl Acad Sci U S A 2000 ; 97 : 6085-6090
10) Sato T, Seyama K, Fujii M, et al : Mutation analysis of the TSC1 and TSC2 genes in Japanese patients with pulmonary lymphangioleiomyomatosis. J Hum Gent 2002 ; 47 ; 20-28
11) Karbowniczek M, Astrinidis A, Balsara BR, et al : Recurrent lymphangiomyomatosis after transplantation ; genetic analysis reveal a metastatic mechanism. Am J Respir Crit Care Med 2003 ; 167 : 976-982
　この論文の著者の最後にElizabeth Petri Henskeがいる.

Chapter 32　Case 19

上部消化管造影検査で，胃の壁外性圧排像を指摘された

56歳，男性．何が胃を外から押しているのか？

診断に至る思考プロセス

history

　Aさんは，56歳．某出版社に勤務している．弟が胃癌で亡くなったこともあり，会社の定期健診は欠かさず受けている．これまで高血圧は指摘されていたが，それ以外には何も異常を指摘されたことはない．ところが，今年の健診の上部消化管造影検査で，「バリウム検査で胃の壁外性圧排がみられます．精密検査が必要です」と報告書がとどいた．"胃"と記されていたので，"ドキリ"としたが，"壁外性圧排"の意味がわからない．自覚症状はまったくなかったのだが，1か月後，当院の消化器科を受診．早速行われた超音波検査とCT検査で脾臓に6cmの腫瘤が確認され，治療目的で入院となった．

□ Key
①弟が胃癌，②上部消化管造影で胃の壁外性圧排，③超音波とCTで脾臓に6cm腫瘤確認

入院時の身体所見と検査データ

　入院時の身体所見は正常．身長169cm，体重64kgである．
　血液検査はRBC 473×10⁴/μℓ, Hb 13.7g/dℓ, Ht 41.74%で貧血なし．WBC 5,490/μℓ（好中球73.7%，リンパ球17.8%，単球6.3%），Plt 19×10⁴/μℓで異常なし．生化学検査も異常を認めない．ただ，フィブリノゲン534mg/dℓと上昇し，赤沈54mm/時と亢進している．腫瘍マーカーは，CEA 0.8ng/mℓ，CA19-9が3.3U/mℓ, DU-PAN-2が25U/mℓ未満と基準範囲内である．可溶性IL-2レセプターは720U/mℓと少し上昇しているが，悪性リンパ腫を疑うほどではない．血管造影の結果，この腫瘍は血液に富んでおり血管腫と術前診断された．

□ Key
①フィブリノゲン上昇，赤沈亢進，②術前診断で血管腫

摘出脾の観察

　腹腔鏡下脾臓摘出術（hand assisted laparoscopic splenectomy ; HALS）施行．
　術中所見では，脾臓上極に約6cm，弾性硬の腫瘍があり，胃の穹隆部を圧排している．周囲臓器との癒着はなく，周辺のリンパ節腫大も認めない．
　摘出脾を観察しよう．重量は160g．正常脾の重量は80g程度なので，腫瘍により約2倍の重量となっている．まず，生材料だが，横隔膜面のこの脾臓をみると，写真左の上極に被膜を伸展し大きく突出する腫瘍があり，表面に細かな皺をもつ本来の脾臓は右下極に圧排されている（図1）．腫瘍の最大割面のホルマリン固定材料（図2）をみると，腫瘍中心部からあたかも末梢に向かう"星状の白色部分"がみられる．よくみると，この白色部分はオレンジ色（錆色）の狭い帯で縁どられている．さらに，その外側には黒色の出血領域がある．それ以外の領域は，元来の脾臓実質の赤色髄に似た色調を示している（図3）．腫瘍に明瞭な被膜形成はない．
　この色調の違いはどのような組織構造の差を反

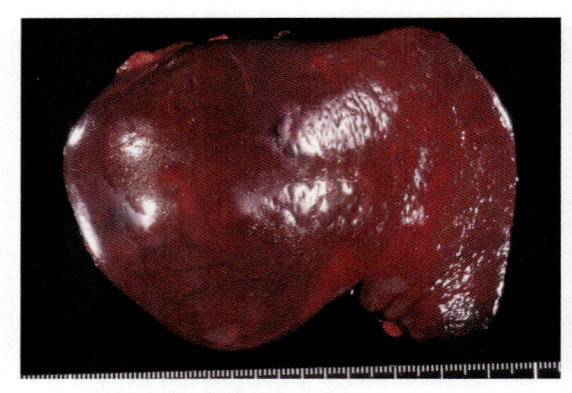

図1　摘出された脾臓未固定標本
元来の縮緬様の皺を失い，緊満し平滑な表面を示す領域が，およそ3/4を占めている．上極に発生した大きな腫瘍による肉眼形態の変化だ．

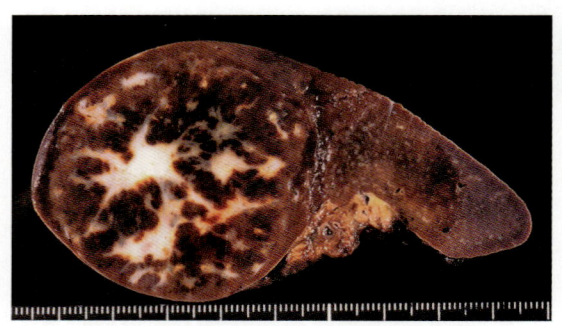

図2　ホルマリン固定後の腫瘍最大割面像
被膜を持たない円形の腫瘍．星状の白色領域が鮮やかである．

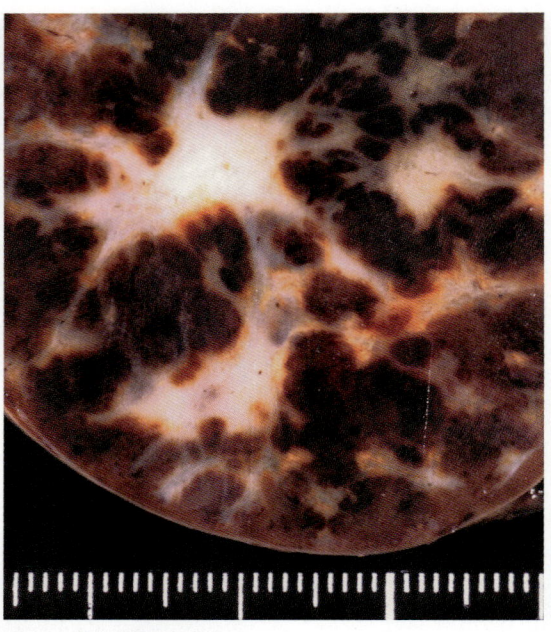

図3　腫瘍割面拡大像
白色の星状領域はくすんだオレンジ色（まさに"錆色"だ）で縁取られている．さらに，その外側を出血による黒色領域が取り巻き，そのまた外側には，通常みられる脾臓の"小豆色"に似た色調領域が複雑に入り組んでいる．

映しているのだろう？

組織学的にみると，これまた3つの領域を区別することができる（図4）．

a. 硝子化傾向をもつ成熟膠原線維からなる線維化領域で，細胞成分はきわめて乏しく，小から中等大の血管が散在する．この領域が，肉眼所見の"星状の白色部分"に一致する（図4a）．
b. 比較的小さな血管と毛細血管に富み，強い出血を示す領域．肉眼所見の黒色出血部分に対応する（図4b）．
c. 線維化巣に入り組むように存在し，毛細血管と紡錘形細胞からなる領域で，形質細胞や好酸球の浸潤を伴う．肉眼的に，元来の赤脾髄に似ている（図4c）．

そして，aの領域中心部とaとbの境界域に強い鉄沈着がみられる（図5）．この沈着は間質の沈着のみならず，ヘモジデリン貪食マクロファージの動員を伴う．間質の沈着は古い出血を，マクロファージの動員は最近の出血を意味する．この鉄沈着領域が，まさに，オレンジ色（錆色）の領域に一致する．そして，この3つの領域は，c→b→aと変化したもの，つまり，退行性変化過程（regression process）と考えていいだろう．だから，この腫瘍性病変の原型はcと考えるわけだ．

□ **Key**

(1)生材料；①重量は正常脾の約2倍（160g），②上極に大きく突出する腫瘍．(2)ホルマリン固定材料；①星状の白色部分あり．(3)組織学的な観察；①3つの領域（a〜c）に区別できる，② a〜cは退行性変化過程

鑑別すべき疾患

すると，鑑別すべき疾患は，血管性要素の観点

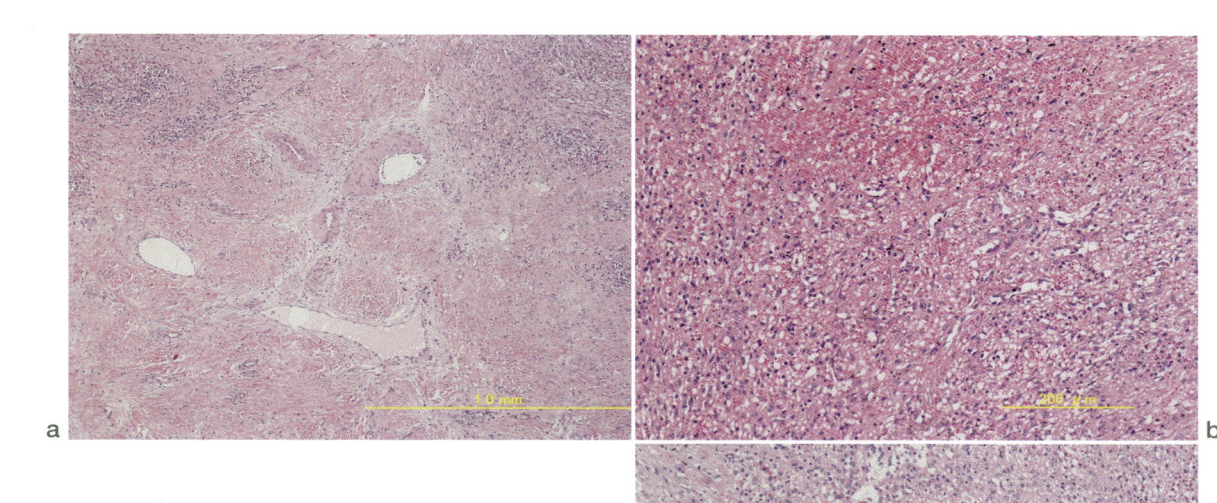

図4　組織像
肉眼所見の"星状の白色部分"に一致する線維化領域で小から中等大の血管が散在する(a).　肉眼所見の黒色出血部分に対応する領域で，比較的小さな血管と毛細血管に富み強い出血を示す(b)．肉眼的に，元来の赤脾髄に似ている領域で毛細血管と紡錘形細胞からなり，aの線維化巣に入り組むように存在する(c)．

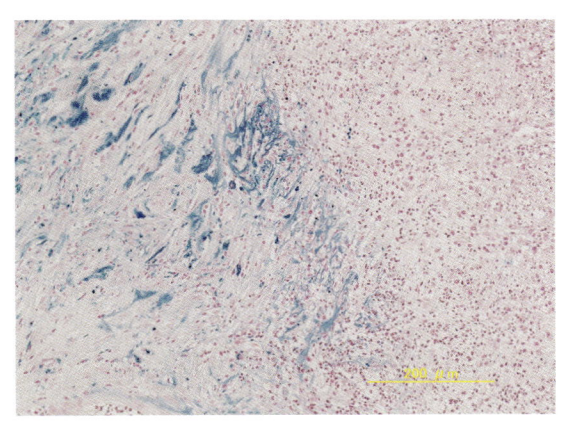

図5　古い出血を示すヘモジデリン沈着（鉄染色）
鉄沈着はaの領域中心部とaとbの境界域にみられる．肉眼的にオレンジ色（錆色）にみえた部分である．

から，①毛細血管腫(capillary hemangioma)，②脾過誤腫(splenic hamartoma．splenomaともいう)の2つが浮かび上がり，炎症細胞の浸潤に重点をおけば，③炎症性偽腫瘍(inflammatory pseudotumor)が加わることになる．肉眼的に，この3つの腫瘍性疾患は単発性で境界明瞭な腫瘍を形成する点は共通しているが，炎症性偽腫瘍は時に周囲への浸潤様の増殖を示すことがあり，その点に比重を置けば，鑑別優先順位は後退する．割面で最も顕著な所見は，ほぼ中心に位置する"星状の線維化(central stellated fibrosis)"である．このような比較的広範な線維化は，硬化性血管腫(sclerosing hemangioma)の名称もある血管腫の退行性変化として有名だ．しかし，炎症性偽腫瘍でも広範な線維化がみられることがある．一方，脾過誤腫では，出血や梗塞が生じることはあるが，これほどの線維化はきわめてまれである．つまり，肉眼所見では血管腫の優先順位が高いだ

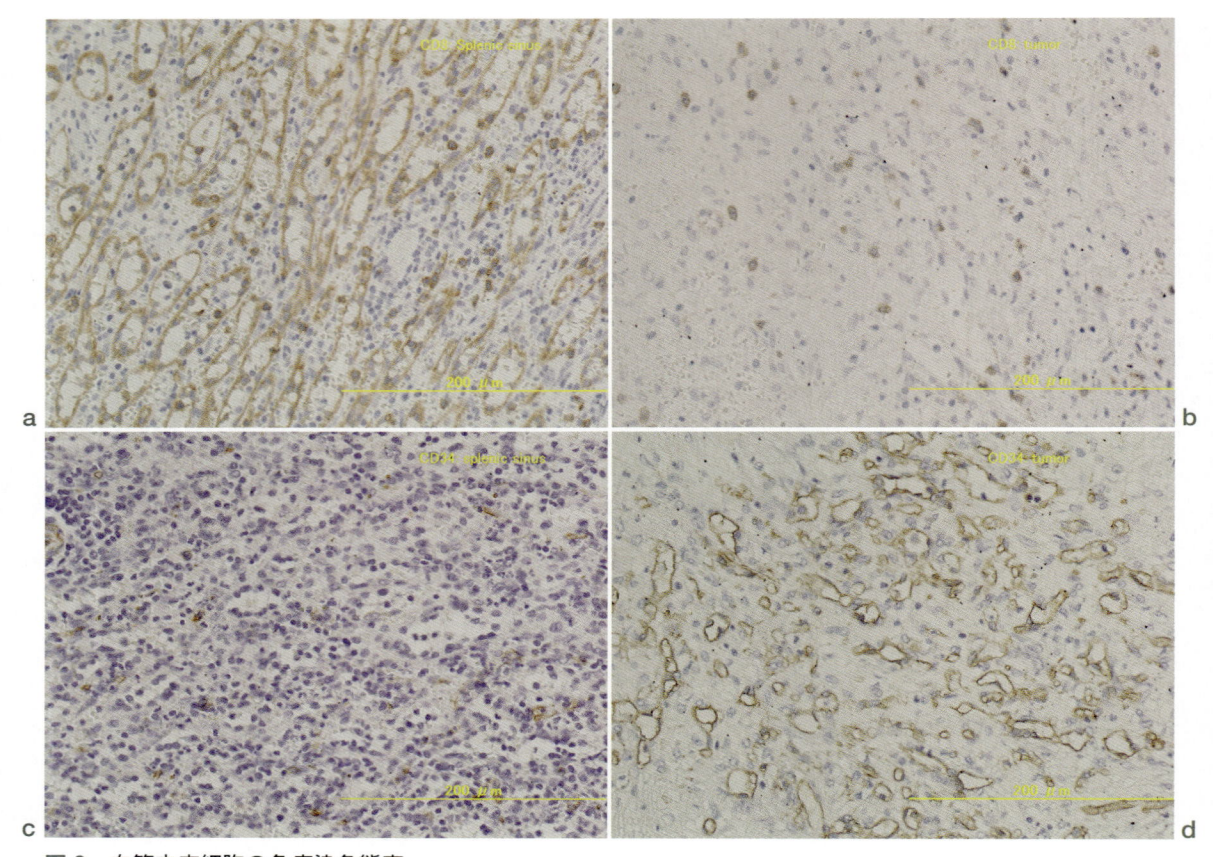

図6 血管内皮細胞の免疫染色態度
上段(a,b)はCD8，下段(c,d)はCD34，左列(a,c)は非腫瘍部の正常な脾洞様血管，右列(b,d)は腫瘍内血管．両者の染色態度は逆である．第Ⅷ因子の染色は弱いので，両者の差が明瞭なCD34を示す．

ろうといえるものの，決定的ではない．

組織学的検討

　では，組織的な鑑別を試みよう．すでに述べたが，この脾臓腫瘍の原型は血管が主役を演じており，炎症性偽腫瘍とすることはかなり無理がある．ちなみに，炎症性偽腫瘍の定義を確認しておこう．「棍棒状核をもつ紡錘形の線維芽細胞に類似した細胞と慢性炎症細胞（特に形質細胞），および好中球（その数は一定しないが），の三者が混在した腫瘍様病変である．mixture of spindle shaped fibroblast-like cells with band-looking oval nuclei, chronic inflammatory cell(especially plasma cells), and variable number of neutrophils」．これは，もう，炎症性偽腫瘍の線はなさそうだ．

◻ Key
①組織的な鑑別で炎症性偽腫瘍を除外

■ 血管腫と脾過誤腫の鑑別は難しい

　したがって，血管腫と脾過誤腫が残ってくる．が，この両者の鑑別は意外に難しい．というのは，両者は組織学的によく似ているのだ．まず，脾過誤腫の定義だが，「腫瘍類似病変で，機能的構築性をもたないが，成熟赤脾髄の構成要素からなる．Tumor-like lesion composed of structurally disorganized, mature splenic red pulp element.」ということになり，脾過誤腫は脾臓の洞

表1 免疫組織化学による脾過誤腫と毛細血管腫の鑑別そして本症例の結果

内皮細胞の型	CD8	Ⅷ因子	CD34	CD68	ビメンチン
脾臓型内皮細胞（hamartoma）	+	+	−	+	+
血管型内皮細胞（hemangioma）	−	+	+	−	+
本症例	−	+	+	−	+

様毛細血管構造と似た組織構築を示すわけで，血管腫が海綿状血管腫（cavernous hemangioma）でなく毛細血管腫（capillary hemangioma）であれば，両者はきわめて似ていることになる．事実，脾過誤腫を毛細血管腫の一亜型と考える病理学者もいる．しかも，出血や梗塞あるいは血栓による修飾が加わっていることを考えると，この両者の鑑別は簡単ではない．ただ，良性病変であることははっきりしているので，臨床的には"良性の脾臓腫瘍"という診断で大きな支障はないのだが，病理形態学を生業とする筆者にとってみれば，なんとか確定診断にもっていきたいという矜持がある．

■ 鑑別の鍵は？（『Human Pathology』誌から）

ここは，他人の力を借りるしかない．そして，ここに1篇の論文がある．ボストンのマサチューセッツ総合病院ジェームズ・ホーマー・ライト病理学検査部門の Lawrence R. Zukerberg らによる「脾過誤腫と毛細血管腫はまったく異なった疾患である─内皮細胞の CD8 発現に関する免疫組織学的分析 Splenic hamartoma and capillary hemangioma are distinct entities ; Immunohistochemical analysis of CD8 expression by endothelial cell」である．1991年『Human Pathology』誌に掲載されたこの論文は，血管内皮細胞のT細胞サブセット抗原である CD8 発現が，両者で明らかに異なるというものである．つまり，脾過誤腫では，元来の脾臓の類洞様毛細血管の内皮細胞と同様の発現をする．つまり，CD8（＋）かつ第Ⅷ因子（＋）を示し，これを脾臓型内皮細胞（splenic-type endothelium）といい，脾臓類洞由来の血管系腫瘍である．一方，血管由来の脾臓の血管系腫瘍では，CD8（−）かつ第Ⅷ因子（＋）で，これを血管型内皮細胞（vascular-type endothelium）という．と，いとも簡単明瞭なツールを提供してくれているのだ．

早速，やってみよう（**図6**）．そして，**表1**に両者の鑑別と本症例の結果を赤字で示そう．

血管型内皮細胞の発現が本症例の毛細血管内皮細胞にみられたことになる．

したがって，この腫瘍は毛細血管腫である．

病理形態学からの結論

脾臓毛細血管腫－中心部星状線維化と鉄沈着および出血を伴う
capillary hemangioma of the spleen ; with central stellate fibrosis, iron deposits and hemorrhage

▶関連科：消化器科・放射線科・病理科

考察

　脾臓は，古来"神秘的な"臓器といわれる．それは，細かな縮緬皺のごとき表面と舌のように飛び出す数個の分葉をもつ独特な形態，深い紫の色調，そして，左横隔膜直下に潜むように位置する在り様が醸し出すイメージであり，実際に脾臓を目の当たりにすれば，腹腔内臓器のなかでよく知られた胃や腸や肝臓に比べ異彩を放つ．あたかも後腹膜臓器のように考えがちだが，脾臓は胃と大腸（脾彎曲部）と後腹膜臓器である左腎に接し，周囲に余裕の腹腔スペースをもつ確固たる腹腔内臓器である．その脾門部は後腹膜臓器の膵臓尾部を抱きこんでいる．このような解剖は，脾臓が巨大な脾腫をなしても意外に臨床症状が出にくいという事情を説明している．脾門部からみた脾臓の絵をご覧いただこう（図7）．ゆるやかに刻まれた4つの圧痕は先述した周囲臓器が接していた証である．

脾臓の機能

　脾臓の機能としては，血液中に侵入してきた病原微生物をはじめとする異物抗原の捕捉と処理が最も重要であり，いわば高度な血液濾過装置といえるわけで，免疫機能の砦をなしている．また，"腹部の心臓"という異名をもつように，血液の貯留装置としての機能ももっている．体内で予期せぬ出血が起これば，脾臓は速やかに収縮し，脾臓内血液を体循環に移動させ，循環血液量の維持

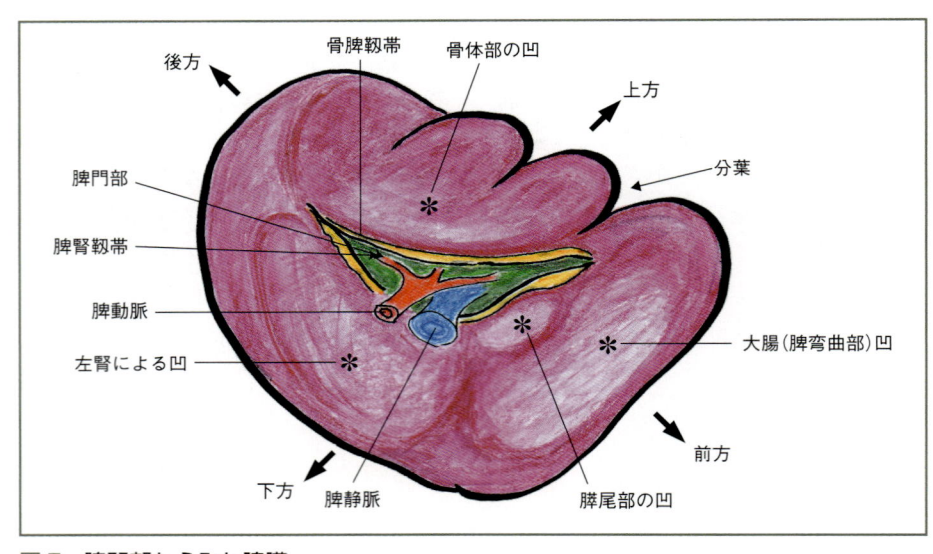

図7　脾門部からみた脾臓
ゆるやかに刻まれた4つの圧痕は周囲臓器が接していた証である．
（井上　泰：ナース・研修医・コメディカルのためのなぜ？がなるほど！病態生理絵解きゼミナール．p.190, メディカ出版，2008）

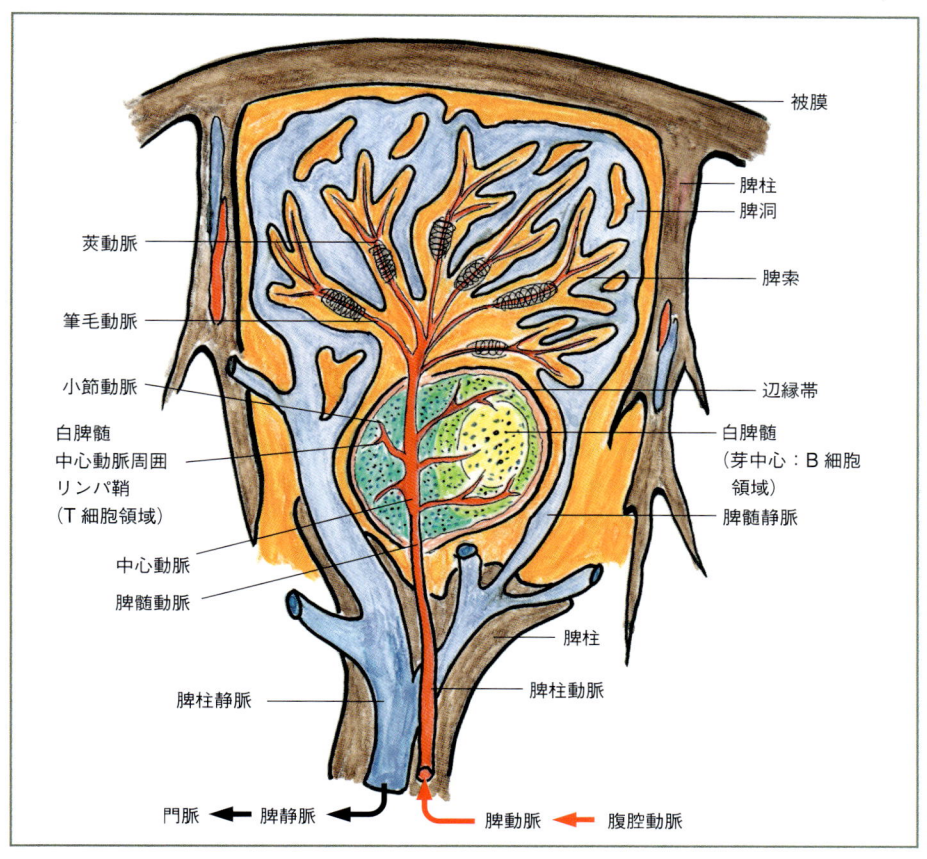

図 8　脾臓の組織構築
血液循環系とリンパ組織系が同居している．
（井上　泰：ナース・研修医・コメディカルのためのなぜ？がなるほど！病態生理絵解きゼミナール．p.192，メディカ出版，2008）

を図る．このような機能を果たすために，リンパ装置である白脾髄（white pulp），そして，特別仕様の毛細血管である類洞（脾洞 splenic sinus といい，拡張すれば内径 100 μm にも達する）を中心にもち，縦横無尽に張り巡らされた細網線維の迷路からなる赤脾髄（red pulp）の 2 つが，巧妙な連携を保ちながらあることになる．この赤脾髄と白脾髄からなる脾臓の組織構築の概要を血管系を中心に描いておこう（図 8）．

脾臓の病気

脾臓の病気は，肝硬変の合併症としての脾腫や敗血症時の感染脾というように，脾臓自体の病気というより先述した免疫系や循環系の異常の結果

表 2　リンパ腫以外の脾臓腫瘍および腫瘍類似病変

A. 血管腫
　1) 海綿状血管腫
　2) 毛細血管腫
　3) 管壁細胞血管腫（littoral cell angioma）
　4) 血管内皮細胞腫（hemangioendothelioma）
　5) 血管肉腫（angiosarcoma）
B. リンパ管腫
C. 炎症性偽腫瘍
D. 脾過誤腫
E. 脾嚢胞（splenic cyst）
　1) 上皮性嚢胞（epithelia cyst）
　2) 寄生虫嚢胞（parasitic cyst）
　3) 偽嚢胞（false cyst）

招来する病態が多い．腫瘍もまた，白脾髄由来の悪性リンパ腫(原発性および二次性)や白血病の浸潤といったリンパ造血系腫瘍が主要なものだが，脾臓原発の悪性リンパ腫はリンパ節原発に比べればきわめて少なく，全リンパ腫の1％以下である．リンパ腫以外となると，これも少なく，赤脾髄由来の血管系腫瘍がほとんどである．その代表は海綿状血管腫である．また，胃癌や膵臓癌の直接浸潤を除けば，癌の転移も起こりにくい．転移する場合は血行性転移で，悪性黒色腫，乳癌，肺癌が主だったものである．他臓器と異なる，このような腫瘍抵抗性もまた，脾臓の神秘性を高めているのかもしれない．

表2にリンパ腫以外の脾臓の腫瘍および腫瘍類似病変をまとめておこう．

管壁細胞血管腫(littoral cell angioma)はきわめてまれなものだが，血管内腔に内皮細胞が偽乳頭状(pseudopapillary)に増殖し，一見，悪性の血管肉腫と見間違えることがある良性腫瘍である．

その管壁細胞(littoral cellすなわちlining cell)は，血管内皮細胞マーカーである第Ⅷ因子関連抗原のみならず，組織球マーカーのCD68やリゾチームが陽性である．詳細は文献3)を参照されたい．

■ 文献

1) Zukerberg LA, Kaynor BL, Siverman ML, et al : Splenic hamartoma and capillary hemangioma are distinct entities ; immunohistochemical analysis of CD8 expression by endothelial cells. Hum Pathol 1991 ; 22 : 1258-1261
2) Atlas of Tumor Pathology, Tumors of the Lymph Nodes and Spleen, 3rd Series Fascicle 14. pp495-509, Armed Forces Institute of Pathology, Washington DC, 1995
3) 井上　泰：ナース・研修医・コメディカルのためのなぜ？がなるほど！病態生理絵解きゼミナール．p.190, p.192, メディカ出版，2008
4) Falk S, Stutte HJ, Frizzera G : Littoral cell angioma. A novel splenic lesion demonstrating histiocytic differentiation. Am J Surg Pathol 1991 ; 15 : 1023-1033

Chapter 33　Case 20

伯父に肝細胞癌の家族歴をもつ29歳男性

γ-GT高値を以前から指摘されていたが，今回，
腹部CT検査で肝臓に9cm径の巨大腫瘍が見つかった

診断に至る思考プロセス

history

　自称楽天家のKさん．仕事はプログラマーである．酒もタバコもやらない．空手で鍛えた身体は筋肉質だ．7年前から会社の健康診断でγ-GT高値（100前後）を指摘されていた．特に，自覚症状もないので放置していたのだが，今年の健診では250IU/ℓと上昇していた．昨年は，そのことで腹部エコーを受けたが特に異常を指摘されなかった．今年は，腹部CT検査が施行された．すると，そのCT画像は肝臓右葉S7に単発性で9cm径の巨大な腫瘍性病変をはっきりととらえていた．「去年はなんでもなかったのに，そんな大きな腫瘍が肝臓に…」．肝細胞癌で亡くなった伯父のことがリアルに蘇る．

　早速，当院を受診し，精査治療目的で外科入院となった．

□ Key
①γ-GT高値，②CTで肝右葉に単発性巨大腫瘍，③伯父が肝細胞癌

入院時の臨床情報

　入院時の身体所見は正常．身長176cm，体重68.8kg．

　血液検査はRBC 447×10^4/$\mu\ell$，Hb 14.5g/dℓ，WBC 4,470/$\mu\ell$，Plt 23×10^4/$\mu\ell$で問題はない．生化学検査は，γ-GT 247IU/ℓ（基準値45未満）以外異常を認めない．腎機能も正常．腫瘍マーカーは，CEAが3.5ng/mℓ，CA19-9が7.8U/mℓ，AFPが2.7ng/mℓ，PIVKA-Ⅱが25U/mℓと基準範囲内．肝炎ウイルスはHCV，HBVともに陰性である．

　肝アシアロシンチ，MRI，ソノビスタ造影超音波検査，血管造影の結果を総合すると，きわめて多血性（hypervascular）の腫瘍で，年齢と背景の肝臓に肝硬変を認めないことから，血管肉腫，限局性結節性過形成，フィブロラメラ型の肝細胞癌の鑑別が必要な肝原発の腫瘍と診断された．とりわけ，画像的に中心瘢痕（central scar）の存在が疑われる所見があり，血管肉腫の可能性は低いと判断されていた．

　組織像を確定するために肝腫瘍針生検を予定していたのだが，腫瘍が血流に富んでいるため中止し，手術（肝後区域切除術）の方針となった．

□ Key
①多血性の腫瘍で鑑別が必要な肝原発腫瘍，②画像的に中心瘢痕の存在

病理学的検討

■ 術中所見

　術中所見は，肝右葉後区域S6の尾側に突出する超手拳大，赤色，弾性硬の腫瘍として認められた．周囲との癒着なし．手術時間は5時間40分．出血量は1,886mℓ，やはり肝切除なので結構な出血量である．では，摘出材料をみてみよう．

■ 肉眼的観察

　暗赤色の正常肝と明瞭に境された9.0×8.5×

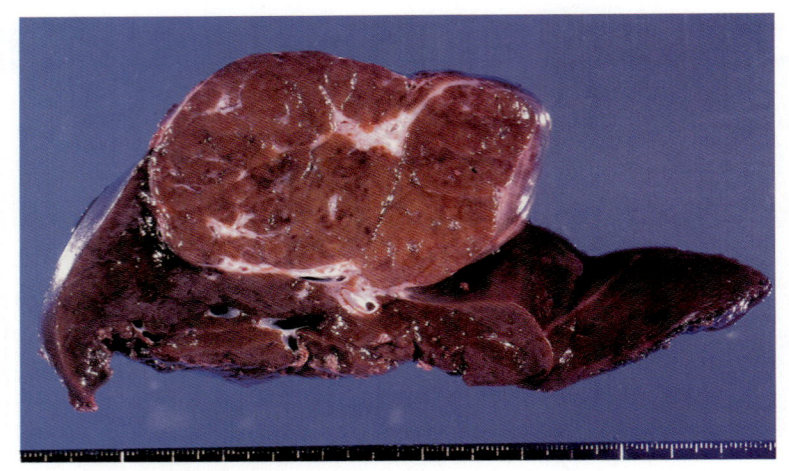

図1 摘出材料の割面
9.0×8.5×5.0cmの外方発育型巨大腫瘍．内部に血管を伴う星型の線維化あり．色調は周囲正常肝よりはるかに淡い．

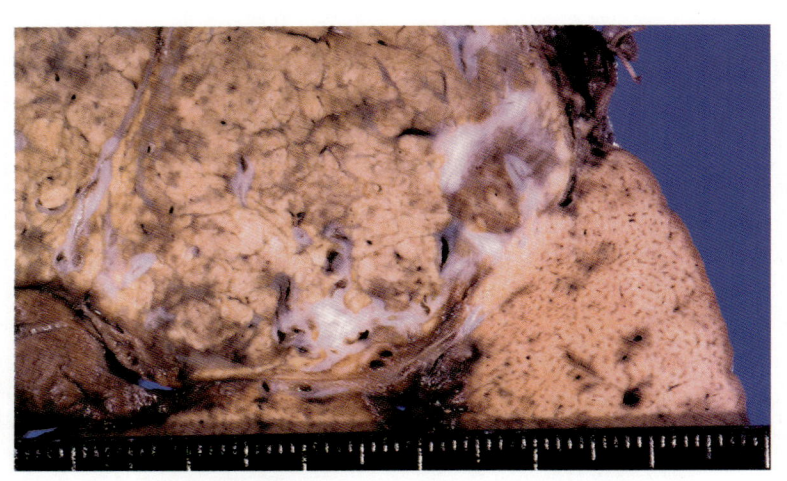

図2 ホルマリン固定割面
大小の結節がきわめて薄い間質に囲まれて全域にみられ，肝硬変の再生結節に類似している．"限局性肝硬変"と表現するのが最も適している．

5.0cmの外方発育型巨大腫瘍で，単発性である．被膜形成はなく，内部に血管を伴う星型の線維化をみる．色調は暗赤色だが，正常肝よりはるかに淡い（図1）．ホルマリン固定標本ではその内部性状がより明確となる（図2）．

すなわち，大小の結節がきわめて薄い間質に囲まれて全域にみられる．これは肝硬変の再生結節に類似した肉眼所見である．"限局性肝硬変"と表現するのが最もいい得ているかもしれない．

□ **Key**

①外方発育型巨大腫瘍で単発性，②内部に血管を伴う星型の線維化，③限局性肝硬変

■ **組織学的観察**

組織学的に観察してみよう．薄い線維性隔壁が実質を大小の不完全な結節に分画している．背景の正常肝と比較すると，いわゆる，小葉構造が存

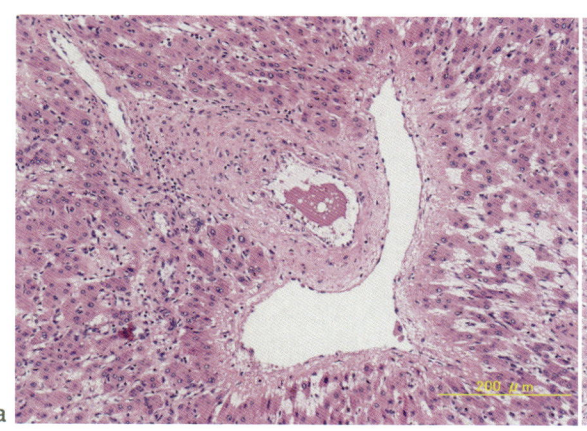

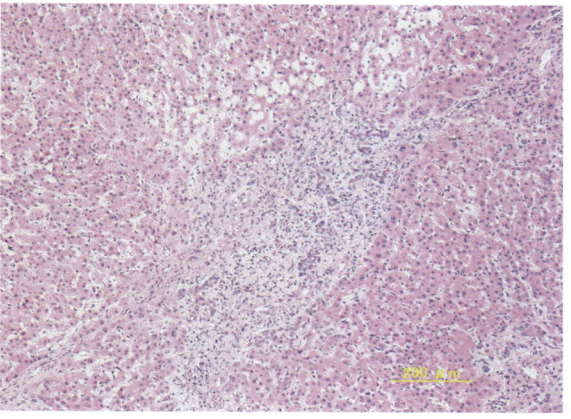

図3 グリソン鞘構造を認めない

グリソン鞘と見えたが，動脈らしき血管はなく胆管もない（a），偽胆管の集簇で脈管がない（b）．つまり，腫瘍性病変だから，あたりまえといえばあたりまえだが，形態に機能的な構築がない（organization の欠如）わけだ．

在せず，したがって，中心静脈や胆管，肝動脈，門脈を導くグリソン鞘が存在しない（図3）．つまり，この段階で，肝硬変ではないことがわかる．このあたりの様子を弾性線維染色のルーペ像にみてみようか（図4）．

□ Key

①小葉構造は存在せず（グリソン鞘が存在しない）ため肝硬変を除外

■ ルーペ像

　線維性隔壁の辺縁部には細胆管の増生（peri-septal bile ductular proliferation．胆管ではなく細胆管増生である）が目立ち，所によっては，リンパ球浸潤を伴う．特徴的なのは，広い線維性隔壁では比較的太い"異常"血管が目立つことである．この異常血管は動脈であり，いびつで不自然なその壁は偏心性（eccentric）の肥厚を示し，弾性板の断裂や消失が著しい．蛇行し動脈瘤様の形態を見せるところもある．一方，静脈はどうだろう．線維性隔壁内に静脈がみられ，拡張を示すものが多いが，動脈に比較して内膜や中膜の変化は軽微である．しかも，この線維性隔壁内の静脈の数は少なく，むしろ，静脈は過形成を示す肝実質内に忽然と出現する傾向をもつ．どうも，線維性隔壁は細胆管増生を伴いながら動脈の通路となっ

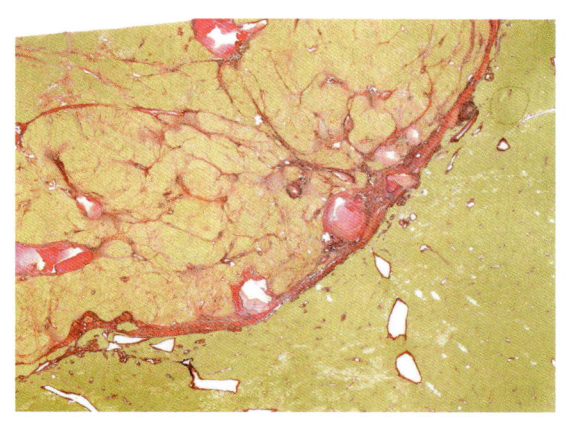

図4 腫瘍部と背景正常肝との境界ルーペ像（EVG染色）

左上に腫瘍，右下に非腫瘍領域が見える．腫瘍部は再生結節様の不均一な結節の癒合からなり，血管が異常である．大きな血管はいびつなものがほとんどだ．

ているようで，静脈は無視されているようにみえる（図5）．また，紫斑（peliosis）様の類洞の拡張が散見される．

　腫瘍実質の細胞に目を向けよう．まさに肝細胞である．おおむね二列（2-cell thick）の索状構造をとり，核密度が正常肝と比較して高い〔過形成性肝細胞（hyperplastic hepatocyte という）〕．類洞腔は銀線維の増生が目立ち，CD34陽性の内皮細胞が増加している．この所見は類洞の毛細血管化（capillarization）と呼ばれる所見である（図6）．

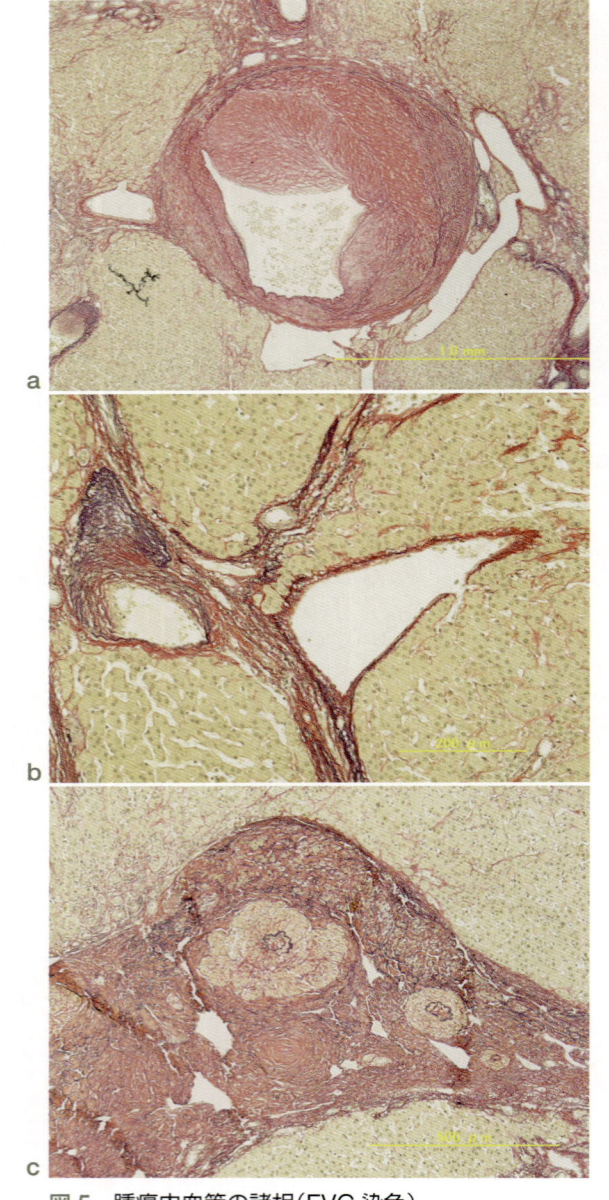

図5 腫瘍内血管の諸相（EVG染色）
いびつで不自然な偏心性肥厚を示す動脈様血管（a），類洞と直接連続する拡張した静脈様血管（b），中膜平滑筋がやたらと目立つ異様な動脈様血管（c）．静脈と思われる血管はすべて拡張傾向を示している．

肝細胞間に微細胆管様構造を認める．胆汁うっ滞は少ないがみられる．また，肝細胞質内に銅（ローダミン染色で染まる）あるいは銅結合蛋白質（ヴィクトリア・ブルー染色で染まる）の蓄積は認めなかった．クッパー細胞は背景肝と比較してや

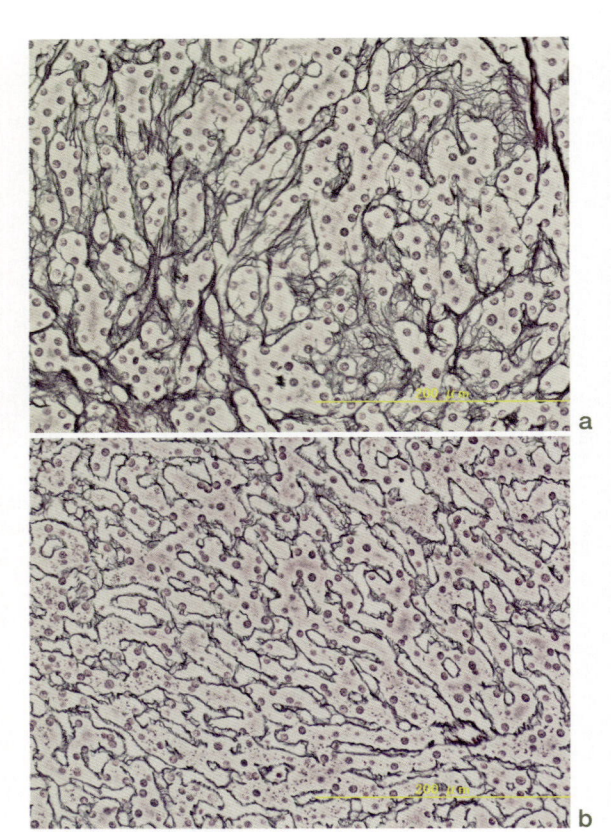

図6 肝細胞索と類洞（同じ倍率，銀線維染色）
正常肝実質（b）と比べると，腫瘍部実質（a）の肝細胞索は厚く，おおむね二列の索状構造をとり，核密度が正常肝と比較して高い（過形成性肝細胞）．類洞腔は銀線維の増生が目立ち類洞の毛細血管化を示す．

や目立つ．

▢ **Key**

①線維性隔壁：辺縁部に細胆管増生，広い線維性隔壁に太い異常血管（動脈），②腫瘍実質細胞：核密度が高い，類洞腔は銀線維増生，CD34陽性内皮細胞増加，肝細胞間に微細胆管様構造

以上の所見は，典型的な中心性星状瘢痕を認めないが，それに類似した構造物は存在しており，限局性結節性過形成（focal nodular hyperplasia；FNH）として矛盾しない．

また，腫瘍内に肝細胞異形成（liver cell dysplasia）は認めず，周囲の背景肝に海綿状血管腫も認めなかった．なお，背景の肝臓はまったく正常である．

病理形態学からの結論

肝臓の限局性結節性過形成，単発性
focal nodular hyperplasia, liver(S7), solitary, 9×8.5×5 cm

▶ 関連科：消化器科・外科・放射線科・病理科

考察

肝臓には原発性悪性腫瘍として肝細胞癌と胆管細胞癌という二大腫瘍がある．また，肝臓はさまざまな悪性腫瘍の血行性転移標的となる臓器であり，むしろ，この転移性肝癌のほうが頻度は高い．このような状況下で，これら悪性腫瘍と鑑別を必要とする"良性の肝細胞増殖"からなる腫瘍あるいは腫瘍性病変があるのだが，肝細胞腺腫(hepatocellular adenoma；HCA)，限局性結節性過形成，結節性再生性過形成(nodular regenerative hyperplasia；NRH)の3つがその代表である．本症例は，限局性結節性過形成のほぼ典型的な症例であった．したがって，本Chapterで記載した肉眼，組織所見は，その典型的な所見と考えていい．

限局性結節性過形成(FNH)を考察するための3文献

限局性結節性過形成の最も充実した教科書の記載は，『AFIP腫瘍病理学アトラスシリーズ』の，Kamal G. Ishakらによる『"Tumors of the Liver and Intrahepatic Bile Duct"肝臓および肝内胆管の腫瘍 第3版(2001年)』だろう．これは130症例のFNHを対象にした記述である．一方，論文としては，168症例(女性150名，男性18名)にみられた305個のFNHを対象にしたフランスはパリのBeaujon病院人体病理学部門，Nguyenらの"非定型的FNH"に照準を合わせた『American Journal of Surgical Pathology』誌の論文(1999年)と，おなじくフランス，パリのHenri Mondor病院放射線科および病理科のLucianiらが234症例

表1 FNHの症状と徴候

症状と徴候	患者数(%)
偶然の発見	46(35.4)
腹痛	75(57.7)
腹部腫瘤	5(3.8)
肝腫大	1(0.8)
全身症状(発熱・体重減少・倦怠感)	2(1.5)
経過観察でFNHが増大	1(0.8)
肝機能異常(γ-GT上昇)	17(13)

赤字がKさんの場合である．
(Nguyen BN, Flejou JF, Terris B, et al：Focal nodular hyperplasia of the liver；a comprehensive pathologic study of 305 lesions and recognition of new histologic forms. Am J Surg Pathol 1999；23：1440-1454)

(女性216名，男性18名)の309個のFNHを対象とし，『Gut』誌に投稿した"男性FNH"に照準を合わせた論文(2002年)．この2つはその対象数で突出している．したがって，これら3つを基本的テキストとしてFNHを考察してみよう．

FNHの臨床像

まず，臨床像をNguyenらの論文を引いて概括しよう(表1)．臨床情報が入手できた130例の分析である．

彼らの報告によれば，肝機能異常はγ-GTの上昇が最も多かったとあり，また，Lucianiらの論文でも11.1%に1～2倍程度のγ-GTの上昇をみたという．これらの記載を論文中に見出したとき，"ドキリ"としたのだった．それは，Kさんの場合もγ-GTだけが単独上昇していたからだ．この肝機能異常はFNHに特異的なものなのだろうか？ 術後γ-GTが正常化すればFNHに関連した肝機能異常ということになる．Kさんの場合をみてみよう．術前224 IU/lだったが，術後2日目は107 IU/lと低下している．しかし，術後1

週間で264IU/ℓと再上昇を示し，FNHとの関連性はKさんの場合否定的となる．背景肝の組織は正常であり，このγ-GT単独上昇を生み出す肝臓の形態学的な所見を見出すことはできなかった．

また，先述したように，1年前の超音波検査でSOLをまったく指摘されていないわけで，元来，きわめて増殖のゆるやかな腫瘍様病変として知られるFNHだが，KさんのFNHは1年間という短期間に9cmもの巨大腫瘍を形成したことになり，この発育速度はよほど悪性度の高い腫瘍でない限りみることのない速度ということになる．したがって，KさんのFNHの発生機序は腫瘍ではなく反応性の肝細胞の増殖を強く支持しているといえるだろう．

これまでの呼び名

この腫瘍様病変は，肝細胞腺腫と並び，原発性良性肝腫瘍あるいは肝腫瘍様病変のなかで，血管腫を除けば，最も頻度の高いものであるが，古くからさまざまな名称で呼ばれてきた．肝偽腫瘍・過誤腫・単発性過形成結節・葉状(lobar)あるいは限局性(focal)肝硬変・良性ヘパトーマ，そして，今なら論外だが腫瘍性病変である"腺腫(adenoma)"と呼ばれたこともある．このゴタゴタした名称の山は，"一体，これは何だ"という，その病理発生を特定できなかった混乱の歴史の証といえる．そんななかで，今日，市民権を得ている"限局性結節性過形成(FNH)"という表現を最初に用いたのは，かの肝臓腫瘍学の碩学，Hugh A. Edmondsonで，1958年のAFIP初版本の中においてである．

その肉眼解剖の概括

まったく正常な肝臓を背景に出現するこのFNHの発生場所，発生数，その形態，そしてサイズを概括してみよう．場所は，右葉に多い(50%)．そして，左葉(30%)，尾状葉(1%弱)と続く．肝右葉の胆嚢近傍から舌状に伸びるRiedel葉から発生した報告もあり，両葉発生が12%にみられる．肉眼形態は，被膜をもたない境界明瞭な腫瘍が基本だが，有茎性で肝外発育性の形態(peduncle FNH)をとることもある(5%弱)．その発生個数は，単発性が最も多い(80%)のだが，15～30個の多発例もある(4%)．サイズは1～19cmとその範囲は広い．Lucianiらによれば，男性FNHは女性に比べ，そのサイズは統計学的に有意に小さいと報告している．また，個数も男性のほうが少ない傾向にある．

女性とFNH

FNHが，出産年齢期の女性に多いことはよく知られた事実である．少なくとも80%以上が女性で，平均年齢は30歳代である．この事実が，ホルモン環境や経口避妊薬の服用との関連性を想像させる1つの根拠となっている．事実，Nguyenらの症例では71.5%が平均10年に及ぶ経口避妊薬の服用歴がある．しかし，肝細胞腺腫の病理発生に経口避妊薬が深くかかわっていることはコンセンサスが得られており，この出血と悪性化のリスクをもつ肝細胞腺腫で経口避妊薬を中止することは意味があり，当然，手術の適応となるのだが，出血の合併症はまれで，悪性化することのないFNHと経口避妊薬の関係については，疑われてはいるものの，いまだ結論は出ていないのが現状である．例えば，Lucianiらと同じHenri Mondor病院放射線科Didier Mathieuらは，216例のFNHを，経口避妊薬服用群と未使用群に分け，さらに，服用群を高濃度使用群と低濃度使用群に細分し，MRIによる9年間の経過観察を報告している．その結果，経口避妊薬はFNHのサイズと数に影響を与えなかったと結論している．また，妊娠も影響を与えなかったという．考えてみれば，男性(Kさんも確固たる男性である)，および小児にも発生し，経口避妊薬が臨床に登場する前からFNHの報告はあったわけで，経口避妊薬との関連を強調して語ることは今のところ避けるべきだろう．

小児とFNH

ところで，小児例に何か特徴があるのだろうか？ 1981年の『Cancer』誌にコロラド，デンバー小児病院のJ. Thomas Stocker（彼は，後にAFIPに移っている）がAFIPのKamal G. Ishakとともに発表した21小児例をみてみよう．なお，この論文はすでに発表されている40例の小児例との比較として報告されている．

新生児や死産児に認めることはまずないとされているFNHだが，彼らの21例のなかには，多発性先天異常（横隔膜部分欠損を伴った胃壁裂，肺の低形成，胆嚢欠損など）で生後1日にして亡くなり，病理解剖でFNHが確認された新生児（女児）が1例含まれている．女児17症例，男児は4症例で，やはり女性に多い（81％）．年齢は，生後1日から14歳（5歳以下が41％，10歳以下で81％を占める）．家族歴はなく，妊娠分娩経過に異常はなかった．5例が病理解剖で偶然見つかっている．6歳女児で5cmの単発結節例に腹部不快を認めた以外はまったく無症状である．

肝機能検査では，AST/ALT，LD，アルカリホスファターゼ異常を少数に認めているが，ビリルビンやAFPに異常を認めていない．16例が手術材料である．左葉が61％，右葉が28％，両葉が11％で左葉発生が多いことは成人例と異なる．しかし，すでに発表されている40例の小児例を含めた61例でみると，右葉44％，左葉33％で成人例と同じ傾向を示している．また，単発例は90％で，そのサイズは0.8〜10cm以上である．

組織学的に見ても，成人例の組織構築と大きく異なるところはないのだが，1つ気になるのは，成人例の異常血管は動脈であることがはっきりしているのだが，StockerとIshakの組織記載のなかに，血管の変化が動脈ではなく静脈にあるとしている点である．もしこれが事実だとすると，成人例は動脈系が，小児例は静脈系が傷害を受けていることになり，その理由に興味が移ることになる．しかし，ここでは，それ以上の展開は無理なので，疑問のまま通り過ぎることにしよう．したがって，この"静脈か動脈か"の大きな違いを除けば，小児例は10歳以下に多く，時に，先天性奇形を伴うことがある以外，成人との間に大差はないということになる．

FNHの病理発生機序

では，10cm以上もの巨大腫瘤を形成するFNHの病理発生機序を考察してみる．今日，動脈形成異常（anomalous artery）に端を発する肝細胞の反応性過形成（hyperplastic response）仮説が最も有力である．この仮説は，1973年，4症例を対象にした動脈血管造影所見に基づいたWhelanらの研究に始まるが，その後，発表された詳細な三次元組織再構築を駆使した2つの論文がこの仮説の信憑性を高めている．

その1つは，カナダのトロント大学トロント西病院病理学部門のLan R. Wanlessらが1985年に『Hepatology』誌に発表した「肝臓の限局性結節性過形成の病理発生について On the pathogenesis of focal nodular hyperplasia of the liver」であり，他の1つは，久留米大学第一病理学教室のYoshihiko Fukukuraらの「肝臓の限局性結節性過形成における血管構築と血液循環 Angioarchitecture and blood circulation in focal nodular hyperplasia of the liver」で，1998年の『Journal of Hepatology』誌に掲載されたものである．

■ Wanless論文（Hepatology，1985年）を紐解いてみよう

まず，Wanless論文を紐解いてみよう．約10年間に集めた36症例，51結節が彼の手元にある．そして，そのうち5結節の連続切片（80〜165枚）を作製して検討したものだが，1cm以下の4結節については正確なトレースを作製し，三次元組織再構築モデルを完成させている．この三次元モデルに基づいた考察である．「1cm径の限局性結節性過形成は，その領域の正常肝に存在する動脈より大きな形成異常動脈によって栄養されている．この動脈は正常肝動脈から血流を受けて，蜘蛛の足のような構造（spider-like structure）を

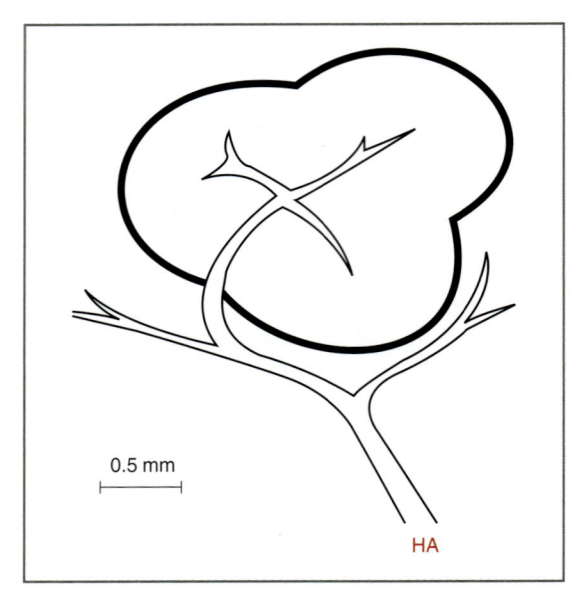

図7　Wanless の限局性結節性過形成血管モデル
肝動脈（HA）から分枝する異常動脈が，癒合結節中心部に向かい，さらに星状に分枝している．
（Wanless IR, Mawdsley C, Adams R : On the pathogenesis of focal nodular hyperplasia of the liver. Hepatology 1985 ; 5 : 1194-1200）

とって分枝するが，門脈や胆管を伴うことはない．分枝動脈の終末はおおむね1mm径の独立した微小肝細胞結節に血液を供給している．この微小結節は近接した同様の微小結節と癒合し，約1cm径の限局性結節性過形成が完成している．供給された動脈血は結節内の類洞に直接灌流している．静脈に灌流するのは微小結節のわずかな辺縁領域に限られる」．これが Wanless の観察である．動脈が主役を演じ，静脈が姿を現さない組織所見は，9cmに及ぶ巨大腫瘍をなした本症のKさんの場合でも認められており，9cmものFNHの組織所見のなかに1cmの微小FNHの主要な組織構築が残っていることになり，感慨深いものがある．この観察所見を単純明快に示した論文中のシェーマを示しておこう（図7）．

そして，Wanless は展開する．「限局性結節性過形成は，すでに存在していた蜘蛛の足のような奇形動脈（preexisting arterial spider-like malformation）循環に周囲の肝実質が過剰に反応した結果である」．これが彼の到達した病理発生論で

ある．この異常血管を先天性形態異常に求めた根拠は，結節内にみられる異常動脈が，門脈系と胆管系を伴わない単独行動をとる動脈であり，機能的にオーガナイズされていないわけで動脈の形成異常（dysplasia）とみなし得ること，そして，FNH が血管腫をはじめとするさまざまな血管先天性異常や星状膠細胞腫をはじめとする神経内分泌先天異常を合併することが多いという経験的な事実に求めている．とまれ，"局所的に増大した高圧の動脈循環による肝細胞の反応性増殖病変"という了解可能な考え方だといえる．そして，骨髄増殖性疾患や関節リウマチをはじめとする結合組織病でみられる，同じく反応性だが多発性の微小結節性病変である，結節性再生性過形成（NRH）の成因もまた不均等な循環と関連しているのではないかと付言している．

■ そして Fukukura 論文（Journal of Hepatology，1998年）を読む

Fukukura 論文はどうだろう．8年間に関連病院例を含めた37症例40結節のなかから，術前に血管造影がなされている29結節と病理解剖例3例を対象にした研究である．その6結節に対して4μmの連続切片を作製し（111～672枚）観察している．また，3例の剖検肝に対しては，肝動脈と門脈に生理的食塩水とホルマリンを灌流処理後，ウルトラファイン硫酸バリウムに赤と青の色素を混ぜたゼラチン液を作製し，赤色ゼラチンを肝動脈に，青色ゼラチンを門脈に注入し三次元的な観察を行っている．その結果，赤色ゼラチンは線維性隔壁内の異常動脈から毛細血管に流入しており，さらに，線維性隔壁近傍の肝細胞実質の類洞にまで達している．そして，連続切片の観察から，本症例の組織所見でも触れたことだが，静脈は結節を構成する過形成性の肝細胞実質内にみられることが多いと指摘している．そして，その静脈は周囲正常肝の肝静脈に連続していることが確認されている．また，血管造影でも29結節中9結節（31%）で，病変近傍の正常肝静脈が描出されており，結節内を灌流した血液が最終的には正常肝の肝静脈に回収されることが，少なくとも1/3

に確認されたことを示しており，病理所見を裏づけている．しかし，門脈から注入した青色ゼラチンは病変内にまったく出現しなかった．このことは，門脈造影で病変内に門脈血流はみられなかった事実と完全に符合している．門脈という低圧循環系の関与のない，高圧系の肝動脈循環が限局性結節性過形成の本体であることを見事に示した論文といえるだろう．その結節内血液循環の結論をまとめておこう．

正常肝動脈→**線維性隔壁内の異常動脈→線維性隔壁内の毛細血管→結節内の肝実質の類洞→結節内の肝実質内の静脈**あるいは結節周囲の正常肝類洞→周囲正常肝内の肝静脈
（黒の太字がFNHの血液循環である）

2つの論文からみえてくる仮説

FNH内の異常動脈血流が直接に結節内類洞に流入するか，毛細血管を介して結節内類洞に流入するかが，WanlessとFukukura論文の差である．そして，FNHが門脈系に依存しない血液循環で成り立っているということになると，門脈循環への依存度の高い肝細胞癌とはまったく異なる循環形態をとっているわけで，肝動脈塞栓術がFNHの治療として意味をもつことになる．

確かに，この2つの論文を読み込むと，限局性結節性過形成が「局所異常動脈循環による肝細胞の過形成性反応」であるとする仮説に納得はするのだが，その納得は十分ではない．例えば，この仮説を本症例のKさんにあてはめてみよう．彼は29歳の男性であった．彼の場合，臨床的に約1年の経過で9cmものFNHが形成されたと考えざるを得ない．つまり，28歳のとき，突然，肝細胞の過形成反応が出現したことになる．しかし，その形成異常動脈は，おそらく出生時から存在していたと考えられるわけで，生後28年間，異常動脈周囲の肝細胞過形成反応は沈黙していたことになる．一体，何がその局所の肝細胞の過形成の引き金を引いたのだろう？　28歳のある日，空手の練習で強烈な足蹴りを右側腹部に受けたのだろうか？　つまり，この仮説は，結果としてできあがった結節からみれば了解できても，その反応の端緒に眼を向けた途端，それは闇に沈む仮説となる．

非典型的な限局性結節性過形成

古来，実に多くの病気の名前がある．その1つひとつの疾患名のなかに分類されていく病態はきわめて不均一で，一定の範囲のなかにいわば，妥協の産物として組み込まれているのが実情だろう．だから，その集団がより均一なものとなればなるほど，その疾患の独自性は高まることになるわけで，不純物をそぎ落としていくことが診断学の進歩なのだろう．

本症例における限局性結節性過形成もまた，不均一な病理形態からなる病巣の集まりの例外ではない．最後に，非典型的（nonclassical/atypical）な限局性結節性過形成に触れておこう．

①異常な結節性構造（特に，中心性星状瘢痕の存在），②形成異常血管の存在，③細胆管増殖の3つを備えるときに，典型的（classical/typical）限局性結節性過形成というのだが，基本テキストの1つに選んだNguyen論文によれば，305結節中60結節（19.7％）が上記3つの項目を満たさない非典型例であったという．彼はこの非典型例をさらに3つに分類し限局性結節性過形成の新しい組織型（variant histological form）として提案している．

①毛細血管拡張型（telangiectatic form 78％）
②異型大型細胞を伴う型（with atypia of large cell type 13％）
③過形成および腺腫様構造の混合型（mixed hyperplastic and adenomatous form 8％）

Nguyenが抽出したこれら3つを単純にみれば，より腫瘍に近い表現と血管拡張や腺腫といったところに何か経口避妊薬の影響が見え隠れする，何か病理発生機序の異なった病巣を感じさせる，そんな組織表現である．つまり，典型的な中心性星状瘢痕（あるいは線維化）をもつFNHは画像診断が容易なのだが，その形態から逸脱し，腫

瘍性病変である肝細胞腺腫や肝細胞癌との鑑別が難しい一群の病変が約 20% 存在することになり，この Nguyen の指摘する非典型群は記憶しておくべきだろう．おそらく，このような非典型病変は，今後，症例が蓄積され研究が進んでいけば，血管腫，肝細胞腺腫，ひょっとしてウイルス性肝硬変のない正常肝に発生する肝細胞癌のカテゴリーのなかに再分類されていくのではなかろうか．筆者にはそんな予感がある．

■ 文献

1) Nguyen BN, Flejou JF, Terris B, et al : Focal nodular hyperplasia of the liver ; a comprehensive pathologic study of 305 lesions and recognition of new histologic forms. Am J Surg Pathol 1999 ; 23 : 1440-1454
2) Ishak KG, Goodman ZD, Stocker JT : Atlas of Tumor Pathology, Tumors of the Liver and Intrahepatic Bile Duct, 3rd Series Fascicle 31. pp9-39, Armed Forces Institute of Pathology, Washington DC, 2001
3) Luciani A, Kobeiter H, Maison P, et al : Focal nodular hyperplasia of the liver in men ; is presentation the same in men and women? Gut 2002 ; 50 : 877-880
4) Benz EJ, Baggenstoss AH : Focal cirrhosis of the liver ; its relation to the so-called hamartoma (adenoma, benign hematoma). Cancer 1953 ; 6 : 743-755
5) Mathieu D, Kobeiter H, Maison P, et al : Oral contraceptive use and focal nodular hyperplasia of the liver. Gastroenterology 2000 ; 118 : 560-564
6) Stocker JT, Ishak KG : Focal nodular hyperplasia of the liver ; a study of 21 pediatric cases. Cancer 1981 ; 42 : 336-345
7) Whelan TJ Jr, Baugh JH, Chandor S : Focal nodular hyperplasia of the liver. Ann Surg 1973 ; 177 : 150-158
8) Wanless IR, Mawdsley C, Adams R : On the pathogenesis of focal nodular hyperplasia of the liver. Hepatology 1985 ; 5 : 1194-1200
9) Fukukura Y, Nakashima O, Kusaba A, et al : Angioarchitecture and blood circulation in focal nodular hyperplasia of the liver. J Hepatology 1998 ; 29 : 470-475

Chapter 34　Addendum 1（Chapter 33 に関連して）

限局性結節性過形成と線維層板型肝細胞癌と海綿状血管腫をつなぐ糸
中心性星状瘢痕ともう2つの病理発生論…粋と野暮

フィブロラメラ肝細胞癌は限局性結節性過形成から発生するのか？

Chapter 33 では肝硬変のない，まったく正常な肝臓に発生する反応性病変である限局性結節性過形成（FNH）を取り上げたのだが，その発生が，比較的若い成人に発生し，しかも病巣中心に鮮やかな星状の瘢痕（線維化）を伴う，ということになれば，当然，"あの病変"を連想するだろう．フィブロラメラ肝細胞癌（fibrolamellar hepatocellular carcinoma；FL-HCC）である．この特殊な肝細胞癌については，すでに Chapter 22 で論じた．ここで，論じるのは，その発生の背景と病理形態の類似性から，FL-HCC は FNH から発生するのではないかという素朴な疑問あるいは想像に関してである．このことに焦点をあてた研究があるなら，それは興味津々．即刻，読まずにおれまい．

『Cancer』誌（1987年）から

ここに，「線維層板型肝細胞癌―その限局性結節性過形成との関係 The fibrolamellar variant of hepatocellular carcinoma；its association with focal nodular hyperplasia」というまさに，とっておきのそのような論文がある．1987年『Cancer』誌7月号に掲載されたもので，筆頭著者はペンシルバニア州はフィラデルフィアのペンシルバニア大学の病理臨床検査部門の Scott H. Saul．放射線科と外科部門との共著である．

症例は，3年間にわたる経口避妊薬の服用歴をもつ19歳女性．2か月間に2回，左胸痛のエピソードがあり，その精密検査の過程で施行した CT 検査で，肝臓右葉に腫瘍が見つかった．生化学検査で ALP が256 IU/ℓと軽度上昇を認めた以外，AFP 10 ng/mℓ未満，CEA 3 ng/mℓと腫瘍マーカーも正常であった．造影 CT と肝動脈造影検査で血管のエンケイスメント（encasement）や動静脈シャントは認めず，中心瘢痕に合致する所見が得られたため，限局性結節性過形成（FNH）の診断が下った．

ここまでの記載にはなんら違和感はない．ところが，手術適応の考察なしに，肝右葉前区域切除が速やかに施行されている．ここで，「あれっ」とまず思った．FNH なら経過観察も可能，肝動脈塞栓術の適応もある．肝細胞癌や肝細胞腺腫との鑑別が困難な症例ではない．そして，「切除肝（右葉前区域）の病理検索の結果，FL-HCC の存在が確認され，残存肝右葉切除が追加された」の一文で症例提示はあっけなく終わっている．術前から，通常の FNH ではなく悪性腫瘍，とりわけ FL-HCC との鑑別が必要な症例として考えられていたのならまだしも，摘出肝に割を入れて，腫瘍の割面所見が"おかしい"と感じたから病理の迅速診断を依頼したのだろうが，そのことにまったく触れないこのような症例の提示に違和感はさらに増したのだった．そして，きわめつけは，肉眼所見の記載とその写真である．わずか10行に満たないその記載をみてみよう．

「楔型に切除された肝右葉の被膜直下に，中心性星状瘢痕をもち分葉を示す固い腫瘍がみえる．サイズは9.0×8.5×5.0 cm．明らかに2つの領域を見分けることができる．内側の灰白緑色の硬化した領域（領域1）が部分的に明瞭な区画された外周を形成する褐色で胆汁色のない舌状部分（領域2）と指を組み合わせたように接している〔The inner grey-green sclerotic zone（Region 1）was interdigitated with tongues of tan, nonbile-stained tissue, which also occasionally formed a well-demarcated outer rind(Region 2)〕．この領域2は正常肝実質を圧排している．黄色の壊死巣(→)が，領域1の線維性隔壁内にみられる」．

この肉眼所見の文章を読んだ上で，添付された1枚の肉眼写真(図1)をみていただこう．組織所見の記載を読めば，領域1がFL-HCCで領域2がFNHに相当しているのだが，緑色が識別できないこの白黒の写真から，上記肉眼所見を理解することはかなり難しい．おそらく中心性星状瘢痕部分はFL-HCCの領域のなかにあるのだろうが，両者の位置関係を説明するシェーマも添えられていない．写真をみればわかることだが，この肉眼写真は，腫瘍の全体をとらえたものではなく，下方が無造作に脱落している．しかも，スケールもない．無神経なことだ．続いてその組織所見に眼を移せば，FL-HCCの典型的な組織所見が写真とともに詳細に説明されているのだが，FNHの記載はといえば，細胆管増生所見と過形成性肝細胞の記載はあれど，血管系，とりわけ形成異常動脈の記載はどこにもない．だから，腫瘍中心の星状瘢痕とFL-HCCおよびFNHの連関に対する検索はまったくなされていないことになる．両者の関係に関する記述は，ただ，「FNHの過形成性肝細胞がFL-HCCの腫瘍性肝細胞へ移行する所見はない．Hepatocytes with histological features suggesting transition from FNH to FL-HCC were not identified.」とFNHがFL-HCCの前癌病変ではないことを示唆する1行があるのみである．しかし，元来，この腫瘍細胞の"移行(transition)所見"は腫瘍の発育中心部で議論すべき事項なのだが，腫瘍の浸潤先進部境界で論じており，これまた「あれっ」である．そして，Chapter 33で筆者も読み込んだWanless論文を引用して，多血性のFL-HCC周辺の正常肝組織が反応性に過形成を起こしたのだろうと，いとも簡単に結論づけている．

「線維層板型肝細胞癌―その限局性結節性過形成との関係」などと重々しい表題をつけた論文の内容としては，あまりにもお粗末といわざるを得

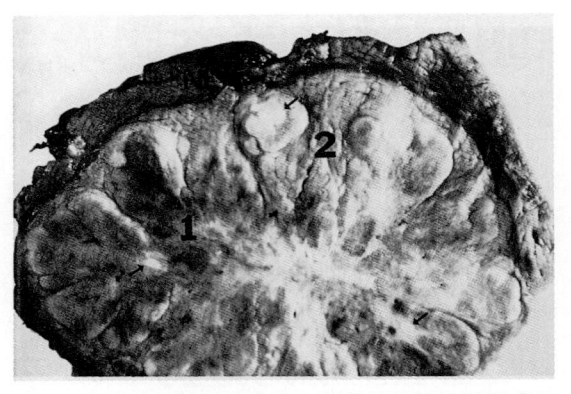

図1 線維層板型肝細胞癌と限局性結節性過形成の関係を問うたSaul論文の割面像
説明は本文参照．
(Saul SH, Titelbaum DS, Gansler TS, et al : The fibrolamellar variant of hepatocellular carcinoma ; its association with focal nodular hyperplasia. Cancer 1987 ; 60 : 3049-3055)

まい．権威ある『Cancer』誌が採択した論文とは到底考えられないのだが，『Cancer』誌編集者達がこの症例の腫瘍形態の中にFL-HCCとFNHとの関連性を明瞭に認めたがための採択だった，それほど貴重な症例と考えたからに違いないと推測した．であるならなおのことしっかりと，病理形態学の立場から，形成異常動脈の有無，両者の解剖学的位置関係，および中心性星状瘢痕の詳細な病理組織的な考察があってしかるべきではないか，と残念に思うのだ．

しかも，この論文にはホルマリン固定標本から，FL-HCC，FNH，および周囲正常肝組織の3箇所から抽出したDNAのフローサイトメトリーによる分析を載せている．結果は，細胞増殖の指標であるS期とG_2/M期細胞はFL-HCCとFNHでわずかに多かったが，G_0期/G_1期細胞比率は同じで，細胞DNA含量は三者の間に差はなかったとある．これはこれで結構なことだ．さらに，考察のなかでは，経口避妊薬との関係にまで言及している．わずか一例の報告で環境因子との関連性を議論してどれほどの意味があるのだろう．

筆者はScott H. Saulに対しなんら他意はないのだが，同じ人体病理学を志す者として，表題だけが踊り，その内容はあまりにも主題から離れ

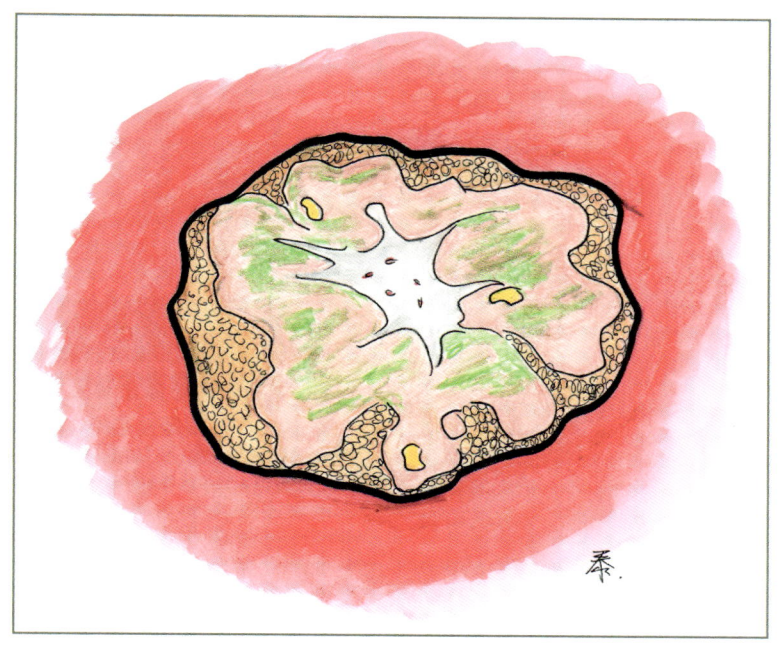

図2　Saul 論文の割面像（図1）を参考にして描いた想像再現図
周囲の暗赤色部分は背景の正常肝．腫瘍周辺の小結節の癒合した茶色部分が FNH．中心星状瘢痕をもち増殖する肌色部分が FL-HCC．緑部分は胆汁産生を示す．黄色は散在する壊死．

た，欲張りで焦点の定まらない論文であると感じ，この症例として取り上げられた19歳女性に申し訳ない．そう思うのである．

このような論文を，"野暮"な論文という．

そこで，仕方がないので，この貴重な症例の肉眼像を，Saul が提示した1枚の不完全な写真とテキスト中の記載所見を手がかりに，筆者が想像して描いた絵を載せておこう．論文写真中の矢印と数字は，削除してある（図2）．

この想像再現図をみると，中央に星状瘢痕，その周囲に FL-HCC，そして，FNH が薄い外皮のごとく取り巻くという関係がみえてくる．したがって，FNH のほぼ中心部から癌化が始まり，周囲に浸潤拡大していると解釈することが可能なわけで，中心星状瘢痕が FNH にみられる組織構築を示しているか否かは，きわめて重要な事項であることが判明する．

The American Journal of Surgical Pathology（1990年）から

限局性結節性過形成（FNH）が発生する肝臓に，血管腫（海綿状血管腫が多い）を同時に見出すことはめずらしくない．とりわけ，多発性 FNH 例ではそうである．血管腫はいわば多血性の腫瘍の代表といえるわけで，この血管腫が FNH の発生に関与しているのではないのかと想像することは無理なことではない．だから，両者の関連性に言及した論文があるなら，これまた，興味津々．即刻，読まねばなるまい．

なんと，渡りに船か，ここにそのような論文が1つある．「肝臓の局所性結節性増殖を伴った血管腫―限局性結節性過形成の病理発生に1つの示唆を与える Hemangiomas with localized nodular proliferation of the liver : a suggestion on the pathogenesis of focal nodular hyperplasia」である．奇しくも Saul と同じペンシルバニア州，し

かし，所属は違うピッツバーグ大学病理学教室のO. Kimka Ndimbieらによる，1990年の『The American Journal of Surgical Pathology』誌2月号に掲載された論文である．AFIPのZachary D. Goodmanも2番目の著者に名を連ねている．

提示症例は，高血圧性脳出血で亡くなった65歳と急性骨髄性白血病で亡くなった70歳の2症例である．ともに男性で剖検例である．ステロイド剤の投与歴はない．その肝臓の結節性病変は剖検時偶然に見つかったものである．両者の内容はほぼ同質なので，65歳男性例でみてみよう．

肝臓に複数の血管腫と多数のFNHがあり，椎体骨にも血管腫を認めている．さて，その肝臓病変だが，サイズは0.3～1.8cm径で，2つの海綿状血管腫（残念ながらサイズは記載されていない）と，22個の典型的なFNH（0.3～1.4cm径），そして，7個の分類不能結節からなる．Ndimbieらが注目したのはこの分類不能結節である．

図3に，その肉眼写真を示す．いわゆる，標的様(targetoid)と表現される境界鮮明な0.8cmの結節である．中心部は出血しており，出血巣を取り囲むように，わずかに盛り上がり分葉構造をとる黄褐色調の領域がみられる．明瞭な線維性被膜はない．

弱拡大で組織を観察すると，中心部は出血ではなく，海綿状血管腫に似た構造をとり，さらにその中心部は血管をみるものの瘢痕を伴っている（図4）．そして，その周囲に広がる領域は，過形成性肝細胞の増殖からなる結節の癒合で，FNHに実によく似ている．その過形成性肝細胞結節の周囲を取り巻く細い線維性隔壁は，中心部の血管腫周辺の線維性間質から放射状に伸びている．しかも，その線維性隔壁内には胆管の増生がみられる〔Ndimbieらはbile duct(胆管)と記載しているが，組織写真をみるとbile ductule(細胆管)に筆者にはみえるのだが…〕．では，中心部分の血管腫領域の血管を観察してみようか．中膜平滑筋が増殖を示したり，不規則に肥厚した血管壁を示すもの，内腔が線維性に完全閉塞しているものなど多彩である．閉塞血管は血栓性閉塞の結果であろうが，血管自体は形成異常血管としていい形態と

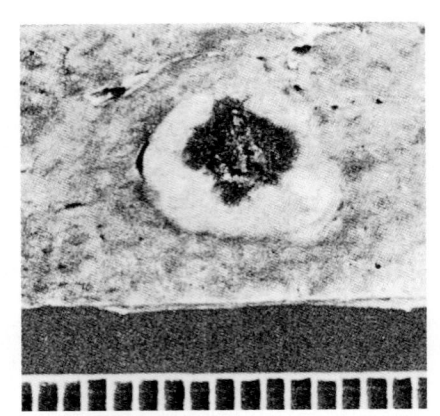

図3　血管腫と限局性結節性過形成の関連を問うた結節の割面（Ndimbieの論文から）
標的様と表現される境界鮮明な0.8cmの結節．
(Ndimbie OK, Goodman ZD, Chase RL, et al : Hemangiomas with localized nodular proliferation of the liver ; a suggestion on the pathogenesis of focal nodular hyperplasia. Am J Surg Pathol 1990 ; 14 : 142-150)

いえる．また，中心瘢痕の間質にはリンパ球や組織球の浸潤巣が散在する．もう，このぐらいで十分だろう．Ndimbieらの主張は，"いかにこの病巣の成り立ちがFNHに類似しているか"であることが十分伝わってくる．

2個の海綿状血管腫と22個の典型的なFNHの存在する正常肝に，血管腫とFNHが重なり合ったような興味深いFNH類似結節が7個あったことになる．彼らは，「この結節は従来記載されてきたFNH，結節性再生性過形成(NRH)，肝細胞腺腫と異なる新たな結節性病変である．」と語り，「この今回報告した結節，すなわち"辺縁に再生結節を従えた血管腫(hemangioma with peripheral regenerative nodules)"はFNHや血管奇形と瘢痕をもつ再生結節とともに，肝細胞の結節性増殖のスペクトラムに含まれるものだろう」と，穏やかな表現で締めくくっている．しかし，Ndimbieらの表現がいかに奥床しいものであれ，「多発性FNHの成因の1つとして，海綿状血管腫からの発生がある」という主張が聞こえてくる．

この65歳男性例では，3種類，合計31個の結節性病変があったわけだが，急性骨髄性白血病の70歳男性例では，1cm径の海綿状血管腫と両葉

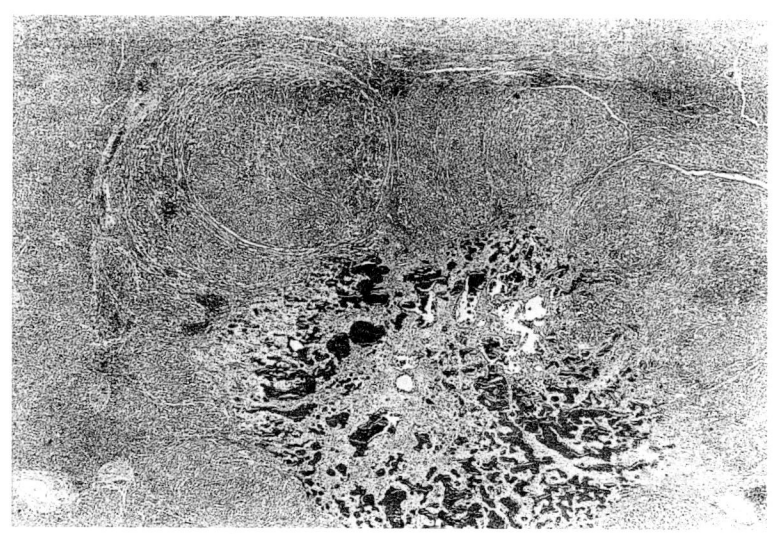

図4 図3の弱拡大組織像
中心部は出血ではなく,海綿状血管腫に似た構造をとり,その中心部に瘢痕を伴っている.そして,その周囲に広がる領域は,過形成性肝細胞の増殖からなる結節の癒合で,FNHに実によく似ている.

に広がる1〜2cm径の10個の黄色結節が確認されている.そして,この黄色結節は65歳男性例で見た"辺縁に再生結節を従えた血管腫"と組織構築は同質のもので,きわめてよく似ている.

したがって,このNdimbieが提示した2つの症例は,男性の比較的高齢者できわめて多数(10個以上)の小結節(0.3〜2.0cm)をみた"FNHとの関連性を強く感じさせる症例"ということになり,30歳代女性で単発性のFNHという典型的FNHのモデルと考えることは難しいが,多発性FNHの病理発生に,確かに1つの貴重な示唆を与える提示に違いない.

この適切かつ十分な18枚の写真—しかも,その内11枚は肉眼写真とルーペ像が占めている—を駆使したNdimbie論文の展開は,主張が明快で,読者に伝えようとする意志がしっかりと伝わってくる.衒いなき人体病理学のみごとな論文である.

このような論文を"粋"な論文という.

■ 文献

1) Saul SH, Titelbaum DS, Gansler TS, et al : The fibrolamellar variant of hepatocellular carcinoma. Its association with focal nodular hyperplasia. Cancer 1987 ; 60 : 3049-3055
2) Ndimbie OK, Goodman ZD, Chase RL, et al : Hemangiomas with localized nodular proliferation of the liver ; a suggestion on the pathogenesis of focal nodular hyperplasia. Am J Surg Pathol 1990 ; 14 : 142-150

Chapter 35　Case 21

それは軽い息苦しさから始まった

いろいろ検査するが原因不明のまま，失神発作．そして，急速に呼吸困難が進行し突然死した51歳，男性

診断に至る思考プロセス

history

51歳のMさんは，凸凹町の印刷工場の印刷工だ．未婚で，タバコはやらない．仕事を終えてアパートに帰り，350 mLの缶ビール3本を飲む．それが彼の唯一の楽しみだ．

ここのところ時折，軽い息苦しさを感じることはあったのだが，とりたてて気にすることもなく仕事にいそしんでいたMさんだった．

今年の3月．山積みの刷りあがったばかりの新聞差込チラシのコンポを両手に持ち，配送トラックに急ぎ足で向かっていたときのことだ．突然，激しい呼吸困難が彼を襲った．思わず跪き，前屈みで喘いでいたのだが，数分後にはその息苦しさは自然に治まったのだった．比較的短時間であったこともあり，同僚に気づかれずにすんだのだが，仕事を続けることははばかられ，「少し気分が悪いから早めに休ませてもらうよ」と近くにいた若い同僚に声をかけ帰宅することにした．

それから3か月が経過していった．しかし，あの突然襲った異様な呼吸困難の記憶は消えてはいない．だから，それなりに注意して生活してきたのだが，このところ駅の長い階段を上り終えると明らかに息切れがする．しかも，徐々に強くなってきている．

意を決して近くの病院を受診した．胸部CT検査を含む精査にもかかわらず，呼吸困難の原因は特定できなかった．担当医はなにかブツブツ言いながら首を傾げるばかり．

今年の梅雨はやけに雨が長引いたのだがようやくに明け，7月に入り眩いばかりの太陽が姿を現した．だが，呼吸困難は進行していく．駅のあの長い階段も，わずか2〜3段上るだけで息切れがするようになってきた．

そんなある日，幸い事なきを得たのだが，駅のベンチに腰掛けた途端，失神発作に見舞われた．そして，さらに呼吸困難は悪化し平地歩行までも苦しくなってきたのだった．

7月12日，呼吸困難と動悸があまりにも強く苦しいので，当院の急患外来を受診．名前を呼ばれ診察室に入ってきた彼は，姉に手を引かれヨチヨチと小刻みに歩み，その場にいた担当医の前の椅子にかろうじて到達したのだった．

□ Key

①喫煙はしない，②飲酒量は缶ビール350 mLを1日3本，③時折，軽い息苦しさ，④3月，突然，激しい呼吸困難．数分後，自然に治まった，⑤駅の上り階段で明らかな息切れ，⑥7月，呼吸困難は進行．失神発作，動悸

身体所見

その身体所見をみよう．身長166 cm，体重55.2 kg．意識は清明，顔面蒼白，口唇にチアノーゼを認める．頸静脈は両側性に怒張．肝頸静脈逆流(hepatojugular reflex)(+)，血圧112/72 mmHg，脈拍98/分(整)，S_pO_2(room air) 96%，胸部聴診：呼吸音に異常なし，Ⅱ音亢進，2LSB〜心尖部領域にLevine Ⅲ/Ⅳの収縮期雑音あり．右下腿に圧痕浮腫(pitting edema)をみる．

静脈還流障害と低酸素血症を示す所見である．即刻，入院となった．

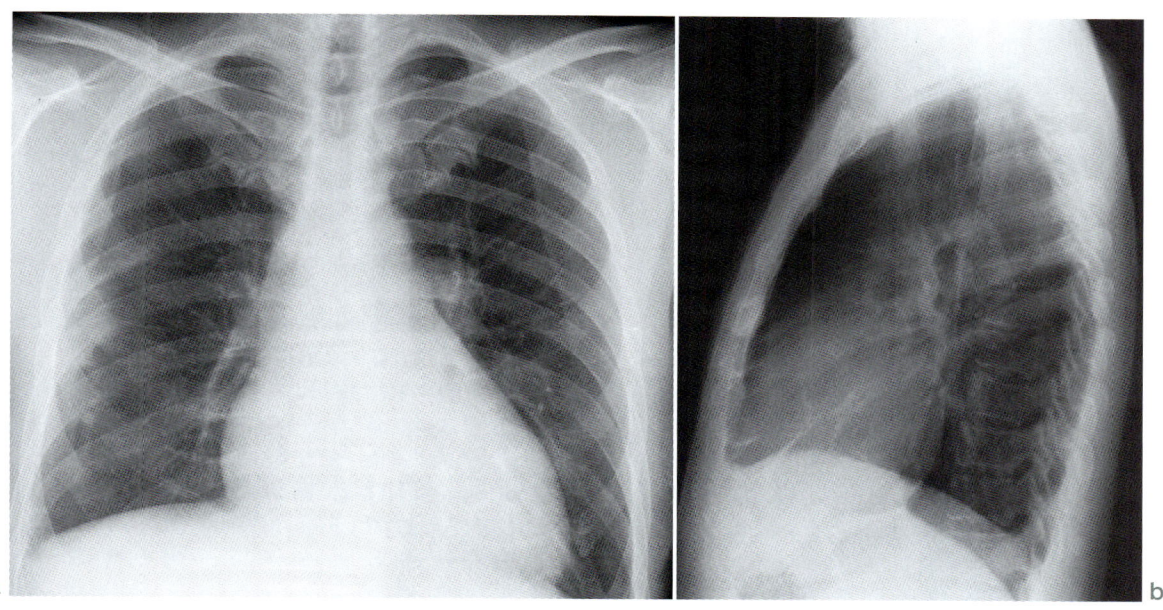

図1　胸部X線
正面像(a)では心陰影がやや拡大しているが，肺門部の肺動脈の突出は感じられない．左側面像(b)でもさしたる所見はない．

□ Key

①顔面蒼白，口唇にチアノーゼ，②頸静脈は両側性怒張，③肝頸静脈逆流，④LevineⅢ/Ⅳの収縮期雑音あり，⑤圧痕浮腫

検査結果から何がみえたのか

■ 血液検査

まず，検査結果をみてみようか．

血液検査はRBC $466×10^4/\mu l$，Hb 15.2 g/dl，Ht 46.0％で貧血はなく，むしろ多血症傾向があるか？　WBC 10,500/μlでやや多いが，CRP 0.89 mg/dlと上昇は認めず，炎症あるいは感染症の存在は否定的だ．Plt $10.8×10^4/\mu l$，PT 14.5秒(59.7％)，PT-INR 1.44，APTT 31.9秒，フィブリノゲン 254.0 mg/dl，FDP 6.73 μg/ml，Dダイマー 3.27 μg/ml，と血小板がやや少なくDダイマーが増加してはいるが，DICを積極的に支持できるものではない．線溶系もみておこう．AT 86％，プラスミノゲン 67％，プロテインC活性 42％，プロテインS抗原量 90％と基準範囲にある．つまり，血液検査上，凝固線溶系にとりたてて異常はないことになる．

■ 生化学検査

生化学検査は，TP 6.3 g/dl，アルブミン 2.9 g/dlでさすがに栄養状態は悪い．BUN 27.4 mg/dl，Cr 0.89 mg/dl，Na 143 mEq/l，K 4.9 mEq/l，Cl 110 mEq/lで腎機能電解質は正常．AST 71 IU/l，ALT 149 IU/l，LD 443 IU/l，総ビリルビン 0.6 mg/dlで肝機能異常がみられるが，HBs抗原(＋)なのでウイルス肝炎によるものか？　残念なことに，このHBV感染歴の情報は得られていない．そして，右心系の圧上昇と高度な拡張の反映だろうが，hBNPは1,247 pg/ml（基準値18.4）とさすがに上昇している．

■ 甲状腺機能

甲状腺機能は，TSH 3.390 μIU/ml，FT$_3$ 2.39 pg/ml，FT$_4$ 1.290 ng/mlで正常．抗核抗体40倍未満，抗カルジオリピン抗体 14 U/mlであった．また，一般的な腫瘍マーカー検索では，

CEA 1.1ng/mℓ, CA19-9 18.4U/mℓ, NSE 14ng/mℓ, SCC 0.5ng/mℓ未満とすべて基準範囲にある.

■ 尿検査

尿検査ではpH 6.5, 蛋白(3+), 糖(-), 潜血(+), ウロビリノゲン(±), ケトン(-)で蛋白尿と潜血を認めている. この所見は病態の本質に関連したものなのだろうか？

■ 血液ガス

血液ガス分析(room air)：pH 7.39, P_aCO_2 33.4 Torr, P_aO_2 60.5 Torr, HCO_3^- 19.8mEq/ℓ, S_aO_2 87.7%で二酸化炭素の貯留のない低酸素血症である.

■ 心電図

心電図は正常洞調律で95/分, 右軸偏位, Ⅱ誘導でp波増高, V1～V4で陰性T波を認め, 右心系の負荷と左心系の虚血が疑われるが, 胸部X線では, 心陰影の拡張はそれほどではなく, 縦隔の拡大はない. そして, 肺動脈の突出が明らかというわけでもない. 強いていうなら, 右肺動脈の陰影がむしろ細い印象がある（図1）. 担当医にとって, このあまり明瞭な所見のない胸部X線は意外であった.

■ 心エコー

当然のことながら, 心エコーが施行された. やはり, 右房, 右室の拡張は著明で, Ⅲ度のTRがあり, PRもみられる. 心嚢水と胸水貯留も観察された. 下大静脈は24mm径と拡張し, しかも, 呼吸性変動を欠いている.

▫ Key

①生化学検査では栄養状態悪く, 肝機能異常, HBs抗原(+), hBNP高度増加, ②尿検査では尿蛋白(3+), 尿潜血(+), ③血液ガスでは二酸化炭素の貯留のない低酸素血症, ④心電図では右心系負荷, 左心系虚血, ⑤胸部X線では右肺動脈の陰影が細く, 明瞭な所見なし, ⑥右房, 右室の拡張著明. 心嚢水と胸水の貯留. 下大静脈は径拡張(24mm), 呼吸性変動を欠いている

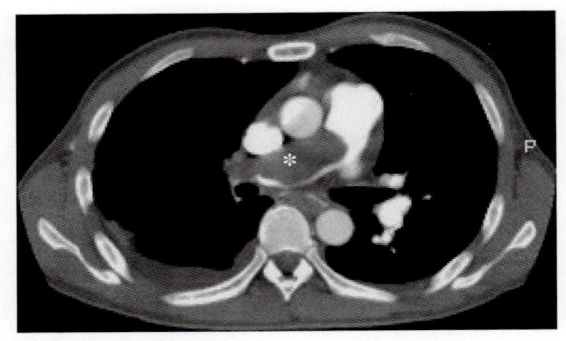

図2　胸部造影CT
肺動脈主幹に明瞭な欠損がみられる(＊).

右心負荷は肺動脈血栓塞栓症によるものか

この時点で, 担当医の脳裏には, 血液検査結果はともかく, この右心負荷は"肺動脈血栓塞栓症"によるものだという思考が兆したのである.

そして, 造影CTでは肺動脈主幹に明瞭な欠損がみられ（図2）, 肺血流シンチは右肺全体と左上葉の欠損を示していた. ここで, 肺動脈血栓塞栓症ではないかという思いは確信に変わっていく. そして, 肺動脈主幹閉塞の塞栓源を求めて, 下肢静脈エコーが施行された. すると, 左ヒラメ静脈に血栓が確認されたのだ.

担当医は肺動脈主幹部血栓塞栓症として, 速やかに, ヘパリン持続投与による抗凝固療法を開始した.

しかし, 病状の改善はまったく得られず, 入院8日目, ベッド上での排便直後,「苦しい」と叫び, 突然死したのだった.

▫ Key

①造影CTでは肺動脈主幹に明瞭な欠損, ②肺血流シンチでは右肺全体と左上葉の欠損, ③下肢静脈エコーで左ヒラメ静脈に血栓, ④肺動脈主幹部血栓塞栓症と診断してヘパリン持続投与(抗凝固療法開始). 病状改善せず突然死

心臓の肉眼解剖所見

幸い病理解剖の承諾が得られた. 死後7時間

400mℓ，右胸腔には淡血性1,100mℓの胸水が確認できる．そして，臨床的に問題視されていた肺動脈本幹と左右主幹を触れると，へこむことはなく，"充実性の存在物"で緊満している．この存在物は左右肺動脈の末梢に伸びており，肺門から肺内の肺動脈に至っているかのような感触である．したがって，両側の肺と心臓を一塊として取り出し，肺動脈内の存在物の途絶えるところを触診で確認し，肺との切離は肺門部の肺実質を抉り取るように行った．

　肺はひとまず置き，心臓の処理から始めた．まず下大静脈から切開を加え，拡張した右心房に至り，右心耳の根部に沿うように上大静脈を切開．右心房内に壁在血栓のないこと，卵円孔の開存のないことを確認し，右心室右縁を心尖部まで大きく開き右心室を展開した．右心室にも壁在血栓はみられない．

　さて，これからが肺動脈の処理となる．心尖に達した切開終点から翻転して右心室前壁を一気に切開し，肺動脈根部に至る．そして，おもむろに肺動脈本幹前壁を切開し，さらに連続して左右肺動脈主幹前壁を切開処理する．と，肺動脈本幹と左右主幹内を占拠していたその存在物が眼前に現れた（図3）．それは透明感のない汚い灰白色で，弾性軟の存在物である．血液の付着はない．これは巨大な血栓ではなく，まさに肺動脈本幹から主幹を占拠しつつ増殖する壊死性の腫瘍そのものである．肺動脈弁起始部から2cm遠位の肺動脈本幹（trunk）から左右肺動脈主幹（main pulmonary artery）に騎乗するように伸びる．全長9.5cm．最も太いところでその径は2.3cmである．左肺動脈主幹では6cm長，右主幹で5.5cm長であり，肺実質に侵入する，まさに，その地点まで達しているが，肺内の肺動脈へは至っていない．

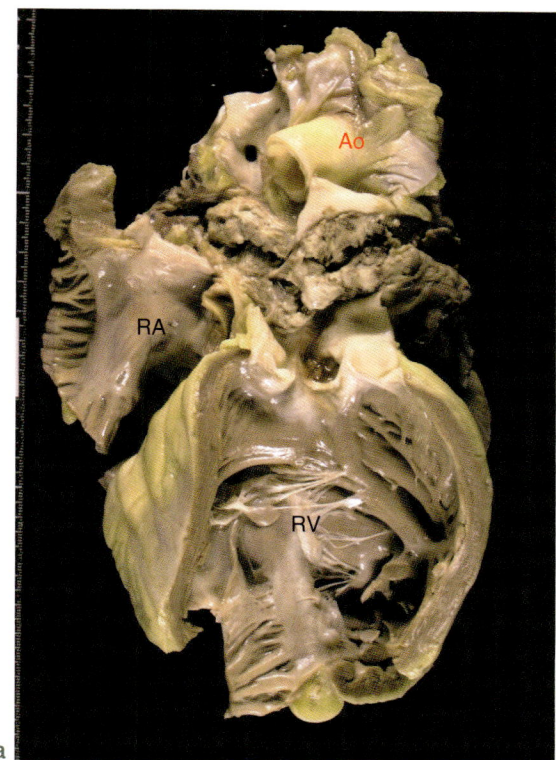

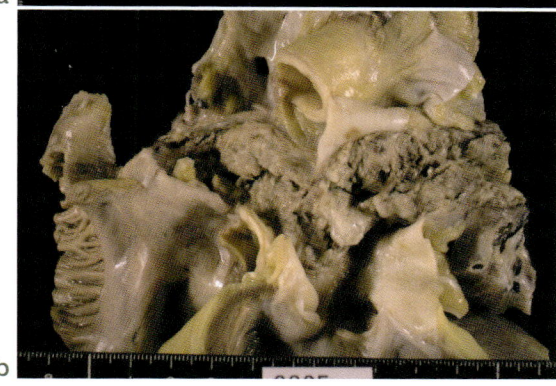

図3　右心室と肺動脈前面を切開して展開
右室流出路の肺動脈本幹と左右肺動脈主幹に灰白色の腫瘍が充満している．肉眼的に血栓ではない．
RV：右心室，RA：右心房，Ao：大動脈．

　11分で開始された病理解剖の所見をみよう．わずか4か月の厳しい経過で亡くなったMさんの心臓と肺に，一体どのような事態が起こっていたのだろう．

　開胸し心嚢を開くと，150mℓの透明な心嚢水が確認できる．血液の貯留ではないから，突然死の原因は心タンポナーデではない．左胸腔に透明な

□ Key

① 150mℓの透明な心嚢水．突然死の原因は心タンポナーデではない．②肺動脈本幹と左右主幹は充実性の存在物で緊満，③切開処理後，存在物＝壊死性腫瘍を確認

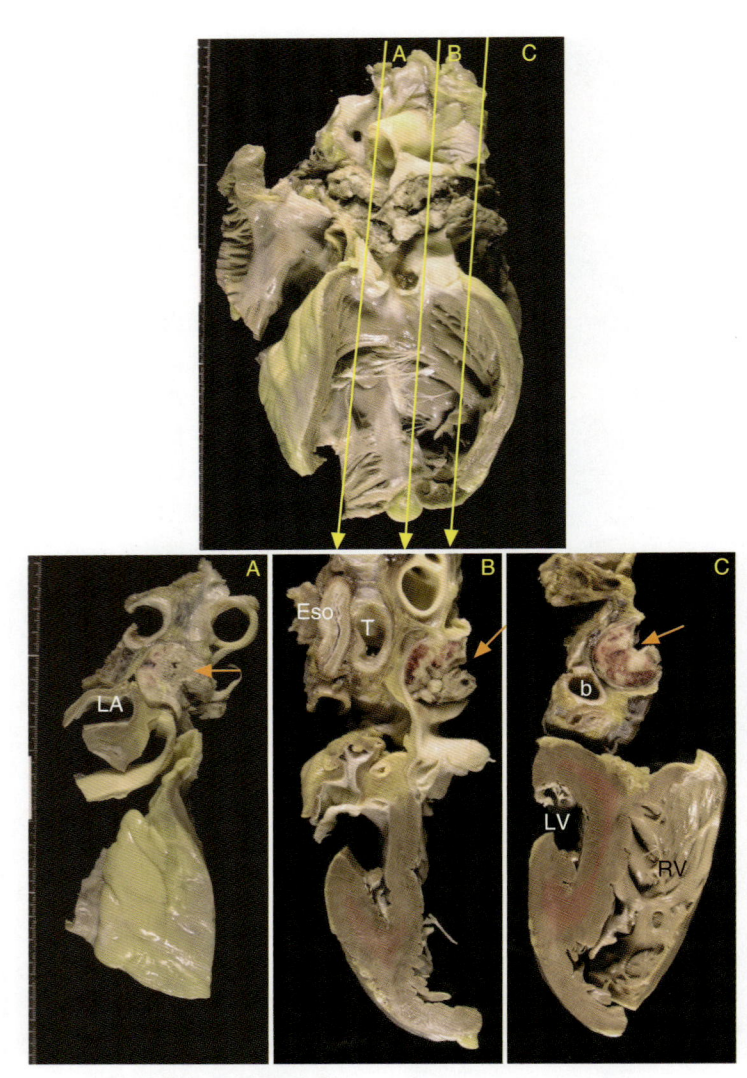

図4　肺動脈横断面（肉眼所見）
上段：腫瘍発生部位確認のための断面（A,B,C）
下段：各割面：腫瘍（→）は肺動脈内腔をほとんど閉塞している．
T：気管，b：気管支，Eso：食道，LA：左心房，LV：左心室，RV：右心室．

■ 腫瘍の発生ポイント

　腫瘍の発生ポイントを確認するためには，肺動脈横断面の肉眼所見が必要になる．図のごとくA，B，Cと3つの断面を作製した（図4）．その割面をみると，本幹からの発生ではなく肺動脈主幹から発生している．その発生ポイントは，Cの断面近傍で右肺動脈主幹起始部の上壁（superior wall）である（図5）．肺動脈の外膜はかろうじて保たれているかにみえるが，そのルーペ像をHE染色と弾性線維染色（EVG）でみてみよう（図6）．HEのルーペ像では壁の様子がよくわからないが，EVGでは腫瘍が外膜を越えて周囲の結合組織に浸潤しているさまが明らかである．ただ，弾性線維は既存部分に捌かれたように残っており，腫瘍の増殖が比較的穏やかであったことをうかがわせる．血管外に浸潤しているとはいえ，大動脈，食道，気管など周囲の臓器への浸潤はみられ

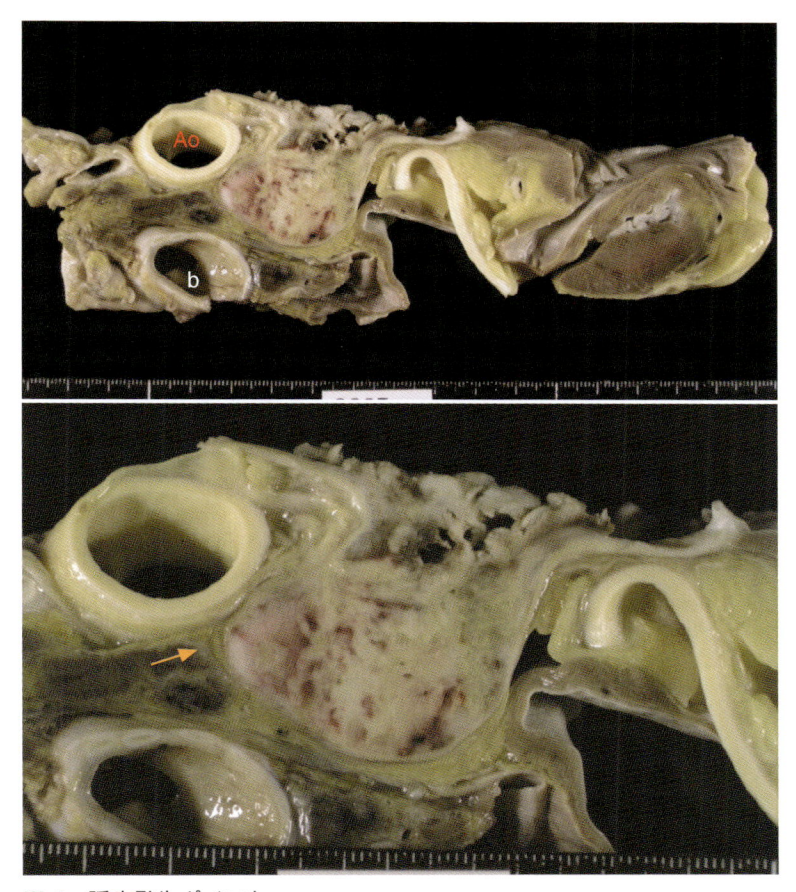

図5 腫瘍発生ポイント
図4の断面C近傍で右肺動脈主幹起始部上壁である(→).

ない．そして，浸潤先進部分は明瞭である．また，気管近傍のリンパ節が辺縁皮質の濾胞を残して真っ赤に染まっている．リンパ節の高度な静脈性うっ血(venous congestion)の所見で，右心系への静脈還流障害による静脈性高血圧(venous hypertension)の確固たる1つの所見である．

肺動脈内腫瘍の組織所見

では，組織所見に移ろう．広範な腫瘍壊死がみられ，多形性(pleomorphic)の大型の核をもつ紡錘形細胞の密な増殖がみられる(図7)．間質は乏しく，一部，粘液性(myxoid)の部分をみるが，血管，平滑筋，横紋筋，骨，軟骨の形成は認めない．免疫組織染色では，ビメンチン(＋)，デスミン(−)，SMA(−)，第Ⅷ因子(−)，CD34(−)，S-100(−)，シナプトフィジン(−)，サイトケラチン(−)で，ビメンチンのみが陽性である(図8)．したがって，この腫瘍細胞は線維芽細胞に類似しており，平滑筋細胞や血管内皮細胞といった具体的な細胞への分化を示さない悪性間葉細胞系腫瘍(malignant mesenchymal cell tumor of uncertain differentiation)である．肉眼的には肺動脈内腔への増殖を示し，動脈壁内(mural)からではなく血管内膜(intimal)からの発生を想起させる．つまり，右肺動脈主幹に発生した未分化な血管内膜肉腫(undifferentiated intimal sarcoma)である．肺動脈内を占拠する腫瘍は，ほとんど腫瘍自体であり，フィブリン血栓の付着はわずかである．

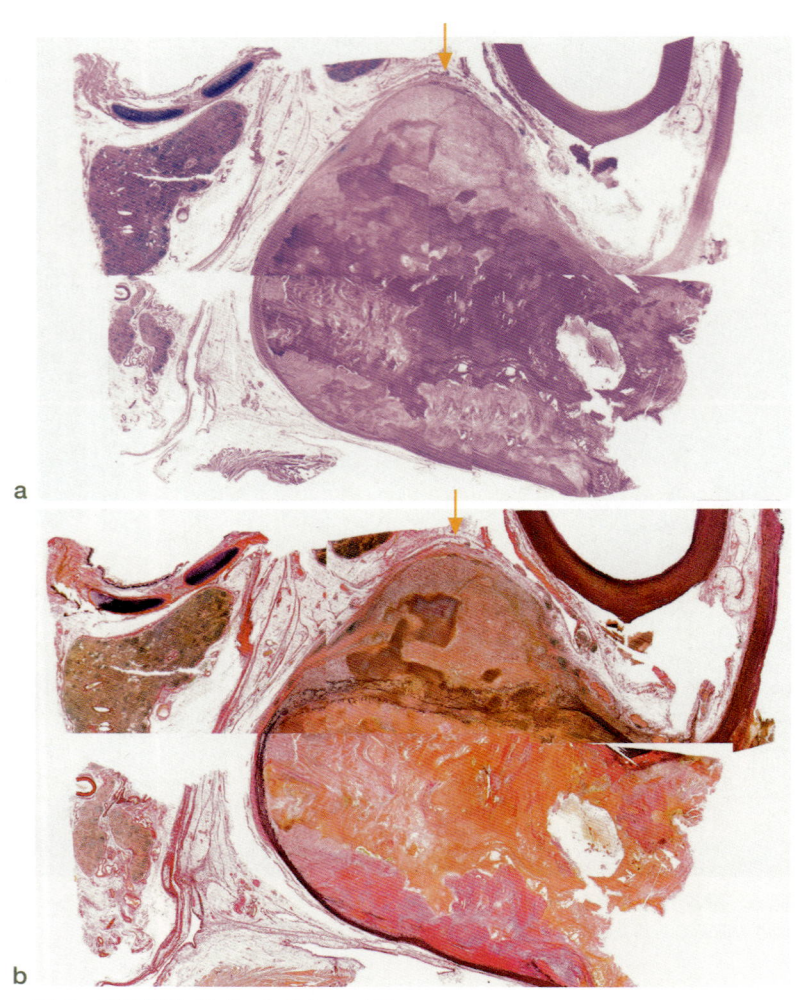

図6 腫瘍発生ポイントのルーペ像
HE染色（a）で発生ポイント（→）をみると定かではないが，弾性線維染色（EVG）でみれば，腫瘍が肺動脈外膜を越えて浸潤しているのがわかる（b）．

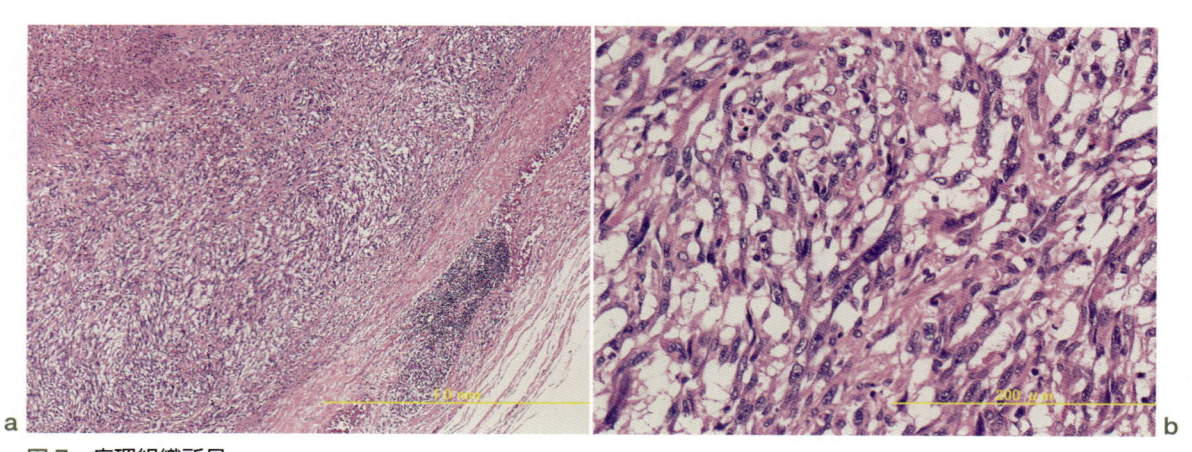

図7 病理組織所見
弱拡大（a）で血管外への浸潤が明らかだ．強拡大（b）でみると，密に増殖しているのは多形性の大型核をもつ紡錘形細胞である．

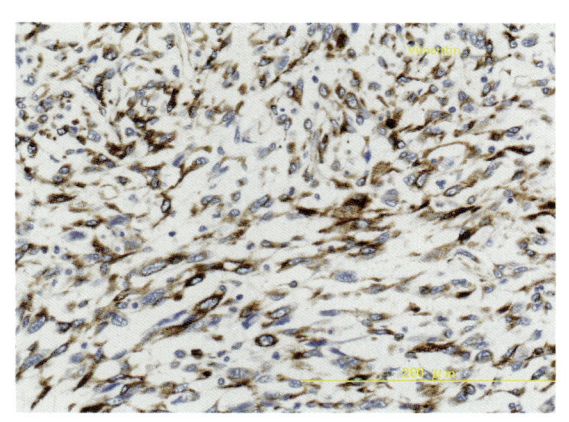

図8 免疫染色
ビメンチンのみが陽性である．

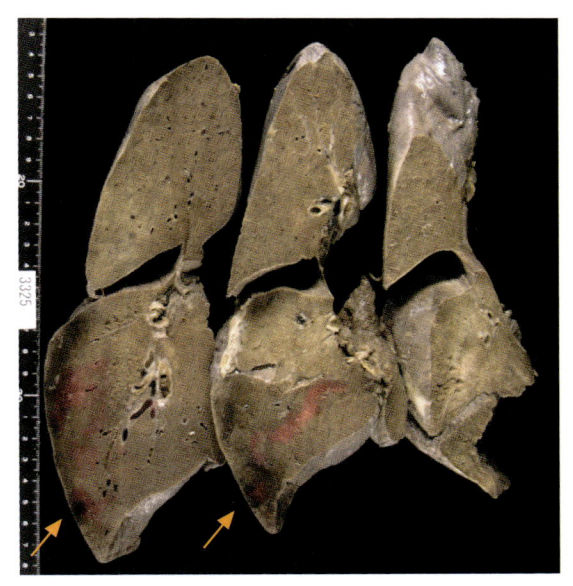

図9 右肺割面
下葉に出血性梗塞がみられる(→)．

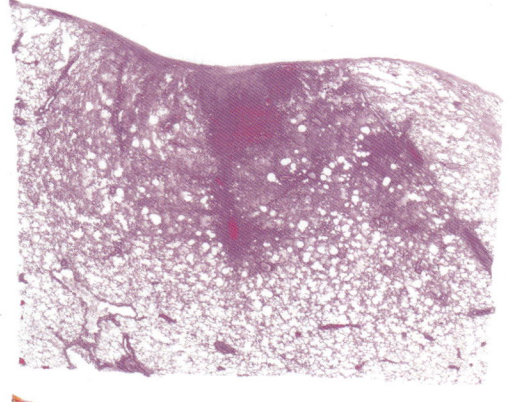

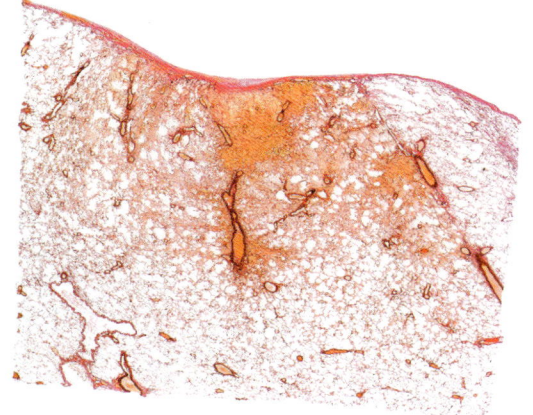

図10 出血性梗塞部分のルーペ像
a：HE染色，b：EVG染色
図9の矢印(→)部分であるが，胸膜面を底辺とした三角形をなしている．

　浸潤は血管外にみるのみで，血行性およびリンパ行性の遠隔転移は認めない．

□ Key
①免疫組織染色ではビメンチンのみ陽性，②腫瘍は悪性間葉細胞系腫瘍

肺の解剖所見

　では，肺動脈閉塞の顛末はどうか．
　まず，肺をみてみよう．肺は炭粉沈着や胸膜癒着を認めないきれいな外観である．しかし，左320g，右490gと重量は増している．右重量がより重いのは下葉の出血性梗塞の結果である（図9）．右胸水が淡血性であったのはこの出血性梗塞による．出血性梗塞部分をルーペ像（図10）でみれば，胸膜面を底辺とした三角形をなしていることが明瞭である．しかし，その中枢側にフィブリン血栓も腫瘍血栓も確認することはできなかった．組織学的には出血梗塞部周辺の肺胞内にヘモジデリン貪食マクロファージを多数認めるが，それ以外には存在せず，左心不全が同時に生じていた所見はない．肺胞性肺炎所見はないが，胞隔の肥厚を示す間質性肺炎類似所見が末梢に散見される．しかし，硝子膜や幼若な線維芽細胞増殖巣

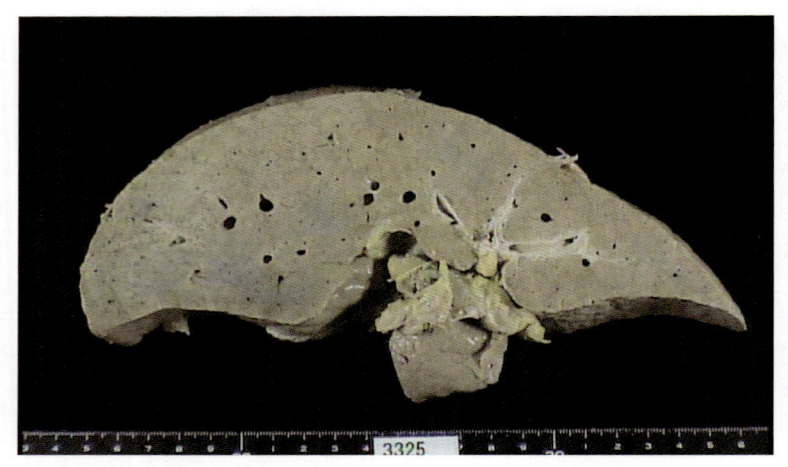

図11 肝臓の割面
肝静脈の拡張はそれほどではない．

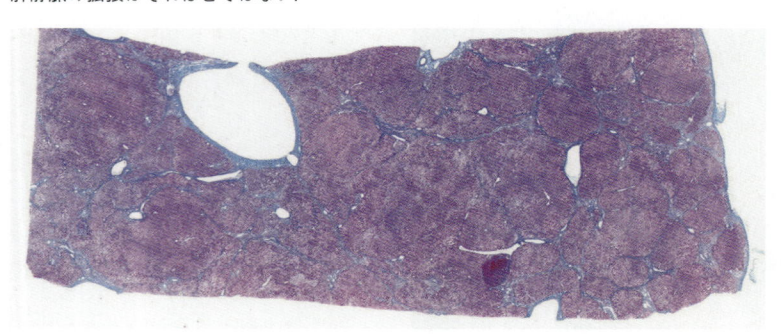

図12 肝臓ルーペ像（アザン染色）
肉眼では線維化がはっきりしなかったが，ルーペ像でみると，P-P架橋（bridging）を中心とした線維化が浮かび上がってくる．

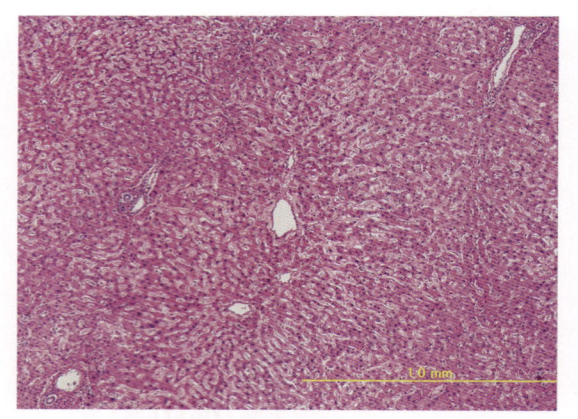

図13 肝病理組織像（中心静脈周囲）
うっ血はみられるが，線維化はない．

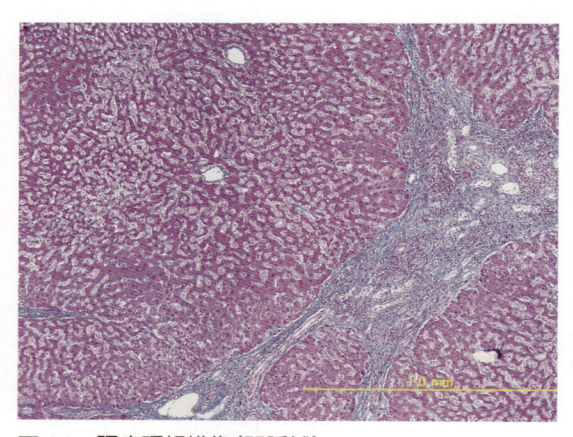

図14 肝病理組織像（門脈域）
P-P架橋もみられる線維化を示す．

（fibroblastic foci）といった急性間質反応は認めない．

□ Key

①肺重量は増，②右胸水の淡血性は出血性梗塞による，③左心不全の組織所見なし

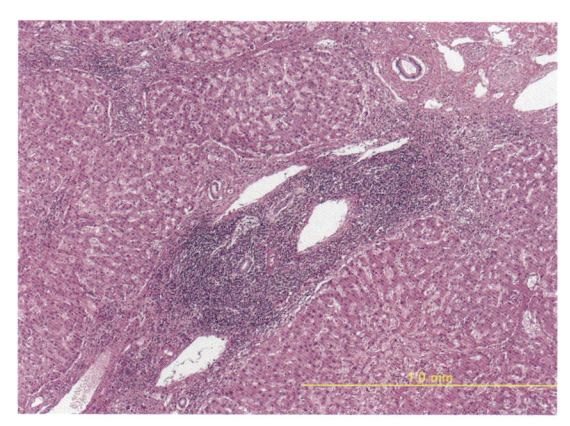

図15 肝病理組織像（門脈域の炎症）
比較的しっかりしたリンパ球浸潤が piece-meal necrosis を伴ってみられる.

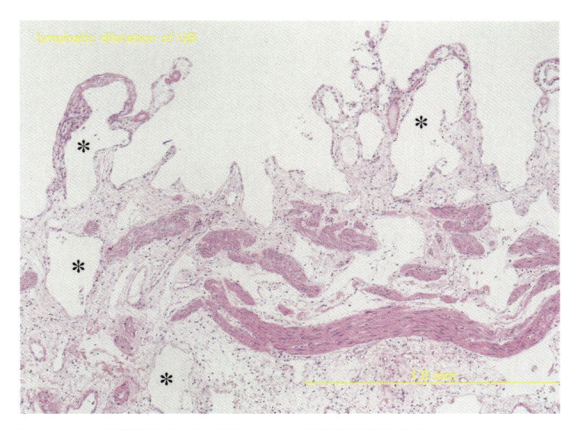

図16 胆嚢にみられたリンパ管拡張（*）

肝臓，ほかの解剖所見

次いで，肝臓はどうだろう．1,590 g とうっ血による重量の増加がある．まず，その割面（図11）とルーペ像（図12）をみよう．肝静脈の拡張はそれほどではない．肉眼では線維化が明瞭ではないが，ルーペ像でみると P-P 架橋（bridging）を中心とした線維化が明らかである．組織学的にみると，中心静脈周囲にうっ血はみられるが線維化はみられず（図13），門脈域から伸びる線維化が中心である（図14）．そして，門脈域の軽度から中等度のリンパ球浸潤と piece-meal necrosis もみられる（図15）．だから，この線維化は，肺

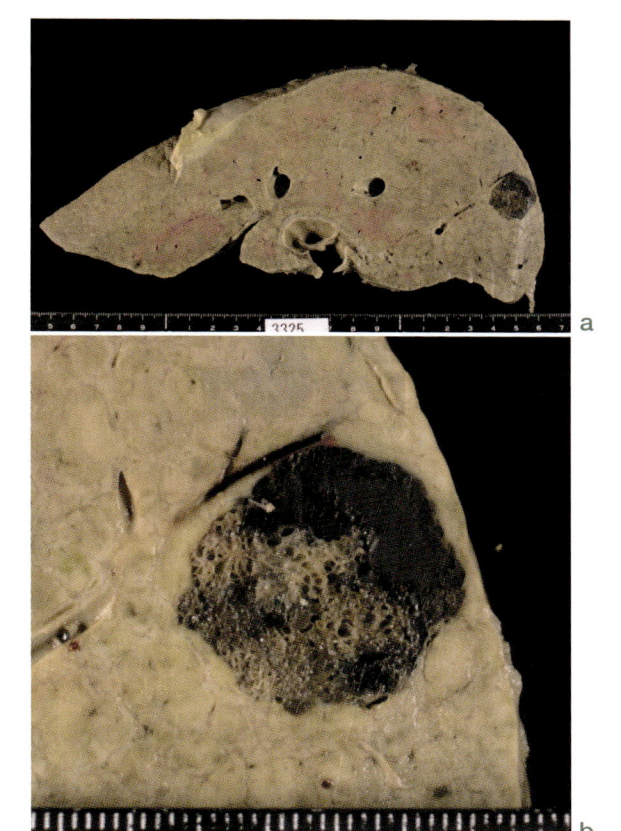

図17 肝臓の海綿状血管腫

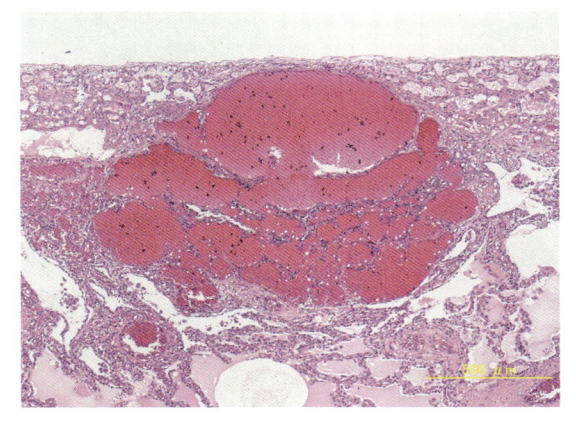

図18 肺の微小海綿状血管腫

動脈血管内膜肉腫によるうっ血性肝硬変に向かう線維化ではなく，HBV 感染による線維化であり，肝臓のうっ血が長期にわたって存在したのではないことを意味している．新犬山分類でこの B 型

慢性ウイルス肝炎の組織像を表現するなら，壊死炎症の程度（活動度）は軽度から中等度でA_{1-2}，線維化の程度（病期）は，架橋性線維化で中等度のF_2となる．腹水は600mlで黄色透明．脾臓は230gで，赤脾髄の類洞は拡張しているが，いまだ銀線維の増殖はない．

肝臓以外の静脈還流障害の所見としては，すでに述べた縦隔リンパ節の静脈うっ血もその1つだが，腎臓，後腹膜の静脈のうっ血もまた高度であった．さらに，胆嚢にみられたリンパ管拡張もその表現であろう（図16）．

解剖で偶然見つかった所見であるが，海綿状血管腫が肝臓（図17）と肺（図18）に，平滑筋腫が尿道粘膜下前立腺にみられた．いずれも，過誤腫と考えていいだろう．

□ Key

①肝臓の線維化はうっ血ではなくHBV感染による線維化，②複数の臓器に過誤腫

病理形態学からの結論

1. **肺動脈肉腫**（sarcoma of the pulmonary artery）
   未分化血管内膜肉腫（undifferentiated intimal sarcoma）
2. **HBV感染関連肝線維症**（liver fibrosis related HBV infection）…（A_{1-2}/F_2：新犬山分類）
3. **過誤腫**（incidental hamartomas ; cavernous hemangioma of the liver and lung and leiomyoma of the prostate）

▶ 関連科：循環器科・呼吸器内科・放射線科・病理科

考察

急速に，しかも，着実に進行する呼吸困難．その原因が，肺動脈主幹に発生した肉腫であったとは…．当人のMさんも，担当した医師も，おそらく想像だにしなかった疾患であったろう．なんとかたどり着いた臨床診断は，肺動脈血栓塞栓症だったのだが，当然のことながら，治療はまったく奏効しなかった．胸痛も炎症反応もなく，小康状態がまったく介入しない4か月間の臨床経過の着実な悪化は，振り返ってみれば，血栓塞栓症では了解できない病態であった．

実は，Mさんが亡くなる3日前，担当医は，血栓除去術の適応を含め，C大学呼吸器内科のT先生に相談したのだった．そして，「これは血栓ではなく画像上，腫瘍が疑わしい」とのコメント．そこで，速やかに，T大学心臓血管外科に相談したところ，「肺動脈原発の肉腫と考えるが，周囲への浸潤もあり，また，全身状態がきわめて不良なので切除はできないだろう」と判断されたていたのだ．

そして，この厳しい内容を，本人と家族に説明し，呼吸困難の緩和を目的とした治療に変更したのである．だが，この説明が終わり，わずか5時間後に彼は突然亡くなったのだった．

肺動脈肉腫とは

この大血管というとんでもない場所に発生する腫瘍を初めて記載したのは，剖検で判明した下大静脈平滑筋肉腫を1871年『Virchows Archive Anatomy』誌に発表したPerlである．あまりに古い論文なので，筆者は読んでいないのだが，イタリアはローマの医科大学外科のMingoliらによる，自験3例を含む144例の下大静脈に発生した平滑筋肉腫の総説（1991年）に記載されている．文末の文献記載もMingoli論文からの孫引きである．とまれ，大血管肉腫の最も古い記載は下大静脈平滑筋肉腫ということになる．そして，原発性肺動脈肉腫はといえば，1923年の同じく『Vir-

表1 三大血管肉腫の臨床・病理比較

	肺動脈肉腫	大動脈肉腫	下大静脈肉腫
これまでの報告例	120	100	144
年齢	40歳代(51歳)	60歳代	50歳代
性別	男＞女(2:1)．野々村は1:1.3で男＜女	男＞女(10:7)	男＜女(1:4.5)
生命予後(月)	14(4)	7	42
発生(肉腫付着)場所	肺動脈本幹(80%)，左肺動脈主幹(58%)，右肺動脈主幹(57%)，両側肺動脈(37%)	腹部大動脈(腹腔動脈と腸骨動脈分岐部間：70%)，胸部大動脈(下行大動脈：30%)．したがって，大動脈瘤との鑑別が必要になる．	腎静脈と肝静脈の間(中部：42%)，腎静脈より末梢(下部：34%)，肝静脈と心臓の間(上部：24%)
内膜肉腫 or 壁内肉腫	内膜＞＞壁内	内膜＞＞壁内	壁内＞＞内膜
主な組織型	未分化血管内膜肉腫*	未分化血管内膜肉腫	平滑筋肉腫
遠隔転移	19%の頻度．大動脈より少ない．肺，腎，肝，脳，心，皮膚，舌，リンパ節，副腎の報告あり．本症例では転移なし	骨，腹膜，肝，腸間膜リンパ節	肺，腎，胸膜，胸壁，肝，骨

赤字は本症例Mさんの場合である．
*：大動脈肉腫に比べ骨肉腫・軟骨肉腫・血管肉腫の組織型をとることが多い．
Mingoli A, Feldhaus RJ, Cavallano A, et al ; Leiomyosarcoma of the inferior vena cava ; analysis and search of world literature on 141 patients and report of three new cases. J Vasc Surg 1991 ; 14 ; 688-699
Burke A, Virmani R ; Tumors of the Heart and Great Vessels. Atlas of Tumor Pathology. 3rd Series pp211-225, Armed Forces Institute of Pathology, Washington DC, 1996
Burke A, Virmani R ; Sarcomas of the great vessels ; a clinicopathologic study. Cancer 1993 ; 71 ; 1761-1773
Nonomura A, Kurumaya H, Kono J, et al ; Primary pulmonary artery sarcoma. Report of two autopsy cases studied by immnunohistochemistry and electron microscopy, and review of 110 cases reported in the literature. Acta Pathol Jpn 1988 ; 38 ; 883-896

chows Archive Anatomy』誌に掲載されたMoritz Mandelstammの症例報告が最初である．そして，Perl以降，今日に至る135年間に報告された大動脈，肺動脈，大静脈の三大血管の肉腫は，400例を超えないのである．

■ 大動脈肉腫および大静脈肉腫との対置・考察

では，このきわめてまれな疾患であるMさんの肺動脈血管内膜肉腫を，大動脈肉腫および大静脈肉腫と対置させ考察してみよう．

基本テキストは，AFIPの心血管病理部門のAllen P. BurkeとRenu Virmaniの『Cancer』誌の論文(1993年)と同じ著者による1996年『AFIP腫瘍病理学アトラスシリーズ』，日本病理学会機関誌である『Acta Pathologica Japonica』(1988年)に掲載された，金沢大学病理学教室の野々村昭孝らの自験2例を含めた110例の肺動脈肉腫の総説，そして，先述したMingoliの総説である．この4つのテキストの記載に基づいて臨床像と病理所見をまとめてみると表1のようになる．

1．大静脈肉腫

大静脈肉腫はその発生のほとんどが下大静脈であり，上大静脈や肺静脈に肉腫が発生することはまずない．ただ，報告はある．例えば，スペインのGonzalezらの論文(1989年)．それは67歳男性，進行性呼吸困難で2か月後死亡した肺静脈肉腫〔組織型は粘液様平滑筋肉腫(myxoid leiomyosarcoma)〕で，右肺静脈内腔を埋め尽くし，左心房内腔に広がっていた．彼の肺静脈肉腫の報告は，なんと，第5例目である．

2．大動脈肉腫

それにしても，大きな静脈の場合，何故下大静

脈に好発するのかは謎である．一方，大動脈肉腫が腹部大動脈に好発するが，怒涛のような血流が高圧で壁を打つ上行大動脈にはまず発生しないことはわかるような気がする．ところが，心臓に最も近い大血管肉腫がなぜ肺動脈なのかとなると，これまた謎である．筆者は，どのような腫瘍でも好発部位があるのだが，その発生場所がなぜそこであらねばならなかったのかと考え込んでしまうことがある．しかし，結局のところ"腫瘍に聞くしかないか"とあきらめるのが常である．

3．臨床症状と徴候の概括

では，臨床症状と徴候を概括してみよう．大動脈肉腫の場合，その基本は，当然のことながら動脈塞栓症に基づく症状と徴候である．通常，下肢の跛行(claudication)や脈拍消失であり，腎動脈塞栓が起これば強い背部痛，腸間膜動脈塞栓なら激しい腹痛ということになる．このような臨床像は"腹部大動脈瘤"に基づく血栓塞栓症ときわめて似ているわけで，両者の鑑別は常に必要となる．

4．肺動脈肉腫

一方，肺動脈肉腫では，その症状と徴候の質はまったく違ったものとなる．基本的には右室流出路の障害であり，"進行性の呼吸困難"というかたちで現れる．末梢の肺に塞栓症が起これば，胸痛，背部痛，血痰，喀血がみられるだろう．肝腫大や頸部静脈怒張で顕在化する右心系のうっ血も当然起こってくる．また，失神も重篤な徴候であり，突然死が起こり得ることは本症例でみたとおりである．このような臨床像のため，肺動脈肉腫は慢性の"肺動脈血栓塞栓症"と診断され治療されることがほとんどであることは，われわれも経験したとおりである．しかし，肺動脈肉腫でみられる，発熱，全身倦怠感，体重減少といった全身症状は肺血栓塞栓症というより腫瘍的な症状といえるだろう．また，心臓聴診で収縮期雑音が50％以上にみられる．本症例でもLevine Ⅲ/Ⅵの収縮期雑音が聴取されている．この収縮期雑音は肺動脈狭窄症と同じ病態といえるが，肺動脈肉腫の重要な徴候である．

下大静脈肉腫の場合は，腹痛，腹部腫瘤，両下

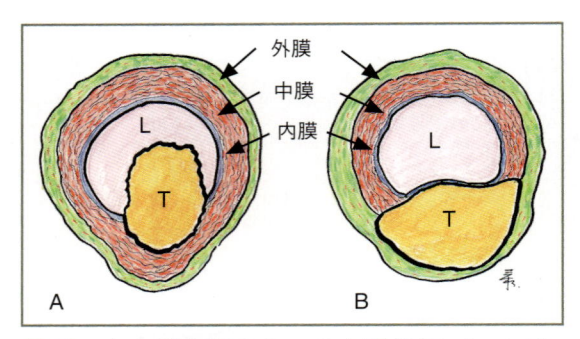

図19 大血管肉腫の2つの肉眼像(Burke と Virmani による)のシェーマ
血管内腔に突出し，内腔を狭窄しながら増殖する内膜肉腫(intimal sarcoma, A)と血管壁内を楔で裂くように増殖する壁内肉腫(mural sarcoma, B)
T：肉腫，L：肺動脈内腔

肢の浮腫，体重減少が最も多いが，上部下大静脈に発生した場合のBudd-Chiari症候群は有名である．

内膜肉腫と壁内肉腫

Burke と Virmani は，大血管肉腫の肉眼像を血管内腔にポリープ状に突出し，内腔を狭窄しながら増殖する内膜肉腫(intimal sarcoma)と血管壁内を楔で裂くように増殖する壁内肉腫(mural sarcoma)の2つに分類している．これは大変わかりやすい肉眼分類である．そのシェーマ(図19)と本症例肺動脈主幹の非腫瘍部分横断壁の組織像を併せ示しておこう(図20)．

■ 肉腫肉眼所見と臨床像

壁内肉腫では腫瘍が血管内腔に露出していないのだから，血管内膜の損傷を生じにくいだろう．一方，内膜肉腫は内腔に姿を現しているのだから，血流障害をより起こしやすく，血流に直接接する腫瘍表面は常に物理的損傷を受けているわけで，二次的にその腫瘍表面にフィブリン血栓をつくりやすいだろう．したがって，そのフィブリン血栓や腫瘍そのものが剥離し，重篤な塞栓症のリスクは壁内肉腫より厳しく，生命予後はより悪いことが予想されるが，事実そうである．そして，表1に示したように肺動脈肉腫と大動脈肉腫は

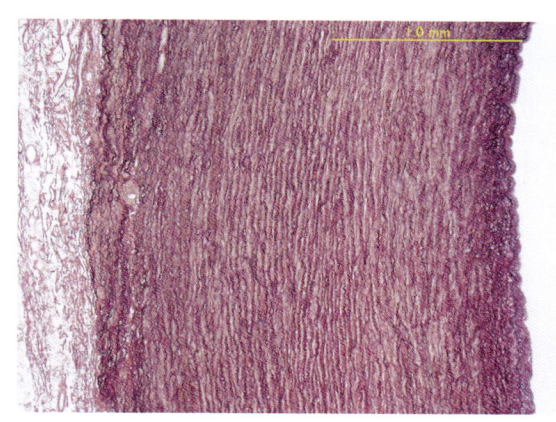

図20 非腫瘍部の肺動脈（EVG染色）
大動脈ほどではないが弾性線維に富んだ中膜が80％以上を占めている．

圧倒的に内膜肉腫が多く，大静脈肉腫のほとんどが壁内肉腫なのだ．このような肉眼形態の差は，当然のことながら組織形態の違いに連なる．

■ 内膜肉腫と壁内肉腫，それぞれの組織像

壁内肉腫は中膜の平滑筋細胞から発生する．したがって，その組織型は平滑筋肉腫（leiomyosarcoma）がほとんどである．一方，内膜肉腫は，まさに内膜から発生する．内膜の表面を覆うのは血管内皮細胞（endothelial cell）なのだから，その組織型は血管肉腫（angiosarcoma）であってしかるべきだろう．ところが，血管肉腫はむしろまれで，表1に示したように未分化な紡錘型細胞からなる肉腫なのである．これを，未分化血管内膜肉腫（undifferentiated intimal sarcoma）と表現する．これは，血管の内膜が血管内皮細胞だけの構造物ではないからだ．内膜（endothelium）は内皮細胞と内皮細胞下結合組織（内膜固有層ともいう．subendothelial connective tissue）からなる．この事実は，消化管の粘膜が粘膜上皮細胞だけではなく，上皮下に粘膜上皮細胞に栄養を与えその機能を支える粘膜固有層を従える構造をとる事実とまったく同じ事情なのである．この内皮細胞下結合組織は線維膠原性（fibrocollagenous）の細胞外基質からなり，その基質（matrix）の中を少数の線維芽細胞が泳いでいる．血管内膜肉腫（intimal sarcoma）は，この線維芽細胞にも分化する能力

をもつ多分化能間葉細胞（pluripotential mesenchymal cell）から発生した肉腫と信じられている．ちなみに，この内膜下結合組織の基質には，内膜損傷に端を発する血栓形成に重要な役割を果たす，かの内膜von Willebrand因子が高濃度に存在している．

内膜肉腫の組織型は，大動脈と肺動脈でかなり差がある．線維芽細胞や筋線維芽細胞（myofibroblast）の形態をとる未分化（あるいは低分化）な紡錘形細胞の増殖からなる未分化血管内膜肉腫が最も多いのだが，肺動脈肉腫では，骨肉腫や軟骨肉腫の形態が一部に出現することがある．本症例でも，軟骨細胞への分化を示さなかったが，間質が粘液様（myxoid）に変化した領域がみられた．もし，その大部分が骨肉腫や軟骨肉腫の形態を示すなら，その肺動脈肉腫は骨肉腫，軟骨肉腫と診断されることになる．このような具体的な細胞への分化を示す肉腫は大動脈肉腫では少ない．

肉腫（sarcoma）と癌腫（carcinoma）の診断

もう，すでに気づかれた読者がおられるかもしれない．非上皮系細胞（間葉系細胞）の悪性腫瘍である肉腫（sarcoma）の診断と上皮系悪性腫瘍である癌腫（carcinoma）の診断がまったく異なることを….

癌腫の診断は，その癌細胞の発生母地の細胞との類似性で診断する．例えば，大腸癌の場合，大腸粘膜の円柱上皮細胞（この1つの細胞が癌化する）によって構成される腺管（gland）の構造が組織所見として確認されれば，腺癌（adenocarcinoma）と診断する．そして，その類似性が高ければ高分化（well differentiated）腺癌，正常な腺管構造とあまり似ていなければ中分化（moderately differentiated）腺癌，腺管構造をほとんど欠くなら低分化（poorly differentiated）腺癌となる．また，正常消化管粘膜上皮細胞は粘液を産生しているのだから，癌腫の中に粘液を見出したなら腺癌の診断根拠となる．

しかし，肉腫診断では，その腫瘍細胞がどのよ

うな発生母地であろうとも，その腫瘍細胞がどのような細胞への分化方向を示すかによって診断する．例えば，先ほどの肺動脈肉腫でみるなら，血管内膜の内膜下結合組織に生息する未分化な間葉細胞である紡錘形細胞が血管内皮細胞への分化を明らかに示すなら血管肉腫，その分化方向が平滑筋細胞への分化なら平滑筋肉腫，横紋筋細胞への分化が確かなら横紋筋肉腫，骨の形成がみられれば骨肉腫といった具合である．本症例は具体的な細胞への分化傾向を認めなかったがゆえに，未分化血管内膜肉腫と診断されたのである．

このように，癌腫と肉腫の診断の方向はまったく逆方向なのだ．これは意外に知られていないことだ．筆者はこのことを，もう10年以上前のことだが，骨軟部腫瘍の専門家である帝京大学病院病理の今村哲夫教授に教わったのであるが，「とまあ，こういう訳で，肉腫はね，癌腫とまったくその診断様式が違うんだな」と，自慢の口髭を撫でながら語った彼の自信に満ちた言葉を今でも覚えているのである．

「癌腫診断は過去を振り返る親探しの旅であり，未来を志向する自分探しの旅が肉腫診断」ということになろうか．

良好な経過例
(『Chest』誌，2002年から)

大血管というとんでもないところに発生する肉腫の予後はきわめて不良である．早期発見で手術的な切除ができた場合にのみ，生命予後の改善が得られる．今日，画像診断の進歩は著しく，その早期発見の土台は整っている．だから，血栓塞栓症と安易に即断するのではなく，きわめてまれではあるが大血管に肉腫が発生し得ることを忘れずにおくことが何よりも大切なことだろう．今のところ，血栓と診断して手術したが，術後，病理組織検査で肉腫と判明する場合がまだまだ多いのだが，正確な術前診断の後切除し，良好な経過をとっているとする報告もみられるようになってきた．1つみておこうか．

ニューヨーク州のMineola，アメリカ先住民の言葉で"心地よい場所"という意味，ここにあるWinthrop大学病院救命救急部門のMattooらが2002年『Chest』誌に報告したものだ．症例は，慢性の咳嗽と発汗を伴う微熱，6か月で4.5kgの体重減少を示した32歳女性である．間欠的な胸部圧迫感(intermittent chest tightness)と息切れもみられた．慢性の肺疾患を示唆する所見は何もない．この症例も，本症例と同様に造影CTで左肺動脈主幹に陰影欠損(filling defect)を認め，肺血栓塞栓症と診断された．組織プラスミノーゲン活性化因子とヘパリンで治療したが効果はなく，深部静脈血栓も確認されないため肺動脈肉腫の疑いが俄然現れたという．そこで，サンディエゴのCalifornia大学に精査を依頼．肺動脈血管内視鏡で管腔を閉塞する灰白色の腫瘍を確認．肺動脈は温存され腫瘍摘出に成功．術後5年間の経過は良好であるという内容である．診断と治療が完了するまでに約10か月を要している．おそらく血管内膜肉腫と考えられるが，組織診断は"低悪性度の肉腫"としか記載されておらず，ピンボケの摘出材料標本写真にはメジャーすら置かれていない．救命救急というきわめて臨床的な場所とはいえ，欧米誌のこの手の病理検体の扱いの大雑把なことは，いつものことながら，もう少しなんとかならないものか….

とまれ，このように，今日，術前に診断され手術的に切除できる可能性が出てきているのだが，それは，医療が整備され，レベルの高い診断と治療の展開できる環境の場合に限られる．しかも，頻度がきわめて低いこのような疾患となると，普遍的に高度医療の恩恵を受けることのできる状況は，確かに，はるかに遠い．ということもまた然りなのだ．

必要なのはこだわる眼

もっと簡単に診断できないものか，と思うのは人情．そう考えるとき，1つのことが思い起こされるのである．それは，最も患者の苦痛の少ない画像診断法である心エコーのことである．本症例の心エコーは明らかに右心系の拡張をとらえてい

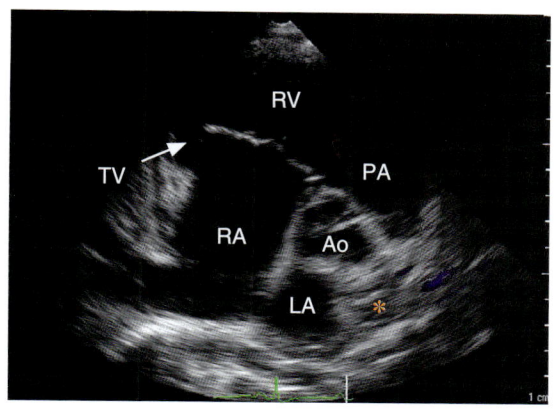

図21 心エコー（長軸断層）
高度に拡張した右心房（RA）と右心室（RV）と肺動脈本幹（PA）が捉えられている．本文には記載しなかったのだが，その気になって，後で見直してみると，拡張した肺動脈本幹がちょうど左右肺動脈主幹に分かれる領域にechogenicな部分（*）が捉えられている．おそらくこれは内膜肉腫を捉えていたのだろう．しかし，担当した検査士の目にはアーチファクトとしかみえなかったに違いない．しかし，しょせん，腫瘍の存在がわかってしまってから知ったかぶりして言ったとしても，詮無いことだ．だから，この事例を，今後に生かすしかないのだ．それが，一般論であいまいにするのではなく，具体的な事例に学ぶ素直な態度だろう（TV：三尖弁，Ao：大動脈弁）．

たわけだが，超音波を担当した臨床検査技師（彼女は超音波検査士のライセンスをもっている）は，しっかりと高度に拡張した右心室と肺動脈基部を描出していた（図21）．しかし，臨床診断が肺血栓塞栓症であったため，その結果としての右心系のうっ血所見をとらえれば十分と判断したのだろう．しかし，もう少し末梢に超音波ビームを進めていたなら，血栓と異なる異常な充実性エコー像を肺動脈本幹内にとらえていた可能性はきわめて高いのである．先入観に拘泥するのではなく，右心系の拡張の原因追求にこだわる眼が必要だろう．このようなトライアルは何も特別なことではない．即刻，実践できることなのだ．とりわけ，肺動脈肉腫が肺動脈本幹や肺動脈主幹といった心臓にきわめて近い場所に好発することを知れば，右心系拡張に出会ったとき，肺動脈肉腫の存在をチェックしなければならないと身構えることが必要だろう．

最近，肺動脈内膜肉腫を比較ゲノムハイブリダイゼーション（comparative genomic hybridization；CGH）という遺伝子分析法を用いて検討すると，常染色体12q13-14領域の増強が高率に起こっているとする報告がなされた．8例中6例で確認された結果ではあるが，今後，このきわめてまれな肉腫診断の補助診断として，この種の遺伝子分析がおそらく利用されていくのだろう．が，あくまでも臨床経過と症状と徴候，そして超音波診断を筆頭とした画像診断の読みを深めることが基本であることに変わりはないだろう．

■ 文献

1） Mingoli A, Feldhaus RJ, Cavallano A, et al；Leiomyosarcoma of the inferior vena cava；analysis and search of world literature on 141 patients and report of three new cases. J Vasc Surg 1991；14；688-699
2） Perl L；Ein Fall von Sarkom der V cava inferior. Virchows Arch Anat 1871；53；378-383
3） Mandelstamm M；Uber primare Neublildungen des Herzen. Virchows Arch A 1923；245；43-54
4） Gonzalez-Campora R, Rubi-Uria J, Mora-Marin J, et al；Pulmonary vein myxoid leiomyosarcoma. Pathol Res Pract 1989；185；900-904
5） Bode-Lesniewska B, Komminoth P；WHO Classification of Tumours. Pathology and Genetics. Tumours of Soft Tissue and Bone. pp221-224, IARC Press, Lyon, 2002
6） Burke A, Virmani R；Tumors of the Heart and Great Vessels. Atlas of Tumor Pathology. 3rd Series pp211-225, Armed Forces Institute of Pathology, Washington DC, 1996
7） Burke A, Virmani R；Sarcomas of the great vessels；a clinicopathologic study. Cancer 1993；71；1761-1773
8） Nonomura A, Kurumaya H, Kono J, et al；Primary pulmonary artery sarcoma. Report of two autopsy cases studied by immnunohistochemistry and electron microscopy, and review of 110 cases reported in the literature. Acta Pathol Jpn 1988；38；883-896
9） Mattoo A, Fedullo PF, Kapelanski D, et al；Pulmonary artery sarcoma；a case report of surgical cure and 5-year follow-up. Chest 2002；122；745-747
10） 初山弘幸，今井伸佳，山本賢，他；慢性肺血栓塞栓症の病態を呈した肺動脈血管内膜肉腫の1例．日本臨床細胞学会誌 2007；46；53-58
11） Bode-Lesniewska B, Zhao J, Speel EJ, et al；Gains of 12p13-14 and overexpression of mdm2 are frequent findings in intimal sarcomas of the pulmonary artery. Virchows Arch 2001；438；57-65

Chapter 36　Case 22

人間は，ここまで耐えられるのか？
母指が消えていく50歳，男性

診断に至る思考プロセス

history

　東京下町にあるS病院の外来は，今日も混み合っている．皮膚科外来診察室の扉を音もなく開けて入ってきたのは，蓬髪を晒し，伸び放題の髭の中で，目だけが異様に光る巨漢のKさんである．彼の背後に，社会福祉事務所の担当員とMSWが付き添っている．路上生活者特有の，甘酸っぱい濃厚な臭いが狭い診察室の空間を占拠していく．
　「どうしました？」
　事前に相談を受けていた担当のN女医が尋ねた．彼は，ヌーッと左親指を突き出し，「これを診てもらいたい」，つぶやくように訴えた．

身体診察

　無残にも母指の先端が崩れ落ちている．診た途端に，その診断は下っている．

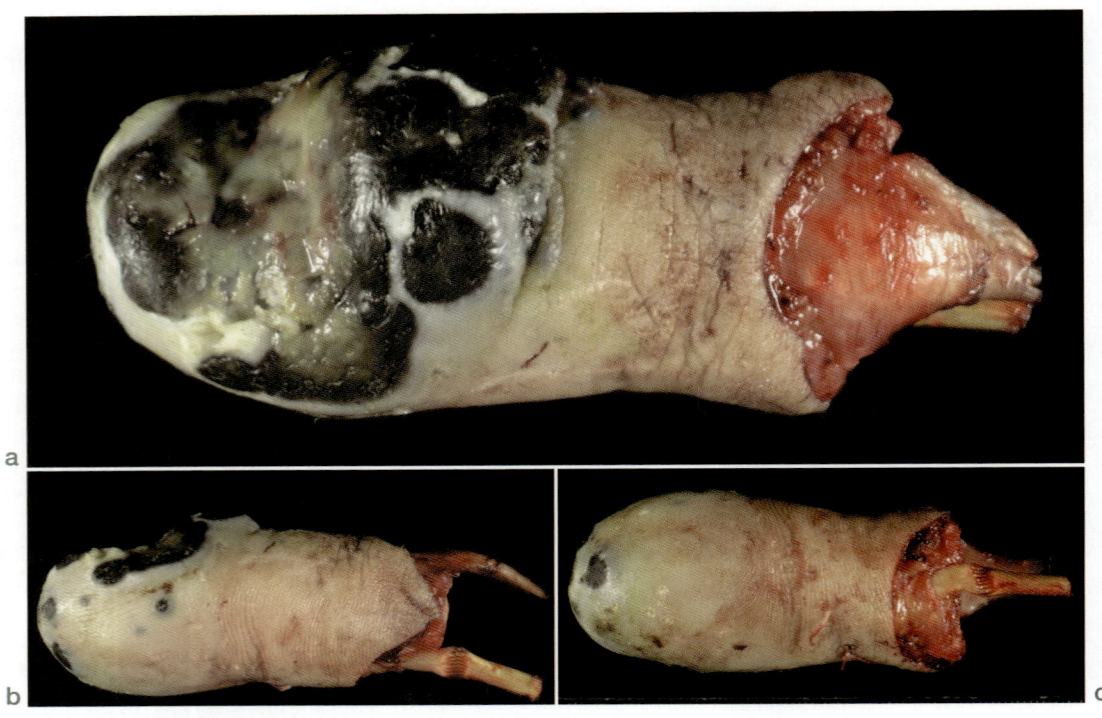

図1　左母指切断標本（未固定）
a：背側，b：側面，c：腹側
MP関節で切断されたもの．

「もう少し早く外来できなかったの？」

野暮な質問だと思いながらN女医は話しかけた．「黒子(ほくろ)はいつからあったの？」「2年前」「爪が落ちたのは？」「1年前」「……」「どうも痛みが強くてね」….

左腋窩リンパ節は累々と腫れている．全身への血行性転移が成立している可能性は高い．しかし，疼痛を除くためには母指切断しかない．即刻，入院となる．

□ Key
①母指の先端が崩落，②左腋窩リンパ節腫脹

手術材料の肉眼観察

母指切断術(amputation)と左腋窩リンパ節廓清が行われた．

切断された母指の手術材料を，背側面・側面・腹側面でみていただこう(図1)．

脱落した爪の部分に一致して広く深い潰瘍がみられる．4×3cmの異様に黒い色調の腫瘍である．もうこれは悪性黒色腫(malignant melanoma)以外の何者でもない．血腫ではこの墨汁を想起させる深い黒色にはならない．血液がどんなに頑張っても，人体の色調を決める一つの要素であるメラニン色素にしかこのような黒を鮮やかに発色させることはできない．

側面と腹側面では，一見浮腫状で白っぽい色調を示しているが，散在性に黒色領域が見える．黒色腫(メラノーマ)細胞のすべてが，その細胞質内にメラニンを容れているとは限らないのだから，メラニン含量の少ないあるいはまったくメラニンを欠く黒色腫細胞が浸潤増殖していると考えていいだろう．まさに爪が存在していたはずの場所に形成された潰瘍底部の混濁した黄色味を帯びたまだらの汚い領域は，壊死領域ということになる．

□ Key
①悪性黒色腫

ルーペ像の観察

■ 原発巣

では，その最大割面のルーペ像をみよう(図2)．

中手指節関節(MP joint)で切断されていることが明瞭である．爪は跡形もなく消え失せている．縦断された基節骨(proximal phalanx)に問題はないが，末節骨(distal phalanx)はその2/3以上が悪性黒色腫の浸潤によって消失している．つまり，背側皮膚の真皮→皮下組織→腱→骨→腹側の腱→腹側の皮下組織→腹側の真皮へと浸潤していった様があからさまに見て取れる．この浸潤の深さは15mmに達する．臨床経過から，黒子は爪甲(そうこう)(unguis)の黒色線条(pigmented longitudinal streak)として出現している．したがって，爪甲下悪性黒色腫(subungual malignant melanoma)ということになり，このルーペ像はすさまじいばかりの，その垂直浸潤(vertical growth)の実相で

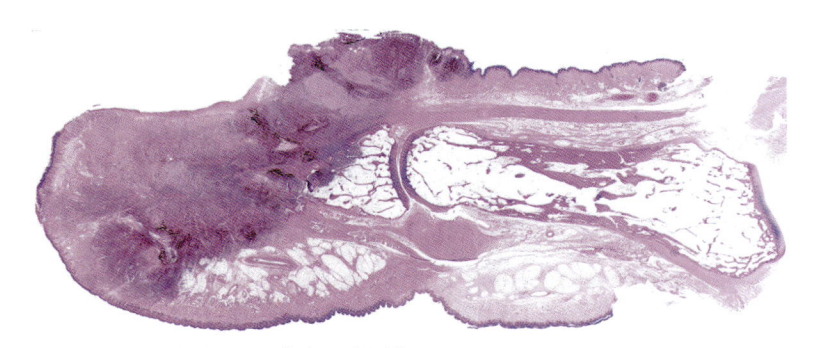

図2　正中矢状断ルーペ像(HE標本)

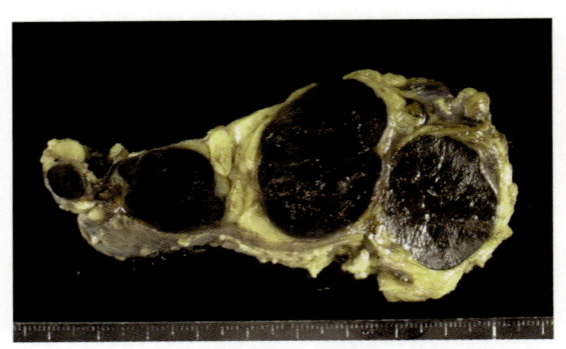

図3 左腋窩リンパ節廓清（ホルマリン固定後）標本の割面
異様な黒色リンパ節割面だ

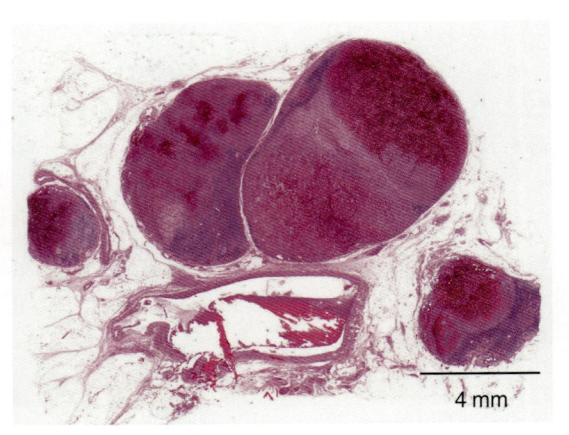

図4 小さな（10mm以下）腋窩リンパ節転移巣のルーペ像（HE標本）

ある．潰瘍化して脱落した部分を考慮すれば，わずか2年間で4cmの腫瘍をなしたことになり，その増殖の速さに驚嘆せざるをえない．

今日，悪性黒色腫はメラノーマ（黒色腫）と同義である．なにも"悪性"をつける必要はないということなのだろう．以降，メラノーマと書く．

この原発巣を，一応，TNM分類で記載してみよう．原発腫瘍のサイズと形態を示すT（Tumor）は4mmを超える最高のpT4に相当し，潰瘍をもつのでpT4bとなる．リンパ管，静脈侵襲がみられ，腋窩リンパ節への転移は明らかなので，リンパ節転移のN（node）は最高のN3に相当する．顔面頬部に結節があり，CT検査でも肺と肝臓の血行性転移が疑わしいので，遠隔転移を示すM（metastasis）は肺を含むので，M1bと考えていいだろう．すると，臨床ステージ（stage）分類では最悪のステージⅣとなり，10年生存率は2.5±1.5%である．当然予想されることだが，このようなステージ分類が無意味に感じられるほどの，あまりに手遅れなメラノーマと言えるだろう．

■ Key

①末節骨（distal phalanx）の2/3以上が悪性黒色腫の浸潤で消失，②浸潤の深さは15mm，③黒子は爪甲（unguis）の黒色線条（pigmented longitudinal streak）として出現（爪甲下悪性黒色腫），④TNM分類はpT4b・N3・M1b，⑤ステージⅣ

■ リンパ節

ではレベルⅠ（小胸筋外側部リンパ節），レベルⅡ（小胸筋背側部リンパ節），そして，レベルⅢ（小胸筋内側部リンパ節：ハルステッドおよびロッター節）まで廓清された左腋窩リンパ節をみよう．

脂肪と一緒に摘出された10×6×5cmの塊状のリンパ節である．その割面を図3に示す．最大3.5cm径までの多数のリンパ節が塊をなす．読者はこの割面をみてどのように感じられるだろう？

これは異様な割面の肉眼所見である．

日常の作業で転移リンパ節を当たり前のように処理する病理医にとって，"悪性腫瘍のリンパ節転移巣の割面は白色調である"ということはいわば常識である．しかし，この肉眼は，この常識を真っ向から否定する"深い黒色"の転移リンパ節なのだ．すでに，激しい黒色の母指メラノーマの原発巣をみているゆえに，この黒色のリンパ節をみたとしても，"転移巣も同じだな"と思考は無理なく連続するだろう．しかし，もし，どこかのリンパ節が腫れていて，診断のためにたまたま取り出したリンパ節の割面が真っ黒であったなら，果たして，即座に"メラノーマ"の転移と判断できるだろうか？

■ Key

①常識と異なる"深い黒色"の転移リンパ節

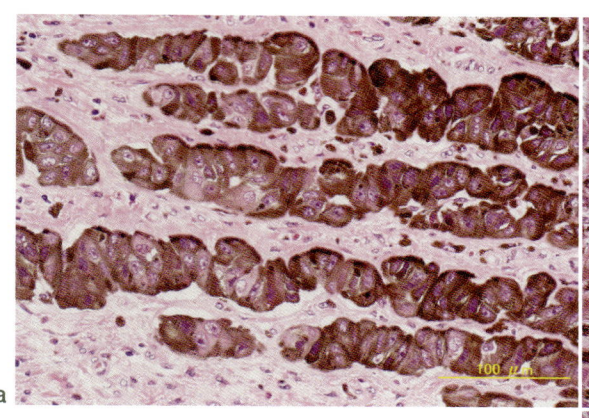

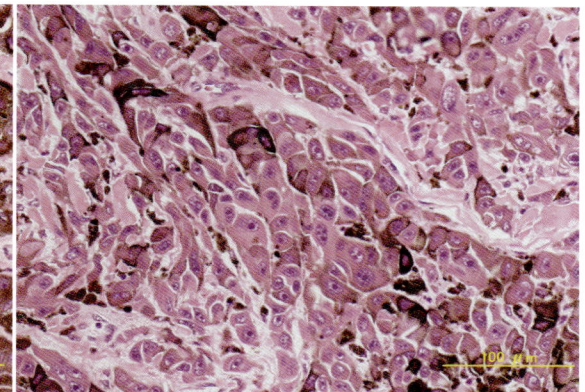

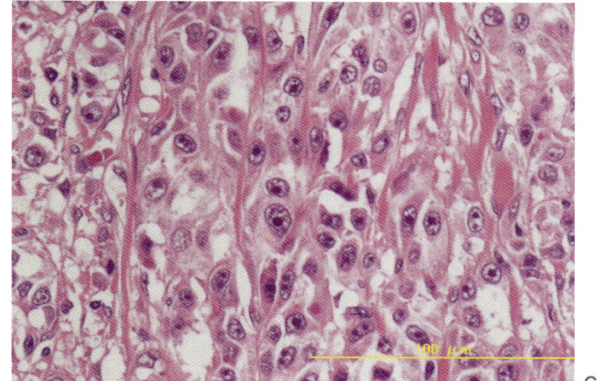

図5 本症例メラノーマの組織と細胞所見
たっぷりメラニン色素をもったメラノーマ細胞(a)，色素量がさまざまなメラノーマ細胞集団(b)，メラニン色素をみとめないメラノーマ細胞(c)
a：対物20倍，b：対物20倍，c：対物40倍

　もっと小さなリンパ節転移巣もみておこうか．2mm，4mm，6mm，8mm径の4個のメラノーマ転移リンパ節ルーペ像である(図4)．いまだリンパ節の構造のすべてを破壊置換してはいないが，メラニンの色調がすべてのリンパ節に確認される．リンパ節の線維性被膜直下の辺縁洞(marginal sinus)から転移が広がっていることが見て取れる．小さなリンパ節ではあるが被膜に浸潤しすでに節外にも浸潤している．

病理組織と細胞形態

　これほどのケースとなると，臨床経過と肉眼所見でメラノーマの診断は下ってしまい，あえて組織所見をみるまでもないのだが，一応，このメラノーマの腫瘍細胞の病理組織および細胞形態をみておこう．
　メラニンをたっぷりと胞体内にもつメラノーマ細胞，まったく確認できない(光学顕微鏡下で)も

の，多かれ少なかれみられるものの3つをみてみよう(図5)．
　このメラノーマ細胞の形態を表現すると，比較的豊かなエオジン好性の胞体をもち，核は円形で胞体の中心に位置し，その核小体は真ん中にでんと構え，"ギョロ眼"のごとく目立つ．これほどの核小体をみれば，鮮やかさと赤血球に匹敵する大きさとを併せ持つ，かの単核ホジキン細胞の核小体に思いを馳せないわけにはいかない．
　その細胞の形態は，円形・多角形・紡錘形と多彩である．メラニン色素が確認されているので，あえて，S-100やHMB-45，Melan-A(MART-1)といった免疫染色を施すまでもなかろう．その組織構築パターンは索状・胞巣状で，癌腫(carcinoma)のようにその細胞接着性はしっかりしている．したがって，メラニン色素が確認できない場合，核小体が目立つ肝細胞癌や乳癌と鑑別が必要な細胞組織形態ということなる．

◻ Key
①単核ホジキン細胞の核小体に匹敵するメラノーマ細胞の目立つ核小体

検査データ

　これほど放置されたメラノーマであるが，一体，血液検査データはどのようなものなのかみておこう．
　RBC 423×10⁴/μl，Hb 14.0g/dl，Ht 43.2%で貧血はない．WBC 6530/μlでその分画に異常なし．Pltも40.3×10⁴/μlとむしろ多いくらいだ．CRP 1.47mg/dlで少し上昇してはいるが，強い炎症反応ではない．生化学検査はどうだろう．TP 7.4g/dl，アルブミン4.1g/dlで栄養状態も保たれている．腎機能と電解質も基準範囲である．肝機能は，ALP 330IU/l，γ-GT 184IU/l，AST 71IU/l，ALT 70IU/lと少し上昇を示している．転移の影響というよりアルコールの影響かもしれない．LDは246IU/lでやや上昇している．
　つまり，臨床所見の激しさからは予想できないほど血液検査データは落ち着いている．臨床を知らず，この血液検査のデータだけをみても，進行した悪性腫瘍の存在を疑うことはできまい．

◻ Key
①検査データは落ち着いている

病理形態学からの結論

腋窩リンパ節転移を伴った左母指の爪甲下黒色腫
subungual melanoma of the left thumb with axillary lymph node metastasis

▶関連科：皮膚科・病理科

考察

まずはメラノサイトについて

　メラノーマを語るためには，その腫瘍細胞の起源であるメラノサイト(melanocyte)という，おそらく250種類以上はあるであろう人体を構成する細胞の中でも，とりわけユニークな細胞のことからはじめなければなるまい．何がユニークなのか？　その機能も形も何もかもがユニークなのだ．

■ 色のハナシ

　メラノサイトはメラニン色素(melanin pigment)を産生する色素細胞(chromatophores)である．このメラニン色素の量により，人体の皮膚の色は，白色→黄色(褐色)→黒色と変化する．その量と密度が増せば増すほど，その色調は深い墨のような黒に向かう．だから，メラニン色素の元来の色は黒色ではなく，茶褐色である．ということは，顕微鏡下で褐色色素を認めた場合，同様の褐色色素であるヘモジデリン色素とビリルビン色素を鑑別しなければならないことを意味している．もっとも，ヘモジデリン色素とビリルビン色素はメラニン色素のように細胞質内に蓄えられることは無いわけで，基本的に細胞外に存在している．ヘモジデリン色素は間質に，ビリルビン色素は外分泌導管である胆管の管腔にという具合だ．
　ヒトと哺乳類の体内に存在する色素細胞，つまり，細胞質内に色素を蓄え持つ細胞はメラノサイトただ1つである．そういえば，ヒトと哺乳類は鳥類・爬虫類・両生類・魚類に比べ，その色が地味な生物といえる．鮮やかな青や緑や赤や黄色のヒトや哺乳類はいない．すべて，褐色色素の量的な差の表現でしかない．しかし，鳥類や爬虫類や魚たちとなると，思わず息を呑むほど鮮やかな色調に出会うことはめずらしいことではない．そ

れは，彼らが，黄色素細胞(xanthophores)や赤色素細胞(erythrophores)，光を反射して白くみえる白色素細胞(iridophores)といった複数の色素細胞をもち，その組み合わせにより，無数の色を演出することができるからだ．おそらく，メラニンしかもたないヒトと哺乳類から我が身を守るために，無窮の時間が彼らに与えた韜晦のための貴重な色素細胞群なのだろう．

■ **形のハナシ**

色の次は，その形ということになる．人体を構成する細胞は，円形・四角形・多角形・紡錘形というようにその機能に応じて単純な形態をとる．しかし，メラノサイトはまったく異質である．細胞質から伸びる多数の突起をもつ樹状細胞(dendritic cell)なのだ．この形態はまさに神経細胞の形態であり，周囲の細胞とのコミュニケーションを求める形といえる．

このメラノサイトは，外胚葉(exoderma)に由来する．つまり，神経系外胚葉細胞帯である神経堤(neural crest)から，胎生期に移動し，皮膚の上皮(epidermis)の基底部に定住する．だから，定住後は移動できない細胞となるわけで，同じ皮膚上皮の中層に位置する移動可能な樹状細胞であるランゲルハンス細胞〔Langerhans cell：Ⅱ型MHCを細胞膜表面に発現しているこの細胞は，抗原提示細胞(antigen presentating cell；APC)の1つで，皮膚経由で侵入してくる外来抗原情報を所属リンパ節のT細胞に伝える役割を演じるのだが，その起源は神経堤から移動してくるのではなく，マクロファージと同じように骨髄から移動してくる．したがって，形態はメラノサイトと同じ樹状細胞だが，その育ち方と機能はまったく異なる〕と対照をなす．

上皮基底部におけるメラノサイトとケラチノサイト(keratinocyte，細胞骨格をなす中間型フィラメントの不溶性蛋白質であるケラチンを細胞質内にもつ)の比率は，ケラチノサイト4〜10個に対して1個のメラノサイトの範囲にあり，皮膚の場所による黒色調の差に応じて変化するが，この数の比率に性差や人種差はない．だから皮膚の色の差は，メラノサイトの数の差ではなく，メラノサイトのメラニン産生活性(産生量)と作り出されたメラニンが分解処理されていく速度の差である．産生量が多ければ多いほど，分解処理が遅ければ遅いほど，黒に近づくのだ．なお，メラノサイト数は，日光に晒される顔面では，皮膚1mm^{2}に最高で2,900個，体幹となると最高で1,250個と計算されており，日光照射を受けやすい体表面に多いことが明らかである．

■ **機能のハナシ**

ではこのように皮膚基底部に定住しているメラノサイトがどのような役割を演じているのか，その機能的側面を概括しておこう．

樹状細胞であるメラノサイトは，その樹状突起を周囲のケラチノサイトに向かって伸ばしているのだが，1個のメラノサイトは30個のケラチノサイトに突起を伸ばし接触している．この接触により，メラノサイトが産生するメラニン色素がケラチノサイトに輸送され，重層化し上皮を構成するケラチノサイトにメラニン色素が遍くいきわたるのである．

もう少し具体的に言うと，メラニン色素はメラノサイトに特異的な細胞内小器官であるメラノソーム(melanosome)で産生される．そして，メラニン色素はこのメラノソームに内包された状態で樹状突起先端に移動し，接触しているケラチノサイトがパクリと飲み込むことによってケラチノサイトの細胞質内に移動する．

ここで注目すべきは，ケラチノサイトに取り込まれたメラノソームの動きである．適当な場所にデンと座り込むのではない，外からの有害刺激から核を守るように，あたかも核のヘルメットのように位置するのだ("helmet" location，あるいはsupranuclear capとも表現する)．このメラニン色素産生と輸送は，太陽光線の紫外線(ultra violet)によって激しく刺激される．これらの事実から，当然予想されることだが，メラニンは紫外線を吸収する色素なのだ．この紫外線の吸収とは，紫外線光子(ultraviolet photon)そのものの吸収と紫外線光子がケラチノサイトの細胞膜脂質と反

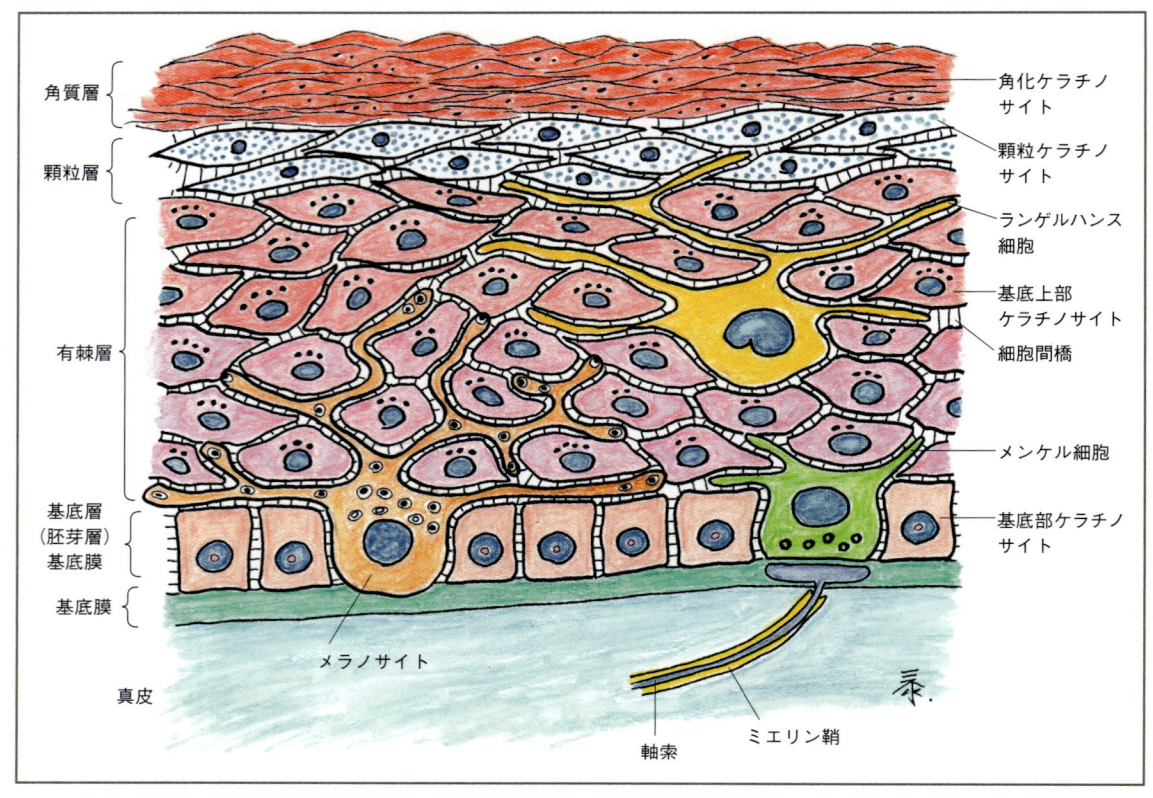

図6 皮膚上皮(epidermis)を構成する細胞のみごとな配置

主役であるケラチノサイトは基底部から基底層(basal layer；胚芽層germinal layerともいう)を形成する1層の基底部ケラチノサイトに始まり，厚い有棘層(spinous layer あるいは prickle cell layer)を形成する基底上部ケラチノサイト，顆粒層(granular layer)をなす好塩基性のケラトヒアリン顆粒(膜をもたない顆粒で硫黄に富み角質の前段階物質と考えられている)を細胞質に充満させた顆粒ケラチノサイト，そして，最表層の角質層(stratum cornea あるいは horny layer)をなす核がゴースト化し死に至った角化ケラチノサイト(多量のケラチンを含む)へと分化を終了させながら上行する．これらのケラチノサイトは，デスモゾーム(desmosome)やヘミデスモゾーム(hemidesmosome)によって細胞間を強固に連結されている．これが，外界からの物理的，化学的刺激を遮断する堅牢な表皮構造である．

しかし，上皮内に圧倒的に多いこれら一群のケラチノサイトの陰に隠れて，あたかも脇役のようにみえる，まったく異質な3つの樹状細胞(dendritic cell)が存在する．まず，メラノサイト(茶色)である．説明は本文参照．完成したメラニン色素を容れるメラノソームは黒丸，未完成のメラニン色素は白丸で示してある．ケラチノサイトが取り込んだメラニンが，まさに核の"日傘"のように位置している様をとくにご覧あれ．

そして，上皮中層に位置する移動可能なランゲルハンス細胞(橙色)．その機能に関しては本文参照．

そして，本文では触れなかったがもう1つ樹状細胞がいるのだ．メルケル細胞(Merkel cell，緑色)という．樹状突起はメラノサイトやランゲルハンス細胞ほど立派なものではないが，メラノサイトと同様に上皮基底部に位置し，移動することのできない細胞だ．デスモゾームで周囲のケラチノサイトと結合しているのだが，基底膜に面した細胞質にカテコラミンを含む顆粒をふんだんに持っている．そして，基底膜内にあたかも投錨された錨のように固定された神経プレートが密着している．このプレートから一本の軸索(axon)がミエリン鞘に覆われて真皮(dermis)に伸びていき，真皮内に張り巡らされた無髄の末梢神経末端とシナプスする．詳細はいまだ不明だが，どうもこのメルケル細胞は，機械受容体(adapting mechanoreceptor)としての機能をもっているようだが，その機能にはいまだ謎めいた部分も多く解明されているとはいえない．ちなみに，このメルケル細胞が癌化すると，皮膚悪性腫瘍の中でもっとも悪性度の高い，メルケル細胞癌(皮膚の神経内分泌癌とも呼ばれる)として姿を現す．ただきわめてまれな腫瘍である．筆者は一例だが経験したことがある．

応して生じる反応性酸素(reactive oxygen)の吸収の2つの吸収をいう．だから，紫外線による核DNA損傷を防止する重要な物質であるわけで，まさに，炎天下で核をまもる"日傘"を演じているのがメラニン色素なのだ．そういえば，男性の陰嚢皮膚が周囲の皮膚より黒いことが思い起こされるが，それは，精巣の生殖細胞を守るという意味で重要な色調だと了解される．

表1 世界的にみた1年間人口10万人あたりのメラノーマ発生数

国	皮膚の色	発症数(男性)	発生数(女)
オーストラリア・ニュージーランド		37.7	29.4
北アメリカ		16.4	11.7
北ヨーロッパ		8.4	10.0
西ヨーロッパ		7.3	10.3
南ヨーロッパ		6.0	5.5
南アフリカ		5.4	4.1
メラネシア		4.8	2.9
ポリネシア		3.3	0.3
東ヨーロッパ		3.3	3.8
南アメリカ		2.4	2.3
中部アフリカ		2.2	2.2
西アジア		1.6	1.5
中部アメリカ		1.3	1.7
東アフリカ		1.2	2.3
西アフリカ		1.1	0.9
キャリビーン		1.0	1.1
北アフリカ		0.7	0.5
東南アジア		0.5	0.5
南中央アジア		0.4	0.4
日本		0.4	0.3
中国		0.2	0.2

〔Vries ED, Bray F, Coebergh JW, et al. Malignant melanoma : introduction. In : LeBoit PE, Burg G, Weedon D, Sarasin A. (eds) : WHO Classification of Tumours : Pathology and Genetics, pp52-65, IARCPress, Lyon, 2006〕

メラノサイトの形態と機能を，縷々述べてきたが，その一切の記載を1枚の絵に託しておこう（図6）．

メラノーマと癌化のメカニズム

では，メラノーマの臨床と病理と癌化のメカニズムを概括してみる．

基本的なテキストは，①2006年発行，WHO腫瘍分類シリーズ Pathology & Genetics Skin Tumours（俗に，ブルーブックスという）の中にあるオランダはエラスムス大学医療センター Esther de Vires らの網羅的な総説，②2008年発行，セシル内科学書，第23版，ペンシルバニア医科大学 Lynn Schuchter と Michael Ming の簡明な記載，③『The New England Journal of Medicine』1999年4月29日号の，ボストン医科大学皮膚科，Barbara A. Gilchrest らによる紫外線に焦点をあてた，そのものズバリの総説「病気のメカニズム：紫外線曝露によって起こるメラノーマの病理発生論」，④オーストラリアはロイヤルプリンスアルフレッド病院シドニー大学のメラノーマ部門の John F. Thompson らの「皮膚メラノーマ」で『The Lancet』の2005年2月19日号にセミナーとして掲載されたもの，そして，日本の事情を取り入れるために，⑤金原出版の癌取扱い規約シリーズの「皮膚悪性腫瘍取り扱い規約（2002年に初めてこのシリーズに取り入れられたもので日本皮膚悪性腫瘍学会編）」，⑥診断病理医が頻用する順天堂大学病理の斉藤脩，鈴木不二彦による「臨床医と病理医のための皮膚病理学」(1994)と ⑦文光堂のシリーズものの1つで，群馬大学中島孝と国立がんセンター石原和之の編集による「腫瘍鑑別診断アトラス 色素性腫瘍」(1993)の3本を加えた7本である．

■ コーカソイドと非コーカソイドの疫学

男性79,000人，女性81,000人．この数は，2002年，全世界で発生したメラノーマの数である．その80％をオーストラリア・ニュージーランド・北アメリカ・ヨーロッパの白人（White，コーカソイド Caucasians）が占めている．このデータをみれば，メラノーマという皮膚悪性腫瘍がとりわけ白人に好発することが明らかだ．そして，22,000人の男性と19,000人の女性が，2002年にメラノーマで死亡している．40歳までの発生頻度でみると，大腸癌・肺癌・前立腺癌に比べ多く，比較的若年で発症してくる悪性腫瘍であり，その致死率は高いメラノーマだが，この数値をみると女性は男性よりメラノーマの予後はいいこともわかる．ちなみに，全世界的にみると，男性に少し多い傾向にあるが，2倍以上の差はなく，性別はあまり重要な因子とは思えない．

では，具体的にどれほど白人に多く，黒人や黄色の皮膚をもつアジア人，カリブ人などにいかに少ないのかを確認してみよう．表1は，人口10万人における1年間のメラノーマ発病数を示した

ものだ．残念ながら，ロシアと北朝鮮のデータはない．

アメリカ白人と黒人を比較すると，男性で15.4倍，女性で23.2倍白人に多いとのデータがある．この白人を好むメラノーマの発症の事実は，南アフリカ白人と黒人との比較でも確認されている．表1に皮膚の色を単純化して示したが，黒人・黄色人が白人より圧倒的に少ないのは明らかで，さらに，有色人種の中でもアジアがとりわけ少ないことが明瞭である．そして，この表の数値（男性）から計算すると，白人種（コーカソイド）のオーストラリア・ニュージーランド人は，黄色人種である日本人の94倍，中国人と比較するにいたっては126倍も多いことになる（表では赤字で強調）．これは尋常な差ではない．単純に皮膚の色調だけで了解できる数値ではない．

■ 疫学からみえてくる遺伝因子と環境因子の関連性

コーカソイドのメラノーマ発生に関する最大の環境危険因子は，後述する紫外線曝露であることはわかっている．しかも，その居住地が赤道に近いほど発生率が高くなる傾向がある．オーストラリア・ニュージーランド白人の多くが，日光照射の少ない北ヨーロッパからの移民（migrant）家系（descent）である事実からすれば，この群を抜く発生率の高さは，コーカソイドという遺伝因子と紫外線曝露という環境因子が相互に深く連関したとき，メラノーマ発生につながる可能性が高くなることを示す実例といえるだろう．もっと言うなら，環境因子より遺伝的な素因の比重が高い悪性腫瘍である可能性をこの表から読み取ることができるかもしれない．

■ 臨床面での差

では，コーカソイドと非コーカソイドのメラノーマに臨床的な差はあるのだろうか？

メラノーマの好発部位は男女とも日差しを受ける顔面がもっとも多い．男性では，耳，頭頸部，背部，肩にも好発する．女性では下肢に多い傾向がある．この教科書的な記載は当然，コーカソイドのデータが中心となっている．一方，非コーカソイドでは，日光に晒らされることのない色素沈着が少ない場所に好発する．つまり，手掌（palms），足底（soles），そして爪の下ということに成る．したがって，メラノーマの組織型は，末端部黒子様黒色腫（acral lentigenous melanoma；ALM）であることが多い．確かに，事例のKさんも広い意味ではALMに分類される爪甲下メラノーマだった．この傾向は，黒人や黄色人種にとっては見つけやすい場所であり幸運なことだが，色素沈着の強い場所に発生するとなると，気づくのが遅れ，比較的進行した状態で発見される傾向につながる．

臨床的な事項にこれほどの差が存在することを思えば，メラノーマの病理組織にも差があることが予想される．どうだろうか？

■ メラノーマ組織分類

今日，メラノーマ組織分類には，以下のように4つの主要分類（major subtype）がある．

① 悪性黒子型メラノーマ（lentigo maligna melanoma；LMM）
② 表在拡大型メラノーマ（superficial spreading melanoma；SSM）
③ 結節型メラノーマ（nodular melanoma；NM）
④ 肢端（末端）黒子型メラノーマ（acral lentiginous melanoma；ALM）

この4つの組織分類を，コーカソイドと日本人とで比較してみよう（表2）．

悪性黒子型は人種差なく最も頻度が低いことがわかる．そして，黒人および日本人は肢端黒子型メラノーマが最も多く，Kさんはまさに日本人メラノーマの典型症例であることもわかる．しかも，紫外線曝露に対して，日本人や黒人はコーカソイドより抵抗性であることもわかる．そして，メラノーマがこれほどまでに，人種差が如実な悪性腫瘍であることもわかるのだ．

予後不良の代表とされる増殖速度の速い結節型メラノーマだが，表層拡大型や肢端黒子型も垂直浸潤が起こってしまえば，生命予後に大きな差はなくなっていく．そのこともあり，病理診断学の

表2 組織分類におけるコーカソイドと日本人の比較

	悪性黒子型	表層拡大型	結節型	肢端黒子型
基本的事項	悪性黒子が浸潤増殖するもの．最も少ない病型	垂直浸潤の前に水平増殖が起こる．パジェット病に似る．間歇的な紫外線曝露の関与が強い．	メラノーマのプロトタイプ．垂直浸潤が早期に起こる．間歇的な紫外線曝露の関与が強い．	手掌・足底・爪の下に発生．出血や潰瘍化もみられる．外傷や機械的刺激が誘因の1つ
好発部位	頭頸部	男性は体幹（背部），女性は下肢	体幹，頭頸部，四肢近位部	四肢末端
年齢	高齢者（60〜70歳代）	40〜50歳代	40〜50歳代	平均60歳
日本人発生頻度*	7.2%	18.1%	26.7%	48%（最も多い）
コーカソイド発生頻度	10%	最も多い（50〜70%）	15〜30%	2〜8%（最も少ない）
黒人頻度	最も少ない			80%（最も多い）

赤字は本事例Kさんに対応する（文献1, 6, 7を参考に作成）．＊：1992〜1996年の639例の内訳（文献6による）

世界ではこの4つの鑑別に熱を上げるのだが，生命予後の推論という視点に立てば，病理組織分類の重要性はそれほどではなく，日常臨床における有用性は乏しいとみなされている．このような認識の変遷から，メラノーマの垂直浸潤の程度に着目したClarkレベル分類（上皮内のレベルIから皮下脂肪織まで浸潤したレベルVの5段階に分ける）や上皮表層の顆粒層上部から浸潤最深部までmm単位で表現するBreslow浸潤度（depth）分類が導入されていくのである．

■ メラノーマの臨床異型

さらに，今日，メラノーマの臨床異型（clinical variants）として，以下の5つの表現型が追加されている．

① メラニン欠乏性メラノーマ（amelanotic melanoma）
② 粘膜メラノーマ（mucosal melanoma）
③ 爪甲下メラノーマ（subungual melanoma）
④ 潰瘍（ulcer）
⑤ 疣贅型（verrucous phenotype）

これらはメラノーマ診断の落とし穴として，注意を喚起するものといえる．それぞれに，簡略な説明を加えておこう．

1．メラニン欠乏性メラノーマ

メラニン欠乏性メラノーマはその最たるものだろう．というのはメラノーマ細胞は多かれ少なかれメラニン色素をその胞体に容れているのだが，

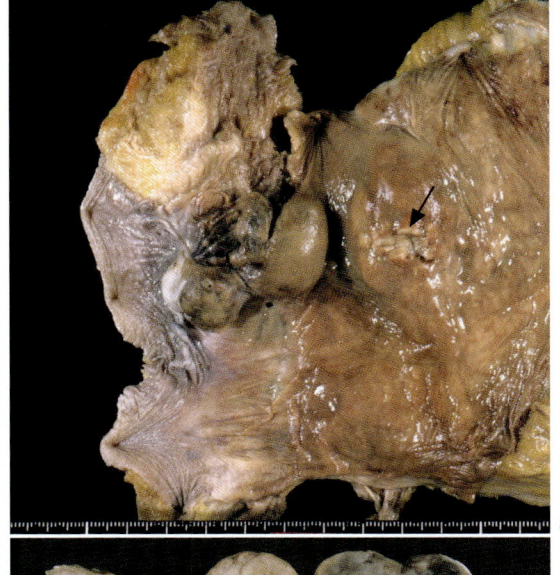

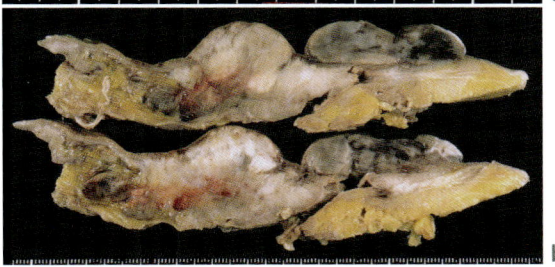

図7 肛門管メラノーマ（78歳，病理解剖例，ホルマリン固定後）

歯状線（dentate line）を持ち上げるように直腸下端粘膜に広がる，結節癒合性の腫瘍がみられる．一部黒色調で，潰瘍形成もみられる．その口側にも潰瘍性結節がみられ（→），いわゆる，粘膜メラノーマの多中心性の発育を支持する肉眼所見である．割面（b）では，黒色の部分，灰白色部分とその色調は一様ではない．リンパ節への転移も明らかだ．全身の広範な転移が確認された（Chapter 37参照）．なお，直腸粘膜は褐色調であり，偽メラニン症（pseudomelanosis）の状態である．

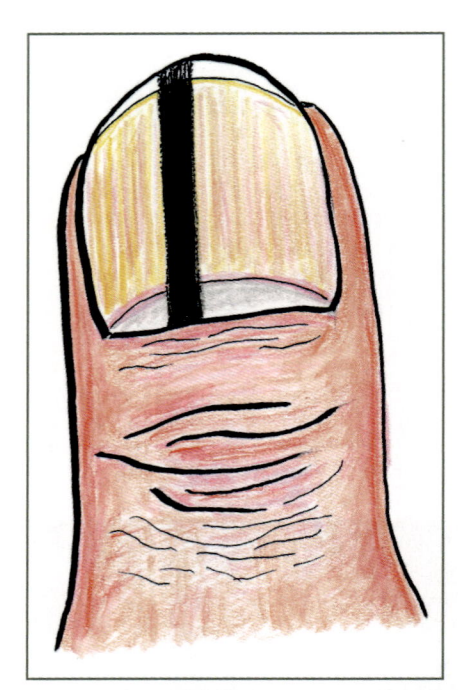

図8　Kさんの爪甲下メラノーマの初期病変（想像図）
特徴的な黒色線条が明瞭である．

この特殊型はまったくメラニン色素を欠くメラノーマ細胞なのだ．したがってS-100やMelan-Aといった免疫染色で確認しない限り，診断は容易ではない．その好発部位は顔面で線維形成(desmoplasia)病変として出現することが多いということは覚えておくべきだろう．

2．粘膜メラノーマ

頻度は少ないが，口腔粘膜や外陰部粘膜に出現するメラノーマは，しばしば多中心性で多発する．粘膜にもメラノーマが発生することを頭の片隅においておかねばなるまい．筆者が経験した，肛門管(anal canal)粘膜に発生した粘膜メラノーマを提示しておく（図7）．

3．爪甲下メラノーマ

爪甲下メラノーマは，まさに本症例Kさんの初期病変であった．図8はその想像図である．しかし，あそこまで進行してしまうと爪甲下メラノーマの広範な垂直浸潤と診断するのは難しく，初期像を知らなければ，単純に肢端黒子型メラノーマと診断するだろう．

4．潰瘍

急速に増殖するメラノーマは決まって潰瘍化していく．外傷による炎症性肉芽腫である化膿性肉芽腫〔granuloma pyogenicum，血管拡張性肉芽腫(granuloma telangiectaticum)ともいう．組織学的には毛細血管腫(capillary hemangioma)そのもの〕は，その出現の速度もはやく肉眼所見も結節メラノーマに似ている．だから，メラノーマが潰瘍化によって，メラニン色素領域が欠落してしまうとなるとその鑑別は意外に難しくなる．

5．疣贅

まれではあるが，メラノーマが疣贅(verruca)のような隆起を示し，脂漏性角化症(seborrheic keratosis)に見えることがある．この脂漏性角化症はメラニン色素が増加して黒色調を呈することが多く，両者の鑑別が難しくなるが，メラノーマと診断されれば疣贅型メラノーマ(verrucous melanoma)と表現される．

というように，メラノーマ診断は小さな病変であればあるほど，メラノーマの基本的な臨床と病理形態学の知識が必要となる．

日本の悪性黒色腫（メラノーマ）の現状

これまで，全世界的な視野で展開してきたのだが，やはり，日本の悪性黒色腫（メラノーマ）の現状をみておかねばなるまい．

日本における皮膚悪性腫瘍の疫学的な研究調査は，1974年，川村太郎らの"TNM分類予後調査によって知りえた本邦皮膚悪性腫瘍の実態"という，まことに生真面目な題名の報告が最初だが，ここでは，その症例数の圧倒的な多さということから，皮膚悪性腫瘍取り扱い規約(2002年)の中の，"本邦における皮膚悪性腫瘍の疫学的データ"に基づき日本のメラノーマを概括してみよう．

それは，1987～1996年の10年間における全国100施設の調査に基づくものだが，基底細胞癌9384例，日光角化症6154例，有棘細胞癌5972例，悪性黒色腫，3708例，菌状息肉症859例と膨大な症例数による分析である．この4つの皮膚悪性腫瘍の10年間の変遷をテキストから引用し

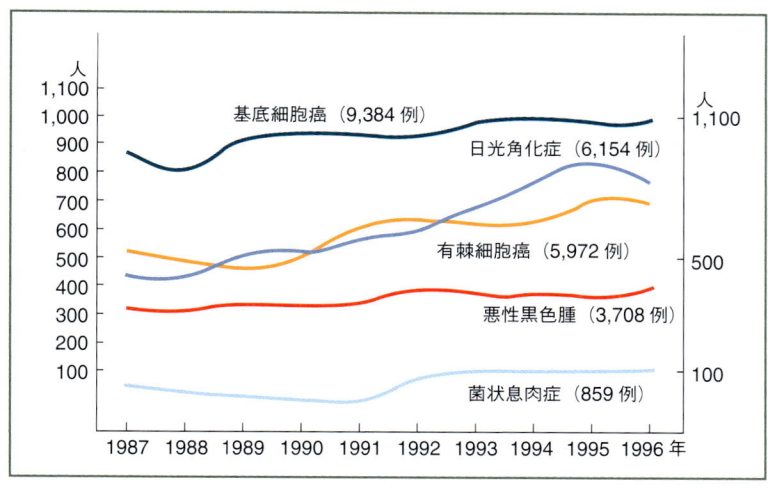

図9 本邦四大皮膚悪性腫瘍の年度別発生数（1987～1996年，全国100施設アンケート）
（川村太郎，他：TNM分類予後調査によって知りえた本邦皮膚悪性腫瘍の実態．皮膚臨床 1974；16：358-361）

ておこう（図9）．これをみると，日本のメラノーマは皮膚悪性腫瘍の第4位に位置することがわかり，この順位は10年間変わっていない．しかも，四大皮膚悪性腫瘍はすべて増加傾向がある．メラノーマと基底細胞癌と菌状息肉腫は緩やかな，日光角化症と有棘細胞癌が比較的急速な増加が見て取れる．

この3708例のメラノーマを分析すると，以下のような結果が得られる．

① 北海道より九州が1.5倍多い．
② 1967～1987年の20年間は男性が多く，それ以降は女性が多くなった．また，予後は女性のほうがいい（図10）．
③ 発生はゆるやかな増加傾向にあり，若年者と高齢者の発生が増加している（図11）．
④ 発生部位は，日の当たることのない足底が最も多く（27％），下肢，体幹，顔面の順．そして，顔面・上肢・下肢は女性に多く，体幹は男性に多い傾向がある．
⑤ 組織型は，表在拡大型（SSM）の増加が目立ち，悪性黒子型（LMM）がやや増加，肢端黒子型（ALM）は不変，結節型（NM）はわずかに減少の傾向にある．具体的な内訳は表2に示した．

この分析結果をコーカソイドと比較すると，先の考察とさしたる違いはないようである．ただ，より赤道に近い九州が，遠い北海道より好発するという結果は，はたして，統計学的に有意なのかどうか気になるが，紫外線曝露との関連がいわれ，コーカソイドに多い表在拡大型メラノーマが，日本で増加傾向にあることと合わせ考えると，日本人のライフスタイルの欧米化に関係することなのだろうかとの想像が働いてしまう．とまれ，この解釈にはまだあまたの研究が必要となるだろう．

メラノーマの病理発生の考察

■ 紫外線曝露

それでは，メラノーマの病理発生の考察に移ろう．

これまで，チラチラと"紫外線曝露（ultraviolet radiation）"をその最重要な環境因子として記載してきたのだが，ここで，病因としてのこの紫外線曝露に焦点をあててみよう．

日光の紫外線曝露が皮膚悪性腫瘍と関連していることは，皮膚悪性腫瘍の二大疾患である基底細

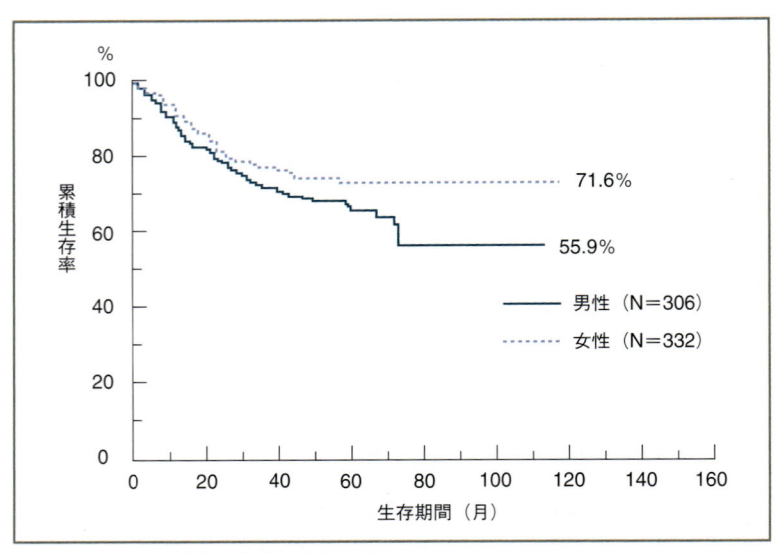

図 10 悪性黒色腫の性別累積生存率（1992〜1996 年）
川村太郎，他：TNM 分類予後調査によって知りえた本邦皮膚悪性腫瘍の実態．皮膚臨床 1974；16：358-361

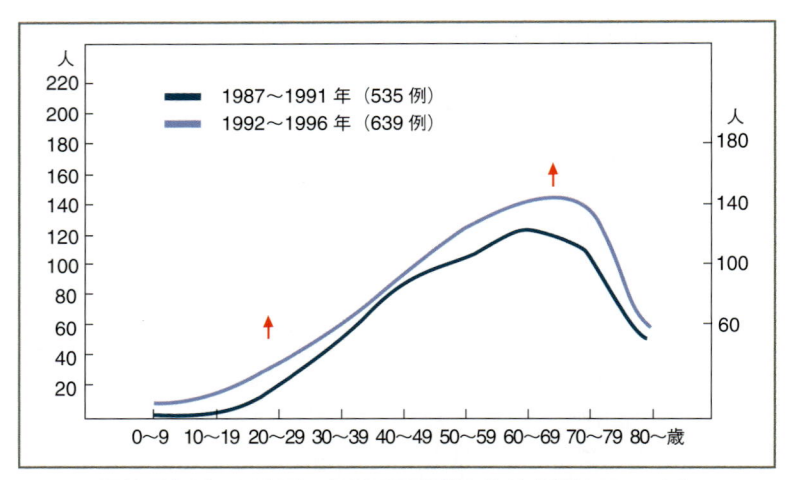

図 11 悪性黒色腫の年度別・年齢別発生数の比較（総数 1,174 例）
1987〜1991 年の 5 年間と 1992〜1996 年の 5 年間の比較．矢印は若年者と高齢者の 2 つの増加ポイントを示す．
（川村太郎，他：TNM 分類予後調査によって知りえた本邦皮膚悪性腫瘍の実態．皮膚臨床 1974；16：358-361）

胞癌と有棘細胞癌が日光に最も晒されやすい顔面・手背・前腕に好発し，終日，戸外で働く農業や漁業に従事している人に多いという事実から容易に了解できることである．しかも，高齢になるほど頻度が高くなるということから，"加齢"と"紫外線曝露"が相乗的に発癌に関連することも理解できる．一方，メラノーマとなると，確かに，顔面や手背や前腕にも発生するのだが，むしろ，常時日光に晒されることのない場所，例えば，男性では体幹の背部，女性では下肢に好発し，しかも，室内で終日仕事をする人に多い事実から，メラノーマに関しては有棘細胞癌などに比べ紫外線曝露の影響は低いかにみえる．

ところが，メラノーマ発生に関して，その紫外

線曝露の"パターン"が問題視されてきたのだ．つまり，持続的な低量紫外線曝露(戸外労働者)と時々，大量の紫外線曝露を受ける場合(屋内労働者が週末や長期休暇で意識的に日光浴をして日焼けする場合)を分けて考えると，メラノーマ発生に間歇的な大量紫外線曝露が関連することが，スウェーデンをはじめとする国から報告され，コンセンサスを得てきている．小児期に5回以上極端な日焼け(severe sunburns)を経験するとメラノーマ発生リスクは2倍以上になるとする報告もある．

つまり，疫学的にみると，メラノサイトの癌化であるメラノーマは大量間歇的紫外線曝露(日焼け)が，ケラチノサイトの癌化である基底細胞癌や有棘細胞癌は低量頻回紫外線曝露による曝露総量が関連しているという明瞭なパターンがみえてくる．この差をより客観的なエビデンスで考察できるのだろうか？

■ 主役ケラチノサイトと脇役メラノサイトの生物学的特性

その考察の前提として，まず，皮膚上皮(epidermis)を構成する主役ケラチノサイトと脇役メラノサイトの生物学的特性について触れておこう．

日常の顕微鏡観察で，皮膚上皮をじっくり眺めると，基底部に存在するケラチノサイト(basal keratinocyte)に正常分裂像をみることはあっても，メラノサイトに分裂像をみることはまずない．そして，基底部から上行して細胞分化が終結していくケラチノサイト(suprabasal keratinocyte)にアポトーシス(apoptosis)に陥った核異常細胞(dyskaryotic keratinocyte)の姿をみることはあっても，メラノサイトがアポトーシスに陥った姿に出会ったことはない．この日常ルーチンの観察一つとっても，両者，とりわけ基底部ケラチノサイトとメラノサイトの間に生物学的な態度の質的な差が存在していることが予想される．

事実，メラノサイトにはアポトーシスを抑制する蛋白質であるbcl-2(B-cell lymphoma derived protein 2)が核内に大量に存在している．ちなみに，基底部ケラチノサイトにもメラノサイトほどではないがbcl-2が存在している．この両者のbcl-2の量的な差は，メラノサイトにアポトーシスを起こさない程度の紫外線照射で基底部ケラチノサイトにはアポトーシスが発生することから了解される．

しかし，決定的な差は，基底部ケラチノサイトには旺盛な増殖能がみられ，ケラチノサイトの幹細胞(stem cell)としての振る舞いを確認できるが，メラノサイトには増殖(生理的に)を示す形跡がないことである．すでに述べたように，メラノサイトが神経細胞の形態を持ち，その由来も同じであることを考えればうなずけることだが，上皮基底部に定住するメラノサイトは分化が完了してしまった細胞(terminal differentiated cell)と考えられている．とすると，その幹細胞はないことになるのか，メラノサイトを補充する細胞はいないのか，という疑問がわく．実はそうではない．毛を作り出す毛包(hair follicle)の外毛根鞘(outer root sheath)に幹細胞として振舞うメラノサイト前駆細胞群が生息している．この前駆細胞が黒い毛の再生を保障し，毛包間の上皮基底部メラノサイトを補充するのだ．

Gilchrestらの発癌機序仮説

このような2つの細胞の生物学的な差を踏まえて，Gilchrestらは，先述した疫学的結論を説明しようと，そのものズバリの"紫外線曝露が引き起こすメラノーマ"の発癌機序仮説を発表したことになる．その内容はどうか．

1頁全面をつかったケラチノサイトとメラノサイトの癌化過程を大量と小量紫外線曝露に分けてシェーマが描かれている．しかし，筆者の能力のなさかもしれないが，何度，読み返してもその論旨は明瞭ではない．

彼らは，その前提に，「紫外線曝露はヒト皮膚細胞のDNA修復能を高める」というエビデンスをおき，かろうじて死をまぬかれるほどの傷害(sublethal damage)が核DNAに加わると，所謂，SOS反応によりDNA修復能が激しく刺激さ

れ，その主役はチミジンジヌクレオチド(thymidine dinucleotide)で，紫外線曝露または化学発癌物質によるDNA損傷の修復率は，このチミジンジヌクレオシドによって2～3倍上昇し，ジヌクレオシドによるDNA修復能の誘導には，癌抑制蛋白質であるp53の調節遺伝子の活性化が一部関与していると書く．そして，このDNA修復能の低下が発癌に関係していることは，基底細胞癌では15%，日光発癌のリスクが1,000倍高い色素性乾皮症(xeroderma pigmentosa)では50%近く低下しているという報告をみてもほぼまちがいのないことだと…．これまでのさまざまな論文の切抜きの貼り合わせが，いつまでも続いていく．

■ まとめると

Gilchrest一派の仮説を筆者なりに理解したところをまとめると以下のようになる．

『ケラチノサイトはメラノサイトよりはるかに紫外線曝露に弱く，大量であれば速やかにアポトーシスに陥り排除されてしまうが，メラノサイトはかなりの曝露でもなんとか凌ぐことができる．しかし，急激に大量の紫外線照射だと，さすがのメラノサイトもアポトーシスに陥らないまでも，DNAに損傷を受けそれなりの遺伝子突然変異が出現してくる．この突然変異は長く保持され，更なる大量曝露が重なることによってメラノーマとして姿を現してくる．しかし，ケラチノサイトは，紫外線曝露で誘導されたメラニン産生の亢進によって，その核はメラニンのヘルメットで守られているのだが，アポトーシスに陥るほどではない低量の曝露が持続すると，DNAは損傷され，一部は修復されるが，それも完全修復ではなく遺伝子突然変異として残存する．そして，なおも続く低量持続的曝露が傷ついているDNAに更なる傷害を与え，基底細胞癌や有棘細胞癌として姿を現す』と．

この結論であれば，なにも，ケラチノサイトとメラノサイトの生物学的な態度の違いから帰納させることは可能なのであって，取り立てて，新たな仮説のように報告するまでもないと筆者には思われる．

が，しかし，当のGilchrestは『この仮説は間歇的大量紫外線曝露とメラノーマのリスク，および，頻回低量紫外線曝露パターンおよびその曝露総量と基底細胞ならびに有棘細胞癌のリスクの疫学的関連性を説明するものである．This hypothesis explains the epidemiologic correlation between intermittent high-dose exposures(sunburns)and the risk of melanoma and also the correlation between frequent low-dose exposures that are cumulatively large over a life time and the risk of basal-cell and squamous cell carcinomas.』とまことに自信満々なのだ．

前半の総説的な記載が充実していただけに，後半に展開されている仮説のわかりにくさには，突然戸惑い，読み終えたあとに違和感が残ってしまう．

とまれ，紫外線曝露がメラノーマの危険因子であることに間違いはないだろう．しかし，日本に多い肢端黒子型メラノーマは紫外線曝露と深くかかわっているとは思えないわけで，メラノーマ発癌の機序もまた，まだまだ，その解明の道は遠く厳しい．

K さんのその後

ところで，Kさんはどうなったのだろう．

入院後2日で，母指切断術と腋窩リンパ節廓清術を受け，術後17日で退院．皮膚科担当医から，病名を告げられ，生命予後は1年以内，とはっきりと伝えられている．積極的に化学療法を受けたい．抗がん剤の副作用が強くなったら，そのときは入院させてほしいと，Kさんもまた，はっきりと担当医に意志を伝えている．

入院中の看護記録をみると，入院までの母指の痛みは一時それほどではなかったが，徐々に強くなったという．

「メラノーマ浸潤が真皮浅層に達したとき，はじめの痛みが起こった．そうこうしているうちに，その痛みは和らいでいき，浸潤が骨膜に達したとき激しい痛みが再燃．しかし，骨膜を越えたところで，痛みは一休み．ところが，腹側の骨膜

に浸潤が達した途端，またもや，強い痛みが彼を襲った．そして，腹側皮下組織に達したところで，また軽くなった．しかし，その痛みを忘れかけた頃，メラノーマが腹側の真皮浅層に達し，忘れそうで忘れ得ない痛みがまたもや出現した」．

ゆるやかな波のように襲う表現しがたい疼痛．そして，その疼痛原因がわからない不安がその上に加わり，自らの生存の危機を悟ったに違いない．

痛覚神経は脊髄知覚神経末端のひょろりとした無髄神経線維（free nerve ending）であり，その分布は，真皮浅層と骨膜に集中している．そのことを知った上で，あの切断指最大割面のルーペ像を思い起こせば，Kさんを責め苛んだ波状的な疼痛の歴史をリアルに想像することができる．

土木作業員をしていたKさん．メラノーマの家族歴はない．もちろん，以前，メラノーマを患ったこともない．激しい作業で絶え間ない指先の外傷を繰り返していたのだろうか？「右ではなくて，左ですから，不便はありません」と朗らかに語り，元気に退院していったと看護記録にある．

それにしても，人間はここまで耐えられるのだ．

■ 文献

1) Vries ED, Bray F, Coebergh JW, et al. Malignant melanoma : introduction. In : LeBoit PE, Burg G, Weedon D, Sarasin A.(eds) : WHO Classification of Tumours : Pathology and Genetics, pp52-65, IARC-Press, Lyon, 2006
2) Schuchter L, Ming M : Melanoma and nonmelanoma skin cancers. In : Goldman L, Ausiello D(eds) : Cecil Medicine. 23rd ed. pp1526-1530, Saunders Elsevier, 2008, pp1526-1530
3) Gilchrest BA, Eller MS, Geller AC, et al. : The pathogenesis of melanoma induced by ultraviolet radiation. N Engl J Med 1999 ; 340 : 1341-1348
4) Thompson JF, Scolyer RA, Kefford RF. : Cutaneous melanoma. Lancet 2005 ; 365 : 687-701.
5) 日本皮膚悪性腫瘍学会編：皮膚悪性腫瘍取り扱い規約，第1版．金原出版，2002
6) 斉藤 脩，鈴木不二彦：臨床医と病理医のための皮膚病理学．pp211-220, シュプリンガー・フェアラーク東京，1996
7) 中島 孝，石原和之：腫瘍鑑別診断アトラスシリーズ色素性腫瘍．pp59-94, 文光堂，1993
8) 川村太郎，他：TNM分類予後調査によって知りえた本邦皮膚悪性腫瘍の実態．皮膚臨床 1974；16：358-361

NOTE 母指切断後，Kさんは5か月で亡くなりました

「左手の親指ですから不便はありません」と朗らかに語り，退院していったKさん．しかし，その後の経過はどうだったのだろう．

1か月後，主治医との約束通り，ダカルバジン（DTIC），ニムスチン塩酸塩（ACNU），シスプラチン（CDDP），そして，タモキシフェンクエン酸塩（TAM）による化学療法（DAC-Tam療法）のため20日間入院．幸い，高カリウム（K）血症以外副作用はなかった．さらに，1か月後，2回目のDAC-Tam療法のため18日間入院．今回は，高K血症に加え食欲不振が出現．この辛い2回の化学療法は，しかし，リンパ節転移に対してある程度の効果があったものの，肝臓，肺，副腎血行性転移の急速な増大は止まらず，まったくコントロールできなかった．

退院1か月後，定期外来で皮膚科を訪れたとき，顔面蒼白で高度な腹部膨満の状況であった．検査データは，室内空気でS_pO_2 100%，CRP 24.88 mg/dℓ，WBC 15,790/μℓ，Hb 9.5 g/dℓ，Plt 20.7×10^4/μℓ，AST/ALT 457/83 U/ℓ，BUN/Cr 38.9/1.10 mg/dℓ，LD 14,995 U/ℓ，TP 5.3 g/dℓ，Alb 2.3 g/dℓ．厳しい貧血・細胞破壊・炎症そして高度な低栄養だ．この1か月は，1日ジュース1本で暮らしていたという．

即刻，皮膚科入院となったが，疼痛と呼吸困難と腹部膨満感が強く，2日後，緩和ケア病棟に転床．オキシコンチン®とモルヒネ塩酸塩®の使用で自覚症状はやや改善され，院内の売店に行きたいと訴え，車椅子で連れて行ってもらったKさんだが，呼吸状況は急速に悪化し，転床2日後死亡．

術後，5か月の経過である．病理解剖は行われなかったが，広範な肝転移により，肝臓は異様に腫大していたに違いない．

Chapter 37 Addendum 1（Chapter 36 に関連して）

メラノーマ血行性転移の実相
画像診断ではおよぶまい

　Chapter 36 で提示した母指爪甲下メラノーマのKさんは，顔面頬部と肝臓，肺に血行性転移している可能性がきわめて高かったわけだが，しかし，メラノーマ血行性転移の厳しい実相を直に経験したわけではない．

　ここに2枚の肝臓の割面写真がある（図1）．死後2時間30分，病理解剖で取り出された肝臓の前額断の写真である．上がホルマリン固定前，下は固定後である．血量の乏しい，みるからに軟らかそうで，とりたてて問題のない（ただし貧血様）

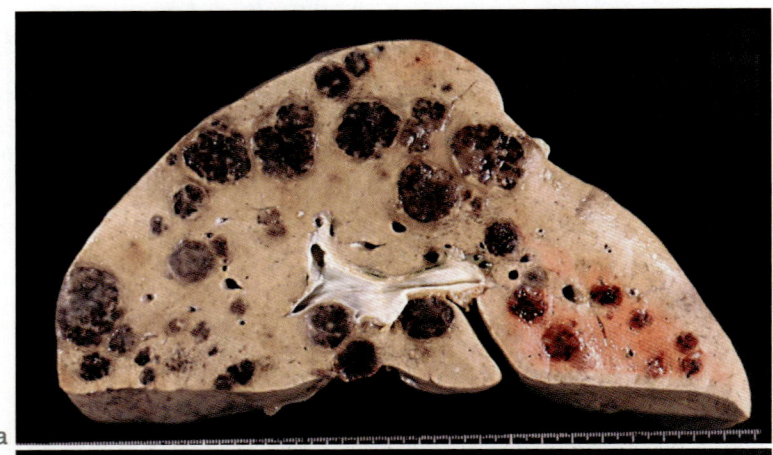

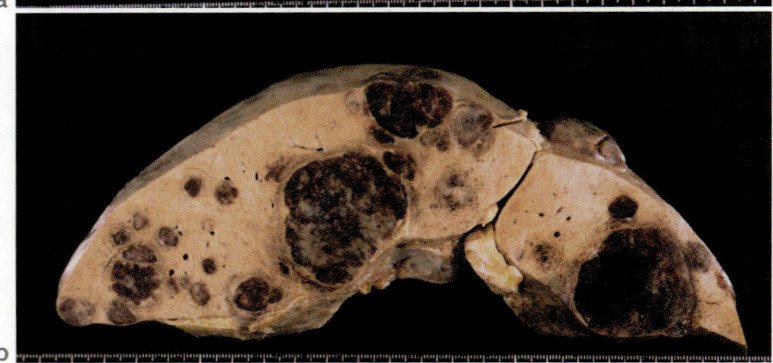

図1　これがメラノーマ血行性転移だ
a：ホルマリン固定前，b：ホルマリン固定後
ホルマリン固定後のほうが，メラニンの黒色調が鮮やかである．この症例は，すでに Chapter 36 の考察においてメラノーマの臨床異型として特殊なメラノーマに分類される"粘膜メラノーマ（mucosal melanoma）"の実例として提示した78歳女性，肛門管粘膜メラノーマ（Chapter 36 の図7）にみられた広範な血行性肝臓転移の実相である．全身のリンパ節，腹膜への広範な播種も伴った状態で死に至った症例である．肛門管の原発巣は4 cm大で，Kさんの母指原発巣とほとんど同じ大きさである．なのに，これほどまでに，激しい遠隔転移が成立しているのだ．

肝臓を背景に，大小不同の黒色結節が全域に散らばっている．サイズは最大5cm．サイズが一定しないのは，この血行性転移が，1回のシャワーのような腫瘍塞栓(shower tumor-embolization)のばら撒きにより成立したのではなく，ある日，そしてまた，ある日というように，異時性に肝臓転移が成立していったことを示している．それ以外は，説明無用．これはもう，悪性黒色腫の血行性肝転移以外の何者でもない．

超音波であれCTであれ，さらに，MRIであっても，その白黒画像は肝臓内に多数の占拠性病変をしっかり捉えるだろう．そして，これは多発性の肝臓の転移性腫瘍だろうと判断するだろう．だが，存在診断はなしえても，"メラノーマ"の転移という質的な診断を下すことはなるまい．しかし，この2枚の写真なら，それはいとも容易いことだ．

色と臭いそして，肌触りをも，一挙に手に入れることができる病理解剖肉眼所見の凄さである．

Chapter 38 Addendum 2 (Chapter 36 に関連して)

メラノーマ垂直浸潤の病理組織学モデルと分子生物学モデル
Clark と Miller 渾身の論文を読む

『メラノーマは皮膚癌のわずか 4% でしかないのに，皮膚癌による死亡のなんと 80% もメラノーマが占めている．すでに転移を起こしているメラノーマとなると，5 年生きられるのはたった 14% にすぎない．この進行メラノーマの非情なる仕打ちを前にするとき，われわれは，メラノーマが垂直方向の増殖へと向かい深く浸潤していくその変容の本体と化学療法の有効性が失われていくその機序について，これから，一体，どれほどの研究を積み重ねていかねばならないのだろう．』

マサチューセッツ総合病院とハーバード大学医学部の皮膚科医 Arlo J. Miller と Martin C. Mihm は，この憤懣やるかたない言葉で，『The New England Journal of Medicine』2006 年 7 月 6 日号の総説「Mechanism of Disease : Melanoma」を書き起こしている．この 2006 年という年は，かのメラノーマ垂直浸潤の指標"クラークのレベル分類"を生み出した，ペンシルバニア大学医学部の病理学者 Wallace H. Clark, Jr. が亡くなって 10 年目にあたる．奇しくも，その年に，Miller と Mihm は，Clark が提唱したメラノサイトがメラノーマへと変容していく組織学的モデルを一方におき，その組織学的変化に対応すると考えられている多彩な遺伝子異常の集積を，メラノサイトがメラノーマへと姿を変えていく分子生物学的モデルとして発表したことになる．したがって，この彼らの総説を理解するためには，まず，Clark のことを押さえておかねばなるまい．

Clark model とは

1997 年 12 月 7 日号の『The New York Times』に次のようなタイトルの一文が掲載された．「メラノーマの専門家，ワレス・クラーク，73 歳で死す : Wallace Clark, Melanoma Expert, Dies at 73」．Wallace H. Clark がメラノーマの世界でどれほど知名度の高い医師であったかを象徴する記事である．1991 年ペンシルバニア大学を定年退職した後，古巣ハーバード大学医学部の客員教授に招かれ，1997 年 11 月 28 日，自宅で突然死する数日前まで大学に通っていたという．死因は，メラノーマではない．動脈瘤破裂だ．しかし，その破裂が，腹部大動脈か胸部大動脈なのかは記載されていない．

多段階発癌の病巣

本題に入ろう．病理組織学に基づく Clark model を概括する．

そのテキストは，Clark が 60 歳のとき『Human Pathology』誌 (1984) に発表した，「腫瘍進行の研究 : 表層拡大型および結節型メラノーマの前駆病変」である．

メラノサイトがメラノーマへと癌化していくプロセスを多段階発癌 (stepwise transformation) とみるこのモデルは，以下のような 6 相の病巣段階 (lesional step) を経るとする．そして，皮膚という最も目につきやすい場に，黒色という眼に鮮やかな腫瘍として出現するメラノーマは，肉眼限界の 100～200 μm 径のきわめて小さな段階からその観察が可能であり，長期にわたる腫瘍進行 (tumor progression) の過程をつぶさに肉眼で観察することができる〔このことは，写真で記録に残すことができることを意味し，事実，彼は 0.3×，0.5×，1×の写真でおそらく 5,000 個を超えるであろう夥しい母斑 (nevus) と黒子 (lentigo) を記録して

表1　メラノーマの発癌過程(tumor progression)と一般病変の発癌過程

病巣段階	メラノサイト病変	一般病変(generic lesion)
step 1	通常みられる後天的なメラノサイト母斑(nevus)	正常細胞の局所的な増殖
step 2	持続的(しかし,限界はある)な黒子(lentigo)様メラノサイト過形成(aberrant differentiation)を伴うメラノサイト母斑	異常な過形成パターン(迷走分化:aberrant differentiation)の出現
step 3	2の段階に加え核異型を示すメラノサイト(melanocyte dysplasia)を伴うメラノサイト母斑	迷走性分化に加え散在性の核異型細胞の出現
step 4	原発性メラノーマの水平発育相(radial growth phase)	転移能力のない原発性癌
step 5	原発性メラノーマの垂直発育相(vertical growth phase)	転移能力のある原発性癌
step 6	転移性メラノーマ	転移性癌

(Clark WH Jr, Elder DE, Guerry D IV, et al.: A study of tumor progression: the precursor lesions of superficial spreading and nodular melanoma. Hum Pathol 1984; 15: 1147-65)

いる〕．だから，彼が手に入れたメラノーマの自然史情報から構築したこのモデルは，メラノーマ以外の多段階発癌をきたす癌のモデルとみなすこともできるはずだとする．その立場に立って，メラノーマ発癌モデルに一般腫瘍の発癌段階をも対応させたのである(表1)．

この表をみれば，①上皮内に良性腫瘍として出現する段階(**step 1**)→②その良性腫瘍に構造異型と細胞(核)異型の出現する段階(**step 2,3**)→③メラノーマとして姿を現すが，転移する能力のない表現型(水平発育相:**step 4**)→④メラノーマとして姿を現し，転移する能力をもつ表現型(垂直浸潤相:**step 5**)→⑤原発巣から離れ，遠隔で自立的増殖を続ける転移性メラノーマ(**step 6**)という5段階の病理組織段階が存在することが見えるのだが，Clarkは，この5段階を病巣の特性番号(property number)と表現し，特性番号1～5(①②③④⑤に対応する)に分けることができると論文末尾のAPPENDIXで明記している．②が前駆病変としての資格をもち，③④⑤が癌の諸相ということになる．

腫瘍を語るとき2つの発生経路を考える

一般的に腫瘍発生を語るとき，2つの発生経路を考える．端から癌細胞として発生する場合(*de novo* carcinogenesis)となんらかの前駆病変(precursor lesion)が存在しており，そこから癌化が始まる場合である．具体的にいうと，胃癌の低分化腺癌である印環細胞癌(signet-ring cell carcinoma)は前者の代表であり，腸上皮化生をまったく生じていない胃粘膜の胃底腺頸部にいる粘液細胞が突然癌細胞に変わるものだ．一方，ポリープとして姿を現している腺腫(adenoma)から腺癌(adenocarcinoma)が発生してくることが大腸癌では一般的だが，この腺腫—癌腫シークエンス(adenoma-carcinoma sequence)は後者の代表だろう．

この視点でメラノーマをみるとき，もともとあった母斑や黒子から悪性黒色腫(メラノーマ)が発生する，つまり，後者の発生経路をとると考えるときわめてわかりやすい．ありふれた母斑や黒子を癌であるメラノーマの前駆病変と考えるわけだ．だが，しかし，表1の第1段階にあるメラノサイト母斑や黒子は，メラノサイトの局所的な増殖巣であり，そのほとんどがさらに増殖することはなく，消退するように運命づけられた分化プログラムに従い自然消退していくことが多いという事実がある．だから，良性母斑がメラノーマの前駆病変であると考えるには無理がある．この良性母斑の詳細な自然史については論文を参照されたい．では，表1の第2,3段階にあたる構造異型や核異型を示すメラノサイト異形成(melanocyte dysplasia)の出現した母斑は，メラノーマの前駆病変となるのか？

表2 メラノーマ組織型と前駆病変のタイプ

前駆病変のタイプ	SSM	NM	LMM	ALM	分類不能
通常の後天性メラノサイト母斑にみられるメラノサイト異形成	32(21%)	2(6%)	0	0	2(8%)
先天性メラノサイト母斑にみられるメラノサイト異形成	2(1%)	3(10%)	0	0	0
de novo のメラノサイト異形成	25(17%)	5(16%)	0	0	2(8%)
メラノサイト異形成をみない通常の後天性メラノサイト母斑	20(13%)	1(3%)	3(14%)	0	1(4%)
メラノサイト異形成をみない先天性メラノサイト母斑	5(3%)	0	2(9%)	0	1(4%)
詳細不明なメラノサイト異形成	7(5%)	2(6%)	1(5%)	1(8%)	7(28%)
前駆病変を確認できないもの	59(40%)	18(59%)	16(72%)	12(92%)	12(48%)
合計(例)	150	31	22	13	25

SSM：表在拡大型メラノーマ，NM：結節型メラノーマ，LMM：悪性黒子型メラノーマ，ALM：肢端黒子型メラノーマ
(Clark WH Jr, Elder DE, Guerry D IV, et al. : A study of tumor progression : the precursor lesions of superficial spreading and nodular melanoma. Hum Pathol 1984 ; 15 : 1147-65)

とりあえず，Clark の話を聞こう．

Clark の禅問答

「メラノサイト異形成を示すメラノサイト母斑のほとんどはそれだけのことで，メラノーマになることはない．だが，しかし，前駆病変からメラノーマが発生するとすれば，メラノサイト異形成を示すメラノサイト母斑は前駆病変たりえる．
The vast majority of melanocytic nevi showing melanocytic dysplasia are terminal lesion that do not progress to melanoma. If melanoma is to develop via a precursor lesion, however, the nevus with melanocytic dysplasia is that precursor.」

まるで高僧の禅問答のような語りである．が，この意味は深い．つまり，膨大な数を占める病巣段階1の母斑は勝手に消えていく運命をもっているのだからうっちゃっておけばいい．病巣段階2，3となると数は激減する．しかし，それとても悪さをすることはまずないのだからほっておけばいい．だが，しかし，メラノーマが前駆病変を経由して発生すると仮定するとなると，このメラノサイト異形成を示すメラノサイト母斑の中に，一握りの放置できない，つまり，メラノーマの前駆病変としての，"メラノサイト異形成"の出現した母斑があると考えてかからねばなるまい．と言うことになるのだろう．

市街地は雑然としているが，ごく普通の国である"母斑国"からみれば，異形を示すメラノサイトがいたとしても些細なことだと無視されるが，チリひとつ落ちていない市街地を誇る新興宗教の"メラノーマ国"からみれば，その構成員たるメラノーマ細胞の出所は重要な問題だ．もし，異形成メラノサイトがその出所なら，大事に育てて次代を担うメラノーマ細胞として補充せねばならないということになろうか．

そこで Clark は何をやったのか？

Clark は長期に観察した241例のメラノーマでそのこと，つまり，"異形成メラノサイトが前駆病変であるのか"を検証したのである．

その貴重な表を示そう(表2)．

表在拡大型メラノーマ(SSM)の55%は組織学的に確認された前駆病変をもっており，その70%は母斑の有無を問わず，メラノサイト異形成がみられている．また，結節型メラノーマ(NM)でも35%が前駆病変をもち，その91%はSSM同様，母斑の有無を問わず，メラノサイト異形成が確認されている．つまり，メラノサイト異形成(melanocytic dysplasia)がメラノーマ前駆病変としての資格をもった組織学的所見として抽出されたことになる．従来，前駆病変から発生するメラノーマは，20〜30%程度だろうと考えられてきた．しかし，Clark のこの具体的な分析結果は，前駆病変から発生するメラノーマは，従来の定説よりはるかに多いことを示している．さらに，注目す

べきは，日本人や黒人に多い肢端黒子型メラノーマ（ALM）では前期病変を確認できないことが圧倒的に多いという結果である．これは，コーカソイドに多いSSMは前駆病変から発生することが多いが，非コーカソイドに好発するALMは de novo で発生する可能性があることを暗示しており，Chapter 36で考察したことと関連付けると興味深い．

これがすなわちClark Model

Clarkはさらに進める．メラノサイト異形成は，持続的な黒子様メラノサイト過形成（persistent lentiginous melanocytic hyperplasia, 彼はこれをaberrant differentiation"迷走分化"と表現している）とメラノサイトの核異型（melanocytic nuclear atypia）の2つを満たすものと定義しているのだが，前駆病変としてみるとき，その組織所見の必須条件（sine qua non）は，メラノサイトの核異型（nuclear atypia）にあるとする．

そして，この前駆病変から，明らかな悪性腫瘍としての性格をもつメラノーマが発生するとき，まず，ごく一部ではあるが，真皮の最も浅い領域である乳頭部真皮（papillary dermis）に浸潤しながら表皮内を増殖する水平発育相（radial growth phase：③）をなすが，この相では転移する能力は持たないとする．次いで，90°方向転換した垂直方向への浸潤が始まる垂直発育相（vertical growth phase：④）が起こるのだが，このメラノーマの振る舞いの質的な変化は，水平発育相を形成していたメラノーマ細胞が垂直方向に増殖の方向を変換したのではなく，垂直方向へ増殖する能力をもった新たなメラノーマ細胞集団の出現によるとする．この相ではリンパ管や静脈へ浸潤し転移を起こす能力をメラノーマが得たことになる．そして，他の癌では珍しいことだが，この垂直浸潤の先進部分は境界明瞭で，所謂，膨張性発育（expansile growth）を示す．そして，最後は，原発巣から離れた遠隔に新たな増殖が成立する転移性メラノーマの相（⑤）となるわけだ．

これが，多段階発癌によるメラノーマ病理組織学的モデル，すなわち，Clark Modelである．

そして，この病理組織学的モデルは，メラノーマの制御はいかにその垂直浸潤を押さえ込むかであると，メラノーマ治療戦略の方向をも示している．

ところで，このClark論文で筆者が注目したことを，一つ，付言しておきたい．

それは，Clarkが，論文中，一度も，異形成母斑（dysplastic nevus）という表現を用いていないことである．"メラノサイト異形成（melanocytic dysplasia）を示すメラノサイト母斑"という表現に終始している．それは，おそらく，「メラノサイトに異形成があるからといって，それがすべてメラノーマになるわけでない．だから，異形成母斑という確固たる疾患の名前を与えてしまうと，異形成母斑と診断すれば，すべてメラノーマの前駆病変だという過剰な反応を与えるだろう」とClarkは危惧している．きっとそうなのだ，と筆者は終始感じながら，この18ページにおよぶ論文を読了したのだった．

Millerの仕事

では，Miller論文に移ろう．

彼はこう始める．「メラノーマ発生に関連する夥しい分子生物学的な出来事が報告されている．が，しかし，私たちの仕事は，aに始まりzで終わるメラノーマ関連遺伝子異常のカタログを作ることではない．メラノーマ危険因子・メラノーマ発癌のさまざまな段階・メラノーマでみられる分子生物学的反応の変容パターンを細胞の分子経路に関連付けることが目標なのだ．　But rather than catalogue all the molecular lesions in this tumor, we will focus on connections between molecular pathways and risk factors for melanoma, the different steps of neoplastic transformation, and the patterns of molecular changes in melanoma.」

メラノーマの危険因子

　メラノーマ危険因子の最強なものは，メラノーマ家族歴・多発する異形成母斑・メラノーマの既往歴の3つである．免疫抑制状態・日光過敏性・紫外線曝露は付加的な危険因子である．よく知られているメラノーマ関連遺伝子異常として，サイクリン依存キナーゼ抑制因子2A（cyclin-dependent kinase inhibitor 2A；*CDKN2A*）とサイクリン依存キナーゼ4（*CDK4*）の突然変異がある．前者は家族性メラノーマの25～40％にみられる．ともに癌抑制遺伝子であることからすれば，その機能異常とメラノーマ発生の関連は理解しやすいものだ．一方，紫外線感受性は遺伝子多型（polymorphism）との関連が言われており，紫外線曝露の分子生物学的解析は，遺伝子―環境因子相互作用の解析におけるモデルとも言えるだろう．紫外線曝露による皮膚色素沈着の増強（日焼け）が，さらなる紫外線曝露による皮膚DNA障害を防止することはすでに述べたが，この現象を分子生物学的レベルでみると，αメラノサイト刺激ホルモン（α-melanocyte-stimulating hormone；α-MSH）がその受容体であるメラノコルチン受容体1（melanocortin receptor 1；MC1R）に結合することによりメラノサイトの細胞内信号が増強されメラニン産生が増えるということになる．色白で赤毛の場合，MC1R遺伝子（*MC1R*）の胚細胞ラインの遺伝子多型が起こっている頻度が高く，その結果，MC1R活性の低下→メラニン産生の低下→紫外線防御能の低下→メラノーマ発生という流れがみえてくる．

ここからは例の話— Miller のメラノーマ分子生物学モデルを読み解く

　さて，これから，Clarkのメラノーマ病理組織モデルを傍らにおきながら，Millerの目にみえぬ分子世界の話，すなわち，"メラノーマ分子生物学モデル"を読み解いていこうと思うのだが，その話はといえば，筆者は当然のことながら読者の表情をも曇らせる，あの横文字と略号が怒濤のごとく出てくる例の話なわけで，なんともなじみにくいこと請け合いである．それは，凝固因子の連鎖，あるいは，補体系活性化のカスケードに似ているといえるが，その比ではない．しかし，このことを突破しない限り，メラノーマの分子モデルを理解することはできまい．

　そこで，まず，MillerとMihmが夥しいメラノーマ関連遺伝子異常の中から，メラノーマ分子生物学モデル作成に不可欠と判断し抽出した，メラノーマ関連の重要な遺伝子を示しておこう（表3）．表に掲げられた多くの遺伝子と蛋白質が，これから読み解くMiller論文の主役たちなのだ．そして，その数，分子経路6，遺伝子あるいは蛋白質36からなる大層なものだ．

　では，この表片手にまいりましょうか．

メラノーマ多段階発癌の全過程に関与する分子所見

　Clark Modelの最初の組織所見であるメラノサイト過形成と母斑出現の時期（①）に関連する分子レベルでの出来事は，*BRAF*（*b-Raf*）の突然変異とマイトジェン活性化蛋白質キナーゼ信号伝達経路（mitogen-activated protein kinase signaling pathway；MAPK経路，extracellular-related kinase；ERK経路ともいう）の異常な活性化（*N-RAS*の体細胞突然変異による）である．この両者は，メラノーマ多段階発癌の全過程に関与する基本的な分子所見と考えられる（例えば，BRAF突然変異は良性母斑だけでなく，原発性および転移性メラノーマでも高頻度に起こっている）．この*BRAF*突然変異で産生される蛋白質は，メラノサイトの過形成を引き起こすのだが，キナーゼ4Aの細胞周期抑制因子（INK4A：Ink4aとも書く）が増強することによって，この増殖したメラノサイトを老衰へと導く．しかし，このINK4Aが誘導した細胞周期の停止も，INK4A遺伝子自体の突然変異によって無効となることがあるという．

表3 メラノーマにかかわる重要な遺伝子

経路	遺伝子あるいは蛋白質	機能	メラノーマでの変化
RAS & MAPK	N-RAS	癌遺伝子	G13R の突然変異散発的活性化
	BRAF(b-Raf)	癌遺伝子	母斑とメラノーマでコドン V600E の突然変異を散発的活性化
	mitogen-activated protein kinase-extracellular related kinase(MEK)	信号伝達	水平増殖相と垂直増殖相で亢進（up-regulation）
	extracellular related kinase 1 or 2(ERK1 or 2)or mitogen-activated protein kinase(MAPK)	信号伝達	活性亢進
INK4A, CDK, & Rb	cyclin-dependent kinase inhibitor 2A or inhibitor of kinase 4A (CDKN2A or INK4A)	癌抑制—細胞増殖抑制	家族性メラノーマで胚細胞ライン突然変異を示すものあり．散発性欠失・プロモーター不活化・LOH が多くのメラノーマにみられる．
	cyclin-dependent kinase 4 (CDK4)	細胞増殖プロモーター	R24C における家族性胚細胞ライン突然変異で INK4A による蛋白合成抑制不能
	cyclin D1(CCND1)	細胞増殖プロモーター	肢端メラノーマで散発性に増強
	retinoblastoma(Rb)	癌抑制—細胞増殖抑制	リン酸化により G1 期から S 期への進行を導く
ARF & p53	alternate reading frame(ARF)	癌抑制，MDM2 の抑制	家族性メラノーマで胚細胞ライン突然変異を示すものあり．散発性欠失・プロモーター不活化が多くのメラノーマにみられる．
	tumor protein 53(p53)	アポトーシスを誘導し，DNA 傷害後細胞増殖抑制の癌抑制遺伝子	メラノーマでいつも発現している
	mouse double minute 2(MDM2)	p53 の普遍化と破壊の targeter	ARF 突然変異状態で亢進
	BCL-2-associated X protein (BAX)	細胞死の誘導	通常低下（down-regulated）
PTEN & AKT	phosphatase and tensin homolog (PTEN)	癌抑制遺伝子，PI3K 抑制	染色体領域での散発的な欠失
	phosphatidylinositol 3 kinase (PI3K)	多くの成長因子に対する信号分子	PTEN 突然変異で活性化
	protein kinase B(AKT or PKB)	PI3K によって活性化される癌遺伝子で細胞生存を延長させる	メラノーマの中に増強しているものがある
	BCL-2 antagonist of cell death (BAD)	細胞死の誘導	しばしば低下（down-regulated）
	forkhead receptor(FKHR)	成長の抑制	PI3 経路に対する反応で活性化
MSH & MITF	pro-opiomelanocortin or α-melanocyte-stimulating hormone (POMC or α-MSH)	色素沈着の信号分子	メラノーマ垂直浸潤を増強
	melanocortin receptor 1(MCR1)	α-MSH の受容体	毛髪と皮膚の色および紫外線に対する反応に影響する遺伝子多型

（つづく）

表3　メラノーマにかかわる重要な遺伝子（つづき）

経路	遺伝子あるいは蛋白質	機能	メラノーマでの変化
	cAMP response element-binding protein（CREB）	転写因子	亢進状態にある．MITFとメラノサイト分化に影響
	microphthalmia-associated transcription factor（MITF）	転写因子	染色体領域での散発性増強
	tyrosinase（TYR）	メラニン色素合成	発現低下
	tyrosinase-related protein 1（TYRP1）	メラニン色素合成	発現低下
	dopachrome tautomerase（DCT）	メラニン色素合成	発現低下
	melan-A（MLANA）	メランAとmelanoma antigen recognized by T-cells1（MART1）抗体で認識される抗原	発現低下
	silver homologue（SILV）	HMB-45抗体で認識される抗原	発現低下
	melastatin 1（TRPM1）s	不明	転移性メラノーマで発現低下
	BCL-2	細胞生存（cell survival）	メラノーマのさまざまな相で亢進
cell adhesion	wingless-type mammary tumor virus integration-site family（WNT）	癌原遺伝子，GSK3-Bを不活化する成長因子を分泌する．	up-regulateされた経路
	glycogen synthase kinase 3β（GSK3β）	βカテニンを分化させるセリン-スレオニンキナーゼ	WNT経路に影響される
	β-catenin	接着接合蛋白質，転写協同因子	sporadic stabilizing mutation
	T-cell factor-lymphoid-enhancing factor（TCF-LEF）	転写因子	亢進
	E-cadherin	細胞接着分子	垂直増殖相で発現低下
	N-cadherin	細胞接着分子	垂直増殖相で異常発現
	αVβ3 integrin	細胞接着分子ダイマー	垂直増殖相で異常発現

遺伝子は（イタリック体）で表示．臨床病理的にわかりやすいメラノーマでの変化を赤字で示した．
(Miller AJ and Mihm MC Jr.: Melanoma. N Engl J Med 2006 ; 355 : 51-65)

幾重にもかさなる分子障害の出現

　Clark modelの第2段階，メラノサイトの異形成が出現する時期（②）になると，細胞成長（cell growth）・DNA修復・細胞死の感受性（susceptibility of cell death）の3つに障害が出現してくる．

　p16^{INK4A}とp19^{ARF}という2つの癌抑制蛋白質をコードする癌抑制遺伝子 CDKN2A が家族性メラノーマの25～40％で傷害を受けて不活化していることはすでに述べたが，別の癌抑制遺伝子 PTEN（Pten）が，非家族性メラノーマ（孤発例）の25～50％で突然変異により機能を停止しているという．ネズミのメラノーマモデルでは，CDKN2AかPTENの一方に突然変異が起こってもメラノーマは発生しないが，突然変異が2つ同時に起こるか，ほかの遺伝子突然変異が加わればメラノーマが発生する．これらの突然変異が何時起こるのかはまだ不明だが，1つだけの遺伝子異常でメラノーマが姿を現すことはない．ただ，CDKN2Aの胚細胞ラインにおける消失（loss）があると，メラノーマを発生しやすくなり，前駆病変である異形成母斑（dysplastic nevus：Clarkは意図的に避けたが，Millerは堂々とこの表現を使っている）からメラノーマの発生，また，de novoの

メラノーマ発生の可能性が増大する．

■ メラノーマに深くかかわる癌抑制遺伝子 CDKN2A

1．INK4Aの働き

このようにメラノーマに深くかかわる癌抑制遺伝子 CDKN2A とは一体どのようなものなのか？

細胞周期のS期（DNA合成期）におけるDNA複製を制御するポイントをG1チェックポイントという．ここは，S期に入る直前のG期に位置するが，細胞分裂を制御する多くの経路が合流するきわめて重要な場所である．サイクリン依存キナーゼ（CDK）が阻害されるとこのチェックポイントで細胞周期の回転は停止するのだが，この停止機能をもつ蛋白質がすでに述べた INK4A（p16[INK4A]）で CDKN2A にコードされた蛋白質だ．細胞周期回転を停止させるなどというと"悪い印象"を与えるがそうではない．INK4Aは，DNAに損傷を受けた細胞や癌遺伝子が活性化した細胞，また，年老いた細胞や細胞が集団をなすような傾向を示したとき，それらの細胞増殖を抑制するのだ．人体にとって不利益になる細胞の増殖を未然に抑制する蛋白質，まさに癌抑制蛋白質の名にふさわしい"頼もしい"蛋白質なのだ．

その INK4A 欠損マウスをみると，外見的には正常なのだが，発癌物質に対する感受性は高く，H-RAS（MEK信号経路の引き金を引くMAPK信号経路上流の要素）突然変異が加わるとメラノーマが発生する．CDK4 と cyclin D1 をコードする遺伝子は INK4A の下流に作用する蛋白質をコードしているが，これらの遺伝子に突然変異がみられるメラノーマもある．この INK4A がかかわる蛋白質は，さらに，細胞周期制御蛋白質として有名な網膜芽細胞腫蛋白質（Rb）のリン酸化による細胞周期の誘導を演じる蛋白質群の一翼をも担っている．ちなみに，CKD4 の胚細胞ライン突然変異がみられる大変稀なメラノーマ一族（melanoma kindreds）では，通常 CDK4 の抑制因子として働く INK4A が機能停止しており，細胞周期制御は破綻している．

また，D型の cyclin CD1 は肢端メラノーマの癌遺伝子的な役割を担っているようだ．というのは，肢端以外の場所に発生するメラノーマに比べると，CCND1 の増強と cyclin CD1 蛋白質過剰発現が頻発しているからだ．免疫不全マウスにヒトメラノーマを異種移植（xenograft）し CCND1 を抑制すると，正常メラノサイトは知らん顔しているが，メラノーマ細胞はアポトーシスに陥る．

2．ARFの機能

CDKN2A はすでに述べた INK4A という癌抑制蛋白質を生み出したが，第9常染色体にあるこの CDKN2A の遺伝子座で別のスプライシングが起こると，もう1つ別の癌抑制蛋白質であるARF（alternate reading frame）を産生する．ARFの機能は，DNA損傷を受けた細胞や癌遺伝子の活性化や Rb 機能廃絶による異常細胞増殖に際して，細胞周期回転停止と細胞死誘導による腫瘍抑制であり，まさに，母体（CDKN2A）を同じくする INK4A と基本的に変わらないのだが，p53 蛋白質レベルコントロールの核心的な制御過程に関与している．この ARF 作用は mouse double minute 2（MDM2）蛋白質を介するものだ．MDM2蛋白質は p53 の普遍的配備の引き金を引く役割を担っているが，見方を変えれば，プロテオソーム内の p53 の枯渇を余儀なくすることを意味する．展開した p53 は，細胞周期 G2-M（G2チェックポイントという）でその回転を停止させ，傷ついた DNA の修復を図る時間を細胞に与える．しかし，修復不可能ならアポトーシスを誘導する．もし，細胞内で ARF が欠乏すると，癌遺伝子が誘導する細胞衰弱過程は廃棄され，形質転換のリスクが上昇することになる．そして，ARF 欠乏動物では，紫外線曝露後メラノーマ発生までの時間が短縮する．しかも，もう1つの CDKN2A 産物 INK4A も同時に欠乏すると，その時間はさらに短縮される．ところで，メラノーマでは p53 の突然変異が少ないことが知られているのだが，ARF 欠損による p53 経路の不活化が起こっていると考えれば了解できるだろう．

それにしても，実に頼りがいのある蛋白質では

ないか．筆者には，CDKN2A が生み出すこの2つの蛋白質，INK4A と ARF が，細胞周期という謂わば"神殿"を守る"狛犬"にみえるのだ．まるで，INK4A は右で威嚇する"阿形"像，ARF は左で厳しく覗う"吽形"像に…．

3. PTEN の作用

次に，第10番常染色体にその遺伝子座がある PTEN を取り上げよう．この PTEN も癌抑制遺伝子だが，ホスファチジルイノシトールリン酸（phosphatidylinositol phosphate；PIP_3）を使って作用するさまざまな成長因子の細胞間シグナル伝達を押さえるホスファターゼ（phosphatase）をコードしている．PIP_3 はリン酸化による蛋白質キナーゼ B（PKB：AKT ともいう）の活性化により急速に上昇する．したがって，活性化 AKT は，細胞周期を抑制しアポトーシスを誘導する蛋白質をリン酸化することで不活化し，その結果，細胞の増殖を刺激し，細胞寿命を延長させる．通常，PTEN は PIP_3 レベルを低く保つように作用しているのだが，PTEN がなくなると，PIP_3 とリン酸化により活性化された AKT が上昇する．AKT 活性の上昇は，細胞死を誘導する BAD（BCL-2 antagonist of cell death）蛋白質の不活化と CCND1 発現増強による細胞増殖刺激を介して細胞寿命を延長させる．AKT ファミリーの AKT3 を抑制すると，メラノーマ細胞の寿命が短縮し，免疫不全ヌードマウスに移植したヒトメラノーマの増殖が抑えられる．この活性化 AKT の上昇は，Clark Model の水平発育相（radial growth phase：③）に見出される．

細胞周期の基本

以上が，メラノーマ宿主の生存を脅かすことのない，Clark 病理組織モデル①②③段階における，Miller 分子生物学モデルの概要である．

そして，この前半のメラノーマ分子モデル物語で，その骨格をなしている遺伝子と蛋白質は，細胞増殖の要をなす細胞周期（cell cycle）にかかわるものが大半を占めていることがわかる．サイクリン（cyclin）はまさに細胞周期のサイクル（cycle）からきている．したがって，この場で，細胞周期の基本を押さえておこう．

細胞周期の目的は，遺伝子的に全く同質の娘細胞（daughter cell）を生み出すことにあるのだが，そのサイクルを構成する2つの重要な時期（phase）を必要とする．染色体DNAが複製（replication）して2倍量となる S（synthesis：合成）期とその染色体を分離し細胞分裂する M（mitosis）期である．前者は細胞周期の約1/2を占め，10～12時間を要す．後者ははるかに短く，1時間を要しない．

この2つの時期の間隙を埋めるのが G（gap：ギャップ）期であり，M と S 間を G_1 期，S と M 間を G_2 期という．G_1，S，G_2 を合わせて間期（interphase）という（図1）．通常，およそ24時間で1回転．最終目的である細胞分裂にはわずか1時間しかその時間は割り振られていないのに，間期には24時間もの長い時間が与えられていることが重要なのだ．図1をみると G_1 期の時間が長いことがわかる．実は，この時期にその細胞がもっている DNA を複製してよいのか，その環境は整っているか，不備はないかを詳細にチェックする時期なのだ．もし，これからの進行に不備が見つかれば，その進行を遅らせ修復作業に取り掛かるか，あるいは，端から特別な休止状態である G_0（G ゼロ）期に封じ込め，増殖再開まで数日，数週，あるいは数年蟄居せしめられることもある．さらに，その細胞あるいはその生体が死ぬまで永遠に G_0 期に据え置かれる細胞も多い．

そして，何とか無事 S 期に入り DNA の複製が終わっても，速やかに M 期に入ることはできない．G_2 チェックポイントが細胞分裂期の前に諸手を挙げて控えている．ここでも DNA 複製完了直後の，その細胞に分裂を許可していいか，何か隠し事をしていないかと綿密なチェックが行われるのだ．前者は S 期直前の G_1 期終末に G_1 チェックポイントとして，後者は，M 期直前の G_2 期終末に G_2 チェックポイントとして，まさに，"箱根の関所"のごとく物々しい関門をなしていることになる（図2）．

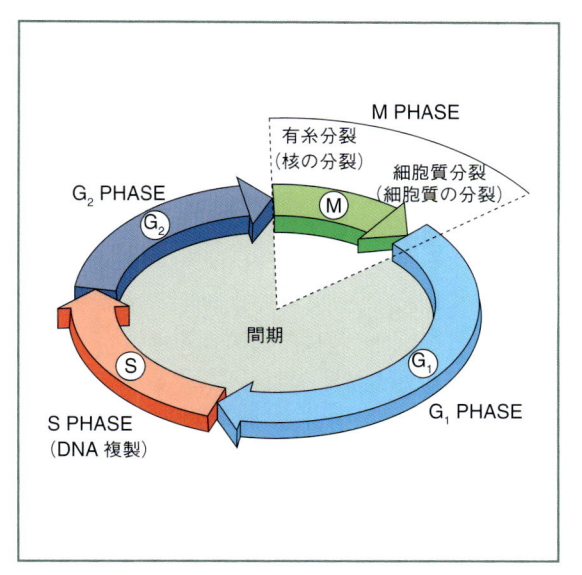

図1 細胞周期模型（1）
細胞が死ねば，再生によって新たな同じ細胞が出現するという，正常な細胞世界の"死と再生"を具現化する仕組みが細胞周期である．4つの相からなるこの細胞周期の，見事な，説明無用の模型図．時計と同じ方向で表現されていることは目に優しくうれしい．
（Alberts B, Johnson A, Lewis J, et al. : Molecular Biology of the Cell, 4th ed. pp983-997, Garland Science, New York, 2002）

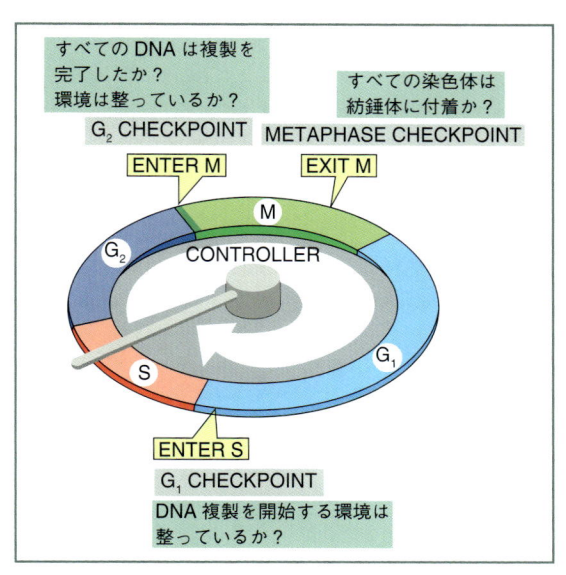

図2 細胞周期模型（2）
2つある厳しい"箱根の関所（チェックポイント）"．この模型図では，3つ目のチェックポイント（metaphase checkpoint）も示してある．このポイントはM期を出る手前で，すべての染色体が紡錘子にちゃんと繋がれているか，そのチェックが行われる．入る前だけでなく，出る前にもチェックポイントがあるわけで，なんとも念の入った細胞周期の制御に驚かざるをえない．
（Alberts B, Johnson A, Lewis J, et al. : Molecular Biology of the Cell, 4th ed. pp983-997, Garland Science, New York, 2002）

　この細胞周期制御の要が，サイクリン依存キナーゼ（CDK）であり，その調節役としてサイクリン（cyclin）があり，両者は複合体をなして細胞周期をコントロールする．具体的には，G_1期にはCDK4あるいはCDK6とcyclin Dが，G_1/S期ではCDK2とcyclin E，S期はCDK2とcyclin A，M期はCDK1とcyclin Bが複合体をなして働いている．先述したが，肢端メラノーマに関連があるD型サイクリン（cyclin D）は細胞周期のG_1期に関与している蛋白質というわけだ．

メラノーマ垂直浸潤と遠隔転移段階の分子生物学的変容

　では，メラノーマ垂直浸潤と遠隔転移という宿主の生命を奪っていくClark病理組織Model④⑤段階の分子生物学的変容を覗いてみよう．これまでの話は，一般的な細胞の話の観があったのだが，これからはユニークな細胞メラノサイトのイメージが前面に出てくる内容に変わっていく．

■ MITFのかかわり

　メラノサイトが正常な分化を遂げるためには，①細胞周期から出ること，②メラニン色素産生に必要な蛋白質をコードした遺伝子の発現があることの2つが必要なのだが，メラノーマではこの2つの制御が狂っている．メラノサイトの成長と分化およびメラノサイト前駆細胞の維持は小眼球症関連転写因子（microphthalmia-associated transcription factor ; MITF）によってなされているので，当然，MITFはメラノーマ発生に深くかかわっているはずだ．

　MITF完全欠損マウスはメラノサイトが存在しないので白子（albino：マウスでも白マウスといわず白子という）になる．MITF部分欠損マウスなら，メラノサイトは成熟せず死んでいくので弱々しい灰色マウスになる．MITFは*BCL-2*の発現を高めることでメラノサイトの寿命を保って

いる．MITFとBCL-2がともに欠乏したマウスは成熟分化したメラノサイトが消失していくので灰色になるが，これは毛包（hair follicle）のメラノサイト前駆細胞のアポトーシスが原因である．メラノーマ細胞ラインでも，BCL-2蛋白質が減少すればメラノーマ細胞が死んでいく．つまり，メラノーマ細胞自体の寿命もBCL-2に依存しているわけで，癌細胞の"美味しいとこどり"の嫌な性質を垣間みることになる．

MC1Rに結合したα-MSHにより誘導される細胞間シグナルはMITF発現を増強させ，チロシナーゼ，チロシナーゼ関連蛋白質1，ドパクロームタウトメラーゼ（dopachrome tautomerase）の遺伝子転写を刺激し，メラニン産生を高める．MITFはまた，メラノサイト特異的遺伝子である*SILV*（silver homologue）と*MLANA*（melan-A）の転写も制御しており，さらに，INK4Aを誘導することにより細胞周期を停止させることもできる．

では，メラノーマにMITFはどうかかわっているのだろう．メラニン色素やSILVやMLANA発現の減少あるいは消失は，母斑からメラノーマへの発癌に関連した現象で，これらの蛋白質が低下したメラノーマは予後不良である．また，MITFは，いまだ機能がよくわからない遺伝子*TRPM1*（melastatin 1）を制御しているが，このmelastatinが低下しているメラノーマも予後不良である．一体に，これら遺伝子発現現象のメカニズムは謎に包まれている．というのは，大元のMITF自体，ほとんどのメラノーマに存在しているからだ．

正常メラノサイトの分化と細胞周期停止をMITFが制御しているのだが，メラノーマではこの制御がみられない．単一ヌクレオチド多型（single-nucleotide polymorphisms；SNPs）を用いた研究で第3染色体の*MITF*遺伝子座を含む領域のコピー数が増加していることが確認されている．これはMITF蛋白質発現が増強していることを意味する．このMITF増強は予後不良のメラノーマでしばしば観察されることだが，それは，化学療法剤耐性と関係している．したがって，MITF機能を封じ込めることが，化学療法剤感受性の増大につながる可能性があり，メラノーマ征服のための重要な標的にMITFがなりうることを示している．

Miller論文の核心

MITFのメラノーマ発癌における重要性はわかったのだが，それは，浸潤と遠隔転移というClark病理組織モデルとの関連性というより，化学療法剤耐性との深いかかわりだった．

では，メラノーマ宿主の生命を脅かす，Clark病理組織モデル④⑤における分子レベルの話に移ろう．これこそが，薬剤耐性メカニズムの解明と双璧をなす非情なる浸潤と転移のメカニズムの解明につながる，Miller論文の核心である．

■ 細胞接着という視点

それは，細胞接着（cell adhesion）という視点からの展開である．"細胞接着"は生理的状況下で，細胞遊走（cell migration），有機的組織構築（tissue organization），器官発生（organogenesis）を制御している．このコントロールが混乱するとき，細胞は目的をもって集まり機能的組織構造物を作り出すことができなくなる．その代わりに，"てんでばらんめえ"の奇怪な構造物，すなわち，浸潤する癌が姿を現し，癌-間質相互作用（tumor-stroma interaction），癌-細胞シグナル伝達（tumor-cell signaling）という病理が具体化するのだ．

■ カドヘリンの3つの古典型

この細胞接着に関与する分子を，細胞接着分子（cell adhesion molecules；CAMs）という．カドヘリン（cadherins）はCAMsの一員で，カルシウムイオン（Ca^{2+}）依存性に細胞と細胞の接着を維持する多機能細胞膜貫通蛋白質である（接着には1mM以上のCa^{2+}濃度が必要）．このカドヘリンが細胞質内のアクチン細胞骨格（actin cytoskeleton）と接続し，細胞間シグナル伝達が可能となる．

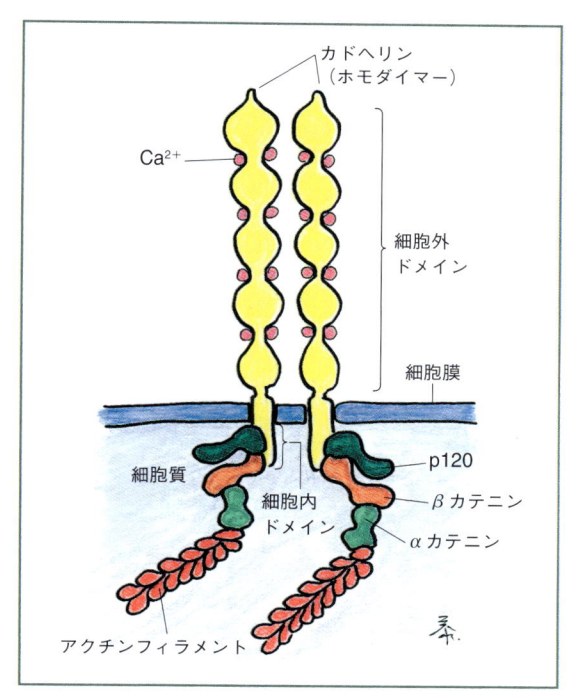

図3 カドヘリンの分子構造
ホモダイマーからなるその細胞外ドメインは2価のカルシウムイオン(Ca^{2+})に依存して，傍らにある細胞のカドヘリン細胞外ドメインと結合する．その細胞内ドメインは，核に情報を伝達する重要なβカテニンを中心とする蛋白複合体を介して細胞骨格であるアクチンフィラメントに結合している．そして，それは，細胞-細胞間の情報交換により，細胞環境の中での細胞の振る舞いを制御している．

　カドヘリンには3つの古典型(classical cadherin)がある．皮膚表皮の極性をもって配列する上皮細胞(メラノサイト，ケラチノサイトが含まれる)に存在するE(epithelial；上皮性)カドヘリン，皮膚真皮に存在する間葉系細胞に存在するP(placenta；胎盤ではじめて見つかる．皮膚上皮，乳腺上皮にも発現)カドヘリンとN(neural；神経で最初に見つかる．線維芽細胞，心臓，骨格筋，レンズにも発現)カドヘリンである．

　古典型があるということは非古典型(nonclassical cadherin)が存在することを意味するが，例えば，有棘細胞間で最も明瞭に認識される"細胞間橋"の本体であるデスモゾームを構成するデスモグレイン(desmoglein)はその一例である．

　図3に古典型カドヘリンの基本構造を示した．同じものが対になったホモダイマー(homodimer)の形をとり，細胞外ドメインが別の細胞のカドヘリン細胞外ドメインと結合するわけだ．そして，細胞内ドメインは，細胞質内蛋白質p120とα，βカテニン(catenins)からなる大きな蛋白質複合体を介在させてアクチンフィラメントと結合している．

■ βカテニンの重要性

　実は，この複合体の中でβカテニンは特別重要で，シグナル伝達経路の刺激を受けると，複合体から遊離して核へ向かいその信号を核に伝える．そのような経路の1つにWNT(wingless-type mammary tumor virus integration-site family)経路がある．メラノサイトのような神経堤細胞(neural crest cells)の成長分化に重要な機能をもつ蛋白質を生み出すのがWNTである．WNT蛋白質がその受容体に結合すると，βカテニンをリン酸化し分解する酵素であるキナーゼ$GSK3\beta$を不活化する．その結果，細胞質内のβカテニンは増加し，核内に移動してLEF-TCF(lymphoid enhancer factor-T-cell factor)に結合する．すると，*MITF*，*CCND1*，*MMP-7*(matrix metalloproteinase 7)といった遺伝子発現を増強させ，細胞分化・増殖・遊走を刺激することになる．もし，βカテニン遺伝子に突然変異が起こると，βカテニン蛋白質が安定化してしまい，核内濃度は通常レベル以上に上昇し*MITF*・*CCND1*・*MMP-7*を強く刺激し，メラノーマ細胞の寿命と増殖能を高めることになる．

　Eカドヘリンは皮膚表皮のケラチノサイトとメラノサイトの両者に発現しており，この2つの細胞の正常な相互連関が形成されている．基底細胞層から生まれ出た未分化なケラチノサイトにメラノサイトが接触すると，メラノーマのマーカーであるmelan-AやHMB-45などの発現が抑えられ，メラノサイトの特徴である細胞質突起が出現してくる．つまり，未分化ケラチノサイトが，正常なメラノサイトの成長・形態・抗原発現をコントロールしているわけだ．

■ メラノーマ水平発育相から垂直浸潤への質的変容

このカドヘリンの変化が，メラノーマ水平発育相から垂直浸潤への質的な変容を遂げるときの変化なのだ．Eカドヘリンが消失し，Nカドヘリンの発現がメラノーマ細胞に起こったとき，垂直浸潤が突如出現する．このNカドヘリンの出現は，浸潤癌と遠隔転移における象徴的な変化といえる．それは，Nカドヘリン発現メラノーマ細胞が，真皮内に存在するNカドヘリン発現線維芽細胞と血管内皮細胞と手を結ぶことにほかならない．Eカドヘリン発現の減少とNカドヘリンの異常発現がβカテニン信号伝達経路を刺激し，メラノーマ細胞に，その延命と傍若無人な浸潤と転移を許すのだ．

細胞-間質相互作用の考察
主役はインテグリン

ここまでの話は，Clark モデル④⑤における，メラノーマ細胞とその周囲をとりまく細胞の，細胞-細胞相互作用に照準を合わせた分子モデルである．しかし，細胞を取り巻くのは細胞だけではない．細胞が住み着く基盤である間質(stroma)が広がっている．だから，この細胞-間質相互作用を考察せねば片手落ちになるだろう．

その主役はインテグリン(integrins)である．この蛋白質は細胞と細胞外基質の構成要素であるフィブロネクチン(fibronectin)，コラーゲン，ラミニン(laminin)との接触を仲介する．細胞-細胞相互作用の主役であったカドヘリンが細胞膜貫通蛋白質であったことを考えれば，間質の蛋白質と相互作用するであろうインテグリンも事情は同じはずだ．インテグリンは細胞-間質接着受容体(cell-matrix adhesion receptors)である．その構造は，膜貫通糖蛋白質からなるα，βと名づけられた異なった要素が対をなすヘテロダイマー(heterodimer)である(図4)．カドヘリンとよく似ているがカドヘリンはホモダイマーであった．このインテグリンにはさまざまなものがあり，1

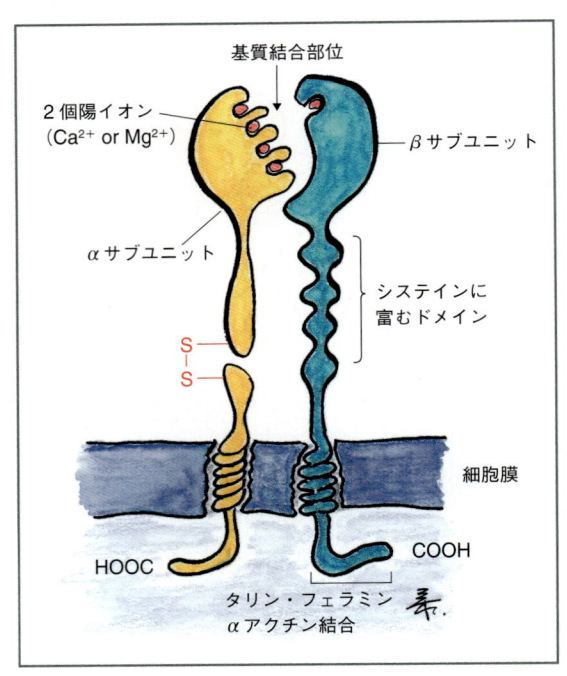

図4 インテグリンの分子構造
ヘテロダイマーからなる細胞外ドメインは，間質の構成要素であるフィブロネクチン・コラーゲン・ラミニンと結合し，細胞-間質(細胞外基質)間の情報交換ならしめる重要な分子である．カドヘリンと協同することにより細胞環境の恒常性を制御する．これらの細胞接着分子の恒常性の破綻が，メラノーマ(悪性腫瘍)の本質を構成していく．

つのファミリーを構成するのだが，その中の$α_Vβ_3$インテグリンこそが，メラノーマ水平増殖が垂直浸潤へと変容するプロセスにかかわっている．$α_Vβ_3$インテグリンは基質メタロプロテイナーゼ2(matrix metalloproteinase 2；MMP 2)という基底膜のコラーゲンを分解する酵素を誘導する．また，細胞寿命を延長する*BCL-2*の発現を増強し，メラノーマ細胞の細胞骨格を組み換えることにより，メラノーマ細胞の運動能力を高める．しかして，メラノーマは深く浸潤し，遠隔への転移が進んでいく．

そして，ここに，メラノーマ原発巣の垂直浸潤と脈管侵襲そして遠隔地転移病巣としての増殖を封じ込める戦術として，細胞接着分子のカドヘリン，とりわけ，Nカドヘリンとインテグリン作用の阻害という具体的な方向性がみえてくるのだ．

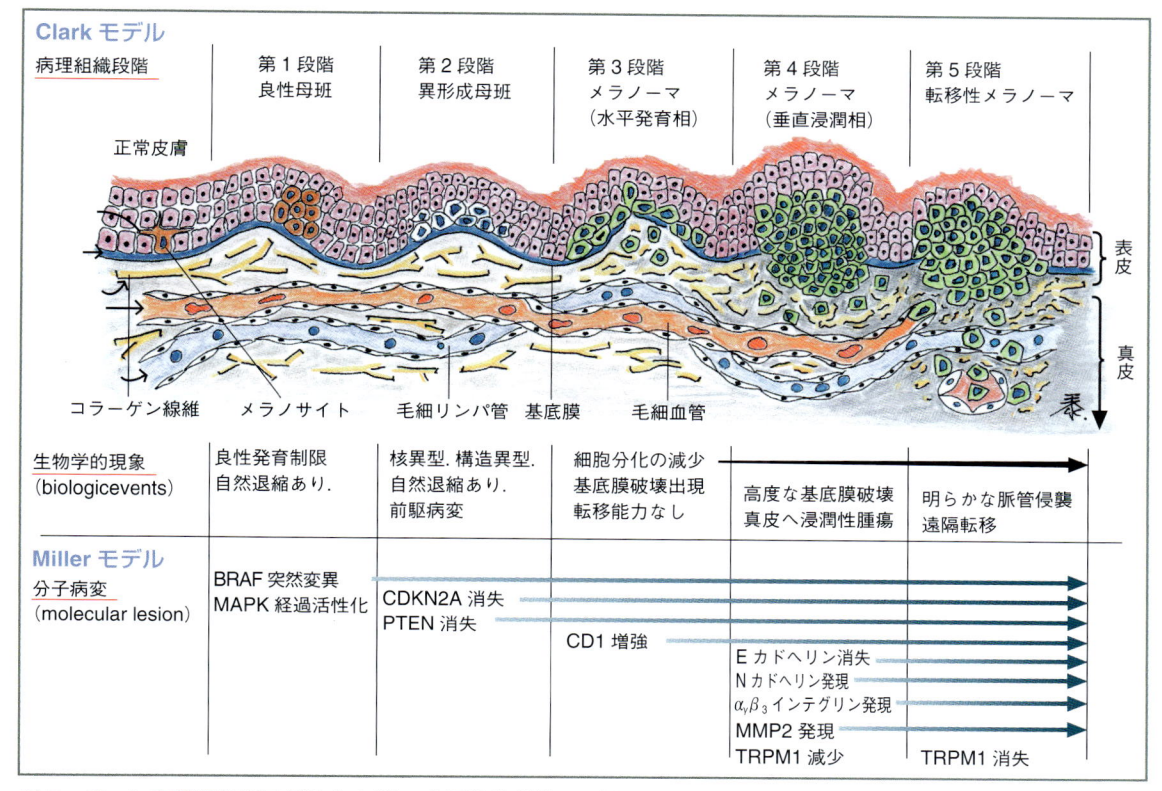

図5 Clark病理組織学モデルとMiller分子生物学的モデルでメラノーマをみる
MITFは重要な遺伝子だが，病理形態学とのかかわりより，化学療法剤耐性にかかわりが深いので，分子病変として記載していない．良性母斑細胞の胞体は茶色，異形成母斑細胞は白，メラノーマ細胞は薄い緑色で示してある．基底膜の破綻は，メラノーマの出現に一致する．真皮のコラーゲン線維の変化にも注目してほしい．この多段階発癌モデルは，さまざまな癌の発癌メカニズムの貴重なテンプレートとして見なすことができるだろう．分子病変の略号は本文と表3を参照．
（この絵は，Miller論文の図を元に筆者の想像を加えたものである）．

ClarkモデルとMillerモデルの協演

Clarkが提示した，顕微鏡で実際にみることのできるメラノーマ病理組織学モデルを，分子生物学モデルとして紐解いてみせたMiller論文を通して眺めると，かくも，多様で夥しい，みることも感じることもできない分子生物学反応の協演の結果として，病理形態がその形を現していることに思い当たるのだ．そして，無味乾燥な，単なる知識として頭の片隅にあった，蛋白質を演出する炭素，水素，酸素，窒素，硫黄たちが，突如，身近な存在として浮かび上がり，いとも豊穣な物語を語り始めることに気づくのである．

ClarkモデルとMillerモデルを重ね合わせた手書きの絵を置き，このAddendumを閉じることにする（図5）．

■ 文献

1) Miller AJ, Mihm MC Jr. : Melanoma. N Engl J Med 2006 ; 355 : 51-65
2) Clark WH Jr, Elder DE, Guerry D IV, et al : A study of tumor progression ; the precursor lesions of superficial spreading and nodular melanoma. Hum Pathol 1984 ; 15 : 1147-1165
3) Alberts B, Johnson A, Lewis J, et al. : Molecular Biology of the Cell, 4th ed. pp983-997, Garland Science, New York, 2002

本書掲載の図・表タイトル一覧

本書はCaseとその補足となるAddendumで構成されている．そのため各Chapterのタイトルは，診断名（疾患名）がすぐにはわからないように症候・症状名などが使われている場合が多い．

そこでこの「本書掲載の図・表タイトル一覧」では，各Chapterの主題，副題と「病理形態学からの結論」を併せて記し，かつそのChapterに収載されている図・表タイトルを示すことにより，目次や索引とは別の角度から本書の全体像を俯瞰できるように設えた．

本書に目次から入るもよし，索引から目当ての用語を探すもよし．本欄はそれらに加えて，読者が症例写真，概念図および表のまとめに即座に直結できることを企図している．

そこにstoryがみえてくれば，本書は卒業なのかもしれない．

Chapter 1 2
Case 1 とりあえず"出べそ癌"と名づけておこう
74歳，男性．この不思議な形の癌は何を意味するのだろう
病理形態学からの結論 5
　肛門管癌（粘液癌）…肛門腺由来
　▶関連科：消化器内科・外科・病理科

図1　手術材料標本肉眼所見 3
図2　腫瘍ルーペ像（HE染色） 3
図3　組織像（粘膜下浸潤部分） 4
図4　組織像（内腔に突出する"出べそ"部分） 4
図5　肛門腺由来を示す組織象 4
図6　しなやかで愛嬌のある直腸 5
図7　肛門管の解剖 6

Chapter 2 8
Case 2 原発不明癌　この癌細胞はどこからきたのか？
癌家系の73歳，男性．左上腕骨の病的骨折から始まった
病理形態学からの結論 13
　左腋窩副乳原発の男性乳癌が全身骨と十二指腸に転移したものと考える
　▶関連科：内科・外科・整形外科・病理科

図1　迅速診断のための切開生検組織材料（ルーペ像） 9
図2　腫瘍摘出材料（ルーペ像） 9
図3　組織像 9
図4　前立腺針生検（8針） 10
図5　十二指腸内視鏡所見 10
図6　十二指腸粘膜陥没病変生検組織像 10

図7　アンドロゲン受容体とHER2/neu蛋白質の免疫組織染色 11
図8　腋窩腫瘍組織を再検すると… 12
図9　腋窩腫瘍内に乳腺組織がある 12

Chapter 3 15
Case 3 不明熱，腰痛，歩行困難，進行する腎機能障害
86歳，男性．この多彩な臨床をどのように解釈するか
病理形態学からの結論 24
　血管内大細胞B細胞リンパ腫
　▶関連科：内科・（整形外科）・病理科

図1　肺の外表と割面所見 16
図2　腎臓の肉眼所見 17
図3　心臓の肉眼所見 17
図4　肝臓の肉眼所見 18
図5　脳の割面 18
図6　肺（ルーペ像：HE染色） 19
図7　腎臓（ルーペ像：HE染色） 20
図8　肝臓（ルーペ像：アザン染色） 20
図9　副腎（ルーペ像：HE染色） 20
図10　肺の組織像 21
図11　腎臓の組織像 21
図12　肝臓の組織像 22
図13　副腎の組織像（中拡大）と副腎周囲後腹膜脂肪組織中の毛細血管と細静脈 22
図14　毛細血管内の異型細胞の免疫染色 23

Chapter 4 ··· 26

Case 4 大量腹水と発熱，意識障害が出現した
60歳，女性．アルコール性肝硬変と診断されていたのだが…

病理形態学からの結論 ··· 34
1. うっ血性肝線維症と肝硬変をきたした末梢性肝静脈血栓栓塞症（バッド・キアリ症候群）
2. 非破裂食道静脈瘤
3. 特発性細菌性腹膜炎を伴った大量腹水（6,000 mmg）
4. 原因の特定できない大量の上部消化管出血（1,500 mmg）
5. Wernicke 脳症の所見なし
▶関連科：消化器内科・放射線科・病理科

図 1	肝臓割面肉眼所見 ··· 28
図 2	下大静脈（IVC）とそこに流入する肝静脈 ··· 28
図 3	下大静脈と三本の肝静脈主幹部のルーペ像（EVG 染色） ··· 29
図 4	萎縮した左葉（アザン染色） ··· 29
図 5	肝臓左葉にみられる 200 μm レベルの肝静脈 ··· 30
図 6	再疎通をみせる左葉の肝静脈血栓性閉塞（EVG 染色） ··· 30
図 7	肝臓右葉の最も線維化の少ない後区域のルーペ像 ··· 31
図 8	軽度線維症の状態の肝臓右葉後区（アザン染色） ··· 31
図 9	肝臓右葉前区域のルーペ像 ··· 32
図 10	食道と胃の肉眼所見 ··· 33
図 11	脳の乳頭体を通る前額断 ··· 33
図 12	視床の組織像 ··· 33
図 13	大腿骨髄の組織像 ··· 36
図 14	内径 100 μm 以下の肝静脈（ほぼ中心静脈レベル，アザン染色） ··· 37
図 15	大動脈の肉眼所見 ··· 37
表 1	Budd-Chiari 症候群の原因 ··· 35
表 2	肝静脈閉塞症の原因と関連状況 ··· 37

Chapter 5 ··· 39

Case 5 2歳6か月の男児が色素性蕁麻疹の臨床診断で来院した

その本体は何か？

病理形態学からの結論 ··· 42
皮膚肥満細胞症…典型的な色素性蕁麻疹
▶関連科：皮膚科・病理科

図 1	外来時，臨床像 ··· 39
図 2	腹部褐色斑からの皮膚生検（弱拡大） ··· 39
図 3	皮膚生検組織像（弱拡大） ··· 40
図 4	皮膚生検組織像（強拡大） ··· 40
図 5	肥満細胞の異染性 ··· 40
図 6	c-kit 遺伝子産物 KIT の免疫染色 ··· 41
図 7	血管内皮細胞の確認（CD34 免疫染色） ··· 41
図 8	肥満細胞の電子顕微鏡像 ··· 41
表 1	肥満細胞症の WHO 組織分類 ··· 43
表 2	肥満細胞・好塩基球・好酸球の比較 ··· 43

Chapter 6 ··· 45

Case 6 薬物でコントロールできない頑固な慢性水様性下痢
83歳，女性．大腸内視鏡は正常である，器質的な原因はあるのか？

病理形態学からの結論 ··· 48
コラーゲン大腸炎（collagenous colitis）
▶関連科：内科（消化器科），病理科

図 1	大腸内視鏡所見 ··· 46
図 2	大腸粘膜生検材料のルーペ像 ··· 46
図 3	上行結腸粘膜生検 ··· 47
図 4	大腸粘膜（アザン染色） ··· 47
図 5	回腸粘膜（アザン染色） ··· 48
図 6	メサラジン 1,500 mg の投与後の大腸粘膜（HE 染色） ··· 51
表 1	コラーゲン大腸炎（CC），lymphocytic colitis（LC），IBD の組織所見 ··· 49

Chapter 7 ··· 53

Case 7 こんなところにこんな腫瘍が…（その1）
39歳，黒い臍の女性

病理形態学からの結論 ··· 58
臍の子宮内膜症
▶関連科：皮膚科・婦人科・形成外科・病理科

図 1	黒い臍の女性 ··· 53
図 2	黒い臍の肉眼所見 ··· 53
図 3	4 mm パンチ生検ルーペ像 ··· 54
図 4	4 mm パンチ生検組織像 ··· 54
図 5	紡錘形切除標本のルーペ像 ··· 55
図 6	紡錘形切除標本の組織像 ··· 55
図 7	腫瘍全摘出標本ルーペ像 ··· 56
図 8	腫瘍全摘出標本の組織像 ··· 56
図 9	エストロゲンホルモン受容体免疫染色 ··· 57
図 10	新たな臍 ··· 58
図 11	子宮外性内膜症の骨盤内および腹部の発生部位（Blaustein 教科書と Javert 論文から） ··· 59
図 12	1921 年の Sampson の論文にみる卵巣の子宮内膜症の描写 ··· 60
図 13	1925 年の Sampson の論文にみる S 状結腸漿膜面に発生した子宮内膜症の写実的な絵 ··· 60
図 14	子宮のリンパ管と血管解剖―リンパ行性と血行性ルート理解のために ··· 62

Chapter 8 ··· 66

Addendum 1（Chapter 7 に関連して）

血管内に確認された子宮内膜組織

| 図 1 | ある子宮腺筋症の子宮組織所見 ··· 66 |

図 2 脈管の中に子宮内膜組織がある！ …………… 67
図 3 脈管内皮細胞の凝固第Ⅷ因子免疫染色 ………… 67

Chapter 9 ……………………………………………… 68
Addendum 2 （Chapter 7 に関連して）
Epilogue of the Endometriosis
なにげに見ていては何も見えない

図 1 Sampson 渾身の子宮血液循環図譜 …………… 68
図 2 子宮腺筋症の子宮静脈内に確認された内膜組織 … 69

Chapter 10 …………………………………………… 71
Case 8 血痰，喀血，そして突然死
高血圧の 89 歳男性に何が起こったのか？
病理形態学からの結論 ……………………………… 80
急性胸部下行大動脈解離（スタンフォード B 型・デバッケイ Ⅲ 型）
その結果，左肺下葉への穿通，縦隔血腫，両側血胸をきたした．
▶関連科：呼吸器内科・放射線科・病理科

図 1 左肺肉眼所見 ……………………………………… 72
図 2 胸部腹部大動脈の全貌 …………………………… 73
図 3 筆者が解剖時剝ぎ取ってしまった胸部大動脈欠損
　　 部の拡大 …………………………………………… 73
図 4 剝ぎ取られた欠損部寄り近位部下行大動脈 …… 74
図 5 上行大動脈と大動脈弁 …………………………… 74
図 6 上行大動脈解離部分の連続縦断像 ……………… 74
図 7 縦断像の拡大 ……………………………………… 75
図 8 大動脈解離の実相ルーペ像 ……………………… 76
図 9 内膜亀裂 entry 部分（entry tear：→）のルーペ像 … 76
図 10 肺穿通部ルーペ像 ………………………………… 77
図 11 胸部大動脈解離の肺穿通の実相 ………………… 77
図 12 その穿通部分の拡大 ……………………………… 78
図 13 大動脈解離肺穿通部分のルーペ像 ……………… 78
図 14 両側肺の連続前額面 ……………………………… 79
図 15 左肺下葉のルーペ像 ……………………………… 79
図 16 血液を容れた径 1 mm の気管支 ………………… 79
図 17 肺を破壊し肺胞内に広がった血液が，さらに，
　　 気管支壁を破壊して流入する現場 …………… 79
図 18 高血圧心 …………………………………………… 80
図 19 大動脈解離（Stanford 分類）…………………… 81
図 20 大動脈解離（Braunwald 分類）………………… 81
図 21 tear を起こした癒着部分以外の大動脈外膜の
　　 組織像 ……………………………………………… 84
図 22 外膜側に瘤様の突起を示す胸部大動脈部分ルー
　　 ペ像 ………………………………………………… 85
図 23 突出部分の組織像 ………………………………… 86
表 1 大動脈解離の primary or entry tear の場所 …… 82
表 2 大動脈解離の secondary or reentry tear の場所 … 82
表 3 大動脈解離の合併症 ……………………………… 82
表 4 大動脈解離の死因 ………………………………… 83

Chapter 11 …………………………………………… 88
Case 9 こんなところにこんな腫瘍が…（その 2）
45 歳，女性の外陰部腫瘍
病理形態学からの結論 ……………………………… 90
左大陰唇の異所性乳腺（副乳）から発生した線維腺腫
▶関連科：婦人科・病理科

図 1 大陰唇の下垂性腫瘍 ……………………………… 88
図 2 ホルマリン固定後腫瘍割面 ……………………… 88
図 3 どこかでみたことのある組織構築だ …………… 89
図 4 腫瘍に接して乳腺組織あり ……………………… 89
図 5 腋窩から鼠径部，そして，大陰唇に延びる
　　 milk line ………………………………………… 90

Chapter 12 …………………………………………… 92
Case 10 ゆるやかに進行する呼吸困難
4 年後，この 36 歳の女性は心不全で死亡する
病理形態学からの結論 ……………………………… 102
慢性収縮性心膜炎
▶関連科：呼吸器内科・循環器科・放射線科・病理科

図 1 肺の肉眼像 ………………………………………… 94
図 2 肺割面所見 ………………………………………… 94
図 3 右肺下葉の中間ゾーンのルーペ像 ……………… 95
図 4 左肺上葉の後方ゾーンのルーペ像 ……………… 95
図 5 浮腫状の小葉間隔壁の組織像 …………………… 95
図 6 肺胞内のヘモジデリンを貪食したマクロファージ
　　（心不全細胞）……………………………………… 95
図 7 肝臓割面所見 ……………………………………… 96
図 8 下大静脈と肝静脈 ………………………………… 96
図 9 肝臓のルーペ像（アザン染色）………………… 96
図 10 肝小葉の逆転（reversed lobulation）…………… 97
図 11 内膜の肥厚した中心静脈（HE 染色）…………… 97
図 12 腎臓組織像 ………………………………………… 97
図 13 後腹膜横断の肉眼所見（上が前方，下が後方）… 97
図 14 大動脈周囲後腹膜ルーペ像（a）とリンパ節の
　　 組織像（b）………………………………………… 98
図 15 心臓連続横断面 …………………………………… 99
図 16 心囊腔のルーペ像（HE 染色とアザン染色）… 100
図 17 線維化が完成している壁側心膜の組織像 ……… 101
図 18 臓側心膜の組織像 ………………………………… 101
図 19 心膜（心囊）の解剖 …………………………… 103
図 20 収縮性心膜炎での吸気と呼気における左右心
　　 室の相互依存（心室中隔の偏位）…………… 103
図 21 頸静脈波 ………………………………………… 104
図 22 正常右心房内圧曲線 …………………………… 105
図 23 収縮性心膜炎の右心房内圧曲線 ……………… 106
図 24 収縮性心膜炎の右心室内圧曲線 ……………… 106
図 25 本症例第 1 回目入院での右心室内圧曲線 …… 108
図 26 死亡 1 週間前の胸部単純 CT 像 ……………… 110
表 1 当院における 2 回の心臓カテーテル検査データ　107

333

Chapter 13 ······ 112
Addendum 1 （Chapter 12 に関連して）
effusive-constrictive pericarditis という病態

- 図 1　心嚢水貯留型収縮性心膜炎にみられる典型的な内圧曲線 ······ 113
- 図 2　心嚢水貯留型収縮性心膜炎を患った心臓のイメージ ······ 117
- 表 1　1,184 例の心膜炎の原因と心嚢水貯留型収縮性心膜炎の内訳（1986–2001） ······ 114
- 表 2　臨床的および病理組織的心膜炎分類 ······ 117

Chapter 14 ······ 119
Case 11　1 回だけの血痰．そして変動する肺野異常影
74 歳，女性．PET は悪性だと主張する
病理形態学からの結論 ······ 124
肺血管炎：肺限局型 Wegener 肉芽腫症
▶関連科：呼吸器内科・外科・放射線科・病理科

- 図 1　手術摘出標本生材料 ······ 120
- 図 2　ホルマリン固定後連続割面所見 ······ 120
- 図 3　主要割面のルーペ像 ······ 121
- 図 4　壊死性血管炎 ······ 122
- 図 5　毛細血管炎 ······ 122
- 図 6　地図状壊死 ······ 123
- 図 7　肉芽腫 ······ 123
- 図 8　血管中心性炎症 ······ 124
- 図 9　血管炎の諸相 ······ 126
- 表 1　Wegener 肉芽腫症の臨床症状 ······ 127
- 表 2　Wegener 肉芽腫症の病理学的大所見（診断基準） ······ 128
- 表 3　Wegener 肉芽腫症の病理学的小所見 ······ 128
- 表 4　Wegener 肉芽腫症の血管炎の詳細 ······ 129

Chapter 15 ······ 131
Addendum 1 （Chapter 14 に関連して）
ANCA という検査マーカー
巨大ジグソーパズルの一片

- 図 1　ANCA が初めて記載された『BMJ』誌 ······ 131
- 図 2　ANCA の染色態度 ······ 132
- 図 3　Wegener 肉芽腫症，その血管炎と肉芽腫の想像図 ······ 134
- 表 1　小血管炎の臨床特徴と傷害標的臓器 ······ 133

Chapter 16 ······ 136
Addendum 2 （Chapter 14 に関連して）
彷徨う ANCA
たどり着いたところは補体だった

- 図 1　J Charles Jennette 総決算の論文が掲載された『The American Journal of Pathology』の表紙 ······ 136
- 図 2　膜攻撃複合体の形成に終わる補体系活性化の流れ ······ 144
- 図 3　Jennette 20 年間の悪戦苦闘を入れ込んだ一枚の絵 ······ 146
- 表 1　3 つの補体系活性化のイニシエーター ······ 145

Chapter 17 ······ 148
Case 12　慢性副鼻腔炎術後，蕁麻疹・腹痛・紫斑・関節痛そして血尿・蛋白尿
19 歳，男性．この多彩な臨床像の原因は何か
病理形態学からの結論 ······ 153
ヘノッホ・シェーンライン紫斑病
▶関連科：耳鼻科・皮膚科・消化器内科・腎臓内科・病理科

- 図 1　緊急上部消化管内視鏡 ······ 149
- 図 2　下肢と足に紫斑が出現 ······ 150
- 図 3　下部消化管内視鏡 ······ 150
- 図 4　十二指腸粘膜潰瘍部の生検（ルーペ像） ······ 151
- 図 5　十二指腸粘膜組織像 ······ 151
- 図 6　免疫組織染色（CD34） ······ 152
- 図 7　下肢紫斑部の皮膚生検（ルーペ像） ······ 152
- 図 8　生検皮膚組織像 ······ 152
- 図 9　大腸粘膜生検組織像 ······ 153
- 図 10　皮膚科学の祖 Robert Willan の生まれた長閑な山村 Sedbergh ······ 154
- 図 11　紫斑出現にどのくらい前駆して腹痛と関節炎は出現するのか？ ······ 158
- 表 1　Henoch-Schönlein 紫斑病の主要臨床像 ······ 157
- 表 2　Henoch-Schönlein 紫斑病の日米欧の臨床比較 ······ 159
- 表 3　Henoch-Schönlein 紫斑病のまれな臨床 ······ 160

Chapter 18 ······ 162
Addendum 1 （Chapter 17 に関連して）
IgA の呪縛
Henoch-Schönlein 紫斑病と IgA 腎症

- 図 1　血清型 IgA(a) と分泌型 IgA(b) の構造 ······ 164
- 図 2　IgA 腎症を世に問うた Jean Berger の論文 ······ 166

Chapter 19 ············ 173
Addendum 2（Chapter 17 に関連して）
Henoch-Schönlein 紫斑病の腎臓障害を具体的に知る

- 図1　半月体（crescent）の諸相 ············· 175
- 図2　長期にわたる臨床アウトカムの推移 ············· 175
- 表1　Henoch-Schönlein 腎炎の発症時所見と臨床アウトカム ············· 174
- 表2　Henoch-Schönlein 腎炎の初期組織所見と臨床アウトカム ············· 174

Chapter 20 ············ 177
Case 13　疼痛を伴った肢端紫藍症で始まり，壊疽へ，そして指趾切断

84歳，女性．壊死はなぜ起こったのか？
病理形態学からの結論 ············· 181
本態性クリオグロブリン・クリオフィブリノゲン血症性血管炎（壊死性小中血管炎）
▶関連科：皮膚科・内科・形成外科・病理科

- 図1　第2〜5指尖に出現した肢端紫藍症 ············· 177
- 図2　指尖の急速な壊死の出現 ············· 178
- 図3　切断手指縦断ルーペ像 ············· 179
- 図4　切断手指横断ルーペ像 ············· 179
- 図5　壊死部分の組織像 ············· 179
- 図6　中動脈壊死性血管炎（necrotizing angitis）の組織像 ············· 180

Chapter 21 ············ 183
Case 14　HCV 陽性硬変肝に出現した結節

74歳，男性．針生検の結果は腺癌であった
病理形態学からの結論 ············· 188
肝臓の重複癌：肝細胞癌と胆管細胞癌の混合型
乙型肝硬変（HCV 陽性）
▶関連科：消化器内科・外科・放射線科・病理科

- 図1　超音波ガイド下肝腫瘍針生検（アザン染色） ············· 184
- 図2　肝 S6-S7 切除術標本肉眼所見（ホルマリン固定後割面） ············· 184
- 図3　切除標本のルーペ像（アザン染色） ············· 185
- 図4　腫瘍組織像 ············· 185
- 図5　術中超音波検査で偶然見つかった別の結節（S7）切除標本 ············· 185
- 図6　S7 結節のルーペ像 ············· 186
- 図7　S7 結節辺縁の組織像 ············· 186
- 図8　拡大した S7 結節の組織像 ············· 187
- 図9　AFP 免疫染色 ············· 187

Chapter 22 ············ 190
Addendum 1（Chapter 21 に関連して）
純粋形態学的にみるとこの肝細胞癌はフィブロラメラ肝細胞癌に似ている

- 図1　fibrolamellar hepatocellular carcinoma を想起させる組織構造（アザン染色） ············· 191
- 図2　fibrolamellar hepatocellular carcinoma を想起させる細胞性状（HE 染色） ············· 191
- 表1　フィブロラメラ肝細胞癌と通常の肝細胞癌の比較 ··· 192

Chapter 23 ············ 194
Case 15　入院時，彼は『すでに身体は死んでおり，脳だけで生きていた』

急性呼吸不全でなくなった摂食障害の 37 歳，男性
病理形態学からの結論 ············· 209
1．高度栄養障害（特定不能の摂食障害）…"餓死"と考えていい
2．急性肺炎とびまん性肺胞障害
▶関連科：精神科・呼吸器内科・放射線科・病理科

- 図1　膵臓の肉眼所見 ············· 198
- 図2　心臓の肉眼所見 ············· 198
- 図3　肺の肉眼所見 ············· 198
- 図4　腎臓の肉眼所見 ············· 199
- 図5　肝臓の割面 ············· 199
- 図6　後腹膜脂肪の組織像 ············· 200
- 図7　大腿骨髄の組織像 ············· 200
- 図8　貧血の実相 ············· 201
- 図9　脾臓の割面 ············· 201
- 図10　脾臓の組織像 ············· 201
- 図11　肝臓の組織像 ············· 202
- 図12　精巣で胚細胞の状態をみる ············· 202
- 図13　気腫性腸炎の肉眼所見 ············· 203
- 図14　肺の割面 ············· 204
- 図15　肺炎部分のルーペ像 ············· 205
- 図16　急性肺炎性肺炎 ············· 205
- 図17　組織像の違和感の本体 ············· 205
- 図18　肺炎領域以外の背景の肺 ············· 206
- 図19　DAD 組織像の時間経過のシェーマ ············· 207
- 図20　脳の割面 ············· 207
- 図21　脳の組織像 ············· 208
- 図22　BMI に基づく体重区分図で彼の身体状況の推移をみる ············· 209
- 表1　びまん性肺胞障害の原因 ············· 206

Chapter 25 ……………………………… 216
Case 16 下部食道の粘膜生検で腺癌が出た
58歳，男性．この食道腺癌をどう解釈するか
病理形態学からの結論 ……………………………… 220
　バレット食道上皮から発生した下部食道腺癌
　▶関連科：消化器内科・外科・病理科

　図 1　遠位食道亜全摘標本（ホルマリン固定後）……… 217
　図 2　腫瘍部分の拡大 ……………………………… 217
　図 3　"赤い"周辺粘膜（Barrette 上皮）の組織像（1）… 217
　図 4　"赤い"周辺粘膜（Barrette 上皮）の組織像（2）… 218
　図 5　"赤い"周辺粘膜（Barrette 上皮）の組織像（3）… 218
　図 6　扁平上皮島（squamous island）……………… 218
　図 7　"食道粘膜筋板の二重構造" …………………… 218
　図 8　癌部と周囲の Barrett 上皮ルーペ像 ………… 219
　図 9　組織像 ………………………………………… 219
　図 10　術前の食道内視鏡所見 ……………………… 221
　図 11　切除標本上に組織所見をマッピングする …… 222
　図 12　lower esophageal sphincter(LES)を考慮した Barrett 上皮の考え方 ……………………… 223
　図 13　典型的な Barrett 上皮の存在様式 …………… 224

Chapter 26 ……………………………… 225
Addendum 1 （Chapter 25 に関連して）
昔の姿をみる
　胎児期の食道粘膜上皮

　図 1　11 週流産胎児の正中矢状断標本（ルーペ像とその食道粘膜上皮）………………………………… 226

Chapter 27 ……………………………… 227
Addendum 2 （Chapter 25 に関連して）
これは使えるかもしれない
　Barrett CK7/20 pattern

　図 1　Barrett 上皮の CK7/20 免疫染色パターン …… 228

Chapter 28 ……………………………… 229
Case 17 中学生男子が，鼻血が止まらないと受診した
15歳，男性．この鼻血の原因は何だろう
病理形態学からの結論 ……………………………… 231
　鼻腔に発生した鼻咽頭血管線維腫
　▶関連科：耳鼻科・放射線科・病理科

　図 1　摘出腫瘍のルーペ像（HE 染色）……………… 229
　図 2　腫瘍組織（弱拡大）…………………………… 230
　図 3　血管組織像 …………………………………… 230
　図 4　間質の組織像 ………………………………… 230

Chapter 29 ……………………………… 233
Case 18 左腰部疝痛発作起こる．1 回目は耐えたが，2 回目は無理だ
57歳，女性．これは腎結石発作なのか？
病理形態学からの結論 ……………………………… 236
　左腎臓の巨大血管筋脂肪腫の出血―単発性，結節硬化症合併なし
　▶関連科：泌尿器科・放射線科・病理科

　図 1　左腎臓摘出標本（ホルマリン固定後）………… 234
　図 2　腫瘍組織像 …………………………………… 234
　図 3　いびつな形態を示す腫瘍血管 ………………… 235
　図 4　血管周囲細胞腫様パターンを示す平滑筋細胞 … 236
　表 1　腎血管筋脂肪腫 66 例の特徴 ………………… 237

Chapter 30 ……………………………… 240
Addendum 1 （Chapter 29 に関連して）
血管筋脂肪腫は本当に腫瘍なのか？
　外見はその本質の姿ではない…個体発生を垣間みる

　図 1　腎血管筋脂肪腫の統一概念 …………………… 242
　図 2　類上皮平滑筋細胞の増殖からなる腫瘍の原型 … 243
　図 3　血管周囲類上皮細胞（PEC）の形態と免疫表現の変化と関連腫瘍の概念 ……………………… 244
　図 4　血管筋脂肪腫の免疫態度 ……………………… 245
　図 5　脂肪細胞の発生分化 …………………………… 246

Chapter 31 ……………………………… 249
Addendum 2 （Chapter 29 に関連して）
結節硬化症とはどのような病気なのか

　図 1　大脳皮質結節（A）の MRI と上衣下巨細胞腫瘍（B）の CT 像 …………………………… 252
　図 2　ハマルチン（TSC1）とツブリン（TSC2）の構造 … 255
　図 3　TSC1－TSC2 複合体のかかわるさまざまな細胞経路 ………………………………………… 256
　図 4　腎血管筋脂肪腫と肺リンパ管平滑筋腫症の病理発生モデル ……………………………………… 257
　表 1　結節硬化症の診断基準 ………………………… 250

Chapter 32 ……………………………… 259
Case 19 上部消化管造影検査で，胃の壁外性圧排像を指摘された
56歳，男性．何が胃を外から押しているのか？
病理形態学からの結論 ……………………………… 264
　脾臓毛細血管腫―中心部星状線維化と鉄沈着および出血を伴う
　▶関連科：消化器科・放射線科・病理科

図1	摘出された脾臓未固定標本	260
図2	ホルマリン固定後の腫瘍最大割面像	260
図3	腫瘍割面拡大像	260
図4	組織像	261
図5	古い出血を示すヘモジデリン沈着（鉄染色）	261
図6	血管内皮細胞の免疫染色態度	262
図7	脾門部からみた脾臓	264
図8	脾臓の組織構築	265
表1	免疫組織化学による脾過誤腫と毛細血管腫の鑑別そして本症例の結果	263
表2	リンパ腫以外の脾臓腫瘍および腫瘍類似病変	265

Chapter 33 267

Case 20 伯父に肝細胞癌の家族歴をもつ29歳男性

γ-GT 高値を以前から指摘されていたが，今回，腹部 CT 検査で肝臓に 9cm 径の巨大腫瘍が見つかった

病理形態学からの結論 271

肝臓の限局性結節性過形成，単発性
▶関連科：消化器科・外科・放射線科・病理科

図1	摘出材料の割面	268
図2	ホルマリン固定割面	268
図3	グリソン鞘構造を認めない	269
図4	腫瘍部と背景正常肝との境界ルーペ像（EVG 染色）	269
図5	腫瘍内血管の諸相（EVG 染色）	270
図6	肝細胞索と類洞（同じ倍率．銀線維染色）	270
図7	Wanless の限局性結節性過形成血管モデル	274
表1	FNH の症状と徴候	271

Chapter 34 277

Addendum 1 （Chapter 33 に関連して）

限局性結節性過形成と線維層板型肝細胞癌と海綿状血管腫をつなぐ糸

中心性星状瘢痕ともう2つの病理発生論…粋と野暮

図1	線維層板型肝細胞癌と限局性結節性過形成の関係を問うた Saul 論文の割面像	278
図2	Saul 論文の割面図（図1）を参考にして描いた想像再現図	279
図3	血管腫と限局性結節性過形成の関連を問うた結節の割面（Ndimbie の論文から）	280
図4	図3の弱拡大組織像	281

Chapter 35 282

Case 21 それは軽い息苦しさから始まった

いろいろ検査するが原因不明のまま，失神発作．そして，急速に呼吸困難が進行し突然死した51歳，男性

病理形態学からの結論 292

1. 肺動脈肉腫
   未分化血管内膜肉腫
2. HBV 感染関連肝線維症
3. 過誤腫
▶関連科：循環器科・呼吸器内科・放射線科・病理科

図1	胸部 X 線	283
図2	胸部造影 CT	284
図3	右心室と肺動脈前面を切開して展開	285
図4	肺動脈横断面（肉眼所見）	286
図5	腫瘍発生ポイント	287
図6	腫瘍発生ポイントのルーペ像	288
図7	病理組織所見	288
図8	免疫染色	289
図9	右肺割面	289
図10	出血性梗塞部分のルーペ像	289
図11	肝臓の割面	290
図12	肝臓ルーペ像（アザン染色）	290
図13	肝病理組織像（中心静脈周囲）	290
図14	肝病理組織像（門脈域）	290
図15	肝病理組織像（門脈域の炎症）	291
図16	胆嚢にみられたリンパ管拡張（＊）	291
図17	肝臓の海綿状血管腫	291
図18	肺の微小海綿状血管腫	291
図19	大血管肉腫の2つの肉眼像（Burke と Virmani による）のシェーマ	294
図20	非腫瘍部の肺動脈（EVG 染色）	295
図21	心エコー（長軸断層）	297
表1	三大血管肉腫の臨床・病理比較	293

Chapter 36 298

Case 22 人間は，ここまで耐えられるのか？

母指が消えていく50歳，男性

病理形態学からの結論 302

腋窩リンパ節転移を伴った左母指の爪甲下黒色腫
▶関連科：皮膚科・病理科

図1	左母指切断標本（未固定）	298
図2	正中矢状断ルーペ像（HE 標本）	299
図3	左腋窩リンパ節廓清（ホルマリン固定後）標本の割面	300
図4	小さな（10mm 以下）腋窩リンパ節転移巣のルーペ像（HE 標本）	300
図5	本症例メラノーマの組織と細胞所見	301
図6	皮膚上皮（epidermis）を構成する細胞のみごとな配置	304
図7	肛門管メラノーマ（78歳，病理解剖例，ホルマリン固定後）	307
図8	Kさんの爪甲下メラノーマの初期病変（想像図）	308
図9	本邦四大皮膚悪性腫瘍の年度別発生数（1987～1996年，全国100施設アンケート）	309

図10	悪性黒色腫の性別累積生存率（1992〜1996年） ……………………… 310
図11	悪性黒色腫の年度別・年齢別発生数の比較（総数1,174例） ……………………… 310
表1	世界的にみた1年間人口10万人あたりのメラノーマ発生数 ……………………… 305
表2	組織分類におけるコーカソイドと日本人の比較 307

Chapter 37 …………………………………… 314

Addendum 1 （Chapter 36 に関連して）

メラノーマ血行性転移の実相
画像診断ではおよぶまい

図1	これがメラノーマ血行性転移だ ……………… 314

Chapter 38 …………………………………… 316

Addendum 2 （Chapter 36 に関連して）

メラノーマ垂直浸潤の病理組織学モデルと分子生物学モデル
ClarkとMiller渾身の論文を読む

図1	細胞周期模型(1) ……………………………… 325
図2	細胞周期模型(2) ……………………………… 325
図3	カドヘリンの分子構造 ………………………… 327
図4	インテグリンの分子構造 ……………………… 328
図5	Clark病理組織学モデルとMiller分子生物学的モデルでメラノーマをみる ……………… 329
表1	メラノーマの発癌過程(tumor progression)と一般病変の発癌過程 ……………………… 317
表2	メラノーマ組織型と前駆病変のタイプ ……… 318
表3	メラノーマにかかわる重要な遺伝子 ………… 321

索引

和文

あ

悪性黒子型メラノーマ 306
悪性黒色腫 299
アレルギー性鼻炎 148
アンドロゲン受容体，免疫組織染色 11

い・う

異型細胞
　——，尿細管周囲毛細血管内の 22
　——，肺胞毛細血管内の 21
移行帯上皮 2
意識障害 26
異常血漿蛋白質 178
異所性乳腺組織 90
胃の壁外性圧排 259
インテグリン 328
うっ血性肝線維症 34

え

栄養障害，高度 209
腋窩リンパ節腫脹 299
壊死，手指末端の 178
壊死性血管炎 122, 180
壊死性小中血管炎 181
壊死性肉芽腫性炎症 122
炎症性偽腫瘍 240, 261
炎症の実体 240

お

黄色素細胞 303
黄疸 26
乙型肝硬変 184

か

外陰部腫瘍 88
外頸静脈怒張 92
外肛門括約筋 7
外性子宮内膜症 58
海綿状血管腫 277
解離性血腫 81
解離性大動脈瘤 80
過誤腫 240, 292
餓死 209

下肢浮腫 15
下垂性腫瘍，大陰唇の 88
家族性肥満細胞症 44
褐色斑 39
カドヘリンの分子構造 327
化膿性肉芽腫 308
下部食道括約筋 222
癌家系 8
眼瞼浮腫 92
肝硬変 27, 34
　——，HCV 陽性の 183
肝細胞癌 190
　——，線維層板型 277
　——，胆管細胞癌との混合型 188
癌腫 295
肝腫大 92
肝静脈血栓性閉塞 31, 35, 37
肝静脈血栓塞栓症，末梢性 34
肝静脈閉塞症 37
関節痛 150
肝線維症
　——，HBV 感染関連 292
　——，うっ血性 34
肝臓
　——，萎縮した 29
　—— の海綿状血管腫 291
　—— の限局性結節性過形成 271
　—— の重複癌 188
顔面血管線維腫 250
顔面蒼白 283
肝類洞内の異型細胞 22

き・く

気管支炎 71
偽腔血腫 81
偽胆管構造 186
奇脈 105
逆行性月経説 60
急性大動脈解離 80
　—— の分類 81
胸水貯留，胸部 X 線 92
胸部子宮内膜症症候群 64
巨大血管筋脂肪腫，左腎臓の 236
クリオグロブリン 181
クリオフィブリノゲン 181

け

頸静脈波 105
頸部痛 45
血管炎
　——，壊死性 122, 180
　—— の諸相 126
血管拡張性肉芽腫 308
血管筋脂肪腫 240
血管周囲性皮膚炎 40
血管周囲類上皮細胞 244
血管中心性炎症 124
血管内大細胞 B 細胞リンパ腫 24
血気胸 64
血胸 72
月経期気胸 64
月経困難 58
月経説，逆行性 60
月経と子宮内膜症 68
結合組織肥満細胞 43
血清型 IgA 164
結節型メラノーマ 306
結節硬化症 236, 49
血痰 71, 119
ケラチノサイト 303
下痢，水様性 45
限局性結節性過形成 277
　——，肝臓の 271
原発性 IgA 腎症 167
原発性肺高血圧症 93
原発不明癌 13
顕微鏡的大腸炎 49

こ

好塩基球 43
硬化性血管腫 261
高血圧 71
高血圧心 80
膠原線維の沈着 50
抗好中球細胞質抗体 131
好酸球 43
拘束性心筋症との鑑別，収縮性心筋炎
　　　　　　　　　　　　109
高度栄養障害 209
肛門管癌 5
肛門管の解剖 6
肛門上皮 3

肛門腺　3
コールラウシュ弁　6
呼吸困難　92, 282
呼吸性解離，心膜弾力性喪失　102
黒色腫　299
黒色線条　299
骨折，病的　8
骨盤痛　58
古典的経路，補体　143
コラーゲン胃炎　51
コラーゲン大腸炎　48

さ
サイクリン依存キナーゼ抑制因子2A　320
細静脈炎　153
細胞周期　324

し
紫外線の吸収　303
紫外線曝露　309
色素細胞　302
色素性蕁麻疹　39
子宮血液循環　68
子宮腺筋症　58, 66
子宮内膜症　58
────，月経と　68
────，臍の　58
自然気胸　64
肢端(末端)黒子型メラノーマ　306
肢端紫藍症　177
紫斑　150
収縮性心筋炎，心嚢水貯留型　112
収縮性心膜炎　102
粥状硬化症，大動脈　86
出血性梗塞　22
出血性鼻茸　229
腫瘍　240
腫瘍塞栓　22
腫瘍類似性病変　240
上衣下巨細胞星状神経膠細胞腫　252
消化管間葉系腫瘍　44
小眼球症関連転写因子　325
小血管炎　133, 153
上部消化管出血，大量の　34
静脈還流障害，心臓への　92
食道括約筋　222
食道静脈瘤，非破裂　34
食道腺癌　216
食道粘膜筋板の二重構造　218
食道粘膜上皮，胎児期の　225
脂漏性角化症　308
心筋梗塞，陳旧性　18
神経性食思不振症　194
神経皮膚症候群　249
腎血管筋脂肪腫　236, 240
────，結節硬化症における　251
浸潤性乳管癌　13

新生物　240
心尖拍動　105
心臓横紋筋腫　252
腎臓障害，Henoch-Schönlein紫斑病　173
心臓への静脈還流障害　92
心嚢水貯留型収縮性心筋炎　112
心不全　92
心房性ナトリウム利尿ペプチド　108
心膜炎
────，収縮性　102
────，線維フィブリン性　98
────の原因　114
心膜弾力性喪失　102
蕁麻疹　149
────，色素性　39

す・せ
水様性下痢　45
喘鳴　15
赤色素細胞　303
切開生検　9
摂食障害　195
線維化，星状の　261
線維層板型肝細胞癌　277
線維フィブリン性心膜炎　98

そ
爪甲　299
爪甲下悪性黒色腫　299
爪甲下黒色腫　302
爪甲下メラノーマ　308
爪周囲線維腫　250

た
大陰唇の下垂性腫瘍　88
退行性変化過程　260
大静脈肉腫　293
胎生期食道粘膜上皮　225
代替経路，補体　143
大腸炎
────，顕微鏡的　49
────，コラーゲン　48
────，リンパ球性　49
大動脈解離
────，ルーペ像　75
────（スタンフォードB型・デバッケイⅢ型）　80
大動脈粥状硬化症　86
大動脈肉腫　293
大動脈壁内血腫　81
大脳皮質結節　251
胆管細胞癌　184
────，肝細胞癌との混合型　188
男性乳癌　13

ち・つ
チアノーゼ，口唇に　283
地図状壊死　123

直腸の解剖　5
陳旧性心筋梗塞　18
陳旧性多発性脳梗塞　19
ツブリン　255

て・と
低酸素血症　92
低色素斑　250
動脈管索　75
特発性細菌性腹膜炎を伴った大量腹水　34

な
内肛門括約筋　7
内性子宮内膜症　58
内膜肉腫　294

に
肉芽腫　123
肉腫　295
ニクズク肝　96
乳癌，男性　13
乳線　13, 90
乳腺組織，異所性　90
尿細管周囲毛細血管内の異型細胞　22

ね・の
粘液癌，肛門管の組織像　2
粘液レイク　2
粘膜肥満細胞　43
粘膜メラノーマ　308
脳梗塞，陳旧性多発性　19

は
肺癌疑い　119
肺血管炎　124
肺限局型Wegener肉芽腫症　124
肺高血圧症，原発性　93
肺重量増加　17
肺穿通　84
肺動脈血栓塞栓症の疑い　284
肺動脈肉腫　292
肺の微小海綿状血管腫　291
肺胞毛細血管内の異型細胞　21
白色素細胞　303
発癌過程，メラノーマの　317
白血球破砕性血管炎　152, 180
バッド・キアリ症候群　34
発熱　15, 26
鼻血　229
鼻づまり　148
羽ばたき振戦　26
ハマルチン　255
バレット食道　220
半月体，糸球体　174
反応性酸素　304

ひ
鼻咽頭血管線維腫　231

脾過誤腫 261
鼻茸，出血性 229
脾臓の組織構築 265
脾臓毛細血管腫 263
鼻中隔彎曲症 148
非破裂食道静脈瘤 34
皮膚炎，血管周囲性 40
皮膚上皮 304
皮膚白血球破砕性血管炎 154
皮膚肥満細胞症 42
肥満細胞 41
肥満細胞症 42
びまん性肺胞障害 204
脾門部からみた脾臓 264
表在拡大型メラノーマ 306
病的骨折 8
貧血 26

ふ
フィブロラメラ肝細胞癌 190
副腎皮質の微小出血 21
腹水 26
――，特発性細菌性腹膜炎を伴った 34
副乳 13
腹部膨満 92
腹部膨満感 26
浮腫，上下肢の慢性 92
浮腫性紅斑 149
不明熱 15
ブルヌヴィーユ病 237
分泌型IgA 164
分離腫 240

へ
壁外性圧排，胃の 259
壁内肉腫 294
臍
――の子宮内膜症 58
――の腫瘍 53
ヘノッホ・シェーンライン紫斑病 153

ほ
歩行困難 15
母指切断 299
補体 142
奔馬調律 92

ま・み
末梢性肝静脈血栓塞栓症 34
慢性収縮性心膜炎 102
慢性副鼻腔炎 148
マンノース結合レクチン経路 143
右心不全 92
未分化血管内膜肉腫 292

め・も
メラニン欠乏性メラノーマ 307
メラノーマ 299

―― 血行性転移 314
―― 垂直浸潤 316
―― 組織分類 306
―― の発癌過程 317
メラノサイト 302
毛細血管炎 122，153
毛細血管腫 261，308

ゆ・よ
疣贅 308
腰痛 15
腰痛発作 233
腰部疝痛発作 233

ら・り
ラクナ梗塞 19
粒起革様斑 250
リンパ球性大腸炎 49
リンパ節腫脹，腋窩 299

る・れ
類上皮平滑筋細胞 242
レクチン経路，補体 143

欧文

A
acral lentiginous melanoma 306
acrocyanosis 177
acute aortic dissection 80
adenomyosis 58
AFP免疫染色 187
ALM 306
alternate reading frame 323
alternative pathway 143
amelanotic melanoma 307
anal canal carcinoma 5
anal gland 3
ANCA 131, 136
angio-endotheliotropic lymphoma 24
angiotropic large cell lymphoma 24
angiotropic lymphoma 24
anoderm 3
ANP 108
antineutrophil cytoplasmic antibody 131
aortic dissection, acute 80
apical impulse 105
ARF 323
ash-leaf spots 250
atherosclerosis 86
atrial natriuretic peptide 108

B
βカテニン 327
B細胞リンパ腫，血管内大細胞 24
Barrett CK7/20 pattern 227

Barrett食道腺癌の発生部位 221
Botallo duct 75
Bourneville病 237
brain cutting 19
Braunwaldの分類，急性大動脈解離の 81
Budd-Chiari syndrome 34
―― の臨床型 34

C
capillary hemangioma 261, 308
carcinoma 295
catamenial pneumothorax 64
catenins 327
CDKN2A 323
cell cycle 324
central stellated fibrosis 261
cerebral cortical tuber 251
choristoma 240
chromatophores 302
chronic constrictive pericarditis 102
Clark model 316
classical pathway 143
cloacogenic membrane 3
colitis 48, 49
collagenous colitis 48
collagenous gastritis 51
connective tissue mast cell 43
constrictive pericarditis, chronic 102
cutaneous leukocytoclastic angitis 154
cutaneous mastocytosis 42
cyclin-depent kinase inhibitor 2A 320

D
DAD 204
Darier徴候 39
DeBakeyの分類，急性大動脈解離の 81
dermatitis, perivascular 40
diarrhea, watery 45
diffuse alveolar damage 204
dissecting aneurysm 81
dissecting hematoma 81
ductus arteriosus 75
dysmenorrhea 58

E
ectopic breast tissue 90
effusive-constrictive pericarditis 112
endometriosis 58
entry 74
epidermis 304
epithelioid smooth muscle cell 242
erythrophores 303
esophageal varices, unruptured 34

F

facial angiofibroma 250
false channel hematoma 81
familial mastocytosis 44
fibrofibrinous pericarditis 98
fibrolamellar hepatocellular carcinoma 190
FNH 270
focal nodular hyperplasia 271
Friedreich 徴候 105

G

gastritis, collagenous 51
gastrointestinal stromal tumor 44
giant angiomyolipoma 236
GIST 44
granuloma pyogenicum 308
granuloma telangiectaticum 308

H

hamartoma 240
HBV 感染関連肝線維症 292
hemangioendotheliosis 24
hematothorax 72
hemorrhagic infarction 22
Henoch-Schönlein 紫斑病 153, 162
hepatic vein thrombotic obstruction 37
hepatic veno-occlusive disease 37
HER2/neu 蛋白質, 免疫組織染色 11
high power field 38
HMB-45 241
HPF 38
hypopigmented macula 250

I・J

IgA 腎症 162
incidental hamartomas 292
incisional biopsy 9
inflammatory pseudotumor 240, 261
INK4A 323
inlet patch 225
integrin 328
intramural hematoma 81
intravascular large B-cell lymphoma 24
iridophores 303
jugular venous pulse 105
JVP 105

K

keratinocyte 303
KIT の体細胞点突然変異 44
Kohlrausch's valve 6
Kussmaul 徴候 105

L

LAM 251
lentigo maligna melanoma 306
LES 223
leukocytoclastic angitis 152
leukocytoclastic vasculitis 180
ligamentum ductus arteriosum 75
LMM 306
longstanding chronic illness 92
lower esophageal sphincter 223
lymphangioleiomyomatosis 251
lymphocytic colitis 49

M

male breast cancer 13
malignant angioendotheliomatosis 24
malignant intravascular lymphomatosis 24
malignant melanoma 299
mannose-binding lectin pathway 143
mast cell 41
mastocytosis 42
melanocyte 302
microphthalmia-associated transcription factor 325
microscopic colitis 49
milk line 13, 90
Miller モデル 329
MITF 325
mucinous adenocarcinoma 2
mucosal mast cell 43
mucosal melanoma 307
mucous lake 2

N

nasal cavity 231
nasopharyngeal angiofibroma 231
necrotizing angitis 180
necrotizing granulomatous inflammation 122
neoplasia 240
neurocutaneous syndrome 249
NM 306
nodular melanoma 306
nutmeg liver 96

P

paraprotein 178
PEC 244
pelvic pain 58
pericarditis, constrictive 102
peritubular capillary 22
perivascular dermatitis 40
perivascular epithelioid cell 244
pigmented longitudinal streak 299

primary unknown cancer 13
proctitis, collagenous 48
pseudoglandular structure 186
PTEN 324
pulmonary vasculitis 124

R

RCM との鑑別, 収縮性心筋炎 109
reactive oxygen 304
reentry 74
regression process 260
retrograde menstruation theory 60

S

sarcoma 295
sclerosing hemangioma 261
seborrheic keratosis 308
shagreen patch 250
small vessel vasculitis 153
splenic hamartoma 261
spontaneous bacterial peritonitis 34
spontaneous pneumothorax 64
SSM 306
Stanford の分類, 急性大動脈解離の 81
subependymal giant cell astrocytoma 252
subungual malignant melanoma 299
subungual melanoma 307
superficial spreading melanoma 306

T

tear 74
TES 64
thoracic endometriosis syndrome 64
transitional epithelium 2
TSC 遺伝子 253
tuberous sclerosis 249
tumor 240
tumor embolus 22
typical urticaria pigmentosa 42

U・V

ultraviolet radiation 309
undifferentiated intimal sarcoma 292
ungual fibroma 250
unguis 299
unruptured esophageal varices 34
urticaria pigmentosa 39
verruca 308
verrucous phenotype 307

W・X

watery diarrhea 45
Wegener 肉芽腫症, 肺限局型 124
xanthophores 303